EL ABC PARA REJUVENECER

El ABC para rejuvenecer

Plan de 30 días garantizado para verse
y sentirse ¡10 años más joven!

LUPITA JONES

DIEGO DI MARCO

EDICIONES URANO
Argentina - Chile - Colombia - España
Estados Unidos - México - Uruguay - Venezuela

Tercera reimpresión, Diciembre 2012.

© 2012 by Ma. Guadalupe Jones
© 2012 by Diego Di Marco
© 2012 by EDICIONES URANO, S.A. Aribau,142, pral.-08036, Barcelona
EDICIONES URANO MÉXICO, S.A. DE C.V.
Vito Alessio Robles 175, col. Hacienda Guadalupe de Chimalistac
México, D.F., 01050, México.

www.edicionesurano.com
www.edicionesuranomexico.com

ISBN: 978-607-7835-46-2

Fotocomposición: KrearT Servicios Editoriales S.A. de C.V
Coordinador de proyecto: Diego di Marco
Redacción y corrección de estilo: Alma Rosa Del Valle Granados
Portada: Gabriela Rodríguez / VerdMX y José Enrique Gonzalez Nájera
Diseño gráfico e ilustración: José Enrique Gonzalez Nájera
Fotógrafo: Jordi Avendaño García
Maquillaje y peinado: Víctor Guadarrama
Locación portada: Jordi Avendaño
Edición: Larisa Curiel

Impreso por Quad/Graphics Querétaro S.A. de C.V, Lote 37 s/n
Fracc. Agro Industrial La Cruz El Marqués, Querétaro.

Impreso en México – Printed in México

ÍNDICE

CAPÍTULO 2
Baja tu estrés y ponte en acción.

CAPÍTULO 3.
Cambia tu actitud y ¡duerme por favor!

CAPÍTULO 4.
... Antes de iniciar tus 30, 60 o 90 días

Dedicatoria y agradecimientos
de Diego Di Marco

Cuando soñé este sueño de expandir salud y bienestar nunca imaginé que podía llegar tan lejos y con tanta fuerza a tantos lugares.

"Detén el tiempo" nuestro primer libro, se ha convertido en un clásico donde lo hemos presentado, impactando al lector y movilizando a miles de personas.

Por ello, dedico este nuevo libro a todas esas miles de personas que confían en nosotros y que tienen nuestro libro en sus hogares, ocupados por su salud, por su integridad, por sus emociones, por su equilibrio.

Pero este esfuerzo no habría sido materializado sin un conjunto de gente que hoy nos sigue apoyando para que *El ABC para rejuvenecer* esté en tu mano.

Gracias a todos los doctores que se atreven cada día a traspasar las fronteras de lo tradicional. Al doctor Alexander Krouham, al doctor Juan Remos, Nestor Palmetti, Nathaly Marcus, al doctor José Abel de la Peña, a Andrés Portillo y a Jorge Bucay por decir sí, y sumarse a este proyecto.

Gracias a mis amigos queridos que permanecen en el tiempo y se han convertido en una familia para mí: Jorge Popeau, Carina Porrero, Facundo Díaz, Claudia Lizaldi, Eamonn Kneeland, Sandra Alfageme y Ethel Soriano, con quien comparto el compromiso de dar salud. Gracias a Tania Lechuga que siempre tiene las palabras adecuadas para empujarme, al igual que mis queridas Lizi Rodríguez y Paty Müller.

A Iván Mozó y Larisa Curiel, por ser, además de impulsores de mis sueños, grandes amigos de la vida junto a Christopher Barquero, un hermano de la vida.

Gracias a mi familia por dejarme *ser* y escuchar mis locuras, al igual que mi asistente y mano derecha, desde hace muchos años, Abril Jiménez.

Y un enorme gracias a mi amiga, socia, cómplice y co-autora, Lupita Jones, porque hemos conformado un *matrimonio*, un compromiso, para dar y compartir salud y bienestar.

Agradezco de forma personal al doctor Mark Hyman por haberme enseñado gran parte de lo que sé acerca de Medicina Funcional y por haberme compartido mucha de la información que hoy les entrego en este libro.

Dedicatoria y agradecimientos
de Lupita Jones

Quién nos iba a decir que en menos de un año del lanzamiento de *Detén el tiempo* estaríamos escribiendo un nuevo libro.

Y esto es gracias a todas las personas que con tanto entusiasmo han recibido esta información, pero más allá de eso, la han puesto en práctica. Así que el agradecimiento más grande es para todos nuestros lectores y seguidores por la forma como han vivido, junto con nosotros, el nacimiento y evolución de *Detén el tiempo*.

Gracias a ustedes es que nace ahora *El ABC para rejuvenecer* porque su interés en el tema, y los beneficios que han estado viviendo al aplicar las herramientas que hemos propuesto, han despertado más inquietud y deseos de seguir adoptando este nuevo estilo de vida. Porque no se trata sólo de una dieta o de hacer ejercicio, se trata de vivir día a día el cambio de hábitos saludables en todos los sentidos. Queremos ir de la mano con ustedes a través de este ABC para que sigan aplicando, en forma práctica, esta forma de vivir la vida con salud.

Por supuesto que todo esto no sería posible sin nuestros médicos y especialistas que han aportado sus experiencias y conocimientos para enriquecer este libro con información útil y práctica. Gracias a Nathaly Marcus, Alexander Krouham, Nestor Palmetti, José Abel de la Peña, Juan Remos y Andrés Portillo, primero por su amistad, y después, por el amor a sus carreras y por su compromiso inquebrantable de seguir comunicando salud y bienestar.

Gracias a Editorial Urano, al señor Joaquín Sabaté, a Laura Sabaté, a Joaquín Sabaté hijo, a Iván Mozó, a Larisa Curiel, porque junto con nosotros, se aventuraron en esta labor que es abrir camino a un tema nuevo y apasionante.

Gracias a Dios, porque me has dado la entereza para enfrentar cualquier contratiempo, la salud para seguir trabajando sin parar, me has rodeado de gente maravillosa como Ana Laura Corral, Ofelia Correa y

Patricia Brogeras, que me apoya y respalda en esta inquietud constante de seguir evolucionando y creciendo.

Gracias a mi socio, amigo, hermano, Diego Di Marco, por tu tenacidad y entrega, por tu capacidad de trabajo e inquietud constante por encontrar siempre todo aquello que nos ayude a crecer y ser mejores.

INTRODUCCIÓN
La lucha por vernos y sentirnos jóvenes

"Para qué querré yo la vida cuando no tenga juventud"
Rubén Darío

"Adquirir desde jóvenes tales o cuales hábitos no tiene poca importancia, tiene una importancia absoluta".
Aristóteles

Hace muchos años, cuando iniciamos nuestras investigaciones sobre el envejecimiento, no nos habíamos percatado del miedo que la gente le tiene al mismo, por eso volcamos nuestro aprendizaje de 6 años de investigación, junto con el de más de veinte especialistas consultados, en nuestro primer libro titulado ***Detén el tiempo***, ofreciendo un manual de juventud y salud para verse y sentirse mejor.

A lo largo de ese camino nos dimos cuenta de que, si supiéramos que desde el momento que nos conciben comenzamos a envejecer, nuestra pregunta sería: ¿cómo cuidarías tu vida? Sí, desde el inicio.

Envejecemos en la adolescencia, en la madurez… pero cuando en verdad nos comienza a aterrar el paso del tiempo, es cuando cumplimos 30, 40 o 50 años, y aparecen esas arrugas y esos síntomas de falta de memoria y productividad y donde tus hijos o nietos, comienzan a decirte "papá, estás más viejo".

Te acuerdas cuando tenías 15 o 16 y veías a la gente de 30 como "señores o señoras" y ahora que ya los tienes o los pasaste, tu sentir es, "mis 30 son mi mejor momento". Esto es un tema de tiempo. El tiempo es algo constante y absoluto que si bien, nos deteriora, nos da madurez, experiencia, canas, hijos, nietos, relaciones, dinero, seguridad.

La sociedad, los medios de comunicación y la publicidad nos presionan y manipulan para que nos veamos jóvenes, porque el verse "viejos" está mal, las arrugas son mal vistas y hasta penalizadas. Por eso hoy en día la industria de tratamientos estéticos va de la mano y en crecimiento junto con su facturación con la industria farmacéutica. ¿Cuántos de ustedes ya se sometieron, o están por hacerlo, a tratamientos no invasivos de rejuvenecimiento? ¿A la famosa y "milagrosa toxina botulínica"?

La mayor sorpresa para el hombre: El envejecer. Nos gusta esta frase. La vejez, nos llegará a todos como la muerte y, el paradigma a enfrentar, es cómo vives tus años, ¿con salud y juventud o con enfermedad y deterioro?

¿Estamos tras la búsqueda de la eterna juventud o tras la búsqueda de la inmortalidad?

Es una realidad que después de los veintitantos años de edad nuestra salud comienza a declinar y nuestro cuerpo y sus aptitudes se ven dañados por el paso de los años, el ambiente, el desgaste, la muerte celular, el ataque de los radicales libres y por nuestro propio estilo de vida.

El envejecimiento es multifactorial. Si entendemos esto, podremos tomar medidas para revertir su proceso y, cuanto antes, ¡mejor!

Radicales libres

Un radical libre es un átomo que se presenta solo o unido a un pequeño grupo y por lo menos incluye un electrón no pareado. Los electrones son partículas cargadas negativamente que suelen presentarse en pares, cuando uno carece de pareja, otra molécula o átomo se une a él produciendo una reacción química.

Todos requerimos a los radicales libres para la producción de energía y diversas sustancias que nuestro cuerpo requiere, sin embargo una sobre producción de ellas es nocivo para los tejidos y nuestras células, pues afecta la manera en que codifican el material genético, ya que el sistema inmunológico podría identificar equivocadamente a estas proteínas alteradas como sustancias ajenas a nuestro organismo y terminaría por eliminarlas.

→

Debido a esta facilidad de unión que tienen con otros compuestos, los radicales libres provocan en el organismo cambios impresionantes y logran dañarlo. De hecho no todos son nocivos, los que produce el sistema inmunológico destruyen virus y bacterias, otros por ejemplo, participan en la formación de hormonas vitales.

Son diversos los factores que pueden llevar a la producción de radicales libres: la exposición al sol, contaminantes ambientales, los escapes de los camiones y automóviles, el humo del cigarro, lo que comemos, etc. Y la mejor manera para contrarrestar este efecto, es el consumo de antioxidantes pues los neutraliza y protege al organismo. Algunos antioxidantes que puedes conseguir en suplemento están en las enzimas superóxido dismutasa un potente antioxidante, glutatión peroxidasa, betacaroteno, vitaminas como la A, C y E, el micromineral selenio y la hormona melatonina. Para mayores detalles consulta nuestra página *www.proedad.com*

¿Deseas conservar tus niveles normales de melatonina en forma natural? De manera sencilla puedes lograrlo. La producción de esta hormona aumenta al caer la noche. Cuando comienza el día y penetra la luz a tus ojos, disminuye el ritmo de su producción y para evitarlo, deberás reforzar ciertas rutinas: respeta tus horarios de comida con el fin de que el organismo se ajuste a los ritmos del día. Pero ojo, respecto a la cena, evita comer alimentos pesados y bebidas estimulantes como café, té o medicamentos que contengan cafeína ya que pueden provocarte problemas para conciliar el sueño y dormirás pésimamente, afectando tu producción de melatonina. En cuanto al ejercicio realízalo por las mañanas ya que refuerza los buenos hábitos de sueño conduciendo a la producción regular de esta hormona.

Merma de energía, bajo impulso sexual, problemas digestivos, baja memoria, aparición de arrugas, flacidez de la piel, pérdida de músculo, sobrepeso, enfermedades cardiacas y diabetes, son algunas de las manifestaciones que nos preocupan y nos activan una señal de alarma que dice: *"estoy viejo"*.

Cuando terminamos nuestro libro *Detén el tiempo*, en el cual abarcamos y explicamos 9 herramientas para sentirse y verse más joven, pudimos percibir cómo la gente al leerlo, se sorprendía al encontrar temas como la desintoxicación, las hormonas y el estrés afectando directamente nuestro envejecimiento prematuro. Y es que el hombre es un ser multifactorial, y todo está interconectado. Una jornada de estrés puede traer problemas digestivos, sobrepeso, subida de azúcar (al comer alimentos altos en carbohidratos), caída de cabello, baja de libido, flacidez de la piel... y todo esto no es más que envejecimiento prematuro.

Sabemos que es imposible frenar el reloj biológico pero, si te propusiéramos que, a través de unos simples cambios en tu estilo de vida pudieras vivir más años, con salud, con menos arrugas... ¿cuánto estarías dispuesto a invertir?

Este libro que tienes ahora en tus manos te ofrece también potentes herramientas, muy prácticas para manejar el paso del tiempo, enfocadas a eliminar las causas de las enfermedades para lograr una salud óptima y continua, independientemente de tu edad.

Mientras que muchos médicos tratan de combatir o atenuar las enfermedades ya presentes, nosotros aquí te ayudaremos a detectar las causas de estas enfermedades, empleando la mente, el cuerpo y el espíritu para ayudarte a sanar. No hay recetas ni píldoras milagrosas, lo sentimos si te estamos tirando abajo un mito, pero el verse y sentirse jóvenes es un trabajo e inversión de 24 horas al día, los 365 días del año y, ¡con tentaciones de por medio!

Seguro te estarás preguntando, ¿cómo podría un libro hacer todo esto? Después de todo, muchos libros hacen grandes promesas de salud y luego no las cumplen. La respuesta es simple, El ABC para rejuvenecer es diferente y funciona porque:

A:

Te da una visión muy profunda y fácil de entender sobre el por qué estamos deteriorando el cuerpo, con enfermedades como diabetes, cáncer, etc., y te pone de nuevo en el único asiento del conductor de tu cuerpo y mente.

B:

Revela, literalmente, cientos y cientos de secretos, prácticos y probados, -que causarán polémica- para activar tu salud, tu bienestar y tu sanación acelerada. Secretos utilizados con éxito durante miles de años se suman a nuevos que se han investigado y documentado recientemente por parte de las autoridades líderes en el mundo de la salud, tanto convencionales como alternativas.

Y C:

Lo más importante, descubrirás los secretos que han trabajado médicos especialistas en cada una de las materias.

¿Te gustó? Ojalá porque nosotros vamos en esta parte del libro y ya estamos emocionados y ansiosos por entregarte todo lo que sabemos sobre el tema y todo lo que nos ha funcionado.

No importa cuál sea tu situación de envejecimiento, de salud y de bienestar, estos consejos te servirán en cualquier nivel en el que te encuentres y los podrás poner en práctica ¡hoy! Tampoco necesitas ser un experto en cuidado de la salud para entender la terminología cotidiana y el razonamiento fluido de las causas de las enfermedades y el envejecimiento. Te sorprenderá el darte cuenta cuántas cosas influyen en nuestro estado de salud.

Hoy podemos afirmar con seguridad que, siguiendo estos pasos podrás verte y sentirte 10 años más joven. ¡Fuerte promesa!

¿Cómo?

Primero debes abrir tu mente a esta lectura.

Segundo, comenzar a practicar este ABC con pasos y acciones sencillas para que desde tu casa, y en algunos casos apoyado por un especialista, realices un proceso de cambio en tu estilo de vida: la dieta, el ejercicio físico, los hábitos nocivos… los cuales influyen en *nuestro envejecimiento*.

Si estás buscando verte y sentirte más joven y tienes 25 o 65 años, esté libro te ayudará a comenzar fácilmente el proceso anti-edad, aprendiendo a entender y a cuidar tu cuerpo, desde la limpieza interna, el ejercicio, la nutrición, el buen dormir y el manejo del estrés.

Hoy es un buen momento para tomar las riendas de tu vida y vivir tus años con salud y juventud.

Decide verte y sentirte más joven y saludable.

¡Bienvenido!

NUESTRA HISTORIA:
EL CAMINO HACIA LA SALUD Y LA BELLEZA

DIEGO DI MARCO

*"Cuando te sientes como yo me siento hoy,
descubres que fue tonto pensar que estaba bien en el pasado".*

El libro que estás a punto de leer te puede salvar la vida y evitar enfermedades congénitas, no como un flotador salvavidas o producto milagroso, sino como un verdadero manual práctico y de bolsillo para ponerte en forma hoy y verte y sentirte mucho mejor.

Y es que es verdad, hasta que no te sientes y te ves mucho mejor de cómo lo hacías antes, no descubres que podías sentirte así, y que en el pasado no estabas sintiéndote o viéndote bien. Parece un trabalenguas, pero en síntesis, cuando te sientes como me siento hoy yo, extraordinariamente bien, no te das cuenta como yo que fui un grandísimo tonto creyendo que estaba bien. Entablas una lucha con tu ego y buscas, como todo mundo, un estado de confort donde hay que conformarse con lo que tenemos y vivimos. Pero no. No debería de ser así.

Si no has leído nuestro libro anterior *Detén el tiempo* de Ediciones Urano, que por cierto recomiendo que corras a comprarlo, hace menos de un par de párrafos que nos conocemos, ya que a diferencia de mi socia y amiga, la gran Lupita Jones, Miss Universo y mucho más, yo soy un desconocido que quiere compartir su práctica e investigación contigo desde mi humilde perspectiva. De modo que, lo mejor es que te cuente de mí.

Mi nombre es Diego Di Marco, aunque debí llamarme Ángelo, porque provengo de una sucesión de más de siglo y medio de Ángelos Di Marco, padres, abuelos, bisabuelos, etc., (7 generaciones). Mi padre decidió romper esa tradición, algo que hoy creo que es parte de mi rebeldía y respuesta hacia lo que "debí ser".

Nací y me crié en un pequeño pueblo cercano a Rosario, Santa Fe en Argentina. Casilda, hoy ciudad, es una pequeña comunidad italiana a unas tres horas de Buenos Aires, zona rural, agrícola y ganadera... mucho cereal y carnes vacunas.

Teniendo en cuenta que soy descendiente directo de italianos mi alimentación fue abundante en verduras, frutas, carnes y pescados, pero con una gran carga de carbohidratos también: pastas, pizzas, focaccias, empanadas, polenta... ¡qué delicia! Todo dentro de una cocina muy artesanal, poco procesada y casera, donde mi madre compraba de forma diaria lo que iba a preparar, no pasando por tanto proceso de refrigeración como hoy. ¡Ah! ni hablar de microondas o comida empacada.

Mis amigos se ríen cuando les cuento que de niño nunca fui a comer a un Mc Donald's. No teníamos la cultura de la hamburguesa ni de las papas fritas, pero sí la de los helados o *gelatos* italianos y, cuando crecí, tomé conciencia de lo qué contenían los alimentos de las *fast foods* así que nunca fui cliente de estas cadenas, lo siento.

Así que la alimentación de mi niñez y parte de mi adolescencia fue lo que mis abuelos le enseñaron a mis padres y ellos hicieron lo mejor posible, dándome lo que creían que era bueno y saludable.

Padecí asma de pequeño y la cortisona fue parte de la solución para mí en esa época, cuando por fin desapareció, mi adolescencia estuvo cargada de infecciones recurrentes. Por eso desde muy chico tuve un alergólogo cerca. Después de muchos años descubriría que, con algunos cambios en mi vida, podría haber controlado esas infecciones y alergias hoy desterradas por completo de mi existencia. Mi cambio vendría al evitar el consumo de gluten, la proteína que contiene el trigo, la avena, la cebada y algunos otros cereales. Mis alergias eran una respuesta autoinmune a mi cuerpo.

El ejercicio y el deporte siempre fueron parte de mi vida. En un país como Argentina, el futbol casero es pan de cada día, en las escuelas, entre amigos, y hasta con la familia. Para mí el futbol luego derivó en deportes extremos, que junto con el gimnasio, son muy importantes en mi vida.

Desde muy joven y tal vez por haberme criado en un ambiente bastante saludable, siempre tuve la idea de que la forma en que comemos, el ejercicio que hacemos y nuestros hábitos pueden influir sobre nuestra salud. Ya en aquella época sospechaba que la elección inteligente de los alimentos podía evitarnos enfermedades y, aunque no estudié medicina, lo que cual me hubiera encantado, siento tener un "don especial" para encontrar la salud.

La pasión de mi padre era lo técnico, por ello mis estudios de secundaria y preparatoria los cursé en un colegio religioso con orientación técnica, lo que no me gustaba, y fue allí donde comenzó mi rebeldía hacia lo que "debía ser". Eso me llevo a elegir una carrera extraña para muchos, Ciencias Políticas y Relaciones Internacionales. Una licenciatura que me fascinó porque me conectó con los grandes mitos de la humanidad, las ciencias sociales, los paradigmas, y, algo que agradezco, la observación e investigación.

Ya en México, y emprendiendo mi carrera en el mundo corporativo, llegó mi necesidad por ante todo verme mejor. Leí todo lo que podía encontrar para lograrlo, libros y revistas de nutrición y de entrenamiento deportivo, incluso viejos manuales de físico culturismo. Tomé cursos y clases de diferentes entrenamientos físicos, nutrición y herbolaria e investigué todo lo que pude acerca del cuidado de la salud. Pasé días y meses buscando encontrar las mejores opciones para cuidar y "transformar el cuerpo"

Hubo momentos en que mi pasión por el gimnasio me llevó a querer competir en *fitness*, lo cual tuve que descartar por mi exigencia laboral. Esa etapa de tanta imposición a mi cuerpo y de uso excesivo de ciertos complementos y medicamentos no fue buena. Ahora lo sé. ¿Valía la pena exigir tanto al cuerpo y desequilibrarlo por querer tener uno fuerte y lleno de músculos?

Con el tiempo descubriría que esta demanda extrema no era sana y pudo convertirse en envejecimiento prematuro. El ejercicio es para la salud como nuestra comida para el cuerpo. Debemos ser cuidadosos con ambos.

A modo de experimento, también probé y analicé todo tipo de dietas, regímenes alimenticios, suplementos, vitaminas, tipo de ejercitación. Fueron muchos años de vivir acelerando mi metabolismo para mantener mi grasa corporal baja y mi nivel de músculos altos. Además le sumé una gran carga de trabajo y estrés diario, donde la rutina me llevaba a padecer una gran fatiga, con insomnio, tendencia a subir y bajar de peso, caída excesiva de cabello… todo, producto de mi estrés en un grado tan alto, que sufría día a día de colitis y problemas digestivos.

¿Y qué hacía para contrarrestar esto? Tomaba pastillas para tapar o cubrir el problema de forma temporal. Algo que nos pasa a muchos porque al final "hay que seguir, hay que rendir".

Todo esto se agravó con la enfermedad de mi madre quien a sus apenas 53 años descubrió un cáncer de ganglios positivo, llamado HER2. Éste se refiere a un gen que ayuda a que las células crezcan, se dividan y se reparen ellas mismas lo que la llevó a que durante muchos años el cáncer se despertara en diferentes áreas del cuerpo en forma agresiva y sin previo aviso.

Fue una batalla interna y un gran acompañamiento familiar. Siempre digo que cuando un ser querido padece cáncer, este se convierte en un cáncer familiar y desgasta los lazos familiares. En nuestro caso nos unió y la apoyamos hasta el último momento en que vivió mi madre. Fueron siete años de aprender, de conocer, de investigar, pero, y sobre todo, de amar a mi madre.

Al mismo tiempo que sucede lo de mi madre, comienzo yo un nuevo proyecto. La creación de una residencia para adultos mayores en la ciudad de México, *Legrand,* donde viví y comprobé, cómo podemos terminar presos de enfermedades congénitas graves no importando nacionalidad, poder económico o nivel intelectual.

La opción de vivir nuestros últimos días siendo el 5 o 10 por ciento de lo que fuimos, sin poder valernos por nosotros mismos, ¡me aterró! Demencia senil, Alzheimer, tumores, esclerosis, Parkinson, diabetes, cáncer; enfermedades que creemos que nunca nos afectarán a nosotros, ¡nos alcanzan!

Mi estrés, mi colitis, mi madre con cáncer, y una investigación sobre diferentes enfermedades, hicieron un *click* en mi vida y me llevaron a decir: ¡STOP! ¡PARE AQUÍ SEÑOR!

Y paré. Y busqué. Hasta llegar a la Academia Americana de Medicina Anti-envejecimiento. Y de allí, a la Medicina Funcional. Y de allí, a la Academia Europea de Medicina Anti-envejecimiento. Y esto sólo fue el principio de un largo camino de investigar, curiosear, y trabajar con una larga lista de doctores de todo el mundo. Viajé por muchas ciudades del mundo, participando de innumerables congresos, talleres de trabajo, exposiciones sobre salud, vejez, anti-edad, cáncer, alimentación, suplementación... En ello invertí gran parte de mi tiempo y dinero, sin saber en qué o cómo lo aplicaría, o si sólo sería para mí o lo compartiría algún día. Todo esto luego se convirtió en nuestro primer libro, **Detén el tiempo**, y en la empresa Proedad, dedicada a promover la medicina anti-edad.

Pude entender qué pasaba con el ser humano, y que ese todo, había que verlo de forma funcional. No iba a curar mi colitis con una pastilla, ni el cáncer de mi mamá con soluciones milagrosas. Entonces comprobé en mí, después de muchos análisis médicos, que mis hormonas estaban relacionadas con lo que comía, y lo que comía, con mi estrés y mi sueño; y el sueño, con mi regeneración y reparación; y mi reparación con todo lo anterior y con mi desintoxicación y mis buenos hábitos de vida. Cambié todo: incluí suplementos, dejé el gluten y los lácteos y los reemplacé por una dieta paleolítica, la misma que luego les compartiré. Y mi mundo cambió. Mi nivel de energía, mi piel, mi condición muscular. Hacía menos ejercicio y mi cuerpo respondía más. Dejé de matarme para acelerar el metabolismo y controlé mi azúcar e índice glicémico a través de lo que comía.

Aprendí que debemos comer con equilibrio, dormir nuestras 8 horas y, sobre todo, bajar el estrés. Investigué mucho sobre manejo de estrés, aprendiendo a controlarlo y buscando en cada paso encontrar mi ser espiritual, porque no somos sólo órganos de un cuerpo, somos mucho más que ello. Por eso controlar las emociones fue parte de la terapia anti-estrés. ¡Ah! ¿y por fuera...? Mejoró mi piel, tengo más cabello, mejores uñas, y recuperé esos años que me cargué en la espalda con tanto estrés y sobre-entrenamiento.

Con todo lo aprendido apoyé a mi madre con su fortaleza para permanecer. Fueron años donde junto a su oncóloga y los protocolos de suplementos y alimentación, la enfermedad se apagaba. Siete años donde mi madre luchó hasta que decidió partir y me dejó todo este conocimiento que hoy les comparto.

No se trata de cambiar tu vida y vivir a base de sacrificios, se trata de que hagas de tu vida un buen hábito en pro de la salud. De aprender a parar cuando estamos estresados; de escoger bien lo que ponemos en nuestro tenedor; de darse algunos *gustitos* una vez a la semana y regresar a tu dieta saludable; de hacer ejercicio; de encontrar algo que te motive; de dormir profundo y rico. Se trata de que tu cuerpo sea un templo de salud, porque si lo cuidas e inviertes en él, te regresa juventud, vitalidad, energía.

Hoy es buen momento para invertir en ti y dejar las enfermedades y la vejez. Es posible vivir más años con juventud, por eso te propongo que sigas este ABC y lo compruebes tu mismo.

LUPITA JONES

"Yo quiero que mi cuerpo viva para mí, no vivir yo para mi cuerpo"

Qué alegría es estar de nuevo en comunicación con tantas personas interesadas en mejorar su salud y bienestar. Este es ya mi cuarto libro, el segundo en coautoría con mi entrañable amigo Diego Di Marco a quien siempre le agradeceré el haberme acercado al mundo de la medicina anti-edad.

A través de 21 años ustedes han tenido la oportunidad de conocerme en diversos aspectos de mi actividad profesional. Mi actividad pública empezó en 1991 al ser coronada Miss Universo, pero créanme que mi camino por el bienestar, la salud y el cómo mantenerme en forma empezó mucho antes.

Desde muy pequeña mi madre nos inculcó, a mis 4 hermanos y a mí, la importancia del deporte y la práctica seria y constante de éste. Algo que ahora me parece muy interesante, porque en los tiempos de mi mamá no era común que las personas se preocuparan por realizar alguna actividad física, es más, que yo recuerde, jamás la vi a ella practicando algún deporte o ejercicio. Lo bueno es que sí se preocupó por que sus hijos lo hicieran.

Desde que nací crecí rodeada del ambiente de la Charrería, el deporte nacional mexicano por excelencia. Mi padre ha sido un gran promotor de este deporte toda su vida, así que no fue extraño que, en cuanto mi papá se sintió confiado en que yo podría dominar un caballo a los 11 años, ingresara al equipo femenil de charrería conocido como Escaramuza Charra. Antes de eso, tal vez desde los 4 años de edad tomaba clases de natación. Mi pasión y el amor por la charrería me absorbieron por completo y me dediqué por entero a esta disciplina durante 12 años. Para mejorar mi rendimiento en esta actividad la combinaba con los "aerobics" que en esos años estaban muy de moda, el jogging y, cuando cumplí 18 años empecé a practicar el levantamiento de pesas.

Siempre fui muy delgada, cuando veo algunas fotos de ese tiempo me parece que demasiado delgada y alta. Cuando empecé a entrenar con pesas mi cuerpo dio un gran cambio. Empecé a embarnecer y a moldear mi figura con el trabajo muscular. Me entusiasmó tanto ver esos cambios que me la pasaba leyendo revistas especializadas para mejorar mi rendimiento y me di cuenta, desde entonces, que la alimentación y la suplementación jugaban un papel muy importante en los buenos resultados que esperas de la práctica de este deporte. Podría decirse que este fue mi primer paso en la búsqueda de las mejores opciones para mantenerme en forma.

Gracias a todo el trabajo físico que realizaba la gente me animaba para que participara en concursos de belleza, incluso, estuve a punto de participar en un evento de físicoconstructivismo pero se canceló al último minuto. Al poco tiempo, me volvieron a invitar para participar en el concurso de belleza de mi estado, Baja California. Para ese entonces, ya había terminado mis estudios profesionales, estaba titulada como Licenciada en Administración de Empresas y, además, estaba más que lista físicamente con el arduo entrenamiento que había seguido para la competencia que se canceló.

Puede decirse que fue ahí donde empezó este camino que ahora todos ustedes conocen.

Como Directora Nacional de Nuestra Belleza México, trato de inculcar en nuestras representantes de belleza los buenos hábitos de vida, la buena alimentación y el ejercicio como bases para mantenernos saludables y en forma. Y ahora, a través de estos libros que escribo junto con Diego, quiero compartir con todos ustedes secretos que los ayudarán a lograr sus objetivos de salud y buen vivir. Claro que estos hábitos se reflejan también en nuestra apariencia y ese siempre resulta ser un aliciente más para adoptar estos positivos cambios.

Puede haber personas que consideren todo esto como una exageración o que piensen que lo hacemos solo por vanidad y yo quiero compartir con ustedes este pensamiento muy personal: **"Yo quiero que mi cuerpo viva para mí, no vivir yo para mi cuerpo".**

¿A qué me refiero con esto? Que lo que yo busco es mantener mi cuerpo en buen estado y pleno funcionamiento para vivir mejor, que mi cuerpo viva bien para que yo pueda disfrutar más los años que me toquen vivir. Estoy consciente que hay personas que caen en graves trastornos buscando *verse bien* o *mantenerse saludables*. La ortorexia, vigorexia y anorexia pueden resultar de estas exageraciones. Por eso no perdamos de vista que todo esto se trata de ¡QUE MI CUERPO VIVA PARA MI!

Entiendo que puede ser complicado empezar con un cambio de hábitos que en algunos casos puede resultar radical, completamente opuesto a lo que nos han inculcado o a lo que hemos hecho durante toda la vida. Pero paso a paso queremos llevarte de la mano en este proceso que es súper interesante y por supuesto retador.

Estoy segura que, en el momento que empiecen a desaparecer algunos malestares que tú considerabas *normales*, te vas a dar cuenta de que vas por buen camino. Te confieso que yo misma utilizo este ABC todos los días porque me ha resultado muy útil el poder tener una guía y llevar un registro de todo lo que me va pasando. De esta forma es muy fácil descubrir, por ejemplo, si algún alimento en particular me causa malestar. También el poder relacionar en qué momento del día o "del mes" tengo antojos o ansiedad por ciertos alimentos, me es muy útil. Y por supuesto, lo que a mí me resulta muy motivante es ver mis avances en mi rendimiento físico, mental y emocional. Vas a ver que no es difícil una vez que aprendas a escuchar a tu cuerpo, recuerda que es el único que tenemos y que hay que conservarlo en buen estado.

TESTIMONIOS DE *DETÉN EL TIEMPO* Y MEDICINA DEL *BIEN-ESTAR*

Para ilustrar un poco más el camino del *bien-estar* que queremos ofrecerles a todos ustedes, les compartimos aquí varios testimonios tomados de los muchos que hemos recibido a raíz de la publicación de *Detén el tiempo* y que los invitarán a tomar acción, desde hoy, en pro de su salud.

Desde la antigüedad, el ser humano ha estado en busca de la fuente de la eterna juventud. Inconscientemente, las características de juventud (buen tono muscular, volumen, buena calidad de la piel sin pigmentaciones, buen balance musculoesquelético, postura erguida, etc.) son asociadas con belleza. Conforme se ha incrementado la expectativa de vida, el ser humano busca mantenerse con buena calidad de vida, con una autoimagen segura y juvenil; por lo cual ha optado por estilos más saludables y tratamientos que le permitan mantener su juventud. La medicina anti-edad, funcional y de *bien-estar* le da herramientas a las personas para cambiar su estilo de vida a una forma más sana lo cual les permite mantener un aspecto juvenil tanto a nivel físico como emocional, proporcionando una actitud jovial. La cirugía estética corrige los efectos inherentes de la edad como son la flacidez abdominal por los embarazos y el depósito graso localizado, incrementa el volumen en áreas específicas, corrige defectos estructurales o congénitos, etc., los cuales no se arreglan con régimen alimenticio ni con ejercicios. Son dos opciones que se potencializan para mantener un balance y aspecto juvenil.

Dr. José Abel de la Peña Salcedo
Secretario Nacional de la Federación Iberolatinoamericana
de Cirugía Plástica, Estética y Reconstructiva y Director del Instituto
de Cirugía Plástica, S.C., Hospital Ángeles de las Lomas

Mi nombre es Ángeles, enviudé hace mucho tiempo, tengo 65 años y una hija ya adulta. Me jubilé del Gobierno Federal en 2002 y me encontré sola, menopáusica, y deprimida. Decidí que no me iba a dejar caer y comencé a buscar, primero, algo que me ayudara a sentirme mejor físicamente pues tenía bastantes problemas de salud. Encontré el libro *La Solución Hormonal* del Dr. Thierry Hertoge, al que ustedes citan en su libro y me di cuenta de cuáles eran mis deficiencias hormonales; busqué médicos que me ayudaran y comencé a sentirme mejor físicamente; mi actitud se modificó y estaba de mucho mejor de ánimo, sentí ganas de hacer cosas por mí, por mi mente y mi espíritu.

Una de las carencias que siempre había tenido, era mi falta de escolaridad porque estudie en la frontera el high school pero no estaba reconocido en mi país. Pasé toda mi vida laboral "indocumentada" pues no podía acreditar más que la primaria. Con los nuevos ánimos que me dio la salud, me regularicé; presenté exámenes y acredité la secundaria, después la preparatoria y me atreví a presentar el examen para ingresar a la UNAM. No lo podía creer cuando vi mi número en las listas de aceptados y a los 58 años inicié mis estudios de Pedagogía y a los 4 años justos, terminé la licenciatura con el tercer mejor lugar de toda la carrera. Un año después, a los 63 años, me titulé, con mención honorífica, con la tesis *Educación para toda la vida en la tercera edad* e inicié una empresa de capacitación y asesoría que me ha funcionado muy bien.

Cuando apareció el libro *Detén el tiempo*, lo compré inmediatamente, lo leí y comprobé lo útil que es su contenido, apliqué muchas cosas e hice modificaciones en algunas otras. Dejé de usar productos *light* y sucedáneos de azúcar así como lácteos y productos con gluten; incluí los probióticos, la linaza, la chía, el tofu y las almendras en mis alimentos, cambié todos los medicamentos que tomaba por productos alternativos y empecé a hacer ejercicio.

Por supuesto, también compré más libros y los regalé a amigas y primas. Hoy proclamo orgullosamente que tengo 65 años y nadie me cree, hasta la ginecóloga me dice que me veo más joven. Trabajo en lo que me gusta, amo mi trabajo y tengo un nivel económico bastante bueno que yo sola me proporciono. Doy cursos y conferencias a grupos de hasta 1,500 personas y sigo estudiando todo lo que puedo. Viajo cada vez que hay oportunidad, voy al cine, al teatro, salgo con amigas (y uno que otro novio) y puedo decir que estoy feliz, realizada y en armonía física, social, mental y espiritual y con muchos proyectos a futuro.

Me veo trabajando hasta el último día de mi vida, siendo útil y productiva y dejando amor a los que me rodean. Gracias por la oportunidad de compartir mi experiencia.

Lic. Ángeles González Navarrete
Lectora Detén el tiempo

Mi nombre es Karla Morán y haber leído *Detén el tiempo* empezó a cambiar mi vida desde que lo tomé entre mis manos...

Siempre preocupada por la salud, tanto física como emocional, este libro resultó ser más que una lectura amena y se convirtió en una herramienta, una guía a seguir paso a paso.

Cansada de tomar medicamentos que acentuaban mi colitis, gastritis y alergias, opté por emprender una búsqueda más acertada hacia un tipo de medicina más natural, funcional e integral. *Detén el tiempo* despertó mi interés y fue así como hice una cita con la nutrióloga Nathaly Marcus (entrevistada en el libro).

Fue de las mejores decisiones en mi vida... Es un trato muy diferente, una visión fresca, personalizada e integral a la que sin duda, no estamos acostumbrados. Comenzó a tratar mi colon con lactobacilos y de inmediato pude sentir la diferencia. Adicionalmente me realizó estudios como perfil hormonal y tiroideo para conocer a ciencia cierta lo que estaba pasando en mi cuerpo. La tiroides resultó baja, y fue así como empecé a tomar la suplementación necesaria, pero no más medicamentos que dañaran mi flora intestinal y regresar de nuevo al periodo inflamatorio que por mucho tiempo estuve viviendo.

No pude dejar de leer *Detén el tiempo* hasta el final... Todos los consejos, los tips, los suplementos, las entrevistas con los especialistas fueron maravillosas y me hicieron conocer ampliamente la medicina anti-edad o anti-envejecimiento.

Muchas gracias a Lupita Jones y Diego Di Marco por esta enriquecedora experiencia.

Siempre les estaré muy agradecida.

Karla Morán
Lectora

Tengo la firme convicción que necesitamos estar más comprometidos con nuestra salud y llevo ya muchos años comunicando sobre este tema. Como promotora de salud he visto un sin número de especialistas informar sobre los beneficios de la medicina y sus avances y lo tratan de hacer de forma fácil y eficaz, algunos tienen éxito y otros verdaderamente elevan tanto los conceptos que necesitaríamos un traductor simultáneo para entenderlos, lo que pone una distancia enorme entre la gente y los profesionales de la salud. Me quedé gratamente sorprendida con el libro de Lupita y Diego. Lograron traducir a la sociedad, de una manera sencilla pero contundente, lo que los doctores quieren decir a sus pacientes.

Una verdadera delicia de libro... cada herramienta, cada capítulo, es una cita con el doctor, no sólo es una manual anti-edad, es un compendio de salud, estilo de vida y bienestar con grandes especialistas, que debe de estar en tus manos. Me siento profundamente agradecida por ser testigo de este gran proyecto

¡Gracias y felicidades a ambos!

Ethel Soriano
Comunicadora y experta en temas de salud

¡Uf! Qué puedo decir de *Detén el tiempo* y sus 9 maravillosas herramientas para la salud y belleza. ¡Más nada! ¡Simplemente fenomenal! Leerlo ha significado mirar hacia atrás y ver algunas cosas que he practicado dentro de la organización que presido, sin embargo, es fundamental que la información y cualquier actividad que se genere dentro de ella, esté avalada por especialistas. La verdad a *Detén el tiempo* lo estoy tomando como un manual indispensable, ante todo para mí, mi salud, mi bienestar, mi equilibrio y también para la formación de las *misses* en Venezuela.

Inicié mi camino de la medicina anti-edad funcional y, junto a mi médico, realicé cambios en mi alimentación, sumando suplementos de los que no tenía conocimiento antes. Al bajar mi estrés he comenzado a tener más energía y vitalidad.

Lupita y Diego preocupados por conservar y preservar la belleza y salud en óptimas condiciones han hecho un gran aporte en ese sentido, ¡nos cambiaron la perspectiva! Es la combinación de comer sanamente para sentirte bien en tu cuerpo y en tu mente, y, de regalo, ¡prolongar tu promedio de vida! ¡Esto es salud!

Ya estoy leyendo este nuevo libro, ABC para rejuvenecer, para poner en práctica muchos más consejos.

Osmel Sousa "El Zar de la Belleza"
Presidente de la Organización Miss Venezuela

Hace tiempo, Lupita, gran amiga, me comentó sobre la iniciativa de Diego de comunicar esta nueva medicina y forma de vivir los años. Me interesó y por eso apoyé desde un inicio el proyecto.

Los que conocen mi vida, saben que vivo en un ajetreo constante entre foros, cámaras y micrófonos, largos traslados de un extremo de la ciudad a otro, viajes constantes, en fin… este desgastante ritmo de vida me pasó la factura y me la cobró muy cara. Físicamente comencé a sentirme cansado, mi rendimiento físico y mental ya no era el idóneo, y a pesar de no contar con mucho tiempo para hacer ejercicio, abandoné el poco que realizaba, comencé a mal comer y cuando comía lo hacía en el momento que tenía oportunidad de hacerlo.

La verdad mi profesión me exige mucho tiempo y es parte del ¡show! y me llamó mucho la atención el libro *Detén el tiempo* y las 9 herramientas maravillosas anti-edad que publicitaban y comencé a leerlo.

Honestamente lo leí con mucho escepticismo, aunque viendo los cuerpos de Lupita y Diego, le puse más atención. Conforme avanzaba en la lectura comencé a poner en práctica algunas cosas y la verdad me ¡resultaron! Compré algunos suplementos sugeridos, modifiqué algunos hábitos y ¡comencé a sentirme mejor! El ejercicio me está costando trabajo por falta de tiempo pero ya no pienso dejarlo.

Sé que el ritmo de trabajo no lo puedo cambiar, pero si puedo modificar algunos hábitos y decidir qué hacer en mi vida para mejorar su calidad y una de ellas es tener en mis manos *Detén el tiempo* pues me está cambiando de manera sustancial. Estoy emocionado de comenzar la práctica de este nuevo libro, *El ABC para rejuvenecer.* ¡Felicidades Lupita y Diego!

Juan José Origel
Periodista de espectáculos

El ritmo de la vida no se puede parar, es una constante de altas y bajas, días apacibles o intensos, tiempos tranquilos o tormentosos y así es la vida, al menos, así es para mí. Sin embargo, llegamos al punto donde la vida se modifica, pasa el tiempo y también los años desafortunadamente, y adquirimos nuevos compromisos con mayores responsabilidades y la existencia se va complicando cada vez más, nos estresamos y, para los que vivimos en la Ciudad más grande del mundo, que lo tiene todo, el precio que pagamos es muy caro, pues tenemos que invertir mucho tiempo y esfuerzo para sobrevivir aquí.

Y este esfuerzo, el que realizamos a diario, físico o mental, también se desgasta y comenzamos a experimentar una sensación de malestar general, estamos de mal humor, nos duele la cabeza, ¡despertamos y amanecemos cansados! ¿Ilógico no?

La verdad soy amante del ejercicio, el buen estilo de vida y soy disciplinada en ese sentido y, a pesar de ello, no lograba entender el por qué presentaba dolores de cabeza, cambios de humor, cansancio... Unos amigos me obsequiaron el libro de *Detén el tiempo* del cual ya me habían comentado acerca de su contenido; e independiente de que Diego y Lupita fueran mis amigos, la verdad me sorprendí mucho de la información tan certera que encontré en sus páginas.

Descubrir el tema hormonal me ha apasionado, porque entendí cómo somos un todo, y a la hora de hacer cambios, debemos vernos como seres humanos completos, desde lo físico, lo emocional y hasta lo espiritual.

Afortunadamente, encontré muchas herramientas en su libro que me sirvieron para hacer cambios drásticos en mi vida, tanto en actitud como en cuestiones de suplementación. ¡Felicidades a ambos!

Chely Lerdo De Tejada
Empresaria, promotora de salud y belleza

La piel es el órgano que más resiente los cambios con el paso del tiempo ya que es el más expuesto. Tuve la oportunidad de leer *Detén el Tiempo* donde sus autores, en conjunto con especialistas, nos enseñan cómo puede cambiar la perspectiva del envejecimiento. Como dermatólogo siempre he enseñado que "somos lo que comemos" y cómo nuestra nutrición afecta nuestro sistema inmunológico lo cual involucra aparición de enfermedades. Ahora Diego y Lupita nos vuelven a sorprender con *El ABC para rejuvenecer*, donde nos dicen cómo, con el desarrollo de buenos hábitos, puedes lograr cambios extraordinarios en tan sólo 30 días, los cuales pueden ser el principio de una vida más sana. Verse y sentirse bien es cuestión de actitud y disciplina. Los invito a leerlo e iniciar un cambio en su propio beneficio. ¡Las Cosas Como Son!

Doctor Javier Ruiz
Dermatólogo, Director de Dermédica

LA MEDICINA ANTI-EDAD Y FUNCIONAL: UNA CIRUGÍA PLÁSTICA INTERNA

"El cuerpo es un sistema integral, no una colección
de órganos divididos en especialidades médicas.
La medicina del futuro conecta todo"

Dr. Mark Hyman,
máximo exponente de Medicina Anti-edad.

No hace muchos años, un médico era capaz de tener largas charlas con sus pacientes con el objeto de un chequeo o revisión. El médico pasaba tiempo con el paciente y lo escuchaba, para así poder determinar el problema. ¿Recetar medicamentos? El médico lo reservaba para cuando el problema fuera grave. Encontraban alternativas que iban desde la nutrición, los cambios en el estilo de vida, el descanso y hasta la hidratación bebiendo líquidos abundantes. No sé si recuerdes los viejos *mitos y recetas* de la abuela donde, antes de pasar por la farmacia, se intentaba curar con remedios herbolarios y con técnicas de antiguas creencias.

Esto no sucede hoy en día con la mayoría de las consultas. Los médicos tienen pocos minutos para dedicarle a cada cita y, es más fácil sacar el recetario y que el paciente vaya a la farmacia para solucionar el problema con fármacos, y así, sucesivamente, pasan al siguiente paciente. La famosa cultura de la *pastillita*, siempre hay o buscamos una píldora de color que cure o sane rápido la dolencia, para continuar adelante. Creemos que esto es en parte el gran éxito de esos productos *milagro* que nos invaden en la televisión y anaqueles, donde vemos fotos irreales de un antes y después.

En esta nueva cultura de prescripción rápida está nuestro problema, nuestras enfermedades y el envejecimiento prematuro, porque esta forma de actuar no ayuda a mejorar al paciente, sólo oculta sus síntomas con medicamento. La cultura de la *pastillita milagrosa* es nuestro peor enemigo porque se convierte en un círculo vicioso, una espiral que nos hace retornar a la enfermedad.

La medicina anti-edad y la medicina funcional regresan a la atención personalizada de cada paciente, sumándole la tecnología de punta actual y el cuidado desde sus acciones diarias, esto es, nuestros hábitos de vida.

Recuerdo que unos de nuestros médicos, cuando iniciamos este camino nos dijo: *"Yo practico la medicina del por qué, y no la del qué. Siempre comienzo preguntado: ¿Por qué está usted enfermo? Y no, ¿qué enfermedad tiene usted?"*

Este movimiento de vanguardia da un cambio completo a nuestro modelo científico de la enfermedad. Se llama medicina de sistemas o medicina funcional.

"La medicina anti-edad hace hincapié en la detección precoz de la enfermedad, las estrategias preventivas y los cambios de estilo de vida. Esto requiere mejorar la dieta, reducir el estrés, la desintoxicación del cuerpo, estimular el sistema inmune, la curación del tracto gastrointestinal, la corrección de los desequilibrios hormonales, la mejora de la función cardiovascular y la reconstrucción de la capacidad intelectual."

Jones, Lupita, Di Marco, Diego,
Detén el tiempo, Ediciones Urano, Barcelona, 2011.

¿Estás preparad@ para envejecer?

Contesta estas preguntas
y comprende ¿cómo estás preparado para envejecer?

	¿Tienes?	No Nunca	Poco Rara vez +/-	Medio Promedio +	Mucho A menudo + +	Constante Siempre + + +
1	¿La voluntad de seguir viviendo aunque con incapacidades?	0	1	2	3	4
2	¿El valor para envejecer y verte viejo?	0	1	2	3	4
3	¿Proyectos para el futuro?	0	1	2	3	4
4	¿La impresión de ser útil?	0	1	2	3	4
5	¿Una profesión activa?	0	1	2	3	4
6	¿Capacidad de adaptación a nuevas situaciones?	0	1	2	3	4
7	¿Actitudes positivas, es decir, una tendencia a ver lo bueno en todo lo que sucede en tu vida, expresándolo con palabras y acciones positivas?	0	1	2	3	4
8	¿La capacidad para evitar el exceso de estrés y la ansiedad?	0	1	2	3	4
9	¿La capacidad y habilidad para lidiar con problemas, eres ingenioso y resuelves problemas fácilmente?	0	1	2	3	4
10	¿La independencia para tomar las determinaciones de tu vida o alguien las toma por ti?	0	1	2	3	4
11	¿Buena memoria y pensamiento claro?	0	1	2	3	4
12	¿Alta inteligencia y educación?	0	1	2	3	4
13	¿Una tendencia a desarrollar buenas relaciones sociales?	0	1	2	3	4
14	¿Amor y actitudes de amor?	0	1	2	3	4
15	¿Alta actividad sexual?	0	1	2	3	4
16	¿Estrecha y armónica vida familiar?	0	1	2	3	4
17	¿Una sensación de libertad?	0	1	2	3	4
18	¿Pasión "la chispa de la vida" o alguna excentricidad?	0	1	2	3	4
19	¿Buen humor con la capacidad de reírte de ti mismo?	0	1	2	3	4
20	¿La capacidad de sentirte joven incluso en un cuerpo viejo?	0	1	2	3	4
21	¿Fe religiosa y espiritualidad?	0	1	2	3	4
22	¿Valores y creencias básicas de la ecología, la moral, el deber ser, etc.?	0	1	2	3	4
23	¿Un equilibrado ciclo de sueño-vigilia?	0	1	2	3	4
24	¿Un ritmo de trabajo bien equilibrado?	0	1	2	3	4
25	¿Un buen sueño?	0	1	2	3	4
26	¿Ansiedad?	5	4	3	2	0
27	¿Depresión?	5	4	3	2	0
28	¿Estrés?	5	4	3	2	0
29	¿Momentos de agresividad?	5	4	3	2	0
30	¿Tendencia a mantener rencores dentro de ti?	5	4	3	2	0
TOTAL						
TOTAL GENERAL						

PUNTUACIÓN		
	Entre 0 y 29	Puntuación muy baja. Debes mejorar con urgencia tu vida si deseas disfrutar o alargarla. Te recomendamos un cambio de actitud, de hábitos y de estilo de vida. Así que comienza HOY a seguir el ABC de este libro.
	Entre 30 y 60	Puntaje bajo. Estás afectando tu esperanza de vida así que a seguir ¡esforzándote! Y por favor sé positivo. El ABC de este libro te apoyará en este camino.
	Entre 60 y 90	Puedes continuar una vida normal, pero siendo aún más positivo ayudarás a reducir el riesgo a enfermedades y podrás vivir más tiempo.
	Entre 90 y 110	Eres una persona positiva. Las personas como tú, disfrutan de estar vivos y de ellos mismos. Puedes vivir 10 a 13 años más que el promedio de la población.
	Entre 111 y 120	Psicológicamente, tienes la posibilidad de vivir hasta 100 años y más. Si sigues así, te aseguramos que podrás pasar la barrera de los 100 y alcanzar los 120, seguro.

La Doctora Pamela Smith, directora de la Sociedad Metabólica Anti-envejecimiento y Funcional de Medicina de la Academia Americana de Médicos en Anti-envejecimiento, así como codirectora del Programa de Maestría en Medicina Metabólica de la Escuela de Medicina en la Universidad del Sur de Florida, al ser entrevistada por nosotros nos dijo acerca de esta nueva forma de tratar a un paciente:

"Nuestra meta es atacar la causa de un problema a través de los síntomas. Hasta ahora, en la medicina, nos hemos regido convencionalmente por lo que llamamos «medicina de protocolo», que significa que a todos los pacientes con determinado trastorno se les prescribe y se les receta lo mismo, pero ahora gracias al desarrollo de la ciencia, podemos ofrecer un cuidado individualizado."

Este cambio no es fácil y da miedo, ¡lo sabemos!

¿Cuándo has ido al médico para que revise tus hábitos de vida, buenos o malos; o para que te entregue una dieta o rutina de ejercicios; o para que escuche tus problemas emocionales?

Es más fácil y cómodo, aunque no más económico, ir a la farmacia y comprar un medicamento que oculte nuestro problema y así seguir adelante. Pero queremos adentrarnos más en esto que estamos hablando…

Una persona siente que se está enfermando de gripa y *cree* tener infección, entonces va a la farmacia y se surte de un antibiótico, el mismo que deberá acompañar de un antiácido porque comenzaron los dolores estomacales al tomarlo. Y sin lugar a dudas, deberá sumar un medicamento para la flora intestinal que ha sido también afectada por el antibiótico. Este circuito destructivo lo vivimos con muchas enfermedades que padecemos, y aún así, corremos por una pastilla que solucione este mal de inmediato, sin reparar en el todo. Y que quede claro que no estamos diciendo que el uso de antibióticos sea malo, creemos que es un gran invento que ha salvado infinidad de vidas.

El problema se da cuando la solución se convierte en un problema.

¿Cuántas veces durante el último año has tomado antibiótico, anti-inflamatorios, anti-ácidos, aspirinas, anti-depresivos, ansiolíticos, inductores del sueño…? ¿Cuántas veces durante el último año has intentado iniciar una dieta sin terminarla o has deseado iniciarte en el ejercicio inscribiéndote a un gimnasio sin lograrlo?

La medicina anti-envejecimiento nos ayuda a restablecer el sentido común y el *arte de la medicina*. En otras palabras, primero vamos a tratar de mejorar la salud sin interferencia química, para luego seguir con lo que corresponde. La medicina anti-edad no va contra los productos farmacéuticos, sólo que se vale de muchos más recursos que únicamente ese.

¿Qué hacer con el envejecimiento? Envejecemos desde que nacemos y hasta que morimos y a través de todo el cuerpo. No sólo envejece la piel a través de arrugas o *patas de gallo*, o de mutar de forma. El envejecimiento trae consigo la pérdida de funciones, disminución de reservas de órganos y un sin fin de factores que contribuyen al deterioro de las deficiencias nutricionales.

¿Sabes cuán importante es el proceso nutricional en el envejecimiento? Una buena dieta, (sí, los alimentos que comemos), es responsable de la construcción hacia arriba y, una mala dieta, de la destrucción, hacia abajo.

Los desequilibrios hormonales aceleran el envejecimiento; las toxinas y los alimentos de mala calidad, aceleran el proceso de envejecimiento a nivel celular. Sin embargo, a través de este nuevo enfoque de la medicina también son capaces de revertir y corregir estos desequilibrios antes de tener que recurrir a los productos farmacéuticos.

Cambios tan simples como los aceites omega-6 (cártamo, girasol, maíz, soja, semilla de algodón, la perilla y el nogal) por aceites omega-3 (lino, suplemento de aceite de pescado, aceite de coco, aceite de boro y linaza) pueden mejorar drásticamente la elasticidad de cada membrana celular para permitir la hidratación y que el oxígeno fluya libremente dentro y fuera de ésta. Las células que están hidratadas y oxigenadas, trabajan de forma óptima y nos ayudan a revertir el proceso de envejecimiento para crear un buen funcionamiento, para mantener un cuerpo sano.

Los seres humanos somos células que se reproducen y, para una vida larga y saludable, este proceso debe continuar. La disfunción de las células finalmente culmina en la enfermedad y el deterioro del cuerpo. Por eso un paso simple como cambiar los aceites que consumimos, puede repercutir positivamente en la salud de sus células. Todavía no existen drogas que puedan hacer eso.

Para la medicina anti-edad los radicales libres son tomados en serio porque dañan las células y esto afecta a los órganos del cuerpo y sus funciones. Nos hacen propensos a enfermedades crónicas degenerativas como las cardiacas, los accidentes cerebrovasculares y la artritis. Los radicales libres son un factor importante para todos los cánceres y sin duda también en la pérdida del colágeno lo que ocasiona que nuestras pieles se vean marchitas. Dañan la membrana celular que interfiere con la capacidad de cada celda para enviar y recibir mensajes a otras células y para absorber los nutrientes necesarios.

El daño por radicales libres es más pronunciado en los órganos ricos en oxígeno (ojos, cerebro, hígado, corazón, pulmones, riñones y en la sangre), y se ha implicado en las siguientes enfermedades: enfermedad renal, diabetes, pancreatitis, daño al hígado, inflamación del tracto gastrointestinal, enfermedad pulmonar, enfermedades oculares (degeneración macular y cataratas), trastornos del sistema nervioso (Parkinson, Alzheimer, MS), las enfermedades que afectan a los glóbulos rojos (anemia), la sobrecarga de hierro, enfermedades autoinmunes (artritis reumatoide, lupus) y la mayoría de las infecciones (tuberculosis, la malaria, el SIDA).

Los productos químicos y las toxinas, además del estrés y la mala alimentación, ayudan a crear más radicales, por lo que la medicina anti-edad se centra en la absoluta necesidad de neutralizar los radicales libres mediante la utilización de antioxidantes a través de los alimentos que consumimos, de tratamientos vía intravenosa y de la suplementación.

Tenemos que romper el paradigma de cómo lo hemos hecho hasta este momento.

Cada vez más personas recurren a la medicina anti-edad o funcional en busca de una alternativa para hacer frente a sus necesidades.

La medicina anti-edad tiene como objetivo estar siempre un paso o dos por delante de la enfermedad. También trabaja en evitar tóxicos y en procesos de desintoxicación a sabiendas de que las toxinas causan mal funcionamiento en las células.

La medicina anti-edad es la respuesta a la crisis en la que nos encontramos: una creciente epidemia de enfermedades crónicas y un inminente colapso económico, ya que cada vez más de nuestros recursos se destinan a cuidar a enfermos crónicos.

INVERTIR EN LA SALUD
Y NO EN LA ENFERMEDAD

Tenemos que entender que las enfermedades no son eventos aislados que sólo aparecen fuera de contexto, sino que están relacionadas con el medio ambiente, la dieta, los genes y el estilo de vida de quien las padece. Tenemos que entender también, que el cuerpo es un ecosistema y forma parte de un ecosistema mayor.

Medicina Funcional

Con base en la ciencia de vanguardia, la medicina funcional ofrece una nueva forma de entender y tratar las enfermedades crónicas como la diabetes, la depresión, las enfermedades del corazón, la hipertensión, las enfermedades autoinmunes, la enfermedad de Alzheimer, la ansiedad y muchas más.

El concepto central es que la enfermedad crónica es el resultado de desequilibrios en los principales sistemas fisiológicos subyacentes en su cuerpo. Cuando la inflamación, el desequilibrio de azúcar en sangre, la resistencia a la insulina, el estrés oxidativo, los problemas hormonales están presentes en el cuerpo, éste entra en un desbalance. Esto, junto con la mala alimentación, la falta de nutrientes esenciales, el estrés emocional, las toxinas ambientales, la falta de ejercicio y otras cuestiones de estilo de vida no saludable, sientan las bases para el desarrollo de enfermedades crónicas.

¿Qué pasaría si al llegar con tu médico él vinculara tus pensamientos, emociones, acciones y síntomas?

Las relaciones que dan sentido a toda tu historia, tu estilo de vida, las tensiones, los genes, el medio ambiente y cómo interactúa con tu biología, crean desequilibrios que conducen a la enfermedad.

Somos grandes admiradores y practicantes de la medicina anti-edad, que hace un llamado a nuestro sentido común, y, a través de ella, hemos podido equilibrar nuestras hormonas de forma natural con la alimentación. Por todo lo anterior, nuestro compromiso es difundir estos avances que ayudarán a las personas a autosanar sin recurrir a fármacos y a evitar enfermedades. El ABC que conforma este libro es parte de los pasos básicos de la medicina funcional.

Salud es belleza

Vivimos en una sociedad donde la juventud y el ser o verse joven, se ha valorado por sobre la vejez. Somos conscientes que ni todas las cirugías plásticas, ni las más milagrosas y carísimas cremas, podrán hacerte sentir más joven o saludable.

La llave para una larga, saludable y bella vida, es procurar y fijarnos en lo interno y no sólo en lo externo. Podremos ser bellos externamente, pero si no logramos una belleza y salud interna, una vida con calidad, salud, equilibrio, meditación y espiritualidad, no podremos permanecer con dicha belleza por mucho tiempo. Cuanto más jóvenes y bellos estemos internamente, más lo reflejaremos en nuestro exterior.

Qué opción prefieres, ¿verte de 35 y sentirte de 60 años? o ¿verte de 35 y sentirte de 35, teniendo 60 años?

La cirugía plástica interna, es el nuevo paradigma de la medicina antiedad que proponemos tanto en nuestro libro **Detén el tiempo**, como en este ABC.

Puedes comenzar con nuestro test: ¿Sientes que estás envejeciendo rápidamente?

¿Sientes que estás envejeciendo rápidamente?

Tu cuerpo puede tener diferentes edades biológicas, a pesar de tener solamente una edad cronológica que es la que dicta tu fecha de nacimiento. Por ejemplo, si tu corazón es tu órgano más viejo por estar enfermo, sus malestares o dolencias marcarán tu edad. Y así puedes tener 42 años cronológicamente hablando pero tener un corazón como el de alguien de 55 años. Tu edad, para la salud, es la misma que la de tu órgano más viejo, así que sería de 55 años y no de 42.

Puedes perder pelo prematuramente o estar canoso a los 40. Esto significa que tus genes están marcando tu edad y que esas partes envejecen más rápido que tu edad marcada por el reloj.

El envejecimiento es inevitable, y el objetivo aquí es darnos cuenta de cómo llevamos la edad cronológica versus la edad biológica (la de tus órganos) y cuál de las dos nos gana en esa carrera de la vida.

Hoy podemos afirmar que dedicándole tiempo y haciendo cambios en tu estilo de vida, tu juventud y tu belleza pueden, y deben, ser el reflejo de tu salud.

¿Sientes que estás envejeciendo rápidamente?

Estás frente al espejo y miras que tu cuerpo no coincide con la edad que tienes, haz este cuestionario y mide tu grado de envejecimiento, recuerda que es sólo una probabilidad calculada a partir de los hábitos en tu vida diaria. Así que anímate e inscríbete a nuestra página *www.proedad.com* y el resultado llegará de manera inmediata a tu correo.

Instrucciones:

Elige el número 1 si tu repuesta es afirmativa, pero si tu respuesta es negativa, elige 0

1.-¿Sientes que tus músculos gradualmente han reducido de tamaño?	0	1
2.-¿Has dejado de percibir esa sensación de bienestar la mayor parte del tiempo?	0	1
3.-¿Tu energía y vitalidad han disminuido?	0	1
4.-¿El tamaño de tu cintura es distinta a la que tenías hace 10 años?	0	1
5.- Y qué me dices de las medidas de tu cadera, ¿aumentó en la última década?	0	1
6.-¿Tu fuerza muscular ha disminuido de manera gradual en los últimos 10 años?	0	1
7.- ¿Tu desempeño para realizar ejercicio ha disminuido?	0	1
8.- ¿Anímicamente han aumentado tus momentos de tristeza y depresión?	0	1
9.- En la última década, ¿se ha elevado tu ansiedad?	0	1
10.- El desarrollo de nuestro cerebro con el transcurso del tiempo se va modificando, ¿has percibido en los últimos 10 años una reducción en su desempeño?	0	1
11.-¿Padeces de estrés frecuentemente?	0	1
12.-¿Eres pesimista la mayor parte del tiempo?	0	1
13.-¿Te exaltas con facilidad?	0	1
14.-¿Te resulta complicado concentrarte?	0	1
15.- Miras tu cuerpo y ¿notas que físicamente te ves más grande que gente de tu misma edad?	0	1
16.-¿Despiertas por las mañanas y te sientes cansado?	0	1
17.-¿Tu interés por socializar ha disminuido?	0	1
18.-¿El desempeño en tu actividad sexual ha disminuido?	0	1
19.-¿Se te complica dormir inmediatamente?	0	1
20.-¿Despiertas con frecuencia por las noches?	0	1

21.-¿Tienes problemas para pensar y recordar las cosas?	0	1
22.-¿Tienes bajos tus niveles de colesterol-HDL?	0	1
23.-¿Tus niveles de colesterol-LDL se encuentran elevados?	0	1
24.-¿Has checado tus niveles de Melatonina o DHEA?	0	1
25.- ¿En los últimos 10 años tu visión ha disminuido?	0	1
26.- Y en la última década, ¿ha disminuido tu audición?	0	1
27.- Cuando padeces de gripe, ¿te lleva más tiempo el recuperarte?	0	1
28.-¿Físicamente te lleva más tiempo el sanar una herida?	0	1
29.-¿Tienes alta presión sanguínea?	0	1
30.-¿Frecuentemente padeces de indigestión?	0	1
31.-¿Eres víctima del estreñimiento?	0	1
32.-¿Orinas por las noches?	0	1
33.-¿Estás perdiendo cabello de manera gradual?	0	1
34.-¿La apariencia de tus uñas presentan puntos blancos?	0	1
35.-¿En la raíz de tus uñas observas alguna elevación o abultamiento?	0	1
36.-¿Tus uñas son frágiles o delgadas?	0	1
37.-¿Eres alérgico a ciertos alimentos o inhalantes?	0	1
38.- En la última década ¿te ha dolido la cabeza con más frecuencia?	0	1
39.-¿La temperatura de tus manos y pies normalmente es fría?	0	1
40.- Observas tu rostro y ¿miras que tu piel presenta muchas más arrugas y flacidez que hace 5 años?	0	1

Resultado de tu envejecimiento prematuro

- Si el resultado **es mayor o igual a 10**, tu edad biológica es igual o ligeramente mayor a tu edad cronológica.

- Si el resultado **es igual o mayor a 20**, hay una fuerte indicación de que existe un gran intervalo entre tu edad biológica y la cronológica, lo que indica que tu cuerpo está envejeciendo muy rápido.

Te sugerimos que leas nuestro libro **DETÉN EL TIEMPO**, y consultes a un especialista. Recuerda, es posible prevenir las enfermedades congénitas y el envejecimiento prematuro.

ABC... TRES PASOS: ¡PONTE EN ACCIÓN HOY!

Durante años, y a lo largo de muchas generaciones, hemos visto que la mayoría de las personas que nos rodean y que vamos sumando a nuestra vida siempre viven en la constante pretensión de cumplir sus promesas y metas.

Algunas logramos alcanzarlas, otras medianamente y la mayoría de ellas terminamos por desvanecerlas en algún recóndito lugar de nuestro cerebro, olvidándonos por completo de ellas como en las clásicas promesas que todos hacemos en año nuevo. En un ejercicio de honestidad, real, ¿cuántas de ellas realmente cumplimos?

Decimos: *"En este año, si voy a bajar de peso. ¡Ahora sí, este año voy con todo! Tendré el empleo que siempre he soñado y me convertiré en una persona de éxito. Conoceré al hombre o mujer de mis sueños, que me quiera y me ame con locura. Haré ejercicio hasta lograr verme de 90-60-90. Entraré al gimnasio..."* y los primeros días bien entusiasmados, acudimos al supermercado con nuestra nueva lista de alimentos en mano llena de productos *light*, bajos en grasas, deslactosados, ricos en fibras, en proteínas... haciéndonos los expertos en conocimiento alimenticio sano y compramos y compramos todo lo que nos suene *light*, porque está de moda lo *light*. ¿Estamos de acuerdo? En nuestra época, que no es hace mucho tiempo, era llamado *estar a la moda*, después tuvo una variación, estar *in* o *out* y en la actualidad, es estar en el *outfit*; pero, continuemos con nuestro nuevo proyecto de vida.

Llegamos a la segunda parada, el gimnasio, nos dirigimos al departamento de información, checamos servicios, costos, atrapan nuestra atención algunos paquetes y promociones por temporada y decidimos alguno que a nuestro criterio, resulta ser el idóneo para nosotros, entonces adquirimos una ganga mensual que nos va a tonificar hasta el alma; y así, vamos recorriendo, estéticas en la búsqueda de algún cambio que mejore nuestra imagen, clínicas de belleza, spas, comenzamos a recorrer calles y avenidas, con currículo en mano, con la firme convicción de encontrar ese trabajo maravilloso que todos soñamos. Acudimos a eventos sociales, discotecas, antros o como decidas llamarle, con la firme convicción de que *el amor de nuestra vida* ahí estará, esperándonos, como si los ojos fueran *sirenas rastreadoras* avisándonos que el barco zarpará al lado de esa princesa o príncipe y si no te subes, se irá.

Y lamentamos decepcionarlos de todo esto, pues ni comemos la mega despensa *light*, el peso en la báscula no se mueve ni un solo gramo, la ropa deportiva únicamente la usamos dos o tres veces y la credencial del gimnasio termina por ocupar un lugar más en la cartera. Después de hacer un sinnúmero de promesas, por supuesto incumplidas, terminamos archivándolas en alguna parte del cerebro que finalmente terminamos olvidando.

Esa es la dinámica que llevamos a lo largo de nuestra vida, no nos fijamos metas de manera seria, por falta de interés o disciplina, por no establecer reglas, espacios y tiempos determinados para cumplirlas. Entonces ¿qué falla? ¿Por qué no llegamos a las metas establecidas? ¿Cómo lograr la excelencia en la calidad de nuestra vida si no estamos equipados con las herramientas adecuadas para obtenerlas?

Con este **ABC… Tres pasos ¡ponte en acción hoy!** te daremos de manera muy sencilla los cómos para lograrlo y así alcanzar el cumplimiento de todas esas metas que tanto anhelas.

Si estás leyendo esto está claro que tienes una preocupación real por tu salud, por tu *bien-estar*, por conservar tu cuerpo en óptimas condiciones, por tener una mejor calidad de vida en todos los sentidos y eso, es un gran punto que tienes a tu favor. Nuestro interés es que tu esfuerzo valga la pena y que no lo abandones en medio de la nada. Para ello, es necesario que te equipes con las herramientas necesarias para lograrlo.

Desde que nacemos, nuestro día a día es una oportunidad de aprendizaje y aprovechamiento constante, es como si cargáramos siempre una mochila sobre nuestros hombros en la que vamos almacenando información: buena, regular o mala, pero nosotros decidimos qué información deseamos aprovechar y cuál deseamos eliminar por completo. Y así, lo que queremos para nuestra vida depende al 100% de nosotros, de nuestras decisiones.

No de milagros o de magia, (no hay recetas mágicas), es cuestión de disciplina, constancia y claridad en tu proyecto de vida pero, sobre todo, de que poseas la información, el conocimiento y la sabiduría necesarias para lograr el bienestar físico y emocional que deseas alcanzar.

Tienes en tus manos el poder para hacer de tu vida lo que quieras. Ojalá que a partir de hoy hagas el propósito de caminar con paso firme y decidas dejar huella.

Así que ponte en acción ¡ya! y anímate a sacar lo mejor de ti.

ENTREVISTA AL DOCTOR JUAN REMOS
(ESTADOS UNIDOS)

Medicina del bien-estar

El doctor Juan J. Remos es internista, diplomado por el Consejo America-
no de Medicina Interna, egresado de la Universidad de Miami/Hospital
Jackson Memorial. El doctor Remos tiene un máster en administración
de empresas, está certificado en Age Management y es miembro de la
American Academy of Anti-aging y del Instituto de Medicina Funcional.
Actualmente es el presidente de su propio instituto, Wellness Institute
of Americas en la ciudad de Miami donde atiende a pacientes de todo
el mundo que buscan disfrutar de una mejor calidad de vida a través de
la mejora del estado físico, mental, emocional y espiritual que ofrece la
medicina integrativa y holística que el doctor Remos practica apasiona-
damente.

ABC: Doctor Remos, es un gran honor ser sus pacientes y entrevistarlo
por segunda vez. Ya pudimos trabajar con usted en *Detén el tiempo*, y
ahora, para *El ABC para rejuvenecer* queremos profundizar sobre la práctica de esta nueva medicina. ¿Por qué hablar de una medicina funcional,
orientada al *bien-estar* general de la persona, no del paciente, sino del ser
humano? ¿Es moda o en verdad es la medicina necesaria hoy?

Juan Remos: La búsqueda del *bien-estar*, que no del placer, es un gran
regulador de nuestras vidas, una preocupación e interés casi constante.
Y el *bien-estar*, siendo un estado mental y físico agradable, se sirve de
la medicina, la cual es la ciencia a cargo de proteger la salud. Hasta bien
avanzada la segunda mitad del siglo XX, habíamos dejado nuestro estado
de salud a merced de fuerzas ajenas: el medio ambiente, la mala o buena
suerte, los 'genes' o el karma. Hoy en día hemos aprendido por medio de
eficientes sistemas de estilo de vida, manejo del pensamiento y sustancias
naturales, a tomar el control de nuestro propio *bien-estar* y enraizarlo
en nuestras vidas, la de nuestras familias y culturas. Querer asegurar el
bien-estar futuro a nuestros hijos es todavía más importante y, enseñarles
salud, prevención y desintoxicación, debe ser central en su formación.

ABC: Estamos conscientes de que debemos cambiar hábitos, que es
momento de cuidarnos como lo hacemos con nuestros automóviles, pero
muchos no sabemos por dónde comenzar, porque hay muchas teorías en-

contradas: dietas, posturas, tipos de ejercicios, pastillas *milagrosas*... ¿por dónde comenzar doctor?

JR: Infórmense bien de quiénes son los profesionales de salud que tienen un record establecido de conocimientos y éxitos en esta rama. Hagan que su estilo de vida se centre en vivir con aquella calidad de vida que el balance, el *bien-estar* y el vivir de acuerdo con sus valores fundamentales puede ofrecerles. Que estén motivados a sentirse bien cada día es el comienzo. Luego, asesórense bien y, por último, hagan que en su hogar participen todos de su misma filosofía. Los tres pilares con los que pueden comenzar desde ahora, son: dormir bien, alimentación sana/ejercicio y manejo del estrés.

ABC: No somos conscientes de lo que nos hacemos, eso es una realidad, y sabemos que venimos con una carga genética particular, pero ¿qué enfermedades podemos atribuirle a una intoxicación o falta de desintoxicación? ¿Qué tan necesario es limpiar nuestro cuerpo por dentro?

JR: Les puedo decir con convicción que el 90% de las enfermedades crónicas de alguna forma u otra se pueden enlazar a una carga tóxica, o sea un daño por acumulación de toxinas. Estas pueden venir del medio ambiente, del estrés, de los malos humores, de la comida o hasta del tinte del pelo. Hoy en día se estima que el déficit de atención se puede relacionar con una carga de mercurio que las madres llevan en sus tejidos durante el embarazo. Les puedo decir que donde yo vivo, en Miami, el 95% de los pacientes que veo tienen niveles tóxicos de mercurio. En el cuerpo humano la factoría de energía que nos mantiene vivos, reside en un departamento celular llamado mitocondria. Ésta ve su eficacia muy disminuida debido al cúmulo de toxinas, convirtiendo el cansancio, la fatiga y la apatía en uno de los síntomas más importantes de los pacientes que hoy en día buscan la prevención.

ABC: Comemos como nuestros padres nos enseñaron, como dicta la sociedad, como nos lo permiten los tiempos y la comodidad, como vemos que se hace en la publicidad... pero, ¿es posible afirmar lo que decimos en este libro: que *el tenedor* puede curarnos o puede matarnos? ¿Por qué?

JR: Es muy sencillo. Si alguna vez han llevado a su perro o a su gato al veterinario porque lo han visto enfermo y no saben por qué, ¿qué es lo primero que les preguntan? ¿Qué le están dando de comer? ¿Correcto? Nosotros somos fisiológicamente casi iguales a esos animalillos, pero cuando vamos al médico tradicional porque nos sentimos mal, salimos siempre con una receta para 3 o 4 fármacos y sin haber recibido consejo sobre la alimentación: el combustible de la máquina. Estoy seguro de que si tienen un coche, sobre todo uno que les encanta y al que por lo tanto quieren cuidar, no le ponen diesel si es combustible súper lo que necesita. Si miran las 6 causas más frecuentes de enfermedad y muerte en los Estados Unidos, sólo una no está relacionada directamente con el estilo de vida y medio ambiente: los accidentes de tráfico que son la quinta causa. Las demás: ataques al corazón, cáncer, enfermedades vasculares del cerebro, enfermedades respiratorias crónicas y diabetes, tienen como causa fundamental un estado que podríamos llamar de intoxicación crónica adquirido por lo que comemos o lo que inhalamos.

ABC: Entonces, ¿estamos hablando que el cambio en nuestros alimentos debe hacerse de inmediato? ¿Cómo hacerlo si somos antojadizos con todo lo que *no se puede*: dulces, grasas, alcohol...?

JR: Nuestro gran reto es tener siempre las riendas de nuestros instintos y tendencias. De lo contrario vivimos con nosotros mismos dentro de un sistema anárquico y desordenado que sólo traerá más desorden e infelicidad. Sabemos que si nos mantenemos delgados, hacemos ejercicio, comemos correctamente, cuidamos el descanso, no fumamos, nos ponemos el cinturón al conducir, somos precavidos con nuestra vida sexual y respetamos al prójimo, nuestra calidad de vida es muy superior y somos más felices, ¿por qué no hacerlo? Insuficiente disciplina. Pero esta se puede fortalecer a base de practicarla a diario, empezando con las cosas pequeñas como levantarse a su hora y poco a poco introducir nuevas metas, una a una, e irlas dominando.

ABC: Si fuéramos sus pacientes de primera consulta y nuestros hábitos de consumo fueran malos o poco saludables, ¿por dónde deberíamos comenzar? ¿Qué deberíamos dejar de lado y que tendríamos que sumar a nuestro consumo de alimentos?

JR: Azúcares, azúcares, azúcares y después azúcares. Les diría que eliminen toda aquella comida que exige al páncreas que produzca insulina, la hormona que regula la cantidad de glucosa en sangre. ¿Cuál es la función principal de la insulina? Acumular grasa. El azúcar es el gran enemigo. Estudios recientes demuestran cómo por ejemplo, una dieta casi exclusivamente de proteínas excepto por las verduras, disminuye enormemente el riesgo de demencia.

ABC: Tenemos unas cifras para compartir que nos hacen mucho ruido: Más del 98% de las personas que pierden peso con dietas lo ganan nuevamente dentro del primer año. Más del 65% de las personas se quejan de problemas digestivos. Más del 50% de las personas se quejan de fatiga constante. ¿Qué significa esto doctor? ¿Cómo podemos dejar de castigar nuestros cuerpos con los alimentos y aprender a alimentarnos y a sentirnos libres? ¿Cómo podemos saber qué alimentos son adecuados para comer en medio de todos los puntos de vista conflictivos nutricionales presentadas por los expertos?

JR: Me piden que les dé unas líneas generales para desmenuzar la ensalada de información que nos llega a diario sobre los alimentos, en un párrafo. Les diré lo que considero más importante y fundamental para que dirijan lo que entra a sus sistemas: Productos orgánicos siempre que sea posible; no azúcar no harinas refinadas, no *high fructose corn syrup*, elijan consumir carne de animales que crecieron libres y que no fueron alimentados con hormonas, ingieran grasas buenas como los cacahuetes, las nueces y el aceite de oliva, incluyan proteína en cada comida, y, lo más importante de todo: ingieran un 10% menos de las calorías que les corresponden por su peso. La ciencia médica es contundente es este punto: el ingerir un número menor de calorías conduce a una mayor longevidad y a un mejor estado de salud.

ABC: Para entrar al siguiente tema, nuestra "B": *Baja tu estrés y ponte en acción*, queremos compartirle algo que hemos estado estudiando y nos hace razón de ser. Marc David,[1] del Institute for the Psicology of eating, dice: *"lo que comemos es sólo la mitad de la historia de una buena nutrición. La otra mitad de la historia es lo que somos como comedores. Es decir, nuestro metabolismo nutricional se ve profundamente afectado por nuestros pensamientos, sentimientos y creencias. Somos directamente afectados por nuestro nivel de estrés o relajación durante las comidas y en nuestra vida."*

Nosotros a veces le decimos a la gente como ejemplo que, cuando comen enojados y peleando con ellos mismos, con alguien o con la vida, es muy probable que tengan diarrea o colitis ese día.

---

[1] Marc David MA es el fundador, director y profesor principal del Institute for the Psicology of eating. Un líder visionario en los campos de la salud y la nutrición. Marc es un psicólogo nutricional y el autor del libro de *Slow Down Diet*. Ha aparecido en artículos y entrevistas en *The New York Times, Times de Chicago, New York Daily News, McCalls, Glamour, Comer bien, Utne Reader, Salud Natural, Yoga Journal, Appetit del Bon, Elle, WebMD* y muchos más. Sus libros han sido traducidos a nueve idiomas en todo el mundo. Obtuvo su maestría en la Universidad Sonoma State y se especializa en la psicología de la alimentación con formación de la Universidad de Harvard Mind Body Medical Institute y la SUNY Upstate Medical School.

¿Qué tan importante son nuestros pensamientos y emociones en este proceso por mantenernos sanos, jóvenes y con *bien-estar*?

JR: Ya existen datos científicos que demuestran que la unión mente-cuerpo es íntima y real. Una persona con una actitud optimista y positiva ante el avance de la edad puede vivir por término medio 7.5 años más que aquel que se queja constantemente de que está fatigado, que le fastidian los demás, que no tiene paciencia, y que a todo le encuentra algo negativo. Las emociones negativas afectan el sistema inmune haciéndonos más susceptibles a enfermedades como el cáncer y las infecciones. El estrés producido por pensamientos negativos que inducen emociones negativas, estimula la producción del cortisol el cual inutiliza la primera línea de defensa de nuestro sistema inmune. El centro vital de nuestras vidas está en nuestra mente. Disciplinar la mente a través de la meditación, la oración, el ejercicio, el cumplimiento de los horarios y el vivir de acuerdo con nuestros principios y valores, es más importante que toda la comida orgánica y los suplementos que puedas tomar en toda una vida.

ABC: Es fascinante cómo el estrés, el miedo, la ansiedad, la ira, el juicio y hasta el diálogo interno negativo, literalmente, puede crear una respuesta de estrés fisiológico en el cuerpo. Esto significa que generamos más cortisol e insulina, dos hormonas que tienen un efecto no deseado, y que le envían señales al cuerpo para almacenar peso, reservar grasa y dejar de construir músculo. ¿Qué hacemos con el estrés doctor?

JR: El manejo del estrés implica activar un estado fisiológico gobernado por una mente tranquila y en paz. El químico predominante aquí es el GABA. Este mensajero del sistema nervioso central constituye su instrumento de relajación primordial, y se activa en respuesta a 3 respiraciones profundas. Si alguna vez has tomado una clase de yoga, habrás experimentado la maravillosa sensación de tranquilidad y bienestar que se siente al final. Eso es debido al efecto anti-estrés que el aumento del GABA produce a través de la respiración requerida por la práctica de yoga junto con el estiramiento de los tendones y los movimientos lentos.

Mi recomendación es introducir prácticas diarias de meditación, oración, yoga, Tai-Chi, Chi-gong o caminatas en contacto con la naturaleza. Eso sí, por favor dejen el móvil, el iphone, el ipad y todos los demás artilugios electrónicos en casa.

ABC: ¿Y el sueño, qué papel juega? ¿El sueño es el secreto de la eterna juventud?

JR: Yo no sé de ninguna máquina compleja que si ha de durar tiempo funcionando adecuadamente, no requiera servicio y mantenimiento. Es por eso que nosotros la ponemos en posición de *dormir* cada noche. El sueño es un proceso diseñado para ahorrar energía y poder redirigirla hacia la reparación. La reparación del DNA, la eliminación de toxinas, la re-síntesis de los químicos cerebrales que modulan emociones, memoria y demás funciones cerebrales, se llevan sobre todo durante el sueño. Nosotros duraríamos hasta 40 días sin comer. Pero no duraríamos más allá de 96 privados de sueño. Todos hemos experimentado que desagradable es un día cuando se ha dormido poco: los estados de irritabilidad, fatiga, falta de atención, y el malestar, son un síntoma claro de que necesitamos el sueño reparador. Dormir se ha convertido en el elemento primordial para mantener la salud, más allá del ejercicio y la dieta. La pregunta clave: ¿cuánto debemos dormir? Eso ya es una cuestión más individual pero estudios científicos demuestran que es cerca de las 9 horas de sueño donde se magnifican las funciones de aprendizaje y memoria. Debemos empezar a dormir cerca de las 9 y media o 10 de la noche, cuando la secreción de melatonina va a ser mayor, y despertar en sincronía con el amanecer, sobre las 6 de la mañana. Estar al unísono con el ciclo solar mantiene nuestro reloj interno en forma.

ABC: Cuando trabajamos juntos para lanzar nuestro primer libro *Detén el tiempo*, y presentamos las 9 herramientas para el anti-envejecimiento, (Equilibrio hormonal, Desintoxica tu cuerpo, Nutrición regenerativa, Suplementación necesaria, Cuida tu sistema digestivo, Baja tu nivel de estrés, Ejercicios anti edad, Duerme bien y La piel, un reflejo), no dejamos fuera *la actitud*, como paso fundamental en nuestro *bien-estar*: "*Somos pensamiento, emoción y acción al mismo tiempo*", debido a ello, en nuestro paso C de este libro, ubicamos también *Cambia tu actitud*. Bajo su experiencia, ¿qué importancia tiene hoy esto?

JR: Bueno, como dijimos antes, una actitud positiva activa centros de energía cerebrales que aumentan la vitalidad, síntoma central de la juventud. Esto requiere esfuerzo mental que se plasme en actividades propias del espíritu joven: emprender, aprender algo nuevo, ilusionarse con cada día, ser agradecido por todo lo bueno que tenemos... Si nos encontramos diciendo a menudo: "*no, yo ya no salgo, estoy muy viejo/a para eso*", "*mi ilusión hubiera sido ser historiador pero ya es muy tarde para entrar en la universidad*", "*me duele todo cuando me levanto, estoy ya muy viejo*" a través de nuestros pensamientos y palabras estamos diciéndole a nuestro cuerpo: *"para, detente ya, yo soy inservible"*. Debemos tener en cuenta cuán poderosos son nuestros pensamientos y palabras, los cuales engendran emociones que constituyen nuestra actitud. Hay que aceptar que envejecer es universal, todos envejecemos. Es irreversible: nunca seremos más jóvenes que hoy. Y es inevitable, no se puede revertir el proceso. Pero sentirse joven es posible, deseable y saludable. Es toda una actitud ante la vida que nos ayuda a entender que en cada momento hay algo de positivo, que en cada revés hay una oportunidad, que la vida nos invita siempre a escoger en qué lado de ella nos queremos fijar. Y esa elección no conoce de edad.

ABC: Doctor, nos encanta aprender tanto con usted y agradecemos el tiempo que nos concedió en su consultorio de Wellness of America en Miami, Florida.

Concluyamos pues, que la mala alimentación, la falta de nutrientes esenciales, el estrés emocional, las toxinas ambientales, la falta de ejercicio y otras cuestiones de estilo de vida, sientan las bases para el desarrollo de enfermedades crónicas y por consiguiente del envejecimiento prematuro.

Es posible, si hoy comenzamos, comprometidos, a practicar este ABC ver cambios en nosotros desde los primeros 30, 60, o 90 días. ¡Es posible vivir con salud y *bien-estar!*

ENTREVISTA A ALEXANDER O. KROUHAM
(México)

Las 4 r's de la medicina funcional

El doctor Alexander O. Krouham es médico especialista en medicina interna y endocrinólogo egresado de la Universidad de Miami/Jackson Memorial Hospital, Miami, Florida, Estados Unidos. Ejerce la medicina funcional, que incluye la medicina anti-envejecimiento. Es socio de *Bienesta* un espacio integral de bienestar en la Ciudad de México.

El doctor Krouham ha trabajado con nosotros durante algún tiempo, siendo nuestro maestro, nuestro médico y participó en el anterior libro *Detén el tiempo* dándonos una ejemplar entrevista sobre hormonas. Es pionero en México de la medicina funcional, donde ha roto paradigmas y se ha arriesgado a entrar a esta nueva era de la medicina.

En esta entrevista nos explicará en qué consiste la medicina funcional o, como la llamamos nosotros, la *medicina del bien-estar* y cuáles son las bases de esta nueva forma de vivir los años.

ABC: Doctor, gracias por siempre entregar su tiempo y enseñanzas. *"Yo no sabía que me sentía mal, hasta que me di cuenta que podía sentirme mejor"*. ¿Por qué escoger la medicina funcional como parte de nuestra vida?

Alexander O. Krouham: Porque la medicina funcional valora al individuo integralmente, reconoce la contribución de las emociones y de la interacción de todos los sistemas biológicos a la aparición de los desequilibrios; individualiza las evaluaciones y tratamientos, y porque su objetivo es optimizar el funcionamiento del organismo. Incluye medidas terapéuticas para regeneración y anti-envejecimiento, esto es, busca llevar a la persona hacia un estado ideal en lugar de asumir como normal el deterioro propio de la edad.

La Medicina Funcional aborda todos los factores responsables de la aparición de la enfermedad y los elementos causantes de que ésta persista. Vincula esa información con los hábitos de vida del individuo y con sus capacidades y estados mental, emocional y espiritual. Solamente después de haber realizado ese análisis es que se da a la tarea de identificar las alteraciones en mecanismos fisiológicos responsables de las enfermedades. Este abordaje permite resolver los problemas de fondo, de raíz y de manera definitiva, y no solamente buscar el control de los síntomas.

ABC: Volvemos a un tema que ya hemos tocado juntos, si el 30% de lo que tu cuerpo manifiesta como enfermedad o salud es nuestra genética, ¿cuán importantes son los hábitos y las variables del medio?

AK: La información genética es parte de nosotros, es la herencia familiar con la que nacimos. Sin embargo, eso no determina que tenga que expresarse. Hoy en día sabemos que los genes pueden activarse o permanecer latentes, dependiendo de los hábitos de vida y del medio ambiente. Si fumamos, comemos mal, ingerimos alcohol en exceso, drogas o medicamentos, si no hacemos ejercicio, si tenemos pocas horas de sueño, si estamos expuestos a las radiaciones del medio ambiente, a las substancias tóxicas presentes en artículos de aseo personal o de limpieza en el hogar, químicos industriales, etc., activaremos algunos genes responsables de enfermedades como cáncer, demencias, diabetes mellitus, hipertensión, artritis y enfermedad coronaria entre otras.

El 70% dependiente de los hábitos de vida y del medio ambiente está en nuestras manos. Es mucho lo que podemos hacer para evitar el desarrollo de enfermedades, aun y cuando tengamos antecedentes genéticos de dichos padecimientos.

ABC: Por entrevistas a varios doctores y aplicando en nosotros mismos la medicina funcional, sabemos que cierta inflamación es igual a enfermedad, igual a envejecimiento.

AK: La inflamación es un mecanismo orgánico de defensa. En condiciones normales nos protege y nos ayuda a reparar y regenerar tejidos, sin embargo, cuando sale de control y se hace crónica desencadena una serie de cambios químicos que afectan al organismo y producen las enfermedades degenerativas que afectan la calidad de vida y aceleran los procesos de envejecimiento.

La inflamación se produce por muchas razones, incluyendo la alimentación. Algunos alimentos son pro-inflamatorios como los azúcares refinados y los procesados. Por el contrario, por sus altas concentraciones de anti-oxidantes, las frutas y verduras evitan la inflamación y frenan el envejecimiento.

ABC: Entendimos en *Detén el Tiempo* que nuestro sistema digestivo está en el centro de nuestra salud, por lo que restaurarlo es importante, ¿no es así? ¿Es normal vivir con problemas de gastritis, colitis, úlceras, agruras? ¿Afecta esto la salud del resto de nuestro cuerpo?

AK: De ninguna manera es normal vivir con esos malestares digestivos. Esos problemas representan alteraciones en diferentes áreas del sistema digestivo: su movimiento, la flora intestinal, los mecanismos para digerir los nutrientes, sensibilidad a alimentos, la integridad de la pared intestinal y su capacidad para absorción, etc. Es fundamental identificar las causas de esas anomalías para resolverlas de manera definitiva. No solamente no basta con utilizar medicamentos que únicamente controlan los síntomas (y que al suspenderlos el problema persiste como antes de haber iniciado dicho tratamiento) sino que, éstos en muchas ocasiones producen otro tipo de trastornos y enfermedades.

En el sistema digestivo radican la mayor actividad del sistema inmune del organismo y muchas substancias químicas que actúan a nivel cerebral. Del aparato digestivo depende el estado general de salud del individuo. Muchas enfermedades inician en éste sitio, aunque parecieran no tener ninguna relación con ese sistema, como las artritis y demencias.

ABC: Las toxinas en nuestro cuerpo pueden generar enfermedades,

¿por qué es tan importante limpiar nuestro organismo? ¿Qué son las *4 R's* de la medicina funcional?

AK: Diariamente nuestro organismo está expuesto a toxinas, algunas provienen de los procesos propios del metabolismo y otras del medio ambiente. Existen mecanismos específicos para limpiarlas, si éstos no funcionan adecuadamente la acumulación de esos elementos genera una serie de enfermedades. Se produce inflamación, degeneración y muerte celular, pérdida de la producción y efectos hormonales, alteraciones de los sistemas de defensa, etc.

La detoxificación ocurre en el hígado, el intestino, los riñones, los pulmones y la piel. A través de la alimentación, el ejercicio físico, diversos suplementos alimentarios y técnicas especiales como la hidroterapia de colon o los saunas, es posible hacer este proceso más eficiente y efectivo.

El colon juega un papel fundamental en la eliminación de toxinas. En muchas ocasiones este órgano ha sido afectado por el empleo repetido de antibióticos, una mala alimentación, otros medicamentos e incluso por el estrés prolongado. Es indispensable contar con un sistema digestivo sano para eliminar las toxinas del organismo. En muchas ocasiones es necesario instituir los llamados programas de las *4 R's* para revertir las alteraciones intestinales:

1. Remover: consiste en eliminar a los agresores: alimentos, medicamentos, organismos (bacterias, parásitos, virus u hongos) o estrés, que han dañado al sistema.
2. Reponer: proveer al intestino de los elementos necesarios para iniciar los procesos de reparación. Se les llama prebióticos y un ejemplo de éstos es la fibra.
3. Reinocular: administrar la flora intestinal apropiada para volver a crear el ecosistema adecuado. Debe lograrse un equilibrio entre las diferentes especies que conforman la flora.
4. Reparar: restaurar la pared intestinal para evitar la absorción indiscriminada de nutrientes, volver a crear las condiciones que permitan que el intestino funcione como una barrera selectiva que absorba lo necesario y deseche aquello que no le sea de utilidad.

Algunos autores identifican otra *R*: Rebalancear. Que significa hacer las modificaciones en hábitos de vida para evitar la recurrencia de éstas alteraciones.

ABC: Doctor le agrademos el tiempo que nos brindó y sus conocimientos tan fáciles de asimilar y poner en práctica.

ENTREVISTA AL DR. RONALD ROTHEMBERG
(Estados Unidos)

¿Es posible vivir 120 años?

El doctor Ron Rothenberg recibió su grado médico en 1970 de la Universidad de Columbia en Nueva York. Completó su residencia en medicina de emergencia en 1975 de la Universidad del Sur de California en Los Ángeles. En 1998 fundó el Health Spa de Encinitas en San Diego, California. Es pionero en medicina anti-envejecimiento y regenerativa. En la actualidad forma parte de la Junta de Certificación de la Academia Americana de Anti-envejecimiento. Participa activamente como educador y, más de setenta mil médicos han asistido a sus seminarios de 1975 a la fecha. Fue profesor clínico de medicina familiar y preventiva de la Facultad de Medicina de UCSD y ahora lo es, de tiempo completo en la escuela de Medicina de la Universidad de California en San Diego, Estados Unidos.

El doctor Rothenberg, sumamente solicitado para dar pláticas y conferencias, es un gran maestro que entiende perfectamente la necesidad de enfocar el envejecimiento no como una enfermedad sino como una condición de vida que debe ser alentada. Es uno de los primeros médicos en desarrollar programas anti-envejecimiento, preventivos y regenerativos, para sus pacientes. Hace 15 años comenzó en esto y nosotros hemos tenido la oportunidad de ser sus alumnos y oyentes en varias ocasiones, y siempre mantuvimos la ilusión de algún día poder entrevistarlo, y justo ahora lo hemos logrado. Agradecemos que nos haya dedicado tanto tiempo, compartiéndonos anécdotas, casos, consejos y muchas risas.

ABC: Doctor, es un gran honor estar con usted este día, lo admiramos y sentimos un aprecio personal por todo el trabajo que hace con la medicina anti-edad. Usted es uno de los primeros médicos en tratar a sus pacientes con la medicina anti-envejecimiento ¿Por qué deberíamos escoger este tipo de medicina?

Dr. Ron Rothemberg: Este tipo de medicina es realmente antigua, a algunas personas no les agrada el término *anti-envejecimiento* o *anti-*

edad, pero estamos hablando de estar sanos y de prevenir enfermedades antes de que sucedan; eso es lo que todo el mundo quiere. Se trata de calidad de vida, de ser felices y estar saludables tanto como podamos. Así es esta medicina y algunas personas se preguntarán ¿cuándo comenzó?, y yo les respondo: en épocas prehistóricas. Ahí es cuando comienza, y se trata de lograr estar saludables y ser felices, esa es la otra parte, se trata de calidad de vida y de seguir nuestra búsqueda espiritual. De eso es de lo que verdaderamente trata esta medicina.

ABC: ¿Qué es más importante, vivir más o vivir mejor?

RR: La calidad es más importante sin embargo no hay nada malo con vivir más tiempo, y yo creo que la medicina anti-envejecimiento ofrece ambas posibilidades juntas por qué ¿cómo obtenemos una mejor calidad de vida? Evitando el cáncer o la diabetes o cualquier otra enfermedad que pueda matarnos; así estaremos evitando las crisis y entonces, probablemente, viviremos más. Pero sí, lo que queremos es calidad, ésta vence a la cantidad.

ABC: ¿Por qué hay tantas enfermedades? ¿Por qué estamos viviendo en una era donde hay incluso nuevas enfermedades?

RR: Las cosas cambian y las enfermedades también, lo podemos ver de muchas maneras; en 1890 la esperanza de vida en Estados Unidos era de 45 años, entonces, la gente vivía menos, nadie moría por envejecer, morían por infartos, enfermedades infecciosas, tuberculosis... Hoy en día nos hemos vuelto mejores en tratar algunas enfermedades e infecciones, y quizás somos también mejores en tratar las enfermedades del corazón, pero, si uno no muere de neumonía, vive más, pero puede ser que ahora suframos de cáncer y aquí la respuesta tiene dos vertientes:

Somos mejores tratando algunas enfermedades e infecciones.

Vivimos en un mundo cargado de toxicidad.

Las personas ya no comen *comida*, comen *comida procesad*a, genéticamente modificada, y ¿quién sabe que nos hará eso? Es un experimento. Están experimentando con nosotros y nosotros no sabemos el resultado. Tomará años y años estar seguros de las consecuencias de lo que ingerimos.

Tenemos toxicidad en el ambiente, tenemos insecticidas, radiación (como por ejemplo la de Chernoville y la de Hiroshima), entonces, si nos mantenemos vivos, es porque sabemos tratar algunas cosas, pero mucha gente ya no come, tiene mucho estrés, no hace ejercicio... y esa, es una receta para que las cosas malas pasen, para enfermarse.

ABC: Entonces, si nuestros hábitos son más importantes que nunca ¿por qué no podemos cambiar nuestro entorno?

RR: Podemos cambiar algunas cosas pero otras no. No podemos cambiar el aire que respiramos porque si ya hay radioactividad nos quedaríamos atorados ahí. Entonces cambiemos lo que podemos. ¿Qué se puede modificar? Esa es la pregunta, así que mejor vayamos por pasos:

Nutrición, por ejemplo. Debemos ingerir alimentos naturales, no comer más de lo que necesitamos, ingerir verduras, proteína baja en grasas y no alimentarnos con grasas desfavorables o comida procesada. Esto sí lo podemos controlar. No debemos comer alimentos con altos contenidos de glucosa. En México, el promedio de refresco que se toma al día es de ¡un litro por persona!, si uno de ustedes no toma refresco quiere decir que, por lo menos alguien por ahí, está tomando ¡dos litros al día! ¡Qué tragedia! Siendo médico e investigador no puedo creer que no tomemos conciencia de lo que les estamos permitiendo a nuestros pacientes.

Los invito a que traten de cultivar parte de su comida, incluso si sólo tienen un pequeño balcón. La comida orgánica es alimento real y saludable. Planten tomates o lo que más les guste y así obtendrán comida fresca y orgánica a la que no necesitarán ponerle insecticidas, además resolverán también un problema económico al no tener que gastar en estos productos. Esta es otra forma en la que podemos cambiar.

Otra, ¡**ejercicio**! sólo tienen que hacerlo. Cabe mencionar que yo soy afortunado porque soy un surfista, y tal vez ustedes dirán: "*que pesado es ir a surfear*". Al contrario ¡es toda una aventura!, así que si encuentran un deporte que amen, serán muy afortunados como yo.

Reducción del estrés… es más sencillo decirlo que hacerlo, no funciona si le decimos a un paciente: "*debes reducir tu estrés*", eso no va a ayudar a nadie, necesitamos un plan, tenemos que mirar nuestras vidas, examinarlas. Por ejemplo, una persona que vive en San Diego, California y trabaja en Los Ángeles, maneja dos horas de ida y dos de regreso todos los días, como dije antes, es sencillo de decir, pero debemos cambiar nuestras vidas. Si este hombre consiguiera un trabajo en San Diego puede que tenga menos dinero, pero ¿no crees que cambiaría su vida? Es su vida, la única que tiene… tenemos que eliminar el estrés, aprender a meditar. No se trata sólo de decirle a la gente que se relaje, hay que aprender a hacerlo. Estoy feliz de ver que en su libro *El ABC para rejuvenecer* ustedes incorporan técnicas muy fáciles para manejar el estrés.

ABC: ¿Cómo vivir con estrés afecta a nuestras hormonas y por qué?

RR: El estrés afecta a las hormonas de muchas maneras. Para hablar de estrés, tenemos que hablar de cortisol. Cabe aclarar que todos nosotros necesitamos de las hormonas: un poco, demasiado o la justa media. El estrés en el cuerpo es una respuesta con adrenalina, si tenemos los niveles de cortisol altos, guardamos grasa y debilitamos el sistema inmunológico, por esto todo mundo está enfermo y eso produce una mala calidad de vida. Al paso de los días ya no podemos tolerar el estrés, y de nuevo tenemos niveles bajos de cortisol y estamos cansados e irritables. ¿Cómo lidiamos con esto? Arreglando nuestras vidas, integrando también otras formas de ayuda como los suplementos que podemos obtener de forma natural.

Hay una conexión directa entre el estrés, las hormonas y los resultados de salud.

ABC: Sabemos entonces que debemos lidiar con el estrés y así evitaremos enfermedades. ¿Cuál es la relación entre el estrés (cortisol) y la obesidad?

RR: El cortisol es una hormona que almacena la grasa, entonces nos puede llevar a la obesidad. Actualmente hay muchos productos que prometen bajar los niveles de cortisol, y es que muchas personas creen tener el cortisol alto pero cuando los medimos, resulta que lo tienen bajo. La insulina es una hormona esencial que lleva azúcar a las células en forma de energía, pero también, es una hormona de almacenamiento, entonces ya podemos imaginar lo que pasa cuando consumimos frituras, dulces y azúcar...

ABC: Nos podría explicar ¿por qué las personas, cuando están sometidas a mucho estrés, comen productos con mucha azúcar?

RR: Cuando las personas están bajo mucho estrés comen muchos carbohidratos y *comida confortable y rápida* que los lleva a la obesidad porque la insulina sube y, aquí mi teoría:

Mientras se dio la evolución del ser humano, el problema nunca fue la obesidad, fue el contar con suficiente comida para sobrevivir. Ante el estrés y altos niveles de adrenalina, el cerebro nos dice: "*¡dame azúcar!*, *¡aliméntame!*" para sobrevivir. Nuestro cerebro funciona para ayudarnos a sobrevivir, es decir, le manda señales al cuerpo cuando tenemos hambre. Durante la era paleolítica esta transmisión de información funcionaba a la perfección, pero hoy en día, nos está matando. Muchas cosas están al revés, anhelamos demasiado el azúcar provocando corridas de la insulina.

Les muestro un ejemplo, los indios "Pima", en Arizona, Estados Unidos, antes de que los europeos llegaran, tenían una dieta a base de cactus y nopal. Nada de azúcar y tampoco producían maíz. Actualmente, el 80% de los Pima adultos tiene diabetes tipo 2. Los mismos genes que nos mantenían vivos antes, ahora, con una dieta de comida rápida, nos matan. Este ejemplo aplica también a las culturas de los países latinoamericanos donde sus genes provienen también de indígenas.

ABC: ¿Y qué pasa entre el estrés y nuestro cerebro?

RR: El cortisol daña el cerebro en el hipocampo, el área de la memoria.

ABC: Por eso cuando entramos en estrés somos vulnerables a perder u olvidar cosas ¿y es por eso también que no podemos dormir? ¿Por el estrés? Nosotros nos hicimos estudios para medir nuestros niveles de cortisol y melatonina y nos salió el cortisol bajo en el día, cuando debería estar más alto, y la melatonina alta. Resultado: cansancio. ¿Es algo que pasa seguido con las personas?

RR: Yo mido el cortisol en la orina y no muchas personas tienen rangos normales, la gráfica de algunos nos muestran que sus niveles están bajos en la mañana, luego suben un poco a las 2:00 pm, luego un poco más a las 6:00 pm y a la media noche suben aún más. Con estos datos puedo predecir que no se pueden parar de la cama por las mañanas, se levantan con trabajo hasta la tarde y a las 6:00 p.m. ya están cansados de nuevo pero por la noche no pueden dormir.

¿Cómo lo sé? Las gráficas lo muestran, es una inversión de un patrón normal, es lo que vemos muchas veces en los pacientes, cansados en el día y aun así no pueden dormir por la noche.

ABC: Un paciente con mucho estrés lo puede convertir en fatiga crónica. En la medicina anti-envejecimiento podemos abarcar el problema de muchas maneras: tratamiento con hormonas, atención a su nutrición, suplementación, manejo de emociones… ¿cómo lo maneja usted?

RR: Trato de enfocar los diferentes aspectos. Siempre medimos las hormonas y tenemos esa retroalimentación. Por ejemplo, si encontramos bajos niveles de testosterona, sabemos que el paciente se sentirá irritable, cansado y estresado; no será capaz de manejar las cosas como cuando se tiene testosterona. Así que primero vemos al paciente y le preguntamos: ¿qué quieres?, ¿qué necesitas mejorar?, ¿qué quieres alcanzar? A veces quieren más energía o dormir mejor y algunos tienen enfermedades particulares, entonces juntamos todo esto y tratamos de ser específicos.

Para nutrición no es bueno sólo decir: *"ten una dieta saludable"*. Nadie cambiará con eso, hay que sentarnos con el paciente y el nutricionista y planear las cosas y no de una forma tan dura y estricta... *"¿Qué te gusta?"*. Las dietas tienen que volverse un hábito y adaptarse al paciente para que sean parte de su vida.

En tema de ejercicio, también varía. Algunos pacientes podrán ser atletas profesionales y otros podrán no haber hecho ejercicio por 5 o 10 años. De nuevo, uno puede decir: *"haz un poco de ejercicio"*, pero hay que trabajar en un plan práctico, por ejemplo, salir a caminar por hora y media y volver a casa.

Al medir las hormonas podemos sugerir un programa de suplementos y después un plan para lidiar con las emociones. Siempre trato de conocer más al paciente, algunas personas puede que tengan problemas psiquiátricos, algunos estarán medicados con anti-depresivos, yo no soy un psiquiatra, pero intento ayudarlos a entender que está sucediendo con ellos y a dejar los medicamentos.

ABC: Gran parte de lo que hablamos respecto al estrés, la oxidación y la reacción del cuerpo es inflamación. ¿La inflamación del cuerpo nos envejece?

RR. Sí, pero yo preguntaría, ¿por qué tenemos inflamación? Nada en Biología es totalmente bueno o totalmente malo, es balance, así que necesitamos inflamación para combatir infecciones. No podemos vivir sin inflamación, si tienes neumonía quizás necesites inflamación porque quieres matar la bacteria en tus pulmones. Ahora, una inflamación aguda, por ejemplo, la torcedura de un tobillo duele, la inflamación es el proceso curativo, entonces esta inflamación aguda nos mantiene vivos, pero una crónica nos matará.

Si a mí, que soy un surfista me mordiera un tiburón, esa parte de mi cuerpo se inflamaría. ¿Qué hace la inflamación? Causará la contracción de las células de sangre lo que es muy bueno, porque así no moriría desangrado. Pero supongamos que recibo una carta por no pagar impuestos y tengo el mismo estrés y la misma inflamación que genera la mordida de tiburón... bueno eso no ayudará, me puede dar un infarto. La naturaleza nos mantiene vivos.

El estrés causa inflamación y el cuerpo piensa que es una situación de vida o muerte. ¿Qué suplementos necesitamos para salvar nuestras vidas? Vitamina D es el número uno; si pudiéramos tener un estudio de sangre de todos los pacientes, veríamos que en la mayoría lo único que les falta es vitamina D.

ABC: ¿Cuánta vitamina D debemos tomar?

RR: Podemos producir vitamina D estando en el sol, es por esto que no podemos vivir sin él, pero el sol está sobrestimado porque no llegaremos a producir toda la vitamina D necesaria para nuestros cuerpos a partir de él. Por eso necesitamos consumir de 5 a 15 mil unidades diarias.

El instituto de Medicina nos dice que la dosis que producimos en promedio es de 6 mil unidades, seas un bebé recién nacido o un anciano.

ABC: ¿Además de vitamina D, qué otro suplemento debemos sumar para contrarrestar la inflamación?

RR: El siguiente es el Omega 3 del aceite de pescado y debe ser de EPA y DHA. Hay una paradoja francesa que quiero contarles. ¿Cómo es que los franceses tienen menos enfermedades del corazón con todo lo que comen y son más saludables que los americanos? Ellos consumen mucha grasa, todos parecen que deberían tener alguna enfermedad como diabetes o infartos, pero no las tienen. Eso es porque consumen ocho gramos de omega 3 en promedio, pero no de aceite de pescado, sino de EPA con DHA, los necesitamos ambos. EPA es para la anti inflamación y el DHA es para el cerebro. ¿Y cómo obtenerlo? El salmón contiene 2.5 gramos, podríamos comer salmón diario pero eso sería aburrido, así que debemos optar mejor por suplementos.

ABC: Y para terminar, usted ha dicho muchas veces que *"los hombres hoy somos menos hombres que lo que eran nuestros abuelos"* ¿qué quiere decir con esto?

RR: Los genes del esperma se deterioran cada año, debido a la toxicidad está probablemente disminuyendo la testosterona. No sabemos a ciencia cierta qué, pero las toxinas del ambiente, pueden ser los metales o los insecticidas, lo están provocando a nivel mundial. Así que, debemos medir también nuestros niveles de metales en sangre. Algunas personas me dicen: *"¡Mi arsénico está alto!, ¿por qué si no trabajé en una industria?"* Pero es algo que nos puede pasar a todos, es algo ambiental.

ABC: ¿Qué pasa cuando tenemos alto el hierro?

RR: Es malo porque es un pro-oxidante, hace que nos oxidemos más rápido, sin embargo es algo fácil de tratar a través de quelación, suplementación y alimentación.

ABC: ¿Qué les diría a los lectores que tienen alguna enfermedad o se sienten mal?

RR: Que no hay respuesta para todo, pero que todo mejorará si nos sujetamos a la nutrición favorable, al ejercicio adecuado, al balance hormonal óptimo y a la paz espiritual; todos son pasos para tener un mejor organismo para lidiar con otros problemas, quizás los malos no se vayan, pero mejorarán.

Este libro que ustedes están compilando les ayudará a una mejor calidad de vida.

ABC: ¿Cuánto quiere vivir doctor?

RR: No me importarían unos 99 años, quiero pasar más tiempo con mi familia.

ABC: Muchas gracias doctor Rothenberg, hemos aprendido y reafirmado todo lo que sostenemos en ambos libros: Estilo de vida saludable es igual a bienestar.

Capítulo 1

A limpiar y luego a nutrir....

"Curar es limpiar".

Apotegma del médico alemán Carlos Kozel
(1890-1989)

¡A LIMPIAR! NUESTRA PRIMERA TAREA: ¿LIMPIAS MÁS TU CASA Y TU AUTO QUE TU CUERPO?

Buena pregunta ¿no crees?

Porque parece muy importante mantener el espacio que habitamos limpio, con una bonita sala que coordine con los muebles del comedor, que la cocina luzca brillante con toda la despensa en su lugar o, ya sé, que el color de tu recámara combine con el edredón que cubre la cama en la que duermes, ya sabes... en el feng shui todo objeto debe ocupar cierta posición para que armonice con tu espacio. ¡Ah!, ¿y tu auto?, ¡olvídalo!, atreverte a salir con el carro sucio, ¡ni pensarlo! Prefieres dormir tarde y dejarlo reluciente o llevarlo temprano al lavado de autos para que lo limpien, le den su buena aspirada y de paso la encerada, finalmente tienes que hacerlo, la verdad, no te gusta traerlo sucio... y así vamos por la vida tratando de mantener un orden y una limpieza de nuestras vidas, de los espacios en que vivimos y nos desarrollamos, y, ¿nuestro cuerpo? ¿Dónde queda?

Diariamente nos bañamos, arreglamos nuestro cabello; si somos mujeres usamos maquillaje, anillos, pulseras, buscamos que el color de la bolsa coordine con la zapatilla, que la uña, que la media... y en el caso de los hombres, aunque es mucho más práctico todo pues no hay mucho que combinar, nos gusta rasurarnos, lucir la corbata, el zapato, el saco, la camisa... nos miramos al espejo, de un lado, del otro y nos agrada lo que vemos, ¡wow sensacional! ¿No?

Listísimos ya para conquistar las miradas de los extraños otro día más... y ¡ouch! Son apenas las 12 del día y de nuevo ya comienzo a sentir el sueño *atontador* de siempre, aparte tengo hambre, y como mis desayunos son muy escasos, ¡sería capaz de devorarme una vaca entera o lo que sea! Ya me duele el estómago y aún falta mucho para salir a comer, por lo pronto con estas galletas me conformo en lo que llega la hora de la comida; y de nuevo, ahí va la hinchazón de pies, ¡maldita sea!, por más que me recomendaron beber agua la inflamación ¡no cede! Bueno, ya ¡no importa!, antes de irme a casa me cambiaré a mis zapatos viejos que siempre me salvan.

Todo esto ¿no te parece que son quejas importantes que hace tu cuerpo? El lenguaje interno del cuerpo es inteligente, y así como depende de ti la limpieza de tu casa y de tu auto, de la misma forma tu cuerpo pide a gritos atención y, con la misma importancia con la que procuras tus cosas, tienes que atenderlo. Y para entender un poco más esto, te pedimos que imagines tu cuerpo como un gran suburbio, donde existen grandes avenidas con pequeños puentes y calles en lo que fluyen de manera constante esos radiantes autos que gozas limpiar y presumir. Así es tu cuerpo, un constante fluir de autos que si no circulan de manera armónica con una limpieza justa comienzan a atrofiarse, aparecen baches y grandes orificios en ese sinnúmero de avenidas y calles, los puentes comienzan a tambalearse, inicia el deterioro gradual del funcionamiento de los semáforos, lo que inevitablemente lo lleva a experimentar pequeñas aglomeraciones hasta convertirlas en una constante. Así es nuestro cuerpo, de esta manera funciona a nivel interno y, si no le proporcionamos los nutrientes y alimentos necesarios, corremos el riesgo de debilitarlo. Mucho de lo que nos rodea es tóxico, algunos alimentos, los conservadores que contienen, los productos de limpieza, los gases del transporte público y las fábricas, las pinturas... y todo esto provoca que nuestro sistema inmunológico decaiga, estemos expuestos a daños cerebrales, nos cansemos rápidamente, vivamos bajo estrés constante y estemos más propensos a desarrollar algunas enfermedades. Pero tú puedes comenzar a limpiar tu cuerpo y cambiar hábitos, en forma práctica. Aquí te diremos cómo hacerlo.

Si quieres tener un auto interno con equipamiento completo, asientos de piel e impresionantes rines, entonces deberás cuidar lo que comes, pues ahí radica el gran secreto del rejuvenecimiento.

Podemos alcanzar una vida larga y saludable si le damos el alimento adecuado a nuestras células, con todos los nutrientes que requieren. ¿Sabías que producimos diez millones de células nuevas cada segundo? Así es, pero producimos tanto células nuevas como enfermas a esa velocidad debido a la ingesta de pasteles, panes, saborizantes o simplemente refrescos por mencionar algunos ejemplos; es decir, todo lo que comemos tiene un efecto y nuestro organismo no fue diseñado para comer productos químicos y la consecuencia de hacerlo, es lo que comúnmente conocemos como enfermedad. Es el síntoma del estado de nuestro cuerpo, el cual hemos sometido durante largos años a todos estos excesos que mencionamos. Si asumimos esta realidad y la hacemos consciente, estaremos del otro lado porque nos será más sencillo tomar las riendas en este asunto de la salud.

Hace algunos días uno de nuestros amigos, de esos que todo cuestionan, me decía: "*Yo me siento perfecto, eso que hablas de limpiar, usar enemas (lo veremos más adelante), no ha sido necesario para mi*". Este mismo amigo que nos cuestionaba, vive con diabetes, problemas de azúcar, problemas de próstata, pero aun así, a él le funciona seguir haciendo lo que hace. Y, ¡está bien! El objetivo de lo que estás leyendo es que tomes conciencia de que nada de lo que haces con tu cuerpo, se queda afuera. Nuestros abuelos, no comían papitas fritas en paquetes que caducan en 5 años, no comían grasas *trans*, y aun así usaban enemas para limpiar su colon. ¿Por qué habrá sido?

A medida que conozcamos cómo funciona la *inteligencia corporal* y todos sus mecanismos entenderemos que es muy fácil estar sanos. Pero ¿qué hacer cuando tenemos un cuerpo lleno de suciedad, cuando se encuentra atrofiado por sustancias tóxicas que diariamente a lo largo de nuestra vida hemos ingerido? La respuesta es depurarlo, limpiarlo. Si tú ya decidiste recuperar tu natural estado de salud y equilibrio, entonces comienza por hacer esto: depurar y desintoxicar.

Primero debes limpiar para restablecer el orden extraviado, tenemos que evacuar los desechos acumulados evitando que se internen otros nuevos, obviamente, sin dejar de satisfacer las necesidades de tu cuerpo. Se empieza por los órganos más comprometidos que son los intestinos e hígado en ese orden; lo que sigue es desparasitar, pues no tiene ningún caso limpiar si al mismo tiempo se estimula el desarrollo de parásitos a través de una alimentación de lácteos, exceso de cocidos, harinas refinadas (blancas), carnes, etc., por lo que es imprescindible un cambio nutricional. Cuando los intestinos funcionan de manera correcta, te darás cuentas que tus evacuaciones serán normales y generadas sin necesidad de farmacéuticos. Lo óptimo es que vayamos al baño tantas veces al día como comidas importantes hayamos realizado, pero si no sucede así, no te asustes pues el resultado puede variar de una persona a otra.

Antes de darte a conocer algunas de las técnicas de limpieza, te recomendamos que acudas con tu médico para aclarar cualquier duda ¿de acuerdo?

¿Por qué debemos limpiar?
(Para todos aquellos que aún siguen dudando)

Supongamos que compras un buen automóvil; una joya de alta tecnología, uno de esos automóviles italianos, pero por desconocimiento o ahorro, en lugar de buen combustible lo alimentas con uno inadecuado o de baja calidad. Con el tiempo apreciarás las fallas y los tironeos en la marcha, consecuencia de un motor carbonizado y fuera de punto.

¿Qué haces entonces? No podrás argumentar que el vehículo vino "con defecto de fábrica". Seguramente habrá que limpiar el motor y cambiar el tipo de combustible. Y lo cierto es que harás ambas cosas al mismo tiempo. No se te ocurriría nunca hacer solo una de las dos. ¿Lógico, no? ¿O eres de los que busca algún aditivo que disimule la falla?

Con el cuerpo pasa exactamente igual. De poco sirve una sola acción. Hay que depurar para eliminar la vieja escoria que impide el normal funcionamiento. Y también hay que cambiar la calidad del *combustible* para que no vuelva a *carbonizar* la estructura.

A menudo somos más conscientes con el automóvil que con nuestro organismo. Al auto lo cuidamos porque nos costó dinero, aunque podamos cambiarlo. En cambio el cuerpo vino ¡*gratis*! pero olvidamos que es el único que tenemos y que no tiene recambio.

Lo que resulta evidente es que todo aquello que nos aleja de la normalidad, es fruto de un accionar incorrecto. Nuestro estado natural es la ausencia de enfermedades, el buen nivel de energía, la vitalidad, la alegría, la curiosidad… todas características de una vida saludable, plena y longeva.

Muchos podrán argüir que el alimento no lo es todo y que también el ser humano moderno está expuesto, como nunca antes, al efecto de contaminantes ambientales. Esto es verdad, pero también es cierto que el organismo, en condiciones normales, tiene sobrada capacidad para *metabolizar* y drenar dichas sustancias.

El problema actual es la carencia de funcionalidad depurativa a causa del cotidiano y abundante *ensuciamiento alimentario*, que colapsa las funciones de eliminación. Como evaluaremos luego, es inmensamente superior la carga tóxica alimentaria, en relación a la carga de contaminación ambiental. Esto ocurre porque los alimentos más *ensuciantes* son los más utilizados: los consumimos 5 veces por día, los 365 días del año. ¿Has oído eso? ¡5 veces por día, los 365 días del año!

Y por otra parte, puestos frente a estos dos problemas, nos resulta casi imposible controlar lo ambiental, dado que nadie vive en una burbuja de cristal. Sin embargo, resulta perfectamente posible manejar la cuestión alimentaria, tal como lo experimentamos nosotros a diario y como lo sugerimos y lo vivirás con este libro.

Cambiar la calidad de nuestro combustible

Aquello que habitualmente rotulamos bajo nombres cada vez más extraños, complejos y de difícil pronunciación, son sólo síntomas del estado de desorden al cual hemos llevado a nuestro organismo. Ese desorden pasa por distintos estados: agudo, crónico y degenerativo; y cada individuo es sensible de forma diferente.

Antes decíamos: *"No hay enfermedad, hay enfermos"*, hoy decimos: *"No hay enfermos, hay ensuciados."*

Como magistralmente lo expresara, a fines de siglo pasado, el profesor Jean Seignalet([1]), si diariamente incorporamos más tóxicos de los que podemos evacuar, no necesitamos demasiado para entender que dicha

---

[1] Jean Seignalet ejerció como médico y catedrático en el Hospital de Montpellier (Francia). Fue director durante treinta años del departamento de trasplantes, y pionero en el trasplante de órganos y tejidos, en especial los renales. Su extensa formación como médico y biólogo le permitió elaborar una teoría global que relaciona gran parte de las enfermedades autoinmunes con la alimentación moderna; así diseñó una dieta que aplicó con gran éxito a sus pacientes. Inicialmente diseñó una dieta para eliminar los posibles estimulantes del sistema inmune en enfermedades autoinmunes, especialmente en las reumatológicas: artritis reumatoide, espondilitis anquilosante, enfermedad de Behcet... Los buenos resultados obtenidos le animaron a aplicar su dieta a enfermedades autoinmunes de otras especialidades y, posteriormente, incluso a otras enfermedades de causa no conocida. Los resultados de esta dieta sobre varias enfermedades se muestran aquí. En 1998 publicó "L´Alimentation ou la Troisième Médecine" (La alimentación, la tercera medicina), en el que expone las bases de una dieta sana y curativa/preventiva para muchas enfermedades, basada en su experiencia sobre más de 400 pacientes seguidos durante un largo periodo de tiempo. Principios básicos: Exclusión de los cereales, con algunas excepciones. Exclusión de la leche animal y sus derivados. Consumo preferente de productos crudos: más del 70% de la dieta debería ser cruda. Uso de aceites vírgenes, obtenidos por primera presión en frío. Prioridad a los productos biológicos. Consumo frecuente de probióticos y tomar suplementos de magnesio.

acumulación acabará por generar, tarde o temprano, un colapso tóxico. Esa es la causa profunda de muchas de las llamadas enfermedades y de nuestro mal funcionamiento, e incluso, de nuestro envejecimiento.

El cuerpo humano tiene infinidad de maravillosos mecanismos para resolver problemas a los que puede verse sometido: excesos, carencias, toxicidad, etc. Pero nuestro moderno estilo de vida se las ha ingeniado para colapsar esa increíble armonía, malogrando la natural capacidad de adaptación a los inconvenientes. Asumir esta realidad, representa el cincuenta por ciento de la solución de los actuales problemas de salud.

Solo necesitamos retornar a los hábitos saludables que nunca debimos abandonar. En esto no hay misterios, ni tampoco soluciones mágicas. Los errores se generan principalmente por confusión y desinformación. En la medida que recordemos cómo opera la inmensa inteligencia corporal (la información está en nuestra memoria celular), veremos que es muy simple jugar a favor (y no en contra) de nuestra propia fisiología. No hay forma de resolver los problemas, mientras no dejemos de boicotear nuestro organismo con hábitos que van en contra de las leyes biológicas que lo animan.

En este sentido es importante comprender que *el cuerpo es capaz de repararse, depurarse y curarse.*

Para el correcto funcionamiento corporal es importantísimo el rol que cumple la correcta nutrición, pero de poco servirá una alimentación de alta calidad en un contexto de *ensuciamiento* corporal crónico, por eso decimos: primero limpiar, luego nutrir. El mejor de los nutrientes puede ser mal aprovechado como consecuencia de estar atrofiados los mecanismos de la química corporal a causa de la toxicidad.

La analogía con un automóvil puede ayudarnos a comprender mejor este concepto. Recordemos lo que veíamos al principio: Si tu vehículo está carbonizado y fuera de punto, debido al uso de combustible incorrecto, seguramente harías limpiar el motor y cambiarías la calidad del combustible. ¿Serviría hacer sólo una de las dos cosas?

Con el cuerpo pasa exactamente igual. De poco sirve una sola acción. Hay que *depurar* para eliminar la vieja escoria que impide el normal funcionamiento. Y también hay que cambiar la calidad del combustible para que no vuelva a carbonizar la estructura.

Limpiar + no ensuciar = longevidad + salud

Cuando comenzamos con el estudio de la medicina funcional, que hoy nosotros la llamamos medicina del *bien-estar,* fue complejo entender que el cuerpo era un todo, que no podíamos verlo por partes.

El cuerpo no trabaja por pedazos, todo tiene que ver con todo.

Cuando comprendimos lo anterior, y lo vivimos en nosotros, pudimos darnos cuenta que nuestra colitis y problemas intestinales tenían una relación directa con nuestras alergias, nuestras gripes y nuestra rinitis constante.

Al entender lo anterior y trabajar con la medicina anti-edad, que es parte de la medicina funcional, nos preguntamos qué queríamos, ¿vivir más años o vivir mejor? Y nuestra respuesta fue: Vivir los años que nos toquen pero en salud y bienestar.

¿Por qué crees que si bien tenemos recursos y tecnologías para vivir más años, vivimos esos años con enfermedades como cáncer, diabetes, demencia senil?

La longevidad se nos escurre entre los dedos como el agua. La ciencia ha hecho que vivamos más años, pero sin plenitud. Envejecemos más rápido, aunque existan millones de tratamientos de belleza que intentan conservar nuestra piel más joven. La toxicidad y la mala alimentación, nos están matando.

Lejos de ser cualidad de seres iluminados, vivir entre 6 y 10 veces el periodo de desarrollo es algo habitual para cualquier animal, es decir, 120 a 200 años aproximadamente.

Y siguiendo con el ejemplo del automóvil (perdón por haberlos convertido en casi especialistas de autos o mecánicos), es como si utilizamos un vehículo diseñado para recorrer 200 mil kilómetros y lo descomponemos a los 100 mil… Habrá quienes se consuelen diciendo que otros lo estropean a los 70 mil, lo cual suena al consuelo del tonto. Seremos tan o un poco menos *tontos* que los demás, pero *tontos* al fin.

Lo evolutivo es usar y administrar correctamente el vehículo hasta completar, en buen estado, los 200 mil kilómetros previstos por sus diseñadores. Si nuestro cuerpo está diseñado para vivir 120 años… ¿es para festejar la actual expectativa de vida de 70 u 80 años, argumentando nuestra superioridad sobre quienes apenas llegan o llegaban a los 50?

Pruebas sobre la longevidad existen y han existido en distintas latitudes geográficas y en diferentes etnias. Ejemplos relevantes en Abkhasia, Caucaso, la costa este del Mar Negro (ex URSS, actual Georgia). Entre otros, allí se certificó el caso de Shirali Misilimov, que falleció a los 168 años y había sido padre a los 136. También hay mucha documentación sobre el Valle de Hunza, ladera occidental de los Himalayas (entre Pakistán y China), donde la población centenaria es frecuente. Tampoco podemos olvidar a los resistentes tarahumaras del estado de Chihuahua (México). Otros lugares con poblaciones longevas son Ogimi, Isla de Okinawa (Japón) y el Valle de Vilcabamba (Ecuador). Y actualmente las expediciones a la China profunda están hallando casos de personas que documentadamente superan los 160 años.

Las crónicas ponen en evidencia que, antes del *descubrimiento,* los indígenas americanos eran saludables y longevos. Sorprendidos por el hallazgo, los españoles comenzaron a buscar la misteriosa *fuente de la eterna juventud* que justificara tan extensa población centenaria. Investigadores como Arturo Capdevilla([2]) demuestra la relación entre la longevidad indígena y sus hábitos de vida fisiológicos, y la correlación del cambio alimentario impuesto por los conquistadores (introducción de cultivos y hábitos culturales) con los *nuevos problemas* de salud que azotaron y aún castigan a nuestro continente.

Resumimos esto con el aforismo de Capdevilla: *"Cada uno ingiere la enfermedad que padece."*

Si aún no has tomado conciencia de que debes comenzar a limpiar y desintoxicar... te preguntamos: ¿Te suenan familiares algunos de estos síntomas?

---

[2] Arturo Capdevila, escritor de Prandiología Patológica. El término prandiología lo acuñó el Dr. Jacinto Moreno, y fue Capdevila quien lo fundamentó y difundió como propio. Originario del vocablo latino *prandium* (comida importante del día), el concepto de prandiología está relacionado al efecto dieto-patogénico del alimento. Capdevila lo relaciona adecuadamente con el aforismo "Cada uno ingiere la enfermedad que padece", no dejando lugar a dudas que la salud o la enfermedad del ser vivo (hombre, animal, planta) es un efecto de su nutrición, coincidiendo con el hipocrático: "Que el alimento sea tu medicina".

- Acidez
- Dolor en las articulaciones
- Congestión nasal
- Goteo postnasal
- Problemas de exceso de mucosidad en los senos
- Dolores de cabeza
- Mal aliento
- Acné
- Hinchazón
- Gas
- Estreñimiento
- Diarrea
- Heces con olor fétido
- Fatiga
- Problemas del sueño
- Dificultad para concentrarse
- Antojos de comida
- Retención de agua
- Dificultad para bajar de peso
- Dolores musculares
- Erupciones
- Problemas de la piel
- Eczema
- Psoriasis
- Aftas
- Círculos hinchados y oscuros bajo los ojos, ojeras constantes
- Síndrome premenstrual
- Otros trastornos menstruales

Si respondiste sí a 2 o 3 síntomas, nosotros en tu lugar reconsideraríamos la postura de: Si siempre se hizo así, ¿para qué cambiar? Esperamos que, después de leer todo lo anterior, estés pensando y poniendo en duda muchas cosas.

Hablar de *desintoxicación* es hablar de cómo nuestros cuerpos pueden deshacerse de los residuos.

Si los desechos se acumulan, nos enfermamos

La clave está entonces, en encontrar la manera de mejorar la capacidad de nuestro cuerpo para eliminar toxinas, deshacerse de los residuos y minimizar nuestra exposición a las toxinas.

En nuestro libro *Detén el tiempo,* en el capítulo "Desintoxica tu cuerpo" explicamos a detalle cómo la ciencia relaciona enfermedades con la toxicidad. Aquí algunos ejemplos:

- Parkinson
- Alzheimer
- Demencia
- Enfermedad del corazón
- Síndrome de fatiga crónica
- Síndrome de fibromialgia
- Cáncer
- Enfermedades autoinmunes
- Alergias alimentarias
- Artritis
- Enfermedades del aparato digestivo (Enfermedad de Crohn, colitis, úlceras, enfermedad inflamatoria intestinal…)
- Problemas menstruales (Sangrado abundante, calambres, síndrome premenstrual, síntomas de la menopausia, cambios de humor y sofocos)

Estas son tan sólo algunas de las enfermedades. Sigue leyendo y descubrirás qué nos ensucia y cómo podemos limpiarnos.

Nada sucede por casualidad; todo tiene una causa
Somos responsables de lo que nos pasa

¿Qué nos está ensuciando?

Muy simple, nuestra alimentación antinatural y artificial y el total olvido del mantenimiento depurativo. El Dr. Jean Seignalet, quien investigó este tema durante décadas en miles de pacientes con enfermedades crónicas y degenerativas, demostró la incidencia de la moderna alimentación como causa profunda de las principales patologías actuales, muchas de ellas consideradas *incurables* por la ciencia.

El problema comienza cuando los alimentos que ingerimos no están adaptados a nuestra fisiología. Entonces la digestión de la comida es insuficiente, la flora se desequilibra, se genera putrefacción, inflamación y se hace lenta la producción del bolo alimenticio. Esta combinación de factores genera un peligroso incremento de la permeabilidad intestinal, lo cual permite que gran cantidad de macromoléculas alimentarias y bacterianas, atraviesen fácilmente la delgada mucosa intestinal. De ese modo, un gran volumen de sustancias inconvenientes pasa rápidamente al flujo sanguíneo, generándose graves problemas ulteriores, como la hipertensión, el colapso de la función hepática, el *tilde* del sistema inmunológico y parasitosis crónicas. Dicho de otra manera, en condiciones normales, lo tóxico y no digerido se elimina; actualmente, lo toxico y no digerido se absorbe.

El Dr. Seignalet clasificó a las enfermedades según los tres tipos de reacciones generadas por las distintas moléculas que atraviesan la mucosa intestinal permeable. Cuando se trata de moléculas antigénicas (que provocan reacción inmune), progresivamente se generan enfermedades autoinmunes. Cuando las moléculas no provocan reacción inmunológica, su acumulación progresiva genera enfermedades de intoxicación. Cuando las moléculas *ensuciantes* intentan ser eliminadas por los glóbulos blancos, su abundancia genera enfermedades de inflamación.

En síntesis, lo que habitualmente llamamos enfermedad, no es más que un intento del cuerpo por sobreponerse al agobio tóxico que nosotros mismos generamos cotidianamente y nunca aliviamos. Es fácil constatar cómo, reduciendo la toxemia, remiten los síntomas que habitualmente rotulamos como *enfermedades*.

¿Cuánta toxicidad es demasiado?

Entender el concepto de carga total, es la clave. El ejemplo fácil: lo que sucede con un vaso lleno de agua. Se necesita una cierta cantidad para llenar el vaso, y si seguimos sumando agua, desbordamos.

El cuerpo tiene un sistema de desintoxicación interno que, cuando lo sobrecargamos, es cuando empezamos con síntomas y nos enfermamos.

Pueden pasar años de estrés acumulado y de mala alimentación. Por eso todos manifestamos la toxicidad en tiempo y forma diferente.

¿Cómo sobrecargamos nuestro cuerpo?

- Mala alimentación, comida basura, grasas malas, harinas, azúcares, alcohol, nicotina.
- Alergias alimentarias, alergias ambientales, mohos, las toxinas de los hongos, metales pesados, mercurio, plomo, productos petroquímicos, los residuos, pesticidas y fertilizantes, colorantes, conservantes.
- Se incluye el estrés. Las toxinas mentales, emocionales y espirituales que nos afectan. El aislamiento, la soledad, la ira, los celos, la hostilidad... que se traducen en toxinas en nuestro sistema.
- Los medicamentos a veces pueden ser toxinas. A menudo, necesitamos medicamentos, pero la realidad es que la mayoría pueden sustituirse por estilo de vida y dieta.
- Toxinas internas, como las bacterias, hongos y levaduras que se encuentran dentro de nuestro intestino y puede ser que nos afecten, así como las toxinas hormonales y metabólicas que tenemos que eliminar y no eliminamos.

Cada uno de nosotros es genética y bioquímicamente único, por eso algunos podremos eliminar fácilmente las toxinas y desechos, y otros no.

¿Qué pasa con tu sistema digestivo?

No hace mucho tiempo, preguntamos en nuestra *fanpage* de Facebook, www.facebook.com/proedad lo siguiente: ¿Has tenido en el último año algún problema digestivo? Y vaya sorpresa, en menos de 1 hora recibimos 84 respuestas de personas que relataban sus pesares estomacales, de intestinos y, sobre todo, colitis.

> ## Trastornos gastrointestinales
>
> Todas las enfermedades que pertenecen al tracto gastrointestinal están etiquetadas como enfermedades digestivas. Esto incluye las enfermedades del esófago, estómago, primera, segunda y tercera parte del duodeno, yeyuno, íleon, el complejo de íleo-cecal, el intestino grueso (ascendente, transverso, descendente y colon), el colon sigmoide y el recto.

Algunos datos:

- Las visitas al médico por trastornos intestinales se encuentran entre las más comunes de atención primaria.
- En Estados Unidos hay más de 100 millones de ciudadanos con problemas digestivos.
- Los medicamentos para problemas digestivos se encuentran entre los 10 primeros lugares de consumo, en promedio, en el mundo.

Y estas ni siquiera son las malas noticias. La mayoría de nosotros no reconocemos o no sabemos (incluyendo a algunos médicos) que los problemas digestivos causan estragos por todo el cuerpo y conducen a las alergias, artritis, enfermedades autoinmunes, erupciones cutáneas, fatiga, acné, trastornos del humor, autismo, demencia, cáncer y más.

Así que, tener un intestino sano, debe significar más que simplemente no tener molestia, hinchazón o un poco de ardor de estómago.

El sistema digestivo y, sobre todo los intestinos, son fundamentales para la salud en general del cuerpo completo. Un intestino limpio y en buen funcionamiento determina qué nutrientes o toxinas se absorben. Si el intestino está bien, los alérgenos y los microbios se mantienen fuera.

En nuestro intestino existe un ecosistema muy diverso, con cientos de especies de *bichitos* o bacterias; una verdadera selva tropical con más de 1.5 kilos de bacterias. Ese ecosistema debe mantenerse limpio y en equilibrio. En nuestro intestino tenemos una gran fábrica de productos químicos que nos ayudan a digerir los alimentos, producir vitaminas, regular las hormonas, excretar toxinas y producir compuestos curativos para el cuerpo, como parte del sistema inmune.

Muchos de los parásitos "*malos*" o levaduras y bacterias dañinas, pueden conducirnos a graves daños en nuestra salud.

La medicina funcional nos ha enseñado que muchas enfermedades que parecen totalmente ajenas a los intestinos, como artritis, eczema, psoriasis o acné, pueden ser causadas por problemas intestinales. Nosotros lo hemos comprobado en carne propia y sabemos que, entendiendo lo anterior, tú también tomarás más conciencia de porqué todo tratamiento anti-edad y funcional, debe comenzar por los intestinos.

Nuestro sistema inmunológico está protegido del ambiente tóxico en el intestino por una capa de una sola célula de espesor. Esta fina capa cubriría una superficie del tamaño de una cancha de tenis, sin embargo, contiene una alcantarilla. Si la barrera se daña, nos enfermamos y creamos un sistema inmunológico hiperactivo que produce inflamación constante ¡en todo el cuerpo!

Por esto repetimos aquí algo que no nos cansaremos de decir: *nuestro intestino es nuestro segundo cerebro.* Nuestro intestino, de hecho, contiene más neurotransmisores que el cerebro mismo. Ambos están directamente conectados y, los mensajes, van y vienen. Cuando estos son alterados por alguna razón, en cualquier dirección, desde el cerebro hasta el estómago o del intestino al cerebro, nuestra salud se verá afectada.

Nuestro intestino tiene que deshacerse de todas las toxinas producidas como subproducto del metabolismo, en los depósitos del hígado, a través de la bilis. Y en medio de todo esto, el intestino tiene que romper todos los alimentos que comemos en componentes individuales, separar las vitaminas y minerales a través de esa delgada capa de células, y llevarlos al torrente sanguíneo manteniéndonos sanos.

¿Qué daña nuestro intestino?

- El azúcar, alimentos procesados, exceso de almidones y harinas blancas procesadas, papas fritas, panes, pizzas, postres, helados y galletas, por ejemplo.
- Una dieta pobre en nutrientes y alta en calorías que hace que todas las bacterias y levaduras dañinas crezcan en el intestino dando lugar a un ecosistema dañado.
- Nuestro bajo consumo en alimentos con fibra.
- El uso excesivo de medicamentos: anti-inflamatorios, antibióticos, fármacos bloqueadores de ácido, esteroides.

→

- Las infecciones o desequilibrios intestinales, que dan lugar al crecimiento excesivo de bacterias en el intestino delgado, crecimiento excesivo de levadura, parásitos o infecciones intestinales.
- Las toxinas, como el mercurio y las toxinas de moho.
- La falta de enzimas digestivas, que puede venir a partir del uso excesivo de antiácidos.
- La deficiencia de zinc.
- El estrés puede alterar el sistema nervioso, causando un intestino agujereado y cambios en las bacterias normales del intestino.

La candidiasis crónica

Uno de los padecimientos importantes de los intestinos es la candidiasis crónica. Gran parte de la población la padece y no lo sabe, la cándida es una levadura que se convierte en un hongo. ¿Qué la provoca? Los alimentos cotidianos aportan sustancias (gluten, caseína) inflamatorias, anestésicas y generadoras de moco colónico. El ingreso cotidiano de antibióticos ayuda a la proliferación de esta levadura que muta en forma y se convierte en un hongo que se adhiere por medio de rizoides a las vellosidades intestinales. Estos pliegues, encargados de absorber los nutrientes, se ven cubiertos por cándidas enraizadas, por ello es complicada su eliminación y provocan gran cantidad de problemas en todo el organismo.

Para ayudar a entender la magnitud del problema, reproducimos a continación un listado de síntomas y enfermedades generadas por la candidiasis crónica.

→

Síntomas

—Deseos de carbohidratos (pan, azúcares, gaseosas). —Intolerancia al humo, perfumes y químicos inhalantes. —Fatiga o somnolencia. —Depresión. —Mala memoria. —Sensación de "irrealidad" o de "flotar". —Incapacidad de concentrarse y/o tomar decisiones. —Sensación de quemazón, hormigueo o entumecimiento. —Dolor de cabeza o migraña. —Dolor muscular y/o abdominal. —Debilidad muscular o parálisis. —Dolor o inflamación de las articulaciones. —Estreñimiento y/o diarrea. —Distensión abdominal o gas intestinal. —Quemazón, picor o flujo vaginal. —Falta de deseo sexual. —Irregularidades y/o calambres menstruales. —Tensión premenstrual. —Ataques de ansiedad o llanto. —Manos y pies fríos y/o sensación de frío. —Irritabilidad y frecuentes cambios de humor. —Insomnio. —Mareo o pérdida del equilibrio. —Sensación de presión en los oídos. —Sensación de resaca por la mañana. —Picores o sarpullidos crónicos.—Entumecimiento u hormigueo. —Indigestión. —Acidez estomacal. —Intolerancia (alergia) a ciertos alimentos. —Mucosidad en las heces. —Picor anal. —Boca o garganta seca. —Ronchas o costras en la boca. —Mal aliento. —Persistente mal olor corporal que no elimina el lavado. —Congestión y picor nasal. —Afonía y/o dolor de garganta. —Laringitis, tos o bronquitis recurrente. —Dolor o presión en el pecho. —Ahogo o dificultad al respirar. —Necesidad frecuente de orinar. —Retención de líquidos. —Infecciones crónicas. —Puntos en la visión o visión errática. —Picor, lagrimeo o sensación de quemazón en los ojos. —Frecuentes infecciones de oído o supuración de oídos. —Problemas de uñas.

¿Cómo mantener el intestino sano?

- Come alimentos no elaborados, enteros, con mucha fibra: verduras, frijoles, nueces, semillas y granos enteros.
- Come alimentos reales no artificiales. Los alimentos reales no son los que pueden permanecer años en los estantes de los supermercados sin caducar.
- Si piensas que tienes sensibilidad a los alimentos, intenta una dieta de eliminación de: gluten, lácteos, levadura, maíz, soya y huevos por una semana o dos y ve cómo se siente tu estómago y lo que ocurre con tus otros síntomas.
- Trata de inmediato cualquier infección o proliferación de "bichitos" como los parásitos, las bacterias del intestino delgado o levaduras.
- Toma enzimas digestivas con la comida.
- Toma probióticos, bacterias saludables para tu ecosistema.
- Toma suplementos de omega 3 que ayudan a la inflamación fría en el intestino.
- Usa nutrientes o alimentos que contengan glutamina y zinc.
- Realiza por lo menos una vez por semana "enemas curativos"

Si crees que tienes problemas con tu sistema digestivo, te proponemos 3 cosas antes de seguir:

1. Visita a un especialista de medicina funcional o anti-edad, consulta nuestra página de *Recursos* al final del libro y encuentra alguno que te convenga.
2. Realiza estudios específicos para evaluar tu tolerancia al gluten; tu grado de inflamación; tu nivel de bacterias en intestinos; hazte la prueba de alergia a los alimentos (te recomendamos ampliamente que si quieres comenzar tu tratamiento anti-inflamatorio, inicies por aquí. También en la sección de *Recursos* encontrarás las pruebas que sugerimos, mismas que nosotros ya nos hemos realizado y nos han funcionado.
3. Sigue leyendo y realiza tu "estrategia de limpieza". Hoy es buen momento para comenzar a limpiar-te.

¡Ya entendimos! "Debemos limpiar"... ¿por dónde comenzar?

Hemos llegado a una de las partes más importantes, la *estrategia de limpieza* y esto es lo que haremos: seremos estrategas y te diremos cómo aplicar un conjunto de herramientas fáciles para limpiar. Pero recuerda, deberás *limpiar* y *no ensuciar,* por eso lo que sigue es tan importante.

Curar es limpiar, y por lo tanto, no podemos pretender una solución efectiva de algún problema de salud e inflamación, sin resolver primero la toxicidad de nuestro cuerpo que se convierte en enfermedad. Un paquete depurativo eficiente implicará una estrategia de limpieza con varias rutas simultáneas.

Comenzaremos por la depuración de los órganos más comprometidos, intestinos e hígado, (en ese orden); luego con el desparasitado, seguiremos con la purificación de los fluidos (sangre, linfa) y la oxigenación del medio interno. A ello sumaremos el plan alimenticio para *no ensuciar* con una dieta de 30 días anti-inflamatoria, anti-edad y anti-estrés que podrás encontrar más adelante en este ABC.

¿Qué te recomendamos? ¿Qué nos ha funcionado a nosotros?

Para ver a detalle cada procedimiento que enlistaremos aquí te invitamos a que vayas a la sección *Técnicas de limpieza* y, en el área de *Recursos* podrás saber dónde conseguir insumos o lugares para realizar las limpiezas. Partiremos de los procedimientos más complicados a los más fáciles

1.- Limpia tu colon.

Lo primero que debemos limpiar son los intestinos. Esto es de ley. ¡Ah!, te sorprenderás lo que saldrá de allí. Frente a una evidente acumulación anormal de desechos en los intestinos, siempre resultará beneficioso practicar un drenaje. Si bien es necesario modificar al mismo tiempo las causas que generaron dicha acumulación (carencia de fibra, desequilibrio de flora, excesos proteicos, etc.), es prioritario deshacerse urgentemente de las costras acumuladas. En casos leves puede bastar con incorporar fibras vegetales (solubles e insolubles) para normalizar el tránsito, pero difícilmente esta estrategia logra remover materia adherida desde hace mucho tiempo a sus paredes.

Tus heces determinan tu estado intestinal

Otra cuestión que brinda mucha información sobre nuestro estado intestinal, es el aspecto de nuestras evacuaciones.

Las heces normales se deben eliminar fácilmente; deben tener consistencia firme, sección uniforme y reducida, estructura continua (forma de banana), color pardo, capacidad de flotar, ausencia de olor y no ensuciar el inodoro.

El gran uso de papel higiénico es un síntoma de los problemas intestinales de la sociedad moderna.

Muchas indicaciones pueden extraerse de su aspecto anormal:

- El color amarillento o verdoso indica problemas biliares.
- El color oscuro, alto consumo de proteína animal y estreñimiento.
- La falta de forma, mucho consumo de lácteos y azúcares.
- Heces contraídas, mucha sal, poca agua y falta de fibra.
- Si se hunden, falta de fibra y/o mala masticación.
- Sección abultada, excesiva dilatación del colon.
- Color amarillento y consistencia pegajosa, dificultades en el páncreas y por ende en los niveles de glucosa en sangre.
- Los gases intestinales también representan una señal sobre el funcionamiento intestinal. En buen estado de equilibrio, deberían existir sólo ocasionalmente.
- La frecuente presencia de ventosidades, o peor aún, la habitual manifestación de este síntoma, indica excesiva fermentación o putrefacción de los alimentos en los intestinos, por tránsito demasiado lento y/o flora desequilibrada.

¿Cómo limpio? Aquí opciones...

a.) Si quieres una limpieza profunda, puedes realizar una **Hidroterapia de colon** (limpieza de colon con agua).

Este procedimiento consiste en hacer circular gran cantidad de agua tibia por simple gravedad y en flujo continuo. Se requiere la asistencia de un terapeuta y una camilla que permita adoptar una posición relajada. ¿Cada cuánto debes hacerlo? Lo recomendable es realizarla cada 3 meses y por tres sesiones seguidas.

Te sugerimos que inicies nuestra dieta anti-inflamatoria, anti-edad y anti-estrés en domingo, y que te realices tres sesiones de hidroterapia colónica el miércoles, jueves y viernes de esa primer semana. Con la dieta estarás preparado para dicha terapia. Al terminar tu limpieza profunda deberás seguir con limpiezas de colon, enemas o agua salada de forma mensual.

b.) Otra opción, si no quieres pasar por una terapia hidrocolónica es la **Limpieza con agua salada.** Es una antigua técnica india llamada shank prakshalana que cualquiera puede realizar en su casa sin costo alguno y en pocas horas: una limpieza intestinal con agua y sal marina.

Consiste en hacer correr agua salada y tibia a través de todo el tubo intestinal hasta evacuarlo del mismo color que se ha ingerido, esto indicará que el proceso ha concluido. Esta técnica es muy fácil, la puedes realizar una vez por mes, en tu casa. Puedes hacerla el primer lunes de la dieta y es muy importante que, después de realizar este proceso, se ingieran alimentos preferentemente blandos, como frutas y verduras; nosotros te aconsejamos comer plátano (banana) también ese día. Las recetas que encontrarás aquí son compatibles con esta alimentación requerida.

c.) Como tercera opción recomendada tenemos la **Minilimpieza con agua salada.** Esta minilimpieza con agua y sal marina puede practicarse tres días seguidos como técnica depurativa de mantenimiento y se realiza en ayunas.

d.) Algo que a nosotros nos ha funcionado y que son un gran secreto de limpieza rápida y de reestablecimiento del orden perdido son los **Enemas.** En verdad, cuando descubras el uso y los beneficios de los enemas los incorporarás como hábito de vida. Pero, ¿qué son los enemas? Este método casero puede considerarse un lavado colónico restringido. Su principio básico consiste en introducir agua en sentido contrario al flujo intestinal normal para movilizar estancamientos repentinos o disolver acumulaciones en el tramo final del colon. El enema más simple es la ducha rectal; es fácil de hacer, ya que no exige la retención del líquido y su efecto es rápido. Puedes hacerla con agua tibia, café y hasta con aceites.

¿Qué recomendamos nosotros? Realizar un enema, la primera semana de la dieta anti-inflamatoria y continuar con hasta 2 o 3 enemas por semana, hasta que sientas que tus intestinos estén limpios.

e.) **Auto-masaje en la piel y manos.** Dada la conexión con los meridianos energéticos que recorren todo el cuerpo, en las plantas de los pies y manos tenemos puntos reflejos de todos los órganos. Mediante el masaje de dichas zonas reflejas, se mejora la irrigación del órgano correspondiente y se logra una sencilla estimulación. Aquí podremos estimular intestinos y colon al mismo tiempo. Hicimos un gráfico para que puedas realizar tu propio masaje de reflexión.

Recuerda: Todo está explicado y desarrollado al final del libro, en *Técnicas de limpieza.*

2.- Limpia tu hígado.

Después de realizar la limpieza de intestinos, podemos comenzar con el sistema hepático. Un hígado cansado y sobrecargado genera una gran variedad de síntomas físicos: dificultad para asimilar alimentos, inapetencia, dolores de cabeza después de comer, boca pastosa, lengua blancuzca o amarillenta, sabor amargo en la boca, inflamación de vientre, acumulación de gases, vértigo, piel amarillenta, cutis graso, acné, gripe, estreñimiento, heces en forma de confites o poco consistentes y de color amarillo, insomnio y dificultades para despertar por la mañana, migrañas, dolor en la nuca, síndrome premenstrual, fatiga muscular, calambres, mala circulación venosa, coloración verdosa del rostro y los ojos, fobia a la luz, dificultad para permanecer al aire libre, problemas de visión, afecciones oculares y pérdida de la vista.

Te daremos algunas técnicas fáciles para poder limpiar tu hígado.

a.) Iniciar con **la Limpieza Hepática profunda.** Si sospechas que tienes abundantes cálculos intrahepáticos, debes recurrir a un método de depuración enérgico y a una técnica eficaz y relativamente sencilla. Pero antes, y después, de la limpieza hepática profunda es necesario realizar una limpieza de intestinos, a fin de evitar el estancamiento de los tóxicos cálculos biliares en el tránsito intestinal, lo cual generaría una peligrosa reabsorción de la materia tóxica expulsada —parásitos, virus, materia putrefacta—, además de migrañas y náuseas.

El procedimiento se hace tomando zumo o jugo de manzana entre comidas y sales de magnesio.

Puedes realizar esta limpieza durante la primera semana de tu dieta anti-inflamatoria. La podrás realizar una vez por mes hasta que tu cuerpo deje de arrojar piedras.

b.) **Enema de café**. En verdad este tipo de enemas es uno de nuestros más grandes secretos. Este procedimiento ayuda a la desintoxicación hepática por su enérgica acción colérica, estimula espectacularmente la producción de glutatión s-transferasa, una enzima benéfica que se suma a otros principios activos del café para la depuración del hígado.

Esta práctica estimula la actividad y la regeneración celular; mejora el equilibrio sodio/potasio en las células; capta radicales libres; incrementa el flujo biliar, dilata los vasos sanguíneos y los conductos biliares; relaja la musculatura; elimina parásitos y toxinas cerosas de la sangre; alivia la depresión, la tensión nerviosa, las alergias y los dolores musculares.

c.) **Limpieza con aceite de oliva**. Otra popular y antigua técnica que permite remover y expulsar los residuos tóxicos del hígado, aunque con menor eficiencia frente a colapsos crónicos, es la antiquísima cura de aceite de oliva. Esta técnica permite remover los cálculos biliares y consiste en ingerir durante quince días seguidos dos cucharadas de aceite extra virgen de oliva con unas gotas de jugo de limón en ayunas. Durante estas dos semanas se sugiere comer alimentos ligeros. Recordemos que el aceite de oliva es un excelente antioxidante porque contiene ácidos grasos buenos y omegas. (Esta técnica ya la tienes incorporada en tu dieta antiinflamatoria).

3.- Limpia el sistema linfático.

El sistema linfático está formado por redes interconectadas entre sí, entre ellas circula un líquido llamado linfa y es muy parecido al plasma sanguíneo. Su tarea consiste en recuperar el exceso de líquido y proteínas de los tejidos para devolverlos a la circulación sanguínea. Su función esencial es drenar los sistemas celulares. Cuando el sistema linfático funciona correctamente elimina las toxinas y repara las células. Los médicos saben que es una de las claves para la salud: cuando se congestiona, priva a las células de oxígeno y afecta la habilidad del cuerpo de expulsar, por sí solo, sus propios deshechos. Si no funciona, el líquido se acumula en los tejidos y causa una inflamación llamada linfidema, otros problemas pueden incluir infecciones, bloqueos y cáncer. Mantener el sistema linfático sano y en movimiento es muy importante para el programa anti-edad, por lo tanto, se recomienda:

Hacerse **masajes linfáticos**. Este tipo de masajes estimula el sistema inmunológico y ayuda al organismo a evitar enfermedades. El tratamiento puede facilitar una sensación general de salud y vitalidad; también tiene un efecto físico positivo, ya que mejora la apariencia de la piel y reduce la inflamación causada por la retención de líquidos, la mala circulación o el embarazo. Puedes contratar a un masajista especializado o realizar los puntos de masajes que mostraremos en la sección de *Técnicas de limpieza*.

4.- Hay una serie de métodos que pueden ayudar a limpiar el cuerpo y recomendamos ampliamente los siguientes:

a.) **Quelación**. Todos estamos siendo contaminados por metales, a través de lo que comemos, tomamos y respiramos. Viviendo en ciudades como México, Bogotá, Sao Paulo, Buenos Aires o Santiago, estamos inhalando constantemente plomo, mercurio y otros metales pesados; entran directamente en nuestros pulmones, y si a ello le sumamos que nuestra piel también se está intoxicando y que nuestra alimentación está cargada de pesticidas y conservadores artificiales, hemos de concluir que nuestro cuerpo se halla en una situación de extremo peligro. Es verdad que no debemos olvidar que nuestro organismo se autolimpia constantemente, pero, bajo estas grandes cantidades de tóxicos y radicales libres, debemos ayudarlo a regenerarse. Existen unos test de laboratorio, que anexamos al final, para que puedas ver cómo está tu nivel de metales en el cuerpo. Las consecuencias de tener metales en el cuerpo son: anemia; piel seca y escamosa; enfisema; fatiga; pérdida capilar; enfermedades cardiacas; dolor en piernas y espalda; dientes amarillos; obesidad; cáncer. No hay muchos centros que realicen tratamientos de quelación, pero sí existen y son opción. La quelación se puede hacer con fitonutrientes o suplementos, y vía intravenosa. Nosotros hemos pasado por ambas y nos ha cambiado la forma de vivir.

b.) Someterse a tratamientos de **oxígeno hiperbárico** o cama hiperbárica, es garantizar desinflamación del cuerpo y cara más joven. Se trata de un tipo de terapia no invasiva. El paciente respira un 100% de oxígeno mientras permanece en una cámara presurizada a una presión mayor que la presión atmosférica ambiental. Someter a un paciente a esta terapia es darle años de vida. Te contamos más de ella en *Técnicas de limpieza*, pero debes probarla.

c.) Usar la **ozonoterapia**. El uso del ozono estimula las defensas, modula el sistema inmunológico y tiene la propiedad de activar los sistemas antirradicales libres o antioxidantes. Esta terapia optimiza significativamente muchos procesos fisiológicos del organismo, mejorando la calidad de vida y capacidad de trabajo, sobre todo en casos en los que se comienzan a notar ciertos problemas. Asimismo, retarda el deterioro que se va produciendo en el organismo con el envejecimiento, por lo que es uno de los tratamientos ideales que se utilizan en la medicina anti-edad.

d.) Relajarse en un **sauna infrarrojo**. En una sola sesión, el sistema de defensa puede deshacerse de los elementos indeseables que nos parasitan y suelen vivir entre los racimos moleculares. También produce una marcada disminución de los ácidos grasos, con lo que se evita el depósito de grasas en las arterias y se mejora la circulación sanguínea, lo que favorece la recuperación en las enfermedades causadas por problemas circulatorios. Asimismo, mejora el flujo sanguíneo en las extremidades, favoreciendo los procesos termorreguladores del cuerpo, calentando y eliminando calor de los órganos, con el propósito de mantener los niveles del pH para el correcto funcionamiento celular. El profundo calor del sistema infrarrojo ayuda a dilatar los vasos sanguíneos periféricos y favorece la curación de los músculos y las lesiones de tejidos blandos.

5. También se pueden limpiar los riñones y quitar parásitos.

Para lo primero, te apoyarás en una serie de hierbas anexadas más adelante en este libro y para lo segundo, te presentaremos un cuadro con algunos elementos que ayudan a la desparasitación normal. Todo lo encontrarás en *Técnicas de limpieza*.

Antes de terminar esta parte, queremos decirte y recalcarte que la clave y base de todo lo que te proponemos en este libro es la limpieza del organismo. Comenzando por ésta y siguiendo con la alimentación, tendrás el secreto mejor guardado por otros de la juventud y la salud.

Seguramente tu cabeza está hecha una mar de dudas con cuestiones contradictorias para saber por dónde comenzar a limpiar, ¿cómo hacerlo y qué será lo más adecuado?

1. Ve a la sección de *Técnicas de limpieza* y conoce más de lo que estamos hablando.
2. Te contamos aquí un caso particular para que lo veas de forma práctica.

Caso de Diego Di Marco:

Yo me sentía fatigado, cansado, y vivía con colitis. Me realicé tres exámenes, uno para ver mi grado de toxicidad de metales, otro de inflamación y por último uno de reacción y alergia a alimentos. En metales salí con mercurio, plomo y arsénico.

Comencé por hacerme una quelación con terapia intravenosa por 10 semanas, en conjunto con suplementos para la limpieza de metales. Seguí con un hidrocolónico de 3 sesiones, y después con la limpieza hepática profunda (la de manzana con sulfato de magnesio). Al terminar con lo hepático, me realice una minilimpieza de agua salada.

Cuando inicié el hidrocolónico cambié mi dieta a la que te presentamos en este ABC haciendo los 30 días repetidamente por 3 meses. Mi test de inflamación había salido alto. Algo me estaba inflamando todo el cuerpo, y eran los alimentos, el gluten y lácteos principalmente. Seguí manteniendo mi colon limpio con enemas, una vez por semana, alternados con agua tibia y con café.

¿Qué más? Actualmente una vez por semana tomo terapia de ozono y sueros intravenosos de vitamina C y cama hiperbárica. Esto me cambió la vida, tengo fuerza, vitalidad, mejor piel, mejor calidad muscular y lo mejor, nunca, nunca, nunca, me enfermo de nada.

Invierte en la salud... no en la enfermedad...

Por cierto, ahora no podemos alegar la excusa de *yo no lo sabía*. Como dice el viejo proverbio: "*la ignorancia justifica, el saber condena*".

Antes de continuar con nuestra propuesta para nutrir, realiza el siguiente test de calidad y estilo de vida. Con él podrás evaluar, qué tanto necesitas una limpieza y así comenzar rápido un cambio de hábitos de vida.

Tu calidad y estilo de vida*

Marca con una "X" los síntomas que presentes:

Hábitos alimenticios

Alergia a ciertos alimentos	
Excesivo apetito	
Apetencia por bebidas estimulantes	
Apetencia recurrente por bebidas alcohólicas	
Apetencia frecuente de dulces	
Apetencia recurrente por panificados	
Ausencia de apetito	

Hábitos de descanso

Problemas para conciliar el sueño	
Dificultad para levantarte	
Insomnio	
Pesadillas durante el sueño	

Manifestaciones digestivas

Diarreas recurrentes	
Digestión lenta	
Dolores en el estómago	
Dolores en el hígado	
Presentas estreñimiento (defecas 1 vez diaria)	
Evacuaciones en forma de confites	
Evacuaciones sin forma	
Gases intestinales	
Hinchazón de abdomen	
Reflujos gástricos	
Sensación de acidez	

Tu calidad y estilo de vida*

Marca con una "X" los síntomas que presentes:

Manifestaciones de dolor

Cabeza	
Dolor y/o inflamación en articulaciones	
Dolor y/o inflamación en oídos	
Dolor y/o presión en el pecho	
Musculares	
Renales	

Manifestaciones emocionales

Ataques de pánico	
Agresividad	
Angustia	
Ansiedad	
Cambios de humor repentinos	
Depresión	
Fobias	
Inseguridad	
Irritabilidad	
Necesidad de comerse las uñas	
Problemas de conducta	
Problemas para socializar y/o timidez	
Percibes que flotas	
Sudoración en tus manos	
Tendencia al llanto	

Tu calidad y estilo de vida*

Marca con una "X" los síntomas que presentes:

Manifestaciones de energía

Cansancio crónico	
Complicaciones para iniciar algo nuevo	
Complicaciones para concluir algo iniciado	
Carencia de energía sexual	
Carencia de fuerza física	
Manos y/o pies fríos	
Necesidad de dormir más de 8 horas	
Pesadez o agotamiento matutino	
Somnolencia en el día	

Manifestaciones del intelecto

Dificultad de aprendizaje	
Complicaciones para memorizar	
Dificultad para tomar decisiones	
Embotamiento o sobrecarga mental	
Problemas de concentración	
Tendencia al aburrimiento	

Manifestaciones respiratorias

Agitación	
Dificultad para respirar	
Inflamación y/o dolor de garganta	
Sensación de ahogo	
Asma y/o sinusitis	
Gripe y/o tos	

Síntomas físicos

Contracturas y/o calambres	
Canas prematuras	
Desmayos	
Problemas de visión	
Cambios de humor repentinos	
Flujo vaginal excesivo (mujeres)	
Adormecimientos, hormigueos o temblores	
Infecciones frecuentes	
Inflamaciones bucales	
Intolerancia al calor, frío o humedad	
Irregularidad y/o dolores menstruales (mujeres)	
Mal aliento	
Mal olor corporal	
Náuseas y/o mareos	
Necesidad frecuente de orinar (más de 6 veces)	
Excesiva palidez	
Palpitaciones	
Parásitos	
Pérdida del equilibrio	
Picazón recurrente (urticaria)	
Comezón y/o irritación anal	
Picor y/o irritación genital	
Presión arterial anormal (alta/baja)	
Problemas de piel (dermatosis, soriasis, eccemas)	
Retención de líquidos (extremidades hinchadas)	
Sobrepeso (más kg. que los cm. de tu estatura)	
Excesiva sudoración	

RESULTADO: Esta tabla demuestra que si dispusiéramos de un estilo de vida con calidad, no tendríamos por qué marcar cuadro alguno.
Por lo tanto si marcaste de 6 a 7 cruces hay mucho trabajo por hacer a nivel interno y externo con nuestro cuerpo y con nuestros hábitos de vida.
Así que debes iniciar tu proceso de desintoxicación y ¡ponerte en acción!

*Cortesía de Espacio Depurativo/Dr. Néstor Palmetti

YA COMENZASTE A LIMPIAR, AHORA VAMOS A NUTRIR:

Podemos curar desde, y con, el tenedor

Antes decíamos: "somos lo que comemos"
Hoy decimos: "podemos curar desde, y con el tenedor"

¿Qué te estás llevando a la boca?
El tenedor es tu arma contra las enfermedades

El trabajo del Dr. Seignalet posicionó perfectamente a la moderna alimentación como principal responsable de las enfermedades contemporáneas. Y queremos tomar la investigación de este médico, porque plantea, en gran parte, lo que nosotros hemos hecho con nuestra dieta y con nuestra vida.

Sumaremos también lo que plantea hoy en día la famosa *dieta paleolítica*[3], el Dr. Barry Sears con su famosa *Dieta de la Zona* que se apoya en ciencia antiinflamatoria al servicio de nuestra alimentación, y por último, la medicina funcional y los conceptos del Dr. Mark Hyman[4], de quien hemos aprendido mucho de lo que estamos viviendo.

De todo lo anterior podemos resumir que debemos comer como lo hacían nuestros ancestros: dieta paleolítica, alimentos que desinflamen el cuerpo, que bajen nuestros niveles de azúcar.

Ya vimos que el alimento nutre y que no debe ensuciar, pero tampoco debe inflamar el cuerpo.

---

[3] También conocida como dieta del hombre de las cavernas, dieta de la edad de piedra o dieta de los cazadores-recolectores, es un plan nutricional basado en la antigua dieta de plantas silvestres y animales salvajes que eran consumidos por los humanos del período Paleolítico (período que duró 2,5 millones de años y que terminó con el desarrollo de la agricultura hace unos 10.000 años). La dieta se centra en el uso de los alimentos disponibles en esa época y se compone principalmente de carne, pescado, frutas, verduras, frutos secos y raíces, excluyendo granos, legumbres, productos lácteos, sal, azúcares refinados y aceites procesados.

[4] El Doctor Mark Hyman, ha dedicado su carrera a identificar y abordar las causas profundas de las enfermedades crónicas a través de un enfoque de la medicina innovadora de sistemas conocida como medicina funcional. Autor de varios best sellers, es el Presidente del Instituto de Medicina Funcional, y fue galardonado con el Premio Linus Pauling 2009 al Liderazgo en Medicina Funcional. En la actualidad es editor médico en el Huffington Post y en la Junta de Asesores Médicos de El Show de Doctor Oz. El Dr. Hyman ha testificado ante la Comisión de la Casa Blanca sobre la Medicina Complementaria y Alternativa. Trabajó con el presidente Clinton y la Fundación Clinton y en las cuestiones de salud, para lograr el bienestar en cada generación.

El alimento fisiológico es aquel que puede ser correctamente procesado por las enzimas digestivas, las mucinas y la flora intestinal; en resumen: el alimento ancestral. Definimos al alimento fisiológico como aquel que nutre, energiza, vitaliza y depura, sin requerir procesamiento y sin generar ensuciamiento. El Dr. Jean Seignalet lo define como aquel adaptado a nuestro sistema digestivo originario. Dado que el ser humano no es granívoro, herbívoro, carnívoro ni omnívoro, y que genéticamente nuestro ADN es 99% chimpancé (animal frugívoro), nuestra fisiología digestiva está diseñada y preparada para frutas, hojas, semillas, raíces…, todo en crudo.

Pero hace miles de años, por una simple cuestión de supervivencia, el ser humano tuvo que adaptarse a la proteína animal (cárnicos y lácteos), a los amiláceos (cereales y tubérculos) y a la cocción (para poder digerir esos alimentos no fisiológicos). Pero adaptación no es normalidad.

Más adelante, en las últimas décadas, la tecnología nos introdujo el alimento industrializado y procesado, con el aporte artificial de la síntesis química, completándose un esquema tóxico y adictivo, causa profunda del proceso de ensuciamiento crónico.

Debemos reconocer los alimentos que debemos evitar en nuestra despensa cotidiana y por otra parte tener en claro lo que debemos privilegiar cada día.

Ninguna práctica depurativa y de limpieza podrá resultar efectiva si no rectificamos los hábitos nocivos que nos atiborran de tóxicos y nos privan de sustancias esenciales para la buena química corporal. Si nos damos cuenta de esto (y modificamos hábitos), habremos hallado la génesis (y al mismo tiempo la solución) de gran parte de los modernos problemas de salud.

Generalmente es más fácil que la gente implemente un cambio de hábitos en lo depurativo que en lo nutricional. Hemos convertido la comida en un problema. Por un lado la usamos como *descarga* de nuestro desorden emocional y por el otro, es algo que nos hace *perder tiempo*. En el primer caso, inconscientemente desarrollamos hábitos por alimentos que generan sensaciones estimulantes y tranquilizantes. Así generamos adicción a lácteos, trigo, azúcar, grasas… Como veremos luego, la dependencia adictiva (ver el apartado Limpia tu despensa y alacenas), es el principal obstáculo para modificar patrones equivocados. Siempre habrá excusas, generalmente inconscientes, para rechazar cambios…

Los nuevos roles laborales son ampliamente demandantes y *atrapantes*, con lo cual se margina el tiempo necesario para la preparación de nuestros alimentos. ¡Y sí, es un problema salir de la casa con envases de comida para comer durante el día, lo es! Pero vale la pena.

El tema alimentario se convierte en una molestia: *"no tengo tiempo"*. ¿Y qué hacemos? Nos servimos de la industria alimentaria, ofreciéndonos la solución perfecta: comida rica, barata, práctica y ¡a domicilio! Así generamos un condicionamiento difícil de remover, reforzado por la utilización de los alimentos *adictivos*.

Algunos se hacen adictos, mediante la tarjeta de crédito, a las compras, al sexo, al alcohol, al poder o a las drogas. Otros lo resuelven a través de la comida. La comida no se toca, ni se cambia, ni se pone en duda. Hemos escuchado tantas veces que nos dicen *"es mucho sacrificio"* o *"yo prefiero morir comiendo lo que me gusta"*.

¿Tu comida o la forma de comer, es más importante que tu salud?

Déjanos que te comentemos que durante los siguientes 30 días entrarás en un plan completo anti-edad y anti-inflamatorio que te hará sentir mejor que nunca.

En este desafío vamos a llevarte a través del programa que hemos seguido nosotros al pie de la letra, y que nos ha ayudado a sentirnos y vernos mejor que nunca.

Habíamos padecido durante años de colitis, colon irritable, un reflujo terrible, asma y alergias y del síndrome de fatiga crónica. Tomar medicinas para la colitis o descongestivos y antihistamínicos eran parte de nuestra rutina.

El deshacerte de todo medicamento, cambiando sólo hábitos y sintiéndote mejor que nunca, es lo que queremos que logres.

La finalidad de lo que estás a punto de descubrir es un estado seguro de *bien-estar*, salud y vitalidad.

En tan sólo 7 días podrás experimentar una transformación dramática en tu salud, imagina lo que obtendrás en los 30 o 90 días que te proponemos aquí.

Hemos compartido esta forma de vivir con amigos y allegados y nos dicen: *"No me di cuenta lo mal que me sentía, hasta que empecé a sentirme tan bien"*, *"no sabía o no era consciente de lo mal que estaba, hasta que me comencé a sentir como ahora, muy bien"*.

Y eso fue lo que vivimos nosotros: *el sentirnos mejor que nunca* y, por añadidura, mejorar cosas como nuestra piel, nuestro aspecto.

¿Cuál es el secreto? La ciencia emergente de la biología de sistemas y la medicina, Medicina Funcional, que atiende los sistemas básicos del cuerpo, mediante la corrección de los desequilibrios que conducen a la enfermedad.

¿Qué haremos?

- Desintoxicar y limpiar. Ya vimos la importancia
- Deshacernos de la mala alimentación
- Añadir buenos alimentos
- Reducir la inflamación
- Relajarnos y bajar nuestro estrés

Todo se resume a: Sólo elimina los alimentos que crean toxicidad e inflamación y come alimentos desintoxicantes y anti-inflamatorios.

7 principios básicos para ir ingresando en el tema:

1. Exclusión de los cereales, (con algunas excepciones).
2. Exclusión de la leche animal y sus derivados.
3. Consumo preferente de productos crudos, (más del 70% de la dieta debería ser cruda).
4. Uso de aceites vírgenes, obtenidos por primera presión en frío, (aceite de oliva o de coco).
5. Prioridad a los productos biológicos.
6. Consumo frecuente de probióticos.
7. Tomar suplementos de magnesio.

Antes de decirles cómo hacerlo con más detalle, y entender un poco más esta nueva forma de *manejar el tenedor*, queremos que sepas lo que puedes logar en pocos días.

- La pérdida de peso de hasta 5 kilos en una semana
- Mejorar la energía y el estado de ánimo
- Mejorar el sueño y la condición de la piel
- Mejorar la digestión

- Aliviar problemas de salud crónicos
- Menos congestión, alergias, dolor en las articulaciones y retención de líquidos

Y ¿qué puedes esperar que desaparezca o baje su nivel en tu vida, si continúas al menos por 30 días al pie de la letra nuestra propuesta de salud?

- Artritis
- Diabetes
- Sobrepeso
- Intestino irritable y la inflamación intestinal
- Las enfermedades autoinmunes
- El asma y las alergias
- Dolores de cabeza
- Fatiga crónica y fibromialgia
- Las alergias alimentarias
- Enfermedades del corazón
- Obesidad

¡Y mucho más!

LA INFLAMACIÓN COMO CAUSA DE ENFERMEDADES Y ENVEJECIMIENTO

Ya vimos como las toxinas ensucian y dañan nuestro cuerpo, fue fácil de ver ¿no? Cuando le hablamos de inflamación a las personas en conferencias o en televisión, lo primero que piensan es en la inflamación de intestinos y creen que es sólo eso. Probablemente tú estás familiarizado con el dolor, hinchazón, enrojecimiento y calor que clásicamente significa inflamación. Es algo que estamos seguros todos han experimentado.

La inflamación es parte del sistema de defensa natural del cuerpo y, como dice el Doctor Rothemberg en nuestra entrevista, *"No podemos vivir sin inflamación, si tienes neumonía quizás necesites inflamación porque quieres matar la bacteria en tus pulmones. Ahora, una inflamación aguda, por ejemplo, la de la torcedura de un tobillo que duele, es el proceso curativo, entonces esta inflamación aguda nos mantiene vivos, pero una crónica nos matará... Si a mí, que soy un surfista me mordiera un tiburón, esa parte de mi cuerpo se inflamaría. ¿Qué hace la inflamación? Causará la contracción de las células de sangre lo que es muy bueno, porque así no moriría desangrado. Pero supongamos que recibo una carta por no pagar impuestos y tengo el mismo estrés y la misma inflamación que genera la mordida de tiburón... bueno eso no ayudará, me puede dar un infarto. La naturaleza nos mantiene vivos."*

Cuando nuestro cuerpo siente a los invasores extranjeros, una cascada de sucesos se pone en marcha en la que las células blancas de la sangre y algunos productos químicos especiales llamados citoquinas se movilizan para protegerlo. Este tipo de inflamación es normal y buena. Ayuda a nuestro cuerpo a proteger y a curarse a sí mismo. Necesitamos la inflamación para poder sobrevivir. Sin embargo, cuando el sistema inmune se sale de equilibrio, la inflamación puede funcionar de forma desenfrenada, causando un incendio crónico, ardiendo dentro de nuestro cuerpo, que contribuye a las enfermedades y al aumento de peso.

Si te dijéramos que las causas de este tipo de inflamación están a tu alrededor, ¿qué harías?

Un simple análisis de sangre puede salvar tu vida. Se le llama proteína C-reactiva y mide el grado oculto de la inflamación en tu cuerpo. Esto es importante porque casi todas las enfermedades modernas son causadas por la inflamación o afectadas por la inflamación oculta.

Cabe aclarar que los tratamientos comunes tales como anti-inflamatorios no esteroideos (ibuprofeno o aspirina) o esteroides como la prednisona, aunque a menudo útiles para los problemas agudos, interfieren con la respuesta inmune del propio cuerpo y conducen inevitablemente a efectos secundarios graves.

Entonces, ¿qué debemos hacer?

1. Identificar los factores desencadenantes y las causas de la inflamación y luego, ayudar al cuerpo a restablecer el equilibrio natural inmunológico, proporcionando las condiciones adecuadas para que prospere.
2. Realizarse el test de proteína C-reactiva, es excelente para saber cómo está tu inflamación. En el apartado de *Recursos* encontrarás los tests que recomendamos.

¿Qué causa la inflamación?

Te enumeramos aquí las 5 causas de la inflamación y desarrollaremos las dos primeras en este apartado, porque las tres restantes te las ampliaremos en capítulos posteriores:

a. Alergias ocultas a alimentos o el medio ambiente
b. Mala alimentación: azúcar, harinas refinadas, alimentos procesados
c. Falta de ejercicio
d. Estrés
e. Infecciones ocultas o crónicas por virus, bacterias, levaduras o parásitos

a.) Alergias

Muchas personas pensábamos que las alergias alimentarias estaban dadas sólo para algunas personas que no podían comer nueces, porque al comerlas terminaban con los labios hinchados o en la cama sin ser capaces de respirar. Esto es lo que se llama una alergia inmediata (también conocida como una reacción de hipersensibilidad IgE). Esto es muy grave pero no es común. Pero hay otro tipo de reacción a los alimentos que es mucho menos dramático y mortal, aunque sigue siendo muy preocupante. Se denomina alergia retardada (o IgG reacción de hipersensibilidad retardada). Esta reacción es mucho más común y genera una gran cantidad de sufrimiento para millones de personas, porque no lo saben, se sienten enfermas, y están tomando constantemente medicinas para diferentes afecciones (problemas de sinusitis, alergias, artritis, enfermedades autoinmunes, fatiga, trastornos hormonales, obesidad, presión arterial alta, colesterol, enfermedades digestivas, reflujo o colitis, e incluso trastornos del ánimo como la depresión y la ansiedad, sólo por nombrar algunos). No muchos médicos lo toman en cuenta, pero en verdad es importante.

Alguien que deja de comer alimentos que le producen alergias, automáticamente perderá peso, porque no retendrá líquidos y sus tejidos se desinflamarán. Por eso te darás cuenta, que nuestra dieta de 30 días será adecuada además, para perder peso rápido.

¿Cómo puedes identificar, de forma fácil, si tienes alergias y te estás inflamando?

1. Hacerse una prueba de sangre, análisis de sangre para IgG alimentos alergénicos, puede ayudar a identificar las alergias alimentarias ocultas. Si bien estas pruebas no tienen limitaciones y deben ser interpretadas en el contexto del resto de tu salud, pueden ser guías útiles para lo que te preocupa en particular. Al considerar las pruebas de sangre para los alergenos, es siempre una buena idea trabajar con un médico o nutricionista entrenado en el tratamiento de alergias a los alimentos. El estudio de IgG Sensibilidad Alimentaria (pruebas de anticuerpos especiales contra la alimentación) de Immuno Laboratorios de Diagnóstico o Génova, nos ha servido a nosotros. Existen también tests como Triad de Metametrix o Alca, que enlistaremos en *Recursos*, para que evalúes tu reacción y alergias a alimentos. Es increíble lo que descubrirás.

2. Liberarte de los lácteos y del gluten durante 6 semanas. Los productos lácteos y el gluten son los desencadenantes más comunes de las alergias alimentarias. Para los pacientes que tienen problemas para bajar de peso, a menudo se les recomiendan una eliminación definitiva. Ambos productos, lácteos (leche, queso, mantequilla y yogurt) y el gluten (lo encuentras en el trigo, la cebada, el centeno, la avena, espelta, triticale y kamut), están vinculados a la resistencia a la insulina y, por lo tanto, al aumento de peso. El corte de estos productos fuera de la dieta, permite que el intestino inflamado sane y esta acción puede ser la más importante para lograr perder peso.

3. Evitar los alergenos alimentarios más importantes. Si no sientes una sensación de alivio sin productos lácteos y el gluten, es posible que debas tomar un paso más sobre la dieta de eliminación mediante la reducción además de otros alérgenos alimentarios principales: maíz, huevos, soya, nueces, solanáceas (tomates, pimientos, papas y berenjena), cítricos y la levadura (panadería, la levadura de cerveza, y los productos fermentados como el vinagre). Prueba esto durante un total de 6 semanas. Eso es tiempo suficiente para sentirse mejor y notar un cambio. Al reintroducir de uno en uno los alergenos alimentarios, cómelo por lo menos 2 o 3 veces al día durante 3 días para ver si notas una reacción negativa. Si lo haces, ubica qué alimentos te hacen daño y elimínalos por completo al menos durante 90 días. Sabrás que no te favorecen y ya dependerá de ti el comerlos sólo en muy contadas excepciones.

Inflamación

La inflamación es la manera en que se manifiestan muchas enfermedades en nuestro organismo. Es un conjunto de reacciones inespecíficas con que responde nuestro cuerpo ante las agresiones externas, con el objetivo de destruir al agente nocivo y reparar el tejido u órgano perjudicado.

Es complicado percibir la inflamación ya que se manifiesta de manera silenciosa, invisible y peligrosa, la única forma de darnos cuenta de ella es a través de las enfermedades que manifestamos como alzheimer, cáncer, obesidad, diabetes, asma, alergia, problemas en la piel como psoriasis o eczemas, artritis, enfermedades de próstata o cardiovasculares así como envejecimiento.

¿Por qué se desencadena la inflamación?

La inflamación se desencadena por elevados niveles de homocisteína, el consumo de alimentos con azúcares que aumentan la producción de insulina y son considerados pro-inflamatorios, y por el consumo de ciertas grasas de baja calidad como las encontradas en lácteos, carnes rojas y ciertas grasas vegetales como la margarina, la manteca vegetal y la trans que están presentes en alimentos procesados como pasteles, galletas, postres, helados, cereales de arroz, barra de pan blanco y alimentos chatarra (son altamente inflamatorios).

¿Cómo evitarla o disminuirla?

Una manera de evitarla es mejorando tus hábitos, así que realiza ejercicio de forma regular, no fumes, trata de mantener tu peso ideal, minimiza tus momentos de estrés y realiza una dieta alta en antioxidantes, disciplinándote con tus horarios alimenticios. Te enumeraremos una serie de alimentos y suplementos antiinflamatorios que te ayudarán a combatirlos.

Alimentos antiinflamatorios. Piña, chile, curry, cebolla, aguacate, pimientos, frutas del bosque, verduras de hoja verde oscura como las espinacas y col rizada, calabaza color naranja, salmón y tomates.

Suplementos antiinflamatorios. Los aceites de pescado como el salmón, el arenque, la macarela, el atún y las sardinas son alimentos con grandes concentraciones de aceites omega-3; el consumo de antioxidantes como licopeno, resveratrol, vitamina E, selenio, zinc, ácido lipóico, betacaroteno y vitamina D, C y K que tienen la capacidad de neutralizar a los radicales libres previniéndonos del estrés oxidativo y de la inflamación sistémica. El uso de especies aromáticas como pimienta, cayena, jengibre, curry que nos ayudan para la artritis, los dolores articulares y otras manifestaciones inflamatorias; el Gingko biloba, stinging nettle u ortiga que ayuda a mejorar nuestra circulación y finalmente, el consumo de enzimas que podemos encontrar en la bromelina que es la enzima de la piña y el wobenzyme, ambos antiinflamatorios y que se deberán consumir entre comidas para lograr un mayor efecto en procesos de recuperación de cirugías.

¿Por qué nos hacemos sensibles o alérgicos a los alimentos?

Tu dieta, tu estilo de vida y los medicamentos que tomas son los culpables. Algo que es importante que sepas es que debes rotar los alimentos. El cuerpo, después de cierto tiempo de recibir el mismo tipo de alimento puede generar reacciones negativas o alergias. Un ejemplo, y es un caso común, es el nuestro: nosotros comíamos muchos plátanos (bananas) antes y después de terminar el ejercicio y cuando nos hicimos el *test de Triad*, fue el alimento que marcó más reacción en nuestro cuerpo.

Es importante entender que son muchos los alimentos que dañan tus intestinos. Cambian las bacterias y deterioran su revestimiento, que es el obstáculo fundamental para mantener al sistema inmune intacto para que pueda lidiar contra bacterias, toxinas y alérgenos en el interior de tu tracto intestinal. A este daño se le llama intestino permeable. Así las partículas de comida *se fugan* a través de la barrera dañada y nuestro sistema inmunológico comienza a atacar a estas partículas de alimentos parcialmente digeridos. Eso es cuando se desarrollan las intolerancias alimentarias o alergias IgG.

b.) Mala alimentación: azúcar, harinas refinadas y alimentos procesados

Aquí vamos a hablar de un tema que nos encanta, la insulina, el índice glicémico y la inflamación.

El enorme consumo de azúcares refinados (desprovistos de su fibra asociada en el alimento original), genera gran cantidad de problemas en el organismo, que por mecanismos interactivos terminan creando la llamada resistencia a la insulina.

¡Sí, lo sabemos! Los panes, los chocolates, los caramelos, las galletas dulces… son todos una delicia… pero imaginamos que ahora entenderás qué pasa con esto en tu cuerpo.

Todo comienza cuando aparece alto el nivel de azúcar en sangre, generalmente tras la ingesta de carbohidratos refinados (galletas dulces), el organismo dispara la elevación del nivel de insulina circulante. La insulina es considerada la hormona *madre*, ya que fue la primera en ser sintetizada por los organismos vivos y es aquella que permitió la supervivencia en antiguas épocas de carencias y excesos alimentarios, por su capacidad de convertir en reserva los excedentes nutricionales, entre ellos, el azúcar.

Pequeña parte del azúcar en exceso se convierte en glicógeno (reserva hepática) y la mayoría en grasa saturada. Pero la alta concentración de insulina circulante (mediador para que el azúcar atraviese la membrana celular) es registrada por las células como algo tóxico y generan una respuesta defensiva, reduciendo la actividad receptora (la membrana celular se hace impermeable). Es allí cuando se habla de *resistencia a la insulina*.

Muchas células se hacen resistentes a la insulina, entre ellas las del hígado en primer término, por lo cual esto se convierte en un factor clave del colapso hepático. Este exceso de insulina circulante genera gran cantidad de problemas, además de desorden del azúcar en sangre (hiper/hipoglucemia) y la malfunción hepática y pancreática. Baja el nivel de magnesio lo que genera muchos problemas, entre ellos, estrés y contracturas musculares. Hay vasoconstricción (hipertensión), retención de líquidos, se disparan los triglicéridos y el colesterol, aumenta la formación de placa arterial y la coagulación sanguínea, se estimula la proliferación celular (células tumorales), la T4 no se puede convertir eficientemente en T3 (desorden tiroideo), se descontrola el equilibrio hormonal, el metabolismo del calcio en los huesos se altera (osteoporosis) y se evidencia un envejecimiento prematuro.

Azúcar, inflamación y envejecimiento

Si ingerimos grandes cantidades de azúcares con alto índice glicémico como las frutas o verduras que se convierten rápidamente en azúcar, nos genera inflamación a nivel celular en todo el cuerpo, y como consecuencia desencadena una respuesta de insulina en el páncreas para controlar el nivel de azúcar en la sangre del organismo. De hecho, los diabéticos poseen un páncreas que no funciona y constantemente mantienen altos índices de azúcar en la sangre por lo que es necesario tratarse con insulina.

Las personas que no llevan a cabo un tratamiento adecuado, tienden a envejecer una tercera parte más deprisa que una persona que no es diabética.

También como consecuencia de esta enfermedad, desencadena una serie de reacciones químicas en el cuerpo como la creación de radicales libres, que van directamente a atacar las membranas de nuestras células, desencadenando un estallido de elementos químicos y favoreciendo la inflamación, también provocando un mayor deterioro y aceleración en el proceso de envejecimiento.

Azúcar = inflamación = envejecimiento = enfermedades

Todo esto se agrava siguiendo los consejos de la ortodoxa pirámide nutricional que pone a los carbohidratos en la base: más azúcares, más grasa y ¡más resistencia a la insulina! Ni hablar del efecto contraproducente de los endulzantes que, como vimos en *Detén el tiempo*, disparan aún más el nivel de insulina en sangre.

Un par de datos más para cuestionar la real necesidad fisiológica de azúcares en la dieta; en primer lugar, el fin evolutivo de esta antiquísima hormona era garantizar la supervivencia (Era paleolítica), almacenando excedentes en épocas donde se alternaba abundancia y grandes carencias. El azúcar es apenas uno de esos nutrientes y evolutivamente su exceso nunca fue un problema, visto que el cuerpo dispone de una única hormona para bajar su nivel en sangre: la insulina. En contraparte tenemos cantidad y variedad de hormonas para elevar el nivel de azúcar en caso de necesidad (cortisona, hormona de crecimiento, epinefrina, glucagón), a partir de músculo y grasas. Tal como lo señala el Dr. Rosedale[5], nuestra fisiología es más eficiente generando azúcar a partir de proteínas y lípidos, que desde carbohidratos. Esto determina la dificultosa y problemática adaptación del cuerpo frente a una excesiva y constante presencia de hidratos de carbono, y peor para refinados, como lo son en nuestra moderna alimentación. Por lo tanto, cuando comes hidratos de carbono (almidones) que tu cuerpo los convierte en azúcar y produce la insulina, ésta le dice a tu cuerpo que almacene grasa.

La ecuación es la siguiente:

+Carbohidratos = +azúcar= +insulina= +almacenamiento de grasas

---

[5]El Dr. Ron Rosedale es un experto internacionalmente reconocido en la medicina nutricional y metabólia, cuyo trabajo con los diabéticos es realmente innovador. Muy pocos médicos han tenido tanto éxito consistente en ayudar a los diabéticos para eliminar o reducir su necesidad de insulina y reducir la enfermedad cardiaca, sin drogas ni cirugías. El Dr. Rosedale fue el fundador del Centro de Rosedale, co-fundador del Centro de Colorado para Medicina Metabólica (Boulder, CO, EE.UU.) y fundador del Centro de Medicina de Carolina metabólico (Asheville, Carolina del Norte). A través de estos centros, ha ayudado a miles que sufren de las llamadas enfermedades incurables. Uno de los objetivos de la vida del Dr. Rosedale es acabar con la diabetes tipo II en su país como un modelo para el mundo. Él también ha escrito un libro, *La Dieta Rosedale*, que cubre sus métodos de tratamiento de probada eficacia para la diabetes, enfermedades cardiovasculares, artritis, osteoporosis y otras enfermedades crónicas del envejecimiento. Fue durante su investigación de la medicina anti-envejecimiento que se interesó en la diabetes. La diabetes es, en realidad, una forma de envejecimiento acelerado. Los pacientes diabéticos desarrollan las enfermedades del envejecimiento (enfermedades cardiovasculares, ceguera, etc.) a una edad mucho más temprana que la mayoría de las personas sanas.

Otro motivo que explica el fuerte consumo de azúcares y grasas en forma combinada, es nuestra inconsciente necesidad de generar opiáceos cerebrales internos también conocidas como endorfinas. Esto es fácil de visualizar: Cuando nos sentimos decaídos o deprimidos no nos devoramos una planta de apio, sino una buena rebanada de pastel, una barra de chocolate o varios panes dulces; elementos que agravan el problema del exceso de azúcar en sangre y la resistencia a la insulina.

El cerebro y los antojos

¡Fuimos adictos a la comida y al azúcar! De hecho, todos lo somos de alguna forma. Nuestro cerebro está biológicamente obligado a buscar y a devorar altas cantidades de calorías e hidratos de carbono, pero podemos controlar las partes primitivas del cerebro.

Calorías = Supervivencia

El deseo del cerebro por darse atracones de comida rica es un vestigio genético de los días de los cazadores-recolectores. Comer tantas calorías como sea posible, siempre que sea posible, permitió a nuestros antepasados almacenar el exceso de calorías en forma de grasa y sobrevivir en épocas de vacas flacas. Este enfoque funcionó bien hace 2, 3 o 4 millones de años, pero hoy día es lo que nos enferma, engorda y mata. Nuestros ancestros sólo comían animales que podían cazar y las plantas silvestres que pudían reunir. ¡Imagínate que hoy sólo comieras lo que has cazado y recogido! La variedad de alimentos que los cazadores-recolectores comían, era nada en comparación con los 40.000 diferentes alimentos que podemos comprar en el supermercado. No había donas ni chocolates para ellos. Los primeros humanos gastaban un montón de calorías, por lo que necesitaban comer alimentos altos en ellas para compensar la pérdida. El promedio de calorías de los alimentos de origen animal, era el 60% (carne de músculo, grasa y carne de órganos) y el otro 40 % de las plantas.

Los cazadores-recolectores comían frutas, tubérculos, semillas y nueces. Estos son alimentos enteros y llenos de fibra, vitaminas, minerales y fitoquímicos de colores. Por otro lado, se tomaban su tiempo para digerir lo que comían por lo que el aumento del azúcar en su sangre era lento siendo esta reacción lo que equilibraba su metabolismo y

→

ofrecía un flujo constante de energía. Los alimentos integrales tienen toda la información para activar todos los genes correctos.

En los últimos 10.000 años hemos visto el advenimiento de la agricultura y la industrialización, y en un abrir y cerrar de ojos (para los estándares evolutivos), la dieta humana quedó al revés. Hoy en día, el 60 % de las calorías provienen de las cosas que los cazadores-recolectores ni siquiera hoy reconocerían como alimento. La mayor parte de los granos de cereales, bebidas azucaradas, aceites refinados y aderezos son hidratos de carbono simples. El cerebro primitivo ve un suministro inagotable de energía fácil y no se controla por lo que nuestros cuerpos pagan el precio. El resultado es una gran epidemia: la obesidad y la diabetes. Cuando comes hidratos de carbono simples, ya sea como azúcar o almidón, pasan de forma casi instantánea desde el intestino al torrente sanguíneo. En cuestión de segundos los niveles de azúcar en la sangre comienzan a aumentar y para contrarrestar el aumento de azúcar, el cuerpo libera insulina. La insulina es la llave que abre las células y permite que el azúcar entre. Dado que el azúcar entra en las células, la cantidad de ésta disminuye en la sangre y el cuerpo restaura la homeostasis. Una gran cantidad de azúcares simples en la dieta incita al cuerpo a liberar más y más insulina. Con el tiempo, los bloqueos celulares se desgastan por el uso excesivo. Al igual que una llave que ha perdido sus dientes, la insulina pierde su capacidad para abrir fácilmente la puerta a nivel celular. Las células se vuelven insensibles a los efectos de la insulina. Con el tiempo, este ciclo conduce a una condición peligrosa llamada resistencia a la insulina, siendo esta la raíz de la obesidad y comenzamos a reservar grasa en el vientre, aumenta nuestra presión arterial y colesterol, ocasiona infertilidad, mata el deseo sexual, deprime, hace sentir cansancio e incluso puede ser causa del cáncer.

Tres formas de reprogramar tu cerebro

1. Niveles altos y bajos de azúcar en sangre conducen a deseos primitivos por los alimentos. Si te quedas muerto de hambre entre las comidas, eso es una señal de que tu azúcar en la sangre está fallando. Para un mejor equilibrio de azúcar en la sangre, come una pequeña comida o una colación saludable que incluya proteínas como las semillas o frutos secos cada 3 a 4 horas, como lo verás en la dieta que aquí te proponemos.

2. Elimina las calorías provenientes de los líquidos y edulcorantes artificiales. Nuestros antepasados no tomaban zumos o jugos de frutas o refrescos cuando tenían sed. Las sodas están llenas de productos químicos y de jarabe de maíz alto en fructosa. Los jugos de frutas procesadas, están inundados de azúcar. Trata de quedarte con el agua y el té verde. El té verde contiene sustancias químicas vegetales que son buenas para tu salud. Y, por último pero no menos importante, no caigas en la trampa de la bebida de dieta ya que engaña al cuerpo haciéndole creer que es la ingestión de azúcar y crea el mismo pico de insulina que el azúcar regular.

3. Come proteína de alta calidad en el desayuno. Lo ideal es que comas proteínas de calidad en cada comida, pero, si necesitas dar prioridad a una comida, puedes elegir el desayuno. Los estudios demuestran que despertar y consumir proteínas saludables, tales como huevos, nueces, semillas, mantequillas de frutos secos o un batido de proteína ayudan a las personas a perder peso, reducir la ansiedad y quemar calorías. En última instancia, no podemos controlar nuestros genes, pero si ejercer control sobre qué y cómo comer. Al asumir el control y decidir cambiar nuestra dieta, nuestro cerebro dejará de llevarnos por esos deseos.

La herramienta más poderosa que tenemos para transformar nuestro estado de salud es ¡el tenedor! Utilízalo bien.

Cereales: poco saludables

Introducidos en la dieta humana hace 8.000 años como alimentos de supervivencia, los cereales se convirtieron últimamente en sinónimo de *vida sana*. Precisamente las personas deseosas de mejorar sus problemas de salud, abandonando el consumo cárnico, adoptaron a estos granos como expresión del alimento saludable por excelencia.

Obviamente la industria y la ciencia colaboraron significativamente a la construcción de este paradigma equivocado que posee grandes lagunas, a veces poco conocidas y aún menos difundidas. En primer lugar, los granos con alto contenido en almidón (forma práctica de considerar a los cereales) no están adaptados a nuestra fisiología digestiva y metabólica.

Se invita aquí a no consumir o al menos a bajar el consumo de los cereales modernos, ya que éstos están mutados debido a la selección de la agricultura. Se sabe que el trigo moderno tiene 21-23 cromosomas, mientras que el trigo ancestral tenía 7. Esta modificación afecta a la estructura de sus proteínas, que pueden actuar como toxinas al no ser digeridas por completo y las cuales actúan también en el intestino, modificando la flora intestinal y creando una flora de putrefacción que afecta a la pared intestinal y crea todavía más toxinas.

Por todas estas razones, el trigo es peligroso y hay que eliminarlo por lo tanto evitando los alimentos que lo contienen: repostería, pan, pastas, cuscús, bulgur... No es recomendable la *espelta*, que, a pesar de publicitarse como trigo ancestral, tiene 22 cromosomas. Tampoco es benéfico el *kamut* por las mismas razones. Únicamente la variedad *escanda menor* es válida, ya que esta sí contiene 7 cromosomas.

La cebada, el centeno y la avena son de la familia del trigo: deben ser excluidos.

El arroz sí está aceptado. Ha permanecido en su forma salvaje prehistórica y la experiencia clínica demuestra que raramente es nocivo, incluso cocido.

El trigo sarraceno y el sésamo también son muy bien tolerados.

Sobre los cereales africanos como el mijo y el sorgo, es mejor excluirlos y sustituirlos por el amaranto y la quinoa.

Es posible utilizar harina, pero de los alimentos aceptados por el cuerpo como las de trigo sarraceno, quinoa, soja, garbanzos, arroz y plátano.

No está permitida por lo tanto la pasta italiana tradicional (hecha a base de sémola de trigo) ni el cus-cus, ni el bulgur. Existen muchos otros alimentos que contienen trigo u otros cereales prohibidos, esto lo podrás consultar al leer los ingredientes de los alimentos.

El azúcar en sangre

Aun cuando el desdoblamiento de los almidones se haga en forma correcta, la elevada densidad en materia de carbohidratos que tienen los cereales, resulta inadecuada para nuestra fisiología. Recordemos que los granos amiláceos están en un promedio del 70% del peso seco en azúcares, con picos de 78 a 75% en el arroz, según sea blanco o integral.

Almidones

La mayor parte de los glúcidos que forman parte del consumo habitual en los seres humanos son glúcidos complejos, compuestos principalmente de almidón y que, por lo tanto, pertenecen a la categoría de alimentos amiláceos de entre los cuales distinguimos cuatro familias:

Familias de amiláceas

1. Cereales: Trigo blando, trigo duro, arroz, maíz, avena, cebada, centeno, sorgo y mijo.
2. Tubérculos: Patatas o papas, boniato, mandioca, ñame, taro y tania.
3. Leguminosas: Judías, guisantes, garbanzos, lentejas y habas.
4. Frutas: Plátano, mango, manzana.

Para que todos estos almidones sean absorbidos por el organismo y lleguen a la circulación sanguínea, tienen que ser transformados en glucosa a través de las enzimas digestivas principalmente las alfa-amilasas.

El proceso digestivo inicia en la boca con la masticación y continúa en el intestino delgado después de un tránsito por el estómago. El aumento de glicemia manifiesta el nivel de absorción de la glucosa y por consiguiente, de la digestibilidad de un almidón en concreto.

Estructura del almidón

El grano de almidón está formado por dos tipos de componentes moleculares: la amilosa y amilopectina. Pueden asociarse a lípidos, proteínas, fibras y micronutrientes como las vitaminas y minerales.

La proporción de la amilosa con respecto a la amilopectina es lo que determina esencialmente la naturaleza fitoquímica de los alimentos amiláceos y sus efectos nutricionales en el organismo humano.

Los almidones de los cereales suelen incluir entre un 15% y un 28% de amilosa, pero algunas variedades de maíz contienen menos de 1% como el maíz ceroso cuyos extractos son utilizados en la industria alimentaria como espesantes. En cambio otras variedades de maíz contienen entre 55% y 80% pero se cultivan poco ya que, cuanto más elevada es la tasa de almidón, mas bajo es su rendimiento.

Los almidones de los tubérculos llamados féculas como es el caso de la papa, incluyen mucha amilosa, entre 17% y 22%.

En cambio los almidones de las leguminosas como las lentejas, judías, garbanzos contienen mucha más amilosa, entre un 33% y 66%.

Cuando ingieren granos amiláceos los granívoros, ponen en marcha mecanismos fisiológicos adecuados al torrente de azúcares que circula en su sangre. En primer lugar las aves hacen un gran consumo de energía en actividades exigentes como el vuelo y el ser humano es sedentario y no realiza (menos hoy en día) esfuerzos que por intensidad y duración demanden tanta energía como el vuelo de las aves. Esto trae aparejada la necesidad de disipar el exceso de azúcar circulante, por lo cual se advierte abundante calor en el cuerpo tras su consumo. Esto, acarrea hiperactividad del páncreas, que debe poner en marcha, con el auxilio del hígado, un mecanismo para convertir rápidamente el azúcar simple en glucógeno de reserva. Este proceso debe invertirse nuevamente en caso de necesidad, volviendo a convertirse el azúcar de reserva (glucógeno) en azúcar simple (glucosa).

El aparato cardiopulmonar humano es sometido a una dura exigencia tras una comida de cereales. En el caso de personas sedentarias, esto generará una demanda energética y una toxemia adicional, que a largo plazo termina desvitalizando al individuo. La fatiga y el desgaste cardiopulmonar son moneda corriente en los grandes consumidores de cereales. Esto es fácil de comprobar, a través de la amplificación del pulso cardíaco durante la digestión, aumentando las pulsaciones a tantas como si hicieran un ejercicio físico importante.

Todo esto se agrava notablemente por un detalle no menor. Nadie consume sólo cereales. Los alimentos feculentos se acompañan generalmente con alimentos incompatibles con las necesidades digestivas del metabolismo amiláceo. Tal como veremos luego a nivel enzimático, la digestión de los almidones requiere un ámbito alcalino, mientras que se acompañan normalmente con alimentos ácidos (como cárnicos y lácteos), generándose obvias dificultades digestivas, ulterior demanda energética y consecuente incremento de toxemia.

Esto no quiere decir que no puedan consumirse cereales, pero es obvio que una persona debilitada o enferma, tendrá grandes mejoras en su estado de salud si prescinde del consumo de alimentos amiláceos como los cereales, sobre todo cocidos y mal combinados, aún cuando sean integrales y orgánicos. Esto último genera en parte otro de los grandes problemas que afecta al moderno consumidor de cereales: la refinación.

Refinados: problemas masificados

Es uno de los procesos más antiguos que realizó el hombre, en su afán por disponer de alimentos más *pulcros y puros*. Inconscientemente es algo que practicamos en casa cuando, por ejemplo, hacemos un jugo y obtenemos un líquido, evitando de ese modo la materia sólida o fibrosa de la fruta, sinérgica con el jugo.

Según la Real Academia, refinar es *"hacer más fino o más puro algo, separando las materias heterogéneas o groseras"*. El problema de la refinación moderna es que, en base a sofisticadas tecnologías, hemos accedido a grados de pureza casi absolutos (harina, azúcar, sal). Durante décadas se consideró a esta pulcritud como un logro al cual, inicialmente, sólo accedían las clases altas.

La masificación industrial hizo que los, inmaculados y deseados, refinados traspusieran las barreras sociales y llegasen a los estratos más humildes, en gran volumen y a bajo precio. Sin embargo, esto que puede parecer progreso y benéfica opulencia, se ha convertido en la causa principal de nuestros problemas de salud, y no sólo por carencia de fibra, como veremos luego.

Primero por moda, luego por intereses comerciales, lo cierto es que, el blanqueo de los cereales se masificó rápidamente. Un dato que nos ayuda a comprender por qué se hace es que cuando las harinas se elaboran con el grano entero y sin proceso de refinación (integrales) deben consumirse en pocos días por la oxidación de los vitales componentes grasos presentes en el germen de la semilla. En cambio, las harinas refinadas pueden ser almacenadas durante meses sin problemas, dado que han sido privadas del germen, precisamente para evitar el enranciamiento de su sensible materia grasa.

La ausencia de fibra, principal víctima de la refinación, además de generar estreñimiento, provoca otro efecto más grave para la salud y el estrés: el incremento de la velocidad con que los azúcares pasan a la sangre. Siendo un tema complejo, podemos sintetizarlo diciendo que la fibra cumple la función de reducir el ritmo de transferencia de los azúcares al flujo sanguíneo.

El término fibra es mucho más amplio que el salvado celulósico (fibra insoluble) y abarca cantidad de compuestos solubles en agua (fibra soluble) que cumplen el benéfico y fisiológico efecto *amortiguador* que evita los picos de glucosa en sangre. La diferente reacción del cuerpo frente a un jugo centrifugado (sin fibra) y a una zanahoria masticada (con fibra) es un ejemplo elocuente. Imaginemos lo que sucede en una dieta moderna, totalmente basada en carbohidratos refinados.

La abundancia de azúcar en sangre, desencadena una serie de reacciones hormonales y glandulares, necesarias para su compensación. Estas complejas reacciones, más conocidas a partir del término *resistencia a la insulina*, estresan y agotan ciertas glándulas endocrinas, como el páncreas y las suprarrenales, creando desórdenes que afectan al cuerpo (inflamaciones, retención de líquidos, rigidez) y a las emociones (ansiedad, irritabilidad, hiperactividad, depresión). Con el tiempo, esto se convierte en factor causal, tanto de diabetes (exceso de glucosa en sangre), como de la poca diagnosticada hipoglucemia (carencia de azúcar en sangre).

Algunos refinados ejemplares

Una vez más vale remarcar que el daño de los refinados esta dado por su consumo regular, masivo, abundante y cotidiano. Los ingerimos 365 días al año y hasta 5 veces por día, sin tomar conciencia de ello.

Las bebidas carbonatadas o refrescos, son un buen ejemplo para visualizar que significan los refinados. Las estadísticas nacionales de su consumo en México, hablan de un litro diario por habitante. Dándonos cuenta que no todos tomamos estas bebidas, implica valores individuales aún más altos, pero, conservadoramente, pensemos sólo en lo que ingerimos en un litro de refresco o gaseosa. Se han llegado a encontrar hasta 110 gramos de azúcar por litro. Prueba esa cantidad de azúcar en agua, verás que la vomitas, al no soportar tanto sabor dulce. Por ello se le adicionan unos 115 mg de sal (cloruro de sodio), para que el dulzor sea tolerable. Y luego vienen los demás ingredientes: ácido fosfórico (corrosivo), colorantes y una serie de aditivos químicos nada saludables.

Para colmo, esa cantidad de azúcar no es sacarosa, sino un endulzante más barato e insano: el jarabe de maíz de alta fructuosa o JMAF, obtenido por hidrólisis del almidón de maíz. Dado que la fructuosa es el azúcar de las frutas, mucha gente cree que el JMAF es saludable, e incluso se recomienda a diabéticos. Pero la realidad es otra. Al comer frutas, la fructuosa ingresa al cuerpo acompañada de fibra y otros fitonutrientes del fruto, que modulan y amortiguan su paso al flujo sanguíneo. Al consumir JMAF refinado, no hay *freno* y se observa una rápida absorción a nivel celular, convirtiéndose en una fuente incontrolada de carbono, que a su vez se transforma en colesterol y triglicéridos. Esto da lugar a la génesis del hígado graso, dado que la fructosa es un azúcar que se metaboliza a nivel hepático. Otro problema esencial del JMAF es que su ingesta no activa los controles cerebrales de saciedad (como ocurre con otros azúcares), por lo cual su consumo genera más apetito.

Los copos, hojuelas o cereales de maíz para el desayuno, representan otro ejemplo de alimento refinado *modelo*. Considerado por muchos como una saludable fuente de nutrición para el desayuno, la realidad nos dice otra cosa. Se obtienen a partir de harina de cereales refinada, con escaso remojo y breve cocción (proceso de salpicado sobre planchas eléctricas calientes), lo cual genera la crujiente estructura amilácea que consumimos en crudo. Pero lo *fuerte* de los cereales está en el azúcar: hay cajas que llegan a tener 46 gramos de azúcar por cada 100 de producto (casi la mitad de su peso), y 100 gramos de hojuelas son rápidamente devorados en un tazón de desayuno. Además, podemos encontrar hasta 3 gramos de sal (cloruro de sodio) en dicho tazón, lo cual supone la máxima ingesta diaria recomendada para niños de 6 años. Y todavía falta la lista de margarinas, colorantes, emulsionantes y demás aditivos químicos. Todo ello, unido a una publicidad que induce al consumo infantil por medio de juguetes y personajes de ficción. Todo esto fue ya denunciado por la asociación Consumers International, que encontró elevado contenido de azúcar en envases de todo el mundo (40% en Brasil, 39% en Italia, 38% en Argentina), valores que no deberían estar por encima del 15%.

Otros alimentos cotidianos con fuerte carga de refinados son los polvos para chocolatadas (75% de azúcar), las gelatinas (95% de carbohidratos refinados) y los helados. Estos últimos acaso los más peligrosos por su alto volumen de consumo. En helados encontramos desde un 35% de azúcar a nivel artesanal, hasta índices mayores a nivel industrial. Esto se hace para compensar la disminuida percepción del sabor a causa del frío, con un ingrediente de bajo costo.

Endulzantes artificiales

Así como se busca *parchar* las carencias que genera la refinación con agregados, con los edulcorantes o endulzantes no calóricos se busca *remendar* el desorden generado por la avalancha de azúcar en sangre. El mensaje suena atractivo: reemplace azúcar por edulcorante y problema resuelto. Fácil para el consumidor y lucrativo para la industria del *diet*, pero la realidad no es tan simple.

En primer lugar, se generaron endulzantes de síntesis química, de probado efecto tóxico. Hay códigos alimentarios de países que autorizan el uso de sacarina, ciclamato y aspartame. Sobre este último existen infinidad de estudios que demuestran su toxicidad. Sobre el ciclamato, sus probados efectos cancerígenos han generado su prohibición en países del primer mundo como Estados Unidos. También la sacarina ha sido prohibida en países como Francia y Canadá.

Más allá de los efectos cancerígenos y neurológicos, otro problema de los endulzantes sintéticos, es que son más baratos que el azúcar y por tanto se utilizan a destajo por una cuestión de menor costo final. Esto expone a grandes grupos de consumidores (cuidadosos de su salud o incautos) a la ingesta de altas cantidades (total es light) de innecesarias sustancias *ensuciantes*. Este riesgo se magnifica en los niños, quienes por su menor masa corporal, arriban con mayor rapidez a los umbrales de toxicidad.

Aparentemente todo estaba resuelto con la aparición de un edulcorante vegetal: la yerba dulce stevia rebaudiana, que los indígenas guaraníes recolectaban en el monte. En este caso, si bien surgieron las clásicas refinaciones para disponer solamente del principio endulzante puro (esteviósido), es posible acceder a sus formas más naturales (hierba, extractos integrales). La stevia debe ser 90% natural para que sea benéfica para ti, evita las que lleven edulcorantes sintéticos como por ejemplo la sucralosa.

Pero los endulzantes artificiales *engañan* al cuerpo. Al aparecer el sabor dulce, el organismo pone en marcha una serie de mecanismos de preparación para metabolizar los azúcares que se avecinan (secreción de mensajeros y hormonas como la insulina). Pero luego del sabor dulce, los carbohidratos no llegan y el circuito queda trabajando en vacío, con el consiguiente daño para el cuerpo. La insulina circulante en sangre actúa sobre el habitual azúcar de reserva, generando hipoglucemia y el consecuente apetito. O sea que, lejos de resolver el problema, los endulzantes aumentan la toxicidad del cuerpo, la ansiedad ¡y la obesidad!

En nuestro plan nutricional de 30 días te daremos como opciones de endulzantes, la stevia, la miel de abeja y de agave.

Aspartame

Aspartame... ¿Sustituto seguro del azúcar?

Este endulzante artificial hoy en día está invadiendo los supermercados, su presencia en el mercado es tal, que lo podemos encontrar en una enorme cantidad de productos, como en la elaboración de alimentos dietéticos, bebidas procesadas a base de leche, café, cereales, comidas instantáneas, fármacos sin prescripción médica, refrescos, mezclas de cocoa, gomas de mascar, jugos, gelatinas, laxantes y postres entre muchos más. Este edulcorante incluye tres componentes: aminoácidos fenilalanina, ácido aspártico y metanol; tienen el efecto de inundar nuestro torrente sanguíneo e indudablemente las personas con incapacidad para procesar aminoácidos deben evitar su consumo, por el efecto acumulativo que puede causar en la sangre, produciéndote daños cerebrales e incapacidades intelectuales, y de igual manera las personas que tengan deficiencias de hierro y padezcan enfermedades renales, deberán de evitar el aspartame.

Respecto al metanol, se considera un ingrediente venenoso, incluso en mínimas porciones. Su uso a través de este edulcorante, se considera que no constituye una cantidad suficiente para causar problemas de toxicidad. sin embargo, aún se desconoce el efecto acumulativo en dosis altas de esta sacarina. Entre sus consecuencias puede ocasionar ceguera, tumefacción del cerebro, inflamación de páncreas y del músculo cardíaco. Los consumidores comentan que han presentado malestares como dolor de cabeza, cambios anímicos, alteración en la visión, náuseas, efectos diarreicos, trastornos en el sueño, confusión, pérdida de memoria e incluso han llegado a manifestar convulsiones. Si has presentado alguna de estas reacciones, deja de consumirlo y opta por una alimentación rica en frutas y jugos frescos, alimentos dulces por naturaleza, llenos de nutrientes para el cuerpo que te permitirán gozar de una excelente salud.

¿Entonces? ¿Qué debemos hacer para evitar la inflamación y el envejecimiento por alimentación? Debemos evitar azúcares, harinas refinadas y la solución está en consumir alimento que contengan bajo índice glicémico, alejándonos de los de alto índice glicémico. A continuación verás un cuadro de alimentos con bajo índice glicémico para que tengas las mejores opciones para tu salud.

Alimentos y productos de IG bajo

Albaricoques secos, orejones, amaranto, apio nabo, apio rábano (crudo), arroz silvestre/salvaje/negro, arvejas, chícharos, guisantes (frescos), brevas; higos (fruta fresca), cassoulet (plato francés de carne con judías/fríjoles), chirimoya, anón/anona/ anona blanca, guanábana, alemoya, ciruelas (fruta fresca), compota de manzana (sin azúcar), falafel (garbanzos), frijol/judía azuki, frijol/judía blanco/ a cannellini, habichuela blanca pequeña, frijol/judía rojo(a)/pinto(a), garbanzos (lata), granada (fruta fresca), harina de garbanzos, helado de crema (con fructosa), judía/frijol borlotti, judía/frijol negra/o, jugo/zumo de tomate, levadura, levadura de cerveza, lino, sésamo, opio (granos/semillas), maíz indio (ancestral), manzana (fruta fresca), manzanas secas, melocotones (fruta fresca), membrillo (fruta fresca), mostaza, naranjas (fruta fresca), nectarina (fruta fresca), pan esenio/ezekiel (de cereales germinados), pipas/semillas de girasol, puré de almendras blancas (sin azúcar), quinoa, salsa de tomate (sin azúcar), tallarines chinos (trigo duro), fideos, tomates secos, Wasa™ fibra (24% de fibras), yogurt de soja/soya (aromatizado), Yogurt**	35
Pan 100% integral	34
Ajo, albaricoques (fruta fresca), escorzoneras, salsifís, fruta de la pasión/maracuyá/parchita, pasionaria, garbanzos, judías verdes, habichuelas, leche de almendra, leche de avena (sin cocinar), leche de soja/soya, leche en polvo/fresca**, leche** (desnatada o no), lentejas, entejas amarillas, mandarinas, clementinas, mermelada (sin azúcar), nabo (crudo), peras (fruta fresca), quark, requesón**, remolacha (cruda), tallarines chinos de soja/soya, fideos de soja/soya, tomates, toronja, pomelo (fruta fresca), zanahoria (cruda)	30
Cebada descascarillada, cerezas, chocolate amargo/negro (70% de cacao), frambuesa (fruta fresca), fresas (fruta fresca), frijol/judía mungo Grosella roja, grosella, guisantes secos partidos, harina de soja/soya, humus (puré de garbanzos), jijallo, caramillo, judía/frijol blanca/o, lentejas verdes, mirtilo, arándano, moras, puré de almendras enteras (sin azúcar), puré de avellanas enteras (sin azúcar), puré de maní/cacahuates (sin azúcar), semillas/pipas de calabacines, calabazas, uva espinosa, grosella espinosa	25

→

Acerola/semeruco, alcachofa, berenjena, cacao en polvo (sin azúcar), chocolate amargo/negro (85% de cacao), corazón de palma, palmito, crema de soja, fructosa Montignac, ratatouille, retoño de bambú, brote de bambú, salsa tamari (sin dulce), yogurt de soja/soya (sin sabor), zumo/jugo de limón (sin azúcar)	20
Acelgas, salvado de trigo, agave, aceituna/oliva, almendras, avellanas, acederilla/vinagre, apio, brócoli, pita (concentrado), espárragos, pepino/cocombro, cebolla, coles de Bruselas, chile/pimiento (picante), coliflor, chalota/echalote, calabacitas/calabacines, chucrut, cereales germinados, endivias, espinacas, hinojo, hongos/setas/champiñones, jengibre, maní/cacahuates, lechugas, nueces (fruto seco), pesto, piñón, pistaches, pimiento rojo/pimentones, pepinillo, puerros, judías tiernas, ruibardo, repollo, soja/soya, tofu	15
Aguacate, Montignac pasta (spaghetti)	10
Crustáceos, vinagre, especias y condimentos como perejil, albahaca, orégano, canela, vainilla, etc.	5

* A pesar de que tienen un IG alto, estos alimentos tienen un contenido en glúcido puro muy bajo (más o menos 5 %). Su consumo en cantidades normales tiene un efecto insignificante sobre la glicemia.

** Prácticamente no hay diferencia de IG entre los productos lácteos enteros y desnatados. Sin embargo, a pesar de tener un IG bajo, tienen un índice insulínico alto (se comportan como si tuvieran un IG alto).

*** Estos alimentos no contienen glúcidos, por ello, no tienen IG.

La clasificación que mejor respeta la realidad fisiológica digestiva es la siguiente:
Los IG bajos son inferiores o iguales a 35.
Los IG medios son entre 35 y 50.
Los IG altos son superiores a 50.
Come alimentos que sean iguales o estén por debajo del IG 35

Extracto de tabla de índice glicémico.
Para mayor información consulte la siguiente página web:
www.montignac.com/es/ig_tableau.php

→

Alimentos y productos de IG medio

All Bran™, arroz basmati, arroz integral, arroz completo, patatas/papa dulce,camotes, boniatos, patatas, dulces, galletas (harina entera, sin azúcar), jugo/zumo de arándano agrio (sin azúcar), jugo/zumo de piña (sin azúcar), kaki/pardo/caqui, palo santo, kiwi*, lichi (fruta fresca), macarrones (trigo duro), mango (fruta fresca), musli, muesli (sin azúcar), palitos de cangrejo, pan con quinoa (aproximadamente 65 % de quinoa), pasta de trigo completo, tableta energética de cereales (sin azúcar), tayota chayón/chayota/chayote (en puré), tupinambo, aguaturma pataca, castaña de tierra, zumo/jugo de manzana (sin azúcar)	50
Arándano agrio, arroz basmati completo, arvejas, chícharos (lata), guisantes (lata), bananas/plátanos (verdes), capellini, centeno (integral; harina, pan), cereales completos (sin azúcar), coco, confitura (sin azúcar), cuscús integral, sémola integral, espelta trigo de un grano (pan, harina integral), harina de farro (integral), harina de kamut (integral), jugo/zumo de naranja (sin azúcar), musli, muesli Montignac, pan de kamut, pan tostado de harina integral (sin azúcar), piña (fruta fresca), plátano/plátano macho (crudo), pumpernickel, salsa de tomate (con azúcar), trigo bulgur entero (cocinado), uvas (fruta fresca), zumo/jugo de toronja (sin azúcar).	45
Achicoria (bebida), alforjón, trigo negro/sarraceno, kasha (integral), avena, ciruelas secas, ciruelas pasas, copos de avena (sin cocinar), dulce de membrillo (sin azúcar), espaguettis al dente (cocidos 5 minutos), falafel (habas), farro, frijol/judía rojo(a)/pinto(a) (lata), habas (crudas), harina de quinoa, higo seco, jugo/zumo de zanahorias (sin azúcar), kamut (grano integral), lactosa, leche de coco, mantequilla de maní/cacahuate (sin azúcar), pan ácimo (harina integral), pan, 100% integral con levadura natural, pasta al dente, de trigo integral, pepino dulce, pera, melón, polvorón (harina integral, sin azúcar), pumpernickel Montignac, sidra seca, sorbete/helado de frutas (sin azúcar), tahin, puré de sésamo.	40

→

Alimentos y productos de índice glicémico (IG) alto

jarabe de maíz	115
Cerveza*	110
Fécula, almidón modificado, glucosa, jarabe de glucosa, jarabe de trigo, jarabe de arroz.	100
Fécula de patata/papa (almidón), harina de arroz, maltodetrix, papas a la francesa/patatas fritas, papas/patatas al horno.	95
Arroz caldoso, pan blanco sin gluten, papa/patata deshidratada (instantánea).	90
Apio nabo, apio rábano (cocido)*, arroz pre cocido, arroz soplado, chirivía, pastinaca*, corn flakes (cereales), harina blanca de trigo, Kuzu, leche de arroz, maíz pira, pop corn (sin azúcar), maicena (almidón de maíz), nabo (cocido)* pan blanco(cuadrado), pan blanco para hamburguesas, tapioca/mandioca/casabe de yuca, torta de arroz, zanahorias (cocida)*.	85
Puré de papa/patata	80
Arroz con leche (con azúcar o edulcorante), barquillo con azúcar, calabaza, auyama, zapallo*, calabazas (diversas variedades)*, doughnuts, lasaña (trigo blando), sandía, patilla*, wholemeal rice flour®.	75
Amaranto soplado, arroz común, azúcar blanco, azúcar moreno (integral), bagels/donas, baguette, pan francés blanco, bizcocho típico holandés, brioche/pan de yema/bollo de leche, cereales refinados (con azúcar o edulcorante), chocolate, tableta (con azúcar o edulcorante), colinabo/nabo suizo/nabo blanco, croissant, dátil, galleta, saladito, gnocchi/bollo/pelotilla, harina de maíz, melaza, mijo, pan ácimo (harina blanca), pan de arroz, papas/patatas fritas, papas/patatas hervidas (sin cáscara/piel), papilla de maíz, pasta de trigo blando, plátano/plátano macho (cocinado), polenta/sémola de maíz, raviolis (trigo blando), risotto, sodas, gaseosas (bebidas endulzadas, carbonatadas, saborizadas), Special K®, tacos.	70

→

Confitura (con azúcar o edulcorante), cuscús, sémola, dulce de membrillo (con azúcar), espelta, trigo de un grano, habas (cocidas), harina de castaña, jarabe de arce, maíz, choclo/maíz/jojoto, Mars®, Sneakers®, Nuts®, mermelada (con azúcar), musli, muesli (con miel o azúcar), ñame/camote, pan completo, pan de centeno (30% de centeno), pan semi-integral (con levadura), pana, fruta del pan, pan de fruta, mapén/pichones, panela/ chancaca/ papelón/ piloncillo, papas/patatas hervidas (con cáscara/piel), piña (lata), betabel/remolacha (cocinada)*, sorbete, helado de frutas (con azúcar o edulcorante), tallarines chinos/ fideos (de arroz), tamarindo (dulce), uva pasa.	65
Albaricoques (lata, con azúcar), arroz asiático, arroz de Camarga, arroz largo, bananos (maduro), castaña, cebada perlada, chocolate en polvo (con azúcar o edulcorante), helado de crema (con azúcar o edulcorante), lasaña (trigo duro), mayonesa (industrial, con azúcar), melón*, miel, ovomaltina, pan de leche, pizza, porridge, papilla de avena, ravioles (trigo duro), sémola de trigo duro.	60
Arroz rojo, espaguettis blancos bien cocidos, jugo/zumo de uva (sin azúcar), ketchup, melocotones (lata/con azúcar), mostaza (con azúcar), níspero japonés, Nutella®, papaya (fruta fresca), polvorón (harina, mantequilla, azúcar), sushi, tagliatelles (bien cocidos), trigo bulgur/trigo partido (cocinado), yuca, yuca brava, mandioca, zumo/jugo de mango (sin azúcar).	55

Se deben privilegiar los alimentos integrales y los de bajo índice glicémico, consumiéndolos preferentemente durante la primera parte del día (antes de las seis de la tarde) y no exagerando su consumo. Es necesario evitar la glicación, que es un proceso metabólico bioquímico que acelera el envejecimiento del organismo. La glicación es una reacción química en la cual las moléculas de azúcar en la sangre reaccionan con proteínas, creando moléculas deformes y no funcionales (glicoproteínas).

El proceso de glicación que hace que el pollo se dore en el horno es exactamente lo que pasa con las proteínas en nuestro cuerpo cuando envejece. Cuando las proteínas del cuerpo reaccionan con azúcares, se vuelven doradas y fluorescentes, pierden elasticidad y se convierten en masas insolubles que generan radicales libres.

Las proteínas glicadas producen toxinas celulares llamadas productos finales de glicación avanzada o *envejecedores*, los cuales atan a los receptores en la superficie de las células y generan radicales libres e inflamación (glicotoxinas). Las glicotoxinas se acumulan en el colágeno de nuestra piel, córneas, cerebro, sistema nervioso, arterias y órganos vitales mientras envejecemos. Desafortunadamente, son muy resistentes a los procesos normales de función proteínica y renovación que mantienen el tono saludable de los tejidos y órganos.

La glicación y la oxidación se refuerzan una a la otra en un círculo vicioso. Desde hace mucho tiempo, la glicación se considera un fijador del daño de los radicales libres, puesto que actúa como generadora de éstos. El daño causado por la glicación es irreversible.

Existen varios suplementos que ayudan a metabolizar mejor la glucosa: el ácido alfa lipoico, el complejo B, el cromo, la L-Carnitina, el bitter melon (melón amargo), la fibra soluble, el omega 3, el vanadio, la coenzima Q-10 y el magnesio.

UN ÚLTIMO PUNTO PARA TENER EN CUENTA: ACIDEZ Y ALCALINIDAD

Esperamos no haber causado mucho revuelo en sus mentes con tanta información, estamos seguros que en la síntesis de nutrir entenderás todo lo expresado, y por supuesto, cuando te pongas en marcha con la dieta vivirás de forma práctica todo lo que hemos recomendado. Vamos entonces con el último concepto que debemos tomar en cuenta: lo alcalino y lo ácido. Seguro has escuchado sobre esto.

Para entender estos conceptos sobre lo ácido y lo alcalino, hemos tomado como referencia varios libros, especialmente el de Chistopher Vasey *The Acid-Alkaline diet* (La dieta ácida-alcalina) y las investigaciones del doctor Ragnar Berg,[6] médico sueco fallecido en 1956, pionero en la investigación de la alimentación alcalinizante.

A pesar de la extrema diversidad de sustancias utilizadas por el cuerpo para construirse a sí mismo y realizar sus funciones, es posible clasificarlas en dos grandes grupos: sustancia básica o alcalina y las sustancias ácidas. Estos dos grupos diferentes de sustancias tienen características opuestas pero complementarias y, para estar sano, el cuerpo necesita de

---

[6] El doctor Berg sugería que un 85% de nuestra dieta debe estar compuesta de elementos ricos en bases alcalinas (de los cuales una parte debe estar en estado crudo) y sólo un 15% debería estar reservado a los alimentos acidificantes. Si bien Berg combatía los procesos de acidificación con preparados de sales alcalinas y citratos, sostenía que la mejor terapia era la de jugos frescos de frutas y verduras.

ambas. Cuando las sustancias alcalinas y ácidas están presentes en cantidades iguales el equilibrio ácido-alcalino se consigue.

El grado de acidez o alcalinidad se mide a través de una escala de pH (potencial de hidrógeno), que va de 0 (extremo ácido) a 14 (extremo alcalino), ubicándose en el centro (7) el valor neutro. O sea que entre 0 y 7 tenemos valores de acidez y de 7 a 14, de alcalinidad. Esto no quiere decir que lo ácido sea *malo* y lo alcalino *bueno*, dado que ambos se necesitan y se complementan en las reacciones químicas. Por ello se habla de equilibrio o balance.

Como es en la sangre es en la célula

Los trillones de células que componen nuestro organismo, necesitan alimentarse, eliminar residuos y renovarse constantemente.

A fin de satisfacer esta exigencia vital, la sangre cumple dos funciones vitales para el correcto funcionamiento celular: llevar nutrientes (sobre todo oxígeno) y retirar los residuos tóxicos que genera la transformación (metabolismo) de dichos nutrientes.

A nivel celular se produce una especie de combustión interna, que libera calor corporal. Los residuos que se originan en este proceso de combustión, son de naturaleza ácida y deben ser evacuados del organismo mediante la sangre, a través de las vías naturales de eliminación (hígado, riñones, pulmones y piel).

En este contexto vuelve a tomar importancia la cuestión enzimática, pues las enzimas son esenciales para *detonar* dicha combustión y, además de la temperatura, también son sensibles a la variación del pH. Por ejemplo, hemos visto que las amilasas digestivas pueden actuar sobre los almidones en un medio alcalino (saliva) y son inhibidas por un medio ácido (secreciones estomacales).

Para permitir una eficaz combustión celular, y por otras razones fisiológicas, el plasma sanguíneo debe mantener a ultranza un ligero nivel de alcalinidad. El pH de la sangre puede oscilar en un estrecho margen: entre 7,35 y 7,45.

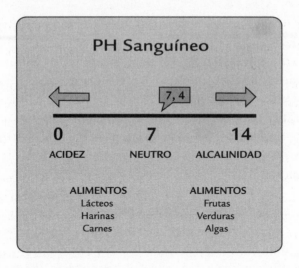

Al transgredir estos límites, la sangre pierde capacidad de almacenar oxígeno en los glóbulos rojos y también pierde eficiencia en la tarea de eliminación de los residuos celulares. En pocas palabras, la sangre no nutre y no limpia las células, génesis profunda de cualquier enfermedad. Para darte una idea del estrecho margen de maniobra del pH sanguíneo, digamos que al descender de 7 se produce el coma diabético y la muerte.

Compensar o morir

Cuando se incrementa el nivel de acidez sanguínea, varios mecanismos (tampones) buscan restablecer este vital equilibrio. En todos los casos se requiere la suficiente presencia de bases (álcalis) que neutralicen los ácidos. O sea que un eficiente metabolismo celular exige un constante flujo de sustancias alcalinas, con el fin de poder neutralizar los ácidos provenientes del alimento y del metabolismo celular.

En primera instancia, y como mecanismo más simple, la sangre debe obtener suficientes bases de los alimentos. En caso de carencia (tanto por exceso de ácidos circulantes como por deficiencia nutricional de bases), la sangre echa mano de dos mecanismos de emergencia para preservar su equilibrio. Uno consiste en derivar ácidos, depositándolos en los tejidos a la espera de un mayor aporte alcalino. Esto genera reuma, problemas circulatorios, afecciones de piel, etc. El otro mecanismo es recurrir a su reserva alcalina: las bases minerales (calcio, magnesio, potasio) depositadas en huesos, dientes, articulaciones, uñas y cabellos. De este modo, la sangre se convierte en un *saqueador* de la estructura orgánica, con el único objetivo de restablecer el vital equilibrio ácido-básico que permite sostener el correcto funcionamiento orgánico.

Esta lógica funcional es la homeostasis orgánica, que significa *mantener la vida generando el menor daño posible.* Para el organismo, una menor densidad ósea no significa peligro para la vida, pero sí un pH ácido en la sangre. Así funciona el mecanismo de la descalcificación y la desmineralización.

Los huesos ceden calcio en forma de sales alcalinas, se hacen frágiles y hay osteoporosis; las piezas dentales se fisuran con facilidad y surgen caries; las uñas muestran manchas blancas y se tornan quebradizas; las articulaciones degeneran y hay artrosis; el cabello se debilita y se cae; se advierten lesiones en las mucosas, piel seca, anemia, debilidad, problemas digestivos, afecciones de vías respiratorias, infecciones, sensación de frío, etc.

Normalmente no se asocian estos síntomas con la acidez. Un ejemplo es la osteoporosis, clásica enfermedad de acidificación. Sin embargo se la combate inadecuadamente con alimentos (lácteos) que, por su aporte ácido, agravan el problema. El sentido común nos indica que frente a osteoporosis y anemia, lo correcto es atacar la causa profunda del problema: alcalinizar el organismo para neutralizar su acidez.

Hasta aquí, podemos concluir que para permitir el trabajo normal de la sangre y las células, debemos ser cuidadosos en el aporte que realizamos a nuestro cuerpo a través de los alimentos que ingerimos. Por un lado tratando de evitar alimentos (y situaciones) acidificantes, y por otro incrementando la provisión de bases a través de una mayor ingesta de alimentos alcalinizantes. Todo esto complementado por un buen aporte de oxígeno, a través del necesario movimiento, y un correcto funcionamiento de los órganos depurativos encargados de eliminar los ácidos.

Alimentación acidificante y alcalizante

Nuestros nutrientes (como todos los elementos de la Naturaleza) tienen distintos grados de acidez o alcalinidad. El agua destilada es neutra y tiene un pH 7. Básicamente todas las frutas y verduras resultan alcalinizantes. Si bien la fruta tiene un pH bajo (o sea que resulta ácida), debemos evitar una generalizada confusión: no es lo mismo la reacción química de un alimento fuera que dentro del organismo.

Cuando el alimento se metaboliza, puede generar una reacción totalmente distinta a su característica original. Es el caso del limón o de la miel. Ambos tienen pH ácido, pero una vez dentro del organismo provocan una reacción alcalina. Distinto es el caso de las células animales. Tanto la desintegración de nuestras propias células como la metabolización de productos de origen animal, dejan siempre un residuo tóxico y ácido que debe ser neutralizado por la sangre.

Así vemos la diferencia básica entre un alimento de reacción ácida, que obliga a robar bases del organismo para ser neutralizado, y un alimento de reacción alcalina, que aporta bases para neutralizar excesos de acidez provocados por otros alimentos o por los propios desechos orgánicos del cuerpo.

A fin de servir como referencia didáctica, veamos la tabla que expresa en grados de acidez o alcalinidad, la reacción metabólica de ciertos alimentos en el organismo humano. Esta información es muy interesante a título orientativo, pues nos permite comprender cómo funcionan ciertos alimentos en nuestro cuerpo.

Alimentos alcalinos y ácidos

ALIMENTOS DE REACCIÓN METABÓLICA ALCALINA		ALIMENTOS DE REACCIÓN METABÓLICA ÁCIDA	
Pasa de uva	23,7	Tocino/panceta de cerdo	28,6
Porotos blancos	18,0	Pollo hervido	20,7
Almendras	12,0	Pavo asado	19,5
Dátiles	11,0	Carne de novillo/ternera	13,5
Remolacha	10,9	Maní/cacahuate	11,6
Zanahoria	10,8	Clara de huevo	11,1
Apio	8,4	Salmón fresco	11,0
Melón	7,5	Caballa fresca	9,3
Damasco	6,8	Crackers integrales	8,5
Naranja	6,1	Nueces	8,4

Valores que indican grado de alcalinidad y acidez.
Tablas elaborada por Bridges y modificada
por Cooper, Barber y Mitchell.

Alimentos alcalinos y ácidos

ALIMENTOS DE REACCIÓN METABÓLICA ALCALINA		ALIMENTOS DE REACCIÓN METABÓLICA ÁCIDA	
Repollo	6,0	Pan de harina integral	7,3
Tomate	5,6	Queso de vaca	5,5
Limón	5,5	Ricota	4,5
Manzana	3,7	Manteca de maní	4,4
Zapallo	2,8	Pan de harina blanca	2,7
Nabo	2,7	Arroz hervido	2,6
Uva	2,7	Fideo blanco hervido	2,1

Valores que indican grado de alcalinidad y acidez.
Tablas elaborada por Bridges y modificada
por Cooper, Barber y Mitchell.

También los minerales juegan un rol importante en el comportamiento acidificante o alcalinizante de los alimentos y ello nos permite hacer una elección más consciente. Por lo general resultan acidificantes aquellos alimentos que poseen un alto contenido de azufre, fósforo y cloro. En cambio son alcalinizantes aquellos que contienen buena dosis de calcio, magnesio, sodio y potasio.

En general los cereales generan desechos ácidos al ser metabolizados: ácido sulfúrico, fosfórico y clorhídrico. Esto resulta más marcado en el trigo y el maíz (los indígenas americanos remojaban el maíz en agua de cal). El mayor contenido en minerales alcalinos hace que otros cereales resulten más alcalinizantes como el mijo, la cebada, la quínoa y el trigo sarraceno. El arroz integral es considerado como neutro en la dietética oriental.

Por su parte las legumbres y las semillas son ligeramente acidificantes por su contenido proteico, aunque no todos por igual y con excepciones como las almendras y los porotos blancos, aduki y negros. Los lácteos son elementos acidificantes, aunque la leche fresca sin pasteurizar sea ligeramente alcalina. La pasteurización acidifica la leche y, por lo tanto, a todos sus derivados.

Para nosotros es importante que conozcas esta distinción, porque fue tomada en cuenta en nuestra dieta de 30 días y es útil para ti en cuanto a la elección de los alimentos. Además es importante manejar otros aspectos que tienen que ver con la preparación misma de las comidas.

Por ejemplo: se ha demostrado que un 40-60% de los elementos minerales y un 95% de las vitaminas y bases se pierden en el agua de cocción de las verduras. Resulta entonces que el alto contenido básico que poseen las verduras, y que resulta tan útil para el equilibrio sanguíneo, se desvaloriza. Incluso las verduras llegan a presentar naturaleza ácida cuando se tira el agua de cocción.

De allí la importancia del sistema oriental de cocer las verduras al vapor en cestas de acero o bambú, o sea sin que estén en contacto directo con el agua. También comprendemos el alto valor terapéutico de los caldos, que conservan todo el contenido alcalino de las verduras y que resultan tan reparadores para enfermos y convalecientes.

Lamentablemente la acidosis (disminución de la reserva alcalina en la sangre) se está convirtiendo en una enfermedad social que provoca grandes problemas y que generalmente no se diagnostica. Sin embargo nadie se preocupa por advertir sobre el problema, por el contrario, el bombardeo publicitario incita al consumo masivo de productos industriales, que resultan altamente acidificantes.

Debemos alejarnos entonces (por obvias razones) de carnes y hamburguesas; gaseosas o refrescos basados en azúcares refinados y compuestos acidulantes; bebidas alcohólicas; alimentos elaborados con cereales, grasas y azúcares refinados; lácteos industrializados y especialmente de los quesos; aditivos alimentarios; conservantes... todo esto forma un coctel explosivo que se ingiere los 365 días del año, varias veces por día y en grandes cantidades.

En resumen

Los alimentos acidificantes son principalmente los que son ricos en proteínas, hidratos de carbono y/o grasas.

- Carne, pollo, pescado
- Quesos (los quesos fuertes son más ácidos que los quesos suaves)
- Las grasas animales como la manteca y el sebo y aceites vegetales, especialmente aceite de maní y los aceites refinados o que se endurecen como la margarina

- Los granos enteros y granos refinados: trigo, avena, mijo, especialmente pan, pastas, hojuelas de cereales y alimentos con una base de granos
- Las plantas leguminosas como el maní, soya o soja, judías blancas y habas
- El azúcar blanco
- Dulces: jarabes, pastas, chocolate, dulces, mermeladas, frutas en conserva
- Frutos oleaginosos: nueces, avellanas, semillas de calabaza
- Bebidas dulces, sobre todo refrescos
- Café, té, cacao, vino
- Aderezos como la mayonesa, la mostaza y salsa de tomate

Los alimentos alcalinizantes consisten principalmente en vegetales de color verde, pero también los hay de otros colores.

- Papas
- Los vegetales verdes, crudos o cocidos: ensaladas verdes, judías verdes, col...
- Verduras de color: zanahorias, betabel o remolacha
- El maíz (en grano o cocido como la polenta)
- Plátanos
- Almendras, nueces del Brasil
- Castañas
- Frutos secos: dátiles, pasas de uva... (exceptuando aquellos que son ácidos al gusto, como los albaricoques, mangos y piña)
- Aguas alcalinas minerales
- Leche de almendras
- Aceitunas negras conservadas en aceite
- Aguacate o palta
- Aceites prensados en frío como el de oliva

Enfermedades causadas por la acidificación

Un número sorprendente y una gran variedad de problemas físicos y enfermedades pueden ser causados por la acidez. Es una triple acción la que puede llevar a su aparición: trastornos enzimáticos, actividad agresiva por los ácidos y desmineralización; tres factores capaces de atacar cualquier tejido orgánico.

- Falta de energía: fatiga constante, pérdida del tono físico y psíquico (depresión)
- Nerviosismo: agitación sin causa
- Conjuntivitis
- Encías inflamadas y sensibles
- Grietas en las comisuras de los labios
- Caries dentales
- El ataque de diarrea, que expulsa a los ácidos
- Sensación de ardor rectal
- Predisposición a la inflamación intestinal (enteritis, colitis)
- Ardor e irritación en la vejiga o la uretra
- Nariz que escurre agua
- Propenso a escalofríos
- Piel seca
- Piel que tiende a ser roja e irritada en las regiones donde hay gran concentración de sudor (rodillas, axilas)
- Picazón
- Uñas delgadas que se dividen y se rompen fácilmente
- Cabello opaco que se cae en cantidades apreciables
- Calambres en las piernas y espasmos
- Tortícolis
- Lumbago
- Agotamiento de minerales y calcio en el cuerpo
- Osteoporosis
- Reumatismo
- Artritis
- Ciática
- Tendinitis
- Migrantes dolores en las articulaciones

El estrés, la tensión nerviosa, el ruido, la falta de tiempo, y las presiones de otros hechos de la vida actual, contribuyen al aumento de la acidificación del cuerpo a través de las alteraciones fisiológicas que crean.

El ejercicio físico, desempeña un papel importante en mantener el equilibrio ácido-alcalino, pero muchas veces es insuficiente o excesivo. En ambos casos, la acidificación del medio interno del cuerpo es el resultado.

De todos los factores que causan la acidificación el más importante es, sin duda, la comida. La mayoría de los personas con acidosis pueden mejorar notablemente simplemente al reducir de manera significativa el consumo de alimentos acidificantes y ácidos y al aumentar la ingesta de alimentos alcalinos.

Todo esto nos permite comprender que aun una dieta vegetariana que excluya la carne puede no ser ideal y resultar acidificante si se consumen en exceso: huevos, quesos, legumbres, oleaginosas, cereales refinados, café, té, chocolate, gaseosas y azúcar blanca. En una clásica expresión que oímos de mucha gente, podemos advertir este involuntario pero grave error de concepto: *"Pero si yo como sano; no como carne; como acelga hervida, un poco de queso, fideos, tomo té negro con galletitas y mermelada..."* O sea, ¡todos son alimentos acidificantes!

Para finalizar, debemos considerar también otros ácidos no alimentarios perjudiciales y presentes en nuestra jornada cotidiana que colaboran con la acidificación corporal. Nos referimos al ácido nicotínico del tabaco, el ácido acetilsalicílico de los analgésicos, el ácido clorhídrico que genera el estrés y los ácidos provenientes del smog y la contaminación ambiental. Así mismo debemos tener en cuenta los ácidos generados por la incorrecta función intestinal, a raíz de los procesos de putrefacción y fermentación.

¿Cuál es la solución para mantenernos en equilibrio?

Ante todo debemos hacer del comer, un acto plenamente consciente. El estrés, las obligaciones y las tensiones, han provocado la transformación de nuestra nutrición en algo mecánico o apenas placentero. Nuestros problemas de salud, que todos arrastramos, como consecuencia de años de errores, nos deben servir como incentivo para comenzar a modificar nuestros hábitos, prestando atención a qué y cómo comemos.

Tampoco es cuestión de caer en el extremo de andar contabilizando y estudiando cada cosa que llevamos a la boca. Pero sí comenzar a concientizarnos para mejorar la calidad de nuestra nutrición y en definitiva la calidad de vida. Atender al equilibrio ácido-básico de nuestro organismo nos permitirá eliminar una gran cantidad de síntomas, muchos de los cuales ya los consideramos normales, de tanto convivir con ellos.

El éxito del cambio de actitud se basa en el *gradualismo*. Teniendo noción sobre qué alimentos son acidificantes y cuales alcalinizantes, es bueno comenzar a modificar la ecuación de nuestra ingesta diaria. Proponerse inicialmente un 2 a 1 (dos partes de alcalinizantes por cada parte de acidificantes) para luego llegar a un óptimo 4 a 1.

No debemos tener miedo a exagerar con los alimentos alcalinizantes. Ya vimos que el problema está dado por el exceso de ácidos. De haber exceso de bases, cosa muy poco probable en organismos recargados de desechos, hay siempre en la sangre grandes cantidades de anhídrido carbónico para neutralizarlas.

También es importante que cada persona adecúe la alimentación a su realidad corporal, social y laboral. Las personas nerviosas, delgadas, friolentas, alérgicas, con dolores articulares, neuralgias, con tendencias a caries, cálculos u osteoporosis; obviamente tendrán mayor urgencia y necesidad de alcalinización. Así como no todos somos iguales, tampoco todas las épocas del año exigen los mismos nutrientes.

Lo importante es basarnos en el abundante consumo de frutas (de estación y bien maduras) y verduras (preferentemente crudas, cocinadas al vapor o consumidas con su agua de cocción en forma de sopas). Hacer uso abundante de col blanca en crudo, zanahoria, apio, papa, camote, nabos, hojas de ensalada, berenjena, pepino y tomate. Las algas, por ser verduras marinas, corresponden a este grupo y son muy alcalinizantes debido a su riqueza en minerales básicos (magnesio, calcio, sodio, potasio). De las frutas, sugerimos consumir limón, cereza, manzana, melón, sandía, naranja, mandarina, toronja, damasco, ananá o piña, banana o plátano, durazno, pera, arándano y uva.

De más está decir lo importante que es consumir frutas y verduras de cultivo natural, o bien silvestres, dada la mayor acidez que generan los cultivos industriales. Esto puede parecer difícil en las grandes ciudades, pero es bueno insistir en la búsqueda de productores orgánicos que están apareciendo en los cinturones verdes de las urbes.

Usar los cereales menos acidificantes como arroz y trigo sarraceno o alcalinizantes como quínoa, mijo y cebada. Entre las frutas secas preferir almendras, sésamo, dátiles, pasas de uva y castañas y, dentro del grupo de las legumbres, elegir los frijoles o porotos blancos, negros y aduki ya que resultan ser los más alcalinizantes.

Como endulzante recurrir a la miel de abeja o de agave, a la stevia o al azúcar mascabado integral. Usar fermentos alcalinizantes, como el miso, la salsa de soya, el chucrut, el agua enzimática (rejuvelac), las umeboshi y los germinados en general, incluidas las semillas activadas.

A nivel hierbas, se destacan como alcalinizantes el diente de león, la bardana, la ortiga, la congorosa, el incayuyo y el té verde. También hay hierbas de marcado efecto depurativo: mil hombres, palo azul, espina colorada, ulmaria y zarzaparrilla.

Todo esto no quiere decir que debamos dejar totalmente de lado los alimentos *acusados* como acidificantes; simplemente debemos ingerirlos balanceados por los alcalinizantes. Y tener en cuenta que el exceso de alimento también es causa de acidificación corpórea; una razón más para buscar la frugalidad en base a alimentos *íntegros*, que con escaso volumen satisfacen las necesidades básicas. Algo difícil de lograr cuando nos alimentamos con calorías *vacías* de contenido nutricional o cuando el alimento se convierte en una descarga emocional o, peor aún, en una adicción.

En resumen: No estás sol@ en este camino del bien-estar

Hasta aquí hemos visto la importancia de limpiar nuestro cuerpo, comenzando por los intestinos, siguiendo por nuestro hígado y pasando por nuestras linfas.

Lo comparamos con la importancia de comenzar dando mantenimiento al automóvil pero, al mismo tiempo, escoger un combustible y un aceite de calidad.

LIMPIAR TU CUERPO POR DENTRO = DETOX

\+

DIETA ANTI-INFLAMATORIA

\+

ALIMENTOS DE BAJO ÍNDICE GLICÉMICO

\+

ALCALINIZACIÓN DE LOS ALIMENTOS

=

SALUD

Sencillo ¿no? Deshazte hoy mismo, o por lo menos comienza a hacerlo, de los malos alimentos y toxinas, azúcares y grasas trans, del JMAF, carbohidratos refinados, alimentos procesados, alcohol y cafeína. Añade los buenos alimentos: vegetales enteros sin procesar, frutas, frijoles, arroz integral, pescado y pollo. Come algunos alimentos integrales, ricos en fibra y lleva una dieta anti-inflamatoria basada en vegetales en estado natural, sin refinar, esto es, alimentos reales llamados fitonutrientes.

Evita todos los potenciales alergenos alimentarios que inflaman tu cuerpo: lácteos, gluten, levaduras y, si quieres ir más allá, también elimina los huevos, los cacahuates o manís, el maíz, las solanáceas y los cítricos.

Obtén un cambio de aceite. Come las grasas saludables de los aceites de oliva, aceites de coco, frutos secos, aguacates y grasas omega 3 de peces pequeños como las sardinas, el arenque, el sable y el salmón salvaje. Recuerda, cuanto más fría el agua de los peces, mejor su aceite y menor su contaminación de mercurio.

El Milagro anti-inflamatorio del aceite de oliva

Es uno de los alimentos antiinflamatorios más eficaces que existen. Las aceitunas y el aceite de oliva han formado parte de nuestra historia y han servido para curar úlceras, problemas de la vesícula biliar, dolores musculares y otras dolencias más. Al ser la grasa monoinsaturada que tiene el mayor porcentaje de éstas entre todos los aceites, no es necesario guardarlo en la nevera, simplemente mantenerlo en un lugar oscuro y fresco. Si bien es cierto que el aceite de oliva contiene una pequeña porción de ácidos grasos esenciales, encontramos que cuenta con el 75% de ácido graso monoinsaturado no esencial conocido como ácido oleico, que pertenece a la familia de los omega-9 y su principal función es asegurar que los aceites de pescado omega-3 penetren la membrana celular. Además de mejorar la absorción, se integra a la membrana para mantener la fluidez dentro de ésta; y una manera de ver reflejado sus efectos es a través de lograr una piel suave y tersa, por otro lado los beneficios antiinflamatorios que brinda el aceite de oliva extra virgen al lado del ácido oleico

$\longrightarrow$

son infinitos: disminuye triglicéridos, reduce probabilidades de problemas cardiacos, disminuye la tensión sanguínea, previene el cáncer de colon, es beneficioso para la diabetes, previene la osteoporosis, disminuye el riesgo de contraer cáncer de mama y de próstata, estimula la secreción del páncreas, facilita la absorción de los nutrientes, evita el crecimiento de tumores, entre otros más. Otro beneficio que nos brinda el ácido oleico es que nos ayuda a la conservación de nuestro organismo ya que disminuye la oxidación del LDL conocido como "colesterol malo", ejemplificando esto, pensemos en la oxidación que se genera en un metal y que lo acaba hasta destruirlo, de forma similar actúa el colesterol malo en nuestro cuerpo, cuando se oxida el LDL debido a los radicales libres y la presencia del azúcar en nuestro organismo nos lleva a nuestro deterioro a nivel de las células y las arterias, va degenerando las paredes de éstas hasta lograr taparlas por completo y lo más delicado, es que puede llegar a provocarnos un ataque al corazón o una apoplejía a menos de que se trate a tiempo; por lo que los antioxidantes antiinflamatorios y ácidos grasos que contiene el aceite de oliva extra virgen constituyen un elemento crucial contra los efectos oxidantes que vive nuestro cuerpo como es el envejecimiento. ¡Así que a utilizar aceite de oliva extra virgen!

Restaura tus intestinos, toma probióticos (bacterias buenas) para ayudar a la digestión y a mantener las bacterias sanas en el intestino que reducen la inflamación. Busca los que contengan 10 mil millones de UFC y de las especies de bifidobacterias y lactobacilos. Elije entre marcas de renombre.

Toma un suplemento multi-vitamínico y mineral que te ayude a reducir la inflamación. Apóyate en el capítulo de Suplementación que desarrollamos aquí.

¿Cómo sería un ejemplo de un día normal con alimentación anti-inflamatoria?

Vas a comenzar el día limpiando tu cuerpo, con el *Tip del amanecer*: 1 taza de agua tibia (no más de 40 °C) con gotas de limón + 2 cucharadas de aceite de oliva.

Seguirás limpiando y nutriéndote con uno de los 4 licuados *detox* que te proponemos.

Continuarás con tu desayuno, que puede ser el Blanco + té verde:
No tardarás más de 7 minutos en hacerlo y tendrás pura proteína fresca
Colación a media mañana y a media tarde
Ejemplo: 1 manzana+5 nueces +1 pepino en cuadros con sal especiada
Comida: Por ejemplo pechuga de pollo con ensalada anti-oxidante:
Cena: ¿Qué tal salmón con vegetales horneados *revitalizantes*?

Repasemos hasta aquí:

Comenzarás el día limpiando tu cuerpo, seguirás con proteínas para mantener bajo tu nivel de azúcar. Harás colaciones entre comidas para no tener hambre y padecer la *corrida del azúcar*. Con el nivel adecuado de antioxidantes, y alimentos alcalinos, sentirás en sólo una semana los efectos anti-inflamatorios. ¡Te lo aseguramos!

Esto es todo, sorprendentemente simple y efectivo. Incluso es difícil para nosotros creer que, un sencillo cambio en la dieta y en el estilo de vida, puedan marcar una gran diferencia en tan sólo 7 días, pero lo hace. Y lo hemos visto ya en muchas personas.

Y no sufras pensando que vas a tener hambre. Uno de los comentarios más comunes que hemos recibido sobre el plan alimentario es que ha sido suficiente comida y que incluso, a veces, les cuesta comérselo todo.

Con este plan de 30 días, el cual insistimos que lo prolongues a 90, mantendrás un estado de salud amplio y profundo, y no sólo la ausencia de síntomas o enfermedades.

¡Bienvenid@ a tu propio mundo del *bien-estar*!

ENTREVISTA AL TÉCNICO NESTOR PALMETTI
(Argentina)

Limpiar es curar

A Néstor Palmetti[7] lo definiríamos como una gran persona, un excelente amigo que comparte sus enseñanzas sin pedir nada a cambio. Tenemos un profundo aprecio por Néstor, porque su misión en la vida es divulgar salud y bienestar, comenzando por él mismo y, desde su lugar de residencia en Villa de las Rosas, en Córdoba, Argentina y en sus entrenamientos en todo ese país, lo hace.

Ya participó con nosotros en nuestro libro *Detén el tiempo* y en nuestro programa de televisión con el mismo nombre e impactó con su visión clara de la vida.

Néstor es técnico en dietética y nutrición natural y un gran comunicador. En esta entrevista nos explica en forma muy clara, cómo podemos darnos cuenta que estamos intoxicados o sucios por dentro; por qué nos enfermamos y la relación con la suciedad del cuerpo y sus técnicas fáciles de limpieza. Queremos agradecer públicamente su tiempo y entrega ya que, gran parte del capítulo anterior, son enseñanzas de Néstor y de sus libros *Nutrición depurativa* y *Cuerpo saludable*.

Actualmente, Néstor Palmetti edita sus libros de forma independiente, dirige el programa divulgativo *Espacio depurativo* e imparte talleres en diferentes ciudades. Para mayor información sobre él, puedes visitar sus sitios: www.nutriciondepurativa.com.ar y www.espaciodepurativo.com.ar

ABC: Néstor ¡qué placer volver a tenerte con nosotros! Estamos inmensamente agradecidos por todo lo que das y por tu forma tan clara de ser. En nuestras conferencias, explicamos a las personas que partiendo de limpiar el cuerpo podremos llegar a conseguir grandes resultados en la salud, pero ¿cómo darnos cuenta que nuestros cuerpos están intoxicados?

---

[7] Néstor Palmetti experimentó con la agricultura biológica, apicultura orgánica, hierbas medicinales, técnicas depurativas, macrobiótica, yoga, naturismo, chamanismo, orinoterapia y nutrición. En 1997 inició un negocio comercial-artesanal, Productos Naturales PRAMA, destinado a la producción y distribución de alimentos saludables, sitio en Villa de las Rosas, Traslasierra (Córdoba, Argentina). En 2001 comenzó la divulgación de estas temáticas en distintos lugares del país y en su sitio web www.pra-ma.com.ar. Más tarde se graduó como técnico en dietética y nutrición natural. En 2008 creó www.nutriciondepurativa.com.ar para difundir temas relacionados con los problemas alimenticios y la salud, y un año más tarde inició un ciclo nacional de talleres basados en cinco temas: cuerpo saludable, alimentos controvertidos, alimentos fisiológicos, cocina sin cocina y calidad reproductiva.

Néstor Palmetti: Es muy sencillo y no se necesitan grandes estudios. Simplemente el cuerpo intoxicado manifiesta síntomas y nos los recuerda. Desde la óptica naturista, resulta sencillo comprender que, más allá de nombres y diagnósticos, la mal llamada *enfermedad* no es otra cosa que un esfuerzo inteligente del organismo por evacuar las sustancias tóxicas que lo agobian para poder volver a la normalidad. Siendo de vital importancia la limpieza de los fluidos internos, el organismo enfoca toda su energía vital hacia dicho objetivo.

El proceso de intoxicación es gradual y se manifiesta con las primeras señales de alarma. La persona ve aparecer distintos trastornos leves que le señalan la pérdida de este equilibrio dinámico que es la salud óptima. Falta de ánimo, indisposiciones pasajeras, tensión nerviosa anormal, dificultad para recuperarse tras un esfuerzo, fatiga, problemas digestivos, cutis y cabello opacos, erupciones... son todos signos de la degradación del terreno.

Si la persona está atenta y suprime las causas que provocaron la sobrecarga tóxica (excesos nutricionales, consumo de productos insanos, agotamiento excesivo, demasiado sedentarismo), los trastornos desaparecerán rápidamente. Pero si el individuo no escucha las advertencias que lanza su cuerpo y persiste en sus errores, sin corregir nada, entonces el terreno continuará degradándose y obligará a que su fuerza vital se exprese, desencadenando crisis depurativas más profundas. Estaremos entonces en presencia de las llamadas *enfermedades agudas*. El organismo moviliza todos sus esfuerzos para expulsar los desechos que lo agobian.

El error más grave y, lamentablemente el más corriente, es tomar estas reacciones depurativas como *causa* de enfermedad y no como *efecto* de la degradación del terreno. Entonces la terapéutica no ayudará al organismo en sus esfuerzos desintoxicantes, sino que los reprimirá como algo inoportuno y molesto. De ese modo estaremos restringiendo nuestra fuerza vital e internalizando las sustancias tóxicas.

Es lo que hacemos habitualmente con los antigripales o peor aún, con las vacunas contra la gripe. En consecuencia, la represión artificial de una afección aguda nos dejará con menos capacidad defensiva y con el terreno más intoxicado; condiciones que nos llevarán de regreso a la enfermedad.

Imitando los mecanismos de la naturaleza, es lógico estimular las crisis depurativas. Como decía Hipócrates: *"todas las enfermedades se curan mediante alguna evacuación*". Los drenajes siempre impulsan la tendencia al equilibrio y resultan útiles en cualquier circunstancia, por grave que sea. Además, sólo basta mirar qué hacen los animales.

Cuando un animal está enfermo, ayuna. De ese modo favorece la degradación de los desechos y facilita su evacuación. También el hombre ha hecho uso de estos recursos desde la más remota antigüedad. Las virtudes desintoxicantes de la *sudación* se usaba en los pueblos nórdicos europeos (sauna), en Medio Oriente (baños turcos) o en las tribus indígenas americanas (inipis, temascales). Las distintas religiones y filosofías siempre han prescrito períodos de purificación mediante prácticas de ayuno. En todo el mundo se han practicado las benéficas *curas de primavera*; por no hablar de las demonizadas técnicas de sangrado, las tiendas de sudación o la aplicación del barro.

En la enfermedad crónica, dado que el organismo tiene una sobrecarga tóxica importante y la fuerza vital disminuida, las crisis no podrán restablecer el equilibrio de una sola vez, como ocurría en los trastornos agudos. Es por eso que las bronquitis, los eccemas o las crisis hepáticas se repiten periódicamente. Los esfuerzos depurativos se reiteran continuamente, pues nunca logran la desintoxicación necesaria del terreno.

El organismo necesita apoyo externo, pues su fuerza vital es incapaz de acabar con la toxemia. Precisamente, éste es el ámbito al cual apunta la publicación de este ABC: brindar herramientas y técnicas sencillas para colaborar con el organismo a superar los padecimientos crónicos, mediante el alivio de la carga tóxica que agobia a la estructura corporal.

ABC: ¿Cómo detectar cuál de nuestros órganos está más afectado?

NP: No tiene demasiado sentido pensar en términos de órganos o *pedazos*, ya que el cuerpo no es un conjunto de piezas sueltas e independientes, sino un continuo celular, totalmente integrado e interdependiente. Es reductivo pensar en piezas que fallan.

ABC: ¿Medicina funcional? Pensar al ser humano en función de un todo.

NP: Lo correcto es visualizar a una estructura corporal que moviliza sabiduría y recursos en pos de corregir el desorden. Por tanto es fácil comprender lo nefasto que resulta la represión de los síntomas, siendo que el síntoma es apenas "la punta del iceberg" que es la toxemia crónica. Este mal hábito, fruto de un contexto social que reclama soluciones instantáneas y un gran negocio basado en prometerlas, ha dejado en el olvido las bases de la terapéutica hipocrática. Los griegos hablaban de tres fases en el proceso curativo: en primer lugar el reposo; si no era suficiente, probar con la dieta; y solo en última instancia recurrir a la medicación. La medicina alopática se encargó de borrar las dos primeras fases, acortando camino hacia la medicación represora de síntomas. Generalmente tratamos al organismo como si fuese un *idiota* que hace mal las cosas o que está fallando.

Lamentablemente se ha generalizado el concepto de un remedio para cada enfermedad y cuanto más grave la enfermedad, más potente la medicación. O sea que seguimos luchando contra los *efectos* sin suprimir las *causas*: en la analogía con un automóvil, continuamos apagando la luz de presión de aceite. Al incrementarse la contaminación del terreno, por el aporte tóxico de los medicamentos empleados, y deprimirse cada vez más la fuerza vital, nuestro sistema inmunológico baja la guardia, pierde efectividad de acción y se abren las puertas para un estado más peligroso.

Sin que haya mucho lugar a dudas, prioritariamente debemos ocuparnos de los órganos principales: intestinos e hígado, en ese orden. Casi todo el ensuciamiento cotidiano ingresa al cuerpo a través de los intestinos y luego, con la complicidad de una mucosa permeable, pasa al hígado. Por esta razón, son los órganos que concentran mayor agresión y más acumulación tóxica. Si deseamos resultados efectivos y rápidos, debemos dar tratamiento prioritario a estos dos órganos y con una secuencia determinada por la lógica depurativa.

ABC: Tanto en *Detén el tiempo*, como en este *ABC* hemos recomendado las técnicas de depuración que usted utiliza, tanto hepática como intestinal. ¿Siempre se debe empezar limpiando intestinos o podemos empezar por el órgano más afectado? ¿Cómo empezar?

NP: Si bien las técnicas depurativas son independientes, siempre recomendamos un abordaje unificado de prácticas sinérgicas y complementarias. Cuando hablamos de limpiar órganos atascados (intestinos, hígado, riñones) es obvio que debemos también pensar en los fluidos (sangre, linfa, líquido extracelular) que recibirán efectos de la remoción tóxica. Es natural ocuparse también de la correcta oxigenación, dado que el oxígeno es clave para los procesos regenerativos y depurativos. Y también resulta obvio hacer reposos digestivos y lograr una alimentación de alta energía y sin efectos *ensuciantes*. Por ello, todas estas cuestiones deben procesarse simultáneamente.

ABC: ¿Con qué frecuencia se deben hacer los procesos de desintoxicación?

NP: Todo dependerá de la conducta y los hábitos de la persona. Si hay consciencia respecto a una alimentación fisiológica, el organismo, una vez *reseteado* y ordenado, podrá autorregularse sin problemas, tal como ocurre en el reino animal. En cambio, si la persona lleva adelante una alimentación *ensuciante*, con predominio de alimentos no fisiológicos, obviamente tendrá mayor necesidad de procesos depurativos a modo de servicio de mantenimiento, tal como ocurre con un automóvil.

Quién nunca haya hecho nada por su hígado, deberá considerar prioritariamente el método profundo, cuyo poder de eliminación es inigualable. Hay técnicas más blandas como el enema de café o la ingesta de aceite de oliva, que bien pueden usarse para mantenimiento o en casos donde no pueda realizarse el método profundo (inmovilidad, embarazo, lactancia, infancia…) pero nunca deben compararse con la limpieza profunda a la hora de resolver la toxemia crónica.

ABC: En nuestro caso, las técnicas de enema de café nos han funcionado excelentemente para restablecer el orden. Pero ¿qué pasa con los parásitos, con estos procesos nos deshacemos de ellos o existe algún procedimiento específico para eso?

NP: La desparasitación es un trabajo periódico y permanente, ya que estamos en continuo contacto con nuestros depredadores naturales. La periodicidad de estas prácticas y la calidad de nuestra nutrición, determinarán el grado de invasión parasitaria con el cual convivimos y las consecuencias que experimentamos. El lector deberá ir aprendiendo, experimentando y alternando distintas opciones.

ABC: Lo que nos pasa a muchos con respecto a la depuración es que, como no la vemos a simple vista, muchas veces la obviamos o invalidamos. ¿Qué cambios visibles veremos después de realizar los procesos de limpieza?

NP: Al transitar este proceso depurativo, comprobaremos cómo mejoran, uno a uno, nuestros habituales problemas de salud. Seguramente, muchos emprenden este recorrido, motivados por el deseo o la necesidad de resolver un padecimiento serio (cáncer, diabetes, tiroidismo…). Otros lo hacen para verse y sentirse más jóvenes. En cualquier caso, habrá servido como la zanahoria que hace caminar al burro. Pero luego, con el problema solucionado, podrán constatar que resolver un padecimiento crónico es algo muy sencillo y al alcance de cualquiera.

La persona comenzará a ir por la vida con el *parabrisas limpio*. Antes conducía con el parabrisas embarrado y por tanto los accidentes eran cosa de todos los días. Quién percibe la realidad a través de un vidrio sucio, seguramente se la pasa embistiendo obstáculos, simplemente porque no ve claro el camino por el cual transita. En cambio, quién observa a través de un vidrio limpio, difícilmente tiene accidentes, que en el terreno de las relaciones humanas, significan conflictos, agresiones, entornos amenazantes y actitudes mezquinas. Y esto no es cuestión de buena o mala suerte, sino de correcta o incorrecta percepción de la realidad circundante.

Y esto que podría parecer el *bonus track*, es en realidad el objetivo primario de la experiencia que propuso la existencia como camino de aprendizaje y evolución: ser una persona más evolucionada, una mejor persona.

ABC: Gracias Néstor. Estaremos siguiéndote a través de tu *Espacio Depurativo*. Ofreceremos en este ABC a todos nuestros lectores un apéndice, al igual que lo hiciste tú en tu libro *Cuerpo Saludable,* de todas las técnicas fáciles de limpieza que nos comentaste en esta entrevista.

ENTREVISTA A LA NUTRICIONISTA NATHALY MARCUS
(México)

Inflamación es igual a obesidad

Especialista en medicina anti-edad o anti-envejecimiento, la nutricionista Nathaly Marcus domina temas de actualidad y es sumamente innovadora en tendencias alimenticias, temas hormonales y suplementación. Nos acompaña una vez más, ahora en este nuevo libro tratando el tema de los factores e implicaciones que conlleva la inflamación en relación con el envejecimiento de nuestro organismo y las alternativas que tenemos para evitarlo.

ABC: Hola Nathaly. Como siempre es un gusto y un enorme placer encontrarnos nuevamente contigo y pedirte que nos compartas tus conocimientos para este nuevo libro. En el anterior nos platicabas lo que es la medicina funcional, las implicaciones de llevarla a cabo, la manera en que influyen los hábitos y el estilo de vida para lograr una óptima calidad de ella; nos hablaste de la importancia de los valores nutricionales en los alimentos y lo imprescindible que es suplementarnos. Ahora tocamos un tema también fundamental y de suma importancia al que día a día la gente se enfrenta: la inflamación.

Nathaly Marcus: Hola Lupita y Diego ¡Qué gusto verlos otra vez! Gracias por permitirme formar parte de este nuevo proyecto, como siempre en esa constante preocupación que tienen por brindar las herramientas necesarias a la gente para obtener una mejor calidad de vida.

ABC: Para iniciar te queremos preguntar ¿cuál es la relación entre inflamación y envejecimiento?

NM: La inflamación es signo de que algo está seriamente desequilibrado en tu salud. Cuando nuestro cuerpo presenta inflamación crónica en alguna parte, nuestro sistema inmunológico genera ciertas hormonas pro-inflamatorias que van generando radicales libres, oxidando nuestras células y envejeciéndolas. Estas sustancias pro-inflamatorias generan estrés oxidativo causando que nuestras células no se puedan regenerar, destruyendo la membrana celular y dejando entrar toxinas, bacterias, hongos y virus, haciéndonos más susceptibles a enfermedades. Esto también nos ocasiona más sensibilidad e intolerancia a ciertos alimentos causando obesidad.

La inflamación se debe a los malos hábitos en nuestra dieta consistente en harinas blancas, azúcares, embutidos, lácteos, grasas saturadas y grasas *trans* como en los alimentos fritos o empanizados y las fritangas. Esto debilita nuestro cuerpo, y en especial a nuestras glándulas porque las estamos privando de materia prima sana que les permita regenerarse y mantenerse saludables.

Mala alimentación = inflamación = debilitamiento y desbalance de hormonas y glándulas = oxidación =envejecimiento

ABC: Entonces ¿la inflamación es igual a obesidad?

NM: Sí, la hormona leptina que es la responsable de ayudarnos a controlar el apetito, mejorar el metabolismo y por supuesto a bajar de peso, pierde su función debido a que la inflamación genera resistencia a esa hormona. Esto provoca que a pesar de que dejemos de comer y disminuyamos las kilocalorías, nuestro cuerpo se encuentre tan inflamado, que esté luchando contra este proceso reteniendo líquidos. Hay además una serie de desbalances hormonales que van afectando al resto de nuestro cuerpo. El exceso de peso debido a la inflamación se conoce como *síndrome de resistencia a la leptina*.

ABC: ¿Cuáles son los errores más graves que cometemos al seleccionar nuestros alimentos?

NM: Un error grave es pensar que los alimentos *light* o con sustituto de azúcar nos hacen engordar menos que los alimentos enteros. La realidad es que los productos *light* contienen procesos químicos y sustancias nocivas para nuestro cuerpo y están vacíos de vitaminas y minerales, lo que provoca que nos volvamos adictos y compulsivos a estos alimentos. Nuestro cerebro cree que va a recibir algo nutritivo y como es todo lo contrario, sigue consumiéndolo con la esperanza de nutrir y cubrir esta necesidad y sólo nos engaña. Lo ideal es consumir alimentos enteros en su forma más natural posible para que nos provean de sustancias nutritivas, aminoácidos, vitaminas, minerales y grasas esenciales que nos fortalezcan, nos desinflamen y nos regeneren.

Otro error es repetir diario los mismos alimentos, es decir, seguir una dieta monótona. Esto causa sensibilidad a los alimentos y tu cuerpo se satura de comer lo mismo causando una reacción inmunológica y por consecuencia inflamación. Lo óptimo es rotar los alimentos diariamente, dándole variedad a tu dieta.

ABC: ¿Cómo darte cuenta que sufres de inflamación?

NM: La inflamación es la forma de manifestarse de muchas enfermedades. Es una respuesta inespecífica frente a las agresiones del medio y está generada por agentes inflamatorios. Se genera inflamación con el fin de destruir a los agentes dañinos, así como para reparar tejidos u órganos dañados. La inflamación excesiva, crónica e inapropiada causada por un sistema inmune activo, afecta de forma dañina nuestro organismo con síntomas como dolor, cansancio, retención de líquido, colitis, gases, estreñimiento, sinusitis, dolores de articulaciones, dolores de cabeza, problemas de piel, alergias y, a la larga como consecuencia, enfermedades crónico-degenerativas como artritis, diabetes, cáncer y enfermedades gastrointestinales entre otras.

ABC: ¿Qué alimentos esenciales debemos incluir en nuestra dieta para desinflamar el cuerpo?

NM: Los factores que disminuyen la inflamación son diversos: contar con buenos hábitos en tu estilo de vida como el ejercicio en forma regular, no fumar, eliminar la carga tóxica ambiental, mantener tu peso ideal, minimizar el estrés, tener una dieta alta en antioxidantes, seguir una alimentación diaria antiinflamatoria que incluya suplementos antiinflamatorios. Dentro de ellos, te puedo enumerar ciertos alimentos como curry, jengibre, chile, piña, ajo y cebolla que contienen fitoquímicos que tienen acciones antiinflamatorias importantes. Los antioxidantes de las frambuesas, moras, granadas y cítricos, neutralizan los radicales libres previniendo el estrés oxidativo, además de combatir y prevenir la inflamación sistémica.

Se debe seguir una dieta rica en grasas insaturadas con alimentos como aguacate, aceite de oliva, de semilla de uva, de aguacate, de canola y oleico, linaza, nueces, almendras, semillas de girasol, pepitas, pistaches, aceitunas, pescados de aguas frías como sardinas, macarela, arenque y salmón salvaje.

Por otro lado, también tenemos la opción de utilizar suplementos antiinflamatorios como el aceite de pescado que podemos encontrar en los aceites de salmón, atún, arenque, macarela y sardinas que son alimentos altos en aceites omega-3 que producen hormonas antiinflamatorias conocidas como prostaglandinas.

Incluir antioxidantes con la capacidad de neutralizar radicales libres previniendo el estrés oxidativo, además de luchar y prevenir la inflamación sistémica como licopeno, resveratrol, vitamina E, selenio, zinc, ácido lipoico, betacaroteno y vitamina D, C y K. También los encontramos en las especies aromáticas como pimienta cayena, jengibre, tumérico, cúrcuma, curry, que son tratamientos naturales para artritis, dolor de articulación y otras condiciones inflamatorias. También las plantas antiinflamatorias como Gingko biloba, stinging nettle (ortiga) que ayudan a mejorar la circulación y a evitar la inflamación; y las enzimas como la bromelina, enzima de la piña y el wobenzyme ambos antiinflamatorias que deben tomarse entre comidas para lograr mayor sanación, sobre todo, después de alguna cirugía para desinflamar el cuerpo.

ABC: ¿Cuáles suplementos antiinflamatorios nos hacen lucir una piel suave y radiante?

NM: La biotina, la vitamina D y E, los omegas 3, 6 y 9, en especial el aceite de onagra o prímula, el resveratrol y la coenzima Q10.

ABC: ¿Puedes recomendarnos cinco suplementos y las dosis que favorezcan la quema de grasas?

NM: Extracto de té verde, cromo, L-carnitina líquida, Acai berry y CLA. He aquí la fórmula infalible que aplico cuando necesito perder grasa corporal, pero recuerden que siempre deben consultar a su médico ya que se deben ver y conocer las condiciones de salud particulares de cada paciente:

CLA (ácido lipoico conjugado): 1.000 mg tres o cuatro veces al día
ALA (ácido alfa lipoico): 250-500 mg al día
CoQ10 (coenzima Q10): 60-120 mg al día
Acetil L-carnitina: 500-1.000 mg al día (ingeridos con el estómago vacío)
L-carnitina: 500 mg tres veces al día
DMAE: 75 mg dos veces al día
L-tirosina: 500 mg dos veces al día
GLA (ácido gamma linolénico): 1.000 mg al día
Omega-3: 500 mg dos veces al día (una sola vez si comemos pescado)
Polinicotinato de cromo: 200 ug al día

Después de cinco años de trabajo con la dieta antiinflamatoria en pacientes, he descubierto también que aquellos que comen a diario pescado de aguas frías, en especial salmón de Alaska para el desayuno, pierden grasa con mayor facilidad y controlan el apetito.

ABC: Muchísimas gracias Nathaly por tu tiempo, como siempre fue un placer conversar contigo.

SUPLEMENTACIÓN, UNA DOSIS DE LONGEVIDAD PARA NUESTROS GENES.

Agrega años y salud a tu vida

"¿Por qué y para qué debo tomar suplementos?"

"¿Qué es eso de los suplementos? ¿Es igual a las vitaminas que me daban de chiquito?"

"A mi me dijeron que tomar suplementos engorda, prefiero no tomar nada."

"Yo como súper sano, no necesito suplementos."

"Yo soy vegetariano, no necesito tomar nada, tengo todos los antioxidantes y vitaminas."

"¿Tomar suplementos? Es cosa de viejitos y de la gente que va al gimnasio."

"A mí me dijo mi médico que no necesito nada, porque mientras coma bien, tengo todo lo que necesito."

"No puedo gastar en esas cosas, eso es para ricos."

"No está comprobado que estas cosas ayuden a curar o a prevenir enfermedades, mi médico me dice, que al contrario, puede traer más problemas."

"A mí me da miedo tomar esas cosas, no vaya a ser que me salga más caro."

"Quiero tomar suplementos pero no entiendo nada, ni sé por dónde comenzar, todo es igual para mí."

"Yo tomo un multivitamínico y estoy completo."

"No entiendo lo que es una vitamina, un mineral, un suplemento. Para mí todo es igual."

"Prefiero hacerle caso a mi médico, él me dice que voy bien así, sólo me duele la cabeza, estoy cansado y no duermo bien, pero no me arriesgará a tomar nada."

Estas son algunas de las inquietudes que externan las personas cuando hablamos de suplementos.

En *Detén el tiempo* dedicamos el capítulo cuatro a la suplementación necesaria. Te recomendamos que lo leas, junto con las entrevistas realizadas a la nutrióloga Nathaly Marcus y al doctor Damiano Galimberti. Podrás entender a profundidad este tema que para nosotros ha sido fascinante: comprender por qué es necesario tomar, desde jóvenes, nutrientes y suplementos.

Antes de que sigas adelante, nos gustaría decirte tres cosas:

1. Como se ha hecho hasta este momento probablemente funcionaba antes, pero hoy ya no, porque estamos plagados de enfermedades y malestares.
2. Sugerimos que conozcas una nueva forma de evitar enfermedades y que te des la oportunidad de probar y ver cómo te sientes.
3. Que al leer esta parte del libro intentes, con voluntad e intención, seguir estos consejos que a muchos doctores les han costado décadas de estudio. Hablamos de curar *con el tenedor* y nutrir profundamente con nutrientes básicos.

Los suplementos son complementos de nuestra dieta que nunca reemplazarán a nuestra comida, pero hoy, más que nunca, son necesarios.

Partamos desde aquí, ¿sabes que es un suplemento?

A nosotros nos gusta definir un suplemento de esta manera: "Un suplemento dietético, también conocido como complemento alimenticio o suplemento nutricional, es una preparación destinada a complementar la dieta y proporcionar los nutrientes, como vitaminas, minerales, fibra, ácidos grasos o aminoácidos, que pueden faltar o no se puede consumir en cantidades suficientes en la dieta de una persona. Algunos países definen los suplementos dietéticos como alimentos, mientras que en otros se definen como los medicamentos o productos naturales para la salud".

La Ley de Educación (DSHEA) de 1994 define de manera general lo que constituye un suplemento dietético: "Un suplemento dietético es un producto de administración oral que contiene un ingrediente dietético, destinado a complementar la dieta. Los "ingredientes dietéticos" en estos productos pueden incluir: vitaminas, minerales, hierbas u otros productos botánicos, aminoácidos y sustancias como enzimas, tejidos orgánicos, glandulares y metabolitos. Los suplementos dietéticos también pueden ser extractos o concentrados, y se puede encontrar en muchas formas tales como tabletas y cápsulas, geles blandos, líquidos o polvos". [8]

A nosotros nos gusta hablar de *nutracéuticos* [9], que es nutrición y farmacéutica con tecnología aplicada para la prevención y el tratamiento de la enfermedad. Está demostrado que un nutracéutico tiene un beneficio fisiológico que brinda protección contra las enfermedades crónicas. [10]

¿Necesitamos todos tomar suplementos?

La siguiente pregunta, que inevitablemente surge, es: ¿qué debo de tomar y dónde puedo conseguir suplementos de alta calidad? A nosotros nos gustaría aportar algo de luz a este tema y es que, en un mundo perfecto, nadie necesitaría suplementos. Sin embargo, dado el estrés de nuestra vida moderna, la mala calidad de nuestro suministro de alimentos y la

---

[8] FDA, Food and Drug Administration, definición de suplementación. http://www.fda.gov/Food/DietarySupplements/ConsumerInformation/ucm110417.htm
[9] El mercado nutracéutico moderno comenzó a desarrollarse en Japón durante los años 1980. A diferencia de los naturales de las hierbas y las especias utilizadas en la medicina popular por siglos en Asia, la industria nutracéutica ha crecido junto a la expansión y exploración de la moderna tecnología.
[10] Salud de Canadá, http://www.hc-sc.gc.ca/fn-an/label-etiquet/claims-reclam/nutra-funct_foods-nutra-fonct_aliment-eng

alta carga de toxinas en nuestros cerebros y cuerpos, la mayoría de nosotros necesita un suministro básico diario de las materias primas para nutrir nuestras enzimas y para que la bioquímica se ejecute como fue diseñada.

La mayoría de la gente no entiende el papel de las vitaminas y minerales en nuestro cuerpo. Los médicos tradicionales, a los que respetamos y admiramos, durante su formación médica, rara vez ven estos temas a profundidad. Por ello, nos encontramos algunas veces con respuestas como: *"come bien y tendrás todos los nutrientes que necesitas"*. Quizá esto era posible hace algunos años, hoy no.

Actualmente muchos de los alimentos que compramos dicen *alimentos enriquecidos*, como harina blanca con vitaminas añadidas o leche con vitamina D y calcio, y creemos que estamos recibiendo lo necesaria, pero en realidad, estamos empobreciendo estos alimentos. Y es que ahora incluso con estos *alimentos enriquecidos*, un gran porcentaje de la población mexicana y hasta de la estadounidense tiene deficiencia en una o más vitaminas.

Esto no quiere decir que estamos recibiendo menos de la cantidad que necesitamos para una salud óptima sino que recibimos menos de la cantidad mínima necesaria para prevenir las enfermedades carenciales.

Los alimentos que comemos ya no contienen los niveles de nutrientes que necesitamos para una salud óptima por muchas razones. Los cultivos se crían en el suelo donde se han agotado los nutrientes. Las plantas son tratadas con pesticidas y otros químicos para que ya no tengan que luchar para vivir, lo que disminuye aún más sus niveles de nutrientes y su contenido de fitonutrientes (por no mencionar aquí la exposición a sustancias tóxicas que recibe de esos productos químicos). Los animales son encerrados en corrales o comederos gigantes en lugar de vivir con la libertad de comer hierbas y granos silvestres ricos en nutrientes. En las vacas, por ejemplo, para adaptarlas a esta nueva forma de criarlas, deben usar antibióticos, mismos que nosotros recibimos cuando comemos su carne y productos.

Para complicarlo aún más, no sólo estamos expuestos a toxinas y productos químicos peligrosos que envenenan nuestros cuerpos, sino que además, vivimos con demasiada tensión, no dormimos lo necesario, no hacemos suficiente ejercicio y somos más pesados por el sobrepeso y la obesidad. Las personas con enfermedades crónicas se encuentran en una situación aún peor.

Evitando enfermedades: aumentando la longevidad

Evitar enfermedades y darle un empujón a tu metabolismo es la excusa necesaria para comenzar hoy a tomar en cuenta los suplementos que veremos aquí.

En el mundo de hoy todos necesitamos por lo menos un multivitamínico básico y un suplemento mineral. Al incorporarlos a nuestra dieta comenzaremos a sentirnos mejor de inmediato en estado de ánimo, agudeza mental, memoria y capacidad de concentración y tendremos más energía, resolveremos mejor las quejas crónicas y nuestras condiciones de salud e incluso, podemos comenzar a bajar de peso.

Pero ¿cuál es la diferencia entre un suplemento y un medicamento? Los primeros trabajan con nuestra biología mediante el apoyo a la función normal de las enzimas y las reacciones bioquímicas y los medicamentos bloquean o interfieren con la función normal.

Los suplementos adicionados pueden ayudar a las personas con desequilibrios específicos o proporcionar apoyo extra para ciertos momentos de nuestro ciclo de vida donde las necesidades de algunos nutrientes se incrementan como durante el embarazo, por mencionar alguno.

No todos los suplementos son iguales

Es importante encontrar productos nutricionales seguros, de alta calidad y efectivos. Debemos tener en cuenta que no todas las marcas son iguales. La calidad es responsabilidad del fabricante debido a las regulaciones limitadas en relación con la fabricación. Algunas empresas son más cuidadosas con la calidad, el abastecimiento de materias primas, la consistencia de la dosis de lote a lote, el uso de formas activas de los nutrientes, no utilizando materiales de relleno, aditivos, colorantes, etc. Al seleccionar suplementos es importante elegir los productos de la más alta calidad.

Sin embargo, encontrar los mejores productos para apoyar la salud puede ser una tarea difícil. La falta de regulaciones gubernamentales adecuadas, el número vertiginoso de los productos en el mercado, la proliferación de productos comerciales que prometen muchos *milagros* y las grandes variaciones en la calidad, crean un campo minado de obstáculos para cualquier persona tratando de encontrar el suplemento, vitamina o hierba adecuados.

Al elegir los suplementos, debemos asegurarnos de considerar los siguientes factores:

a. Buscar fabricantes que utilicen buenas prácticas de fabricación o su equivalente.
b. Fijarnos dónde compramos el suplemento. Con un medio reconocido, en una tienda departamental, farmacia.
c. Revisar los análisis de terceros sobre verificaciones independientes de los ingredientes activos y los contaminantes.
d. Buscar productos que tengan base en la ciencia básica, con ensayos clínicos o que tengan una larga historia de uso y seguridad.
e. Buscar productos limpios, libres de conservantes dañinos, rellenos, aglutinantes, excipientes, agentes de flujo, lacas, colorantes, gluten, levadura, lactosa y otros alérgenos.
f. Los productos con mucha publicidad, no siempre son los mejores. Buscar marcas o productos que tengan años en mercado de laboratorios reconocidos.
g. Tu mejor opción es comprar suplementos de grado farmacéutico.

De sólo un multivitamínico a 10 o 20 pastillas. ¡Dios mío!

Cuando se habla de suplementación encontramos tanta información alrededor de este tema que nos confunde y no sabemos cómo empezar o cómo descubrir qué es lo que nos hace falta.

En este *ABC* buscamos ir más allá de un simple multivitamínico de solución amplia y vacía. No podemos aseverar que sean malos, pero para llegar a poder atacar profundamente nuestra inflamación, no basta con sólo una pastilla que solucione todo, no existen remedios mágicos.

Sabemos que a nadie le gusta tomarse 10 pastillas diferentes con cada comida. Nos pasó a nosotros, en un inicio nos resistimos a tomar tantas pastillas y polvos, hasta que vimos los resultamos en nuestro cuerpo y nuestras mediciones.

Vamos a comenzar poco a poco y por etapas, iremos incluyendo algunos suplementos que pueden apoyarte en cada proceso que vas a realizar en estos 30, 60 o 90 días. ¿Cuánto tiempo quieres darte la oportunidad de intentarlo? Es tu decisión. Un mes, dos meses, tres meses… toda tu vida… y, si tienes dudas ¡consulta a tu médico! No debes hacer nada si no estás convencido primero.

Nosotros te estamos sugiriendo aquí lo que nuestros médicos han descubierto y aconsejado, pero es importante que si tu estado de salud no es bueno o padeces alguna enfermedad, realices una consulta con un médico funcional e inicies este *ABC* de su mano.

Existen análisis específicos de laboratorio para medir tus niveles de vitaminas y minerales del cuerpo y ya están al alcance de todos los médicos de medicina anti-edad y funcional. Triad de Metametrix y Alca son algunos de los laboratorios que realizan con seriedad estos análisis. Pero también un simple análisis de sangre puede salvarte de enfermedades. Se le llama proteína C reactiva [11] y mide el grado deoculto de la inflamación en tu cuerpo. Esto es importante porque casi todas las enfermedades modernas son causadas por la inflamación o afectadas por el oculto, incluyendo las enfermedades cardíacas, el cáncer, la obesidad y la demencia, así como la artritis, las enfermedades autoinmunes, las alergias y los trastornos digestivos.

Si tu sistema inmune y tu capacidad para equilibrar las fuerzas inflamatorias en el cuerpo se deterioran, puedes estar dirigiéndote hacia la enfermedad y el envejecimiento prematuro. Sin embargo, frente a las causas de la inflamación, el aprendizaje de cómo vivir un estilo de vida anti-inflamatorio puede llevarte al *bien-estar*.

Deberás realizarte un estudio de laboratorio antes de la primera etapa, otro más antes de iniciar la segunda y un tercero después de estar en el programa completo durante 6 semanas. Pídele a tu médico que te midan la Proteína C-reactiva y los niveles de homocisteína [12] ya que éstos son los marcadores más sencillos para medir la inflamación. Los niveles de la Proteína C-reactiva deben mantenerse por debajo de 3 mg por decilitro de sangre, niveles mayores a eso indican problemas de inflamación. El nivel óptimo de homocisteína tanto para hombres como para mujeres es de menos de 7-8 micromoles por litro.

---

[11] La Proteína C reactiva (PCR ó CRP por sus siglas en inglés) es una proteína plasmática, que aumenta sus niveles en repuesta a la inflamación.

[12] La homocisteína es un animoácido que se libera cuando el cuerpo digiere la proteína. A altos niveles, este aminoácido puede ser dañino para la salud. Demasiada homocisteína en tu sangre está vinculada con un mayor riesgo de enfermedades del corazón, apoplejía y complicaciones de la diabetes tal como la neuropatía (daño en nervios). Los altos niveles de homocisteína pueden provocar que la sangre se coagule más fácilmente y finalmente llevar a una apoplejía o a un ataque al corazón. Además, la homocisteína en altos niveles puede permitir que tus vasos sanguíneos absorban más fácilmente el colesterol LDL o "colesterol malo", lo que puede conllevar a un endurecimiento de las arterias (aterosclerosis)

un equilibrio saludable fisiológico en el cuerpo, creando, por ejemplo, un alto nivel de citoquinas pro-inflamatorias en la sangre.

Recordemos lo siguiente: cuando tu cuerpo siente invasores extranjeros, una cascada de sucesos se pone en marcha en las células blancas de la sangre y algunos productos químicos especiales llamados citoquinas se movilizan para protegerlo.

Este tipo normal de la inflamación es muy buena, porque ayuda a tu cuerpo a proteger y curarse a sí mismo. Sin embargo, cuando tu sistema inmune se desplaza fuera de balance, la inflamación puede funcionar locamente, causando un incendio crónico, ardiendo dentro de tu cuerpo, lo que contribuye a las enfermedades y al aumento de peso. Las causas de este tipo de inflamación están a tu alrededor: el azúcar que consumes, las dosis altas de los aceites y las grasas malas en tu dieta, los alérgenos ocultos en alimentos, la falta de ejercicio, el estrés crónico y las infecciones ocultas y todas provocan una inflamación rabiosa. Esto provoca acortamiento de telómero y esta inflamación conduce a las principales enfermedades crónicas de la edad; las enfermedades del corazón, cáncer, diabetes, demencia y muchas más. También es por mucho la principal contribuyente a la obesidad. Ser gordo o tener sobrepeso es estar inflamado.

Inflamación = a acortamiento de telómeros = a envejecimiento y enfermedades

Los estudios han demostrado asociaciones que indican que, entre más corta longitud de los telómeros, más diversos tipos de enfermedades cardiovasculares, cáncer y diabetes. Los telómeros más cortos también se han asociado con la osteoporosis, la función cognitiva, la demencia, la depresión y las enfermedades inflamatorias como la artritis. Y por el contrario, telómeros más largos están vinculados a un envejecimiento más saludable en general.

Estos emocionantes y recientes descubrimientos acerca de los telómeros prometen revolucionar nuestro enfoque de la lucha contra el envejecimiento tanto como lo hicieran los antioxidantes hace diez años.

A aquellos que estén interesados en esta nueva visión sobre la longevidad, les recomendamos que investiguen a la Doctora Maria Blasco [14] en su trabajo sobre telómeros y cáncer.

---

[14] La española María A. Blasco, del Centro Nacional de Investigaciones Oncológicas (CNIO), trabajó junto a Carol W. Greider, quien junto con Elizabeth Blackburn y Jack Szostak recibieron en 2009 el Premio Nobel de Medicina, por su descubrimiento del papel del enzima telomerasa en el acortamiento de los telómeros de los cromosomas en cada división celular. La Dra. Blasco fue la primera en caracterizar la enzima telomerasa y ha dedicado su vida a su estudio y sus implicaciones en el cáncer.

Si después de estar consumiendo los suplementos que te sugeriremos en la cantidad nutricional óptima diaria y de seguir el plan recomendado tus mediciones no mejoran, deberás consultar a tu médico.

El caso de Diego ha sido un claro ejemplo: Comenzando la primera fase que está en este libro, su proteína C reactiva era de 1.7 mg por decilitro. Culminado el primer mes, había bajado a 1.0 mg por decilitro, y cumplido los 3 meses, a 0.6 mg por decilitro. Claro, con la dieta como complemento.

Suplementos para la longevidad. Dos fases anti-inflamatorias.

En este *ABC* estaremos tomando también como referencia y citando, los estudios realizados por Michael Fossel, Greta Blackburn y Dave Woynarowski en su magistral libro: *The immortality edge: realize the secrets of your telomeres for a longer, healthier life.* (Al borde de la inmortalidad: darse cuenta de los secretos de tus telómeros para una vida larga y saludable).

Greta Blackburn, premio Nobel de medicina 2009, realizó investigaciones sobre los telómeros [13] del ADN (ácido desoxirribonucleico), destacando el papel tan importante que juegan en la protección de los cromosomas y su daño crítico. Los telómeros protegen a los cromosomas del acortamiento crítico y del daño que a la larga puede conducir a la muerte celular y a la pérdida de la salud. Puedes imaginártelos como las partes plásticas que cubren los extremos o puntas de tus agujetas o lazos para amarrarte los zapatos. Los telómeros se acortan con el tiempo, se desgastan y reducen su tamaño marcando así el envejecimiento celular.

El acortamiento de los telómeros está íntimamente involucrado en la enfermedad y la mortalidad humana. Los telómeros cortos ponen en peligro la capacidad de las células para que se dividan correctamente. Cuando el ADN de una célula no es capaz de reproducirse adecuadamente, la célula o bien se somete a la muerte celular, o peor, trata de subsistir funcionando mal. Este mal funcionamiento de las células puede alterar

---

[13] ADN repetido que forma las tapas de protección en los extremos de nuestros cromosomas. Los telómeros desempeñan un papel similar a las puntas de plástico en los extremos de un cordón de zapato, que impiden que se conviertan en cordones dañados o desgastados. Los telómeros protegen a los cromosomas del acortamiento crítico y del daño que a la larga puede conducir a la muerte celular y a la pérdida de la salud. Los telómeros se acortan con el tiempo y este acortamiento se considera un reloj de la vida útil de la célula, así como un factor causal en el envejecimiento celular. El acortamiento de los telómeros es como un "reloj genético" lo que indica una reducción del ciclo de vida celular. Cuando los telómeros alcanzan una longitud críticamente corta, el reloj "se queda sin tiempo", y las células dejan de funcionar normalmente y se puede morir.

En acción

Comencemos entonces a seguir nuestro plan de suplementos alimenticios en 3 fases propuestas. No olvides realizarte el estudio de laboratorio de Proteína C-reactiva para conocer los niveles de inflamación con los que estás comenzando y poder darle un seguimiento a tu evolución y mejoría.

Primera fase:

Suplemento	Síntomas de Carencia	Fuentes Naturales	Cantidad Óptima Diaria	Cómo Tomarlo
Omega 3 aceite de pescado (DHA Y EPA)	Inflamación. Piel seca. Depresión mental, problemas cutáneos, esquizofrenia, desórdenes de la personalidad	Salmón, caballa, trucha, atún, pez sable, sardina, arenque, anchoas, sábalo, lenguado, bacalao, mero, pargo, lubina, abadejo	6 gr (6000mg) diarios, 3 en la mañana y 3 en la noche. Esta dosis puede ser elevada por eso comenzar con solo 2 gramos por ingesta e ir subiendo hasta llegar a los 3 gr 2 veces al día	3 gr con el desayuno 3 gr en el almuerzo o cena. Comenzar con 2 gr en desayuno y cena e ir aumentando paulatinamente
Acetil-L-carnitina (ALCAR)	Problemas cognoscitivos, problemas de memoria y problemas en la piel	Pescado, aves, huevos, queso, leche de vaca, hongos, zanahorias, plátanos, nueces, peras	2000 mg dosis óptima. Mínimo 1000 mg Comenzar con la mitad de la dosis	1000 mg con el desayuno 1000 mg con la cena. Iniciar con 500 mg en cada ingesta.
Extractos estandarizados que contengan antocianinas (anthocyanins) Resveratrol, como ejemplo	Problemas cardiovasculares, problemas de cicatrización	Uva roja y negra, vino tinto, blueberries, arándanos, fresas, frambuesas, mora azul, repollo, col rojo o morado, cáscara de manzana, semillas de uva, ginkgo biloba	700-2100 mg	700 mg con cada comida

Suplemento	Síntomas de Carencia	Fuentes Naturales	Cantidad Óptima Diaria	Cómo Tomarlo
(NAC) N-acetilcisteina (N- acetylcys- teina)	Problemas de corazón, proble- mas de azúcar en la sangre, problemas de la memoria	Pollo, pavo, pato, pimien- tos rojos, ajos, cebolla, brócoli, coles de Bruse- las, germen de trigo	1200 mg	600 mg con el desayuno 600 mg con la cena
Magnesio	Asma, disminu- ción de los nive- les de energía, insomnio, do- lores de cabeza y musculares, tensión, fatiga, ansiedad, convul- siones, nervio- sismo, síndrome premenstrual, huesos débiles, rechinido de dientes, dificul- tad para respirar y problemas cardíacos	Germen de trigo, almen- dras, nuez de la India, avella- nas, aguacate o palta, arroz integral, tofu, dátiles, chaba- canos secos, semillas de girasol, ajo, plátano, espárragos, manzana, betabel, coliflor, verduras con hojas verdes	1000 mg dosis máxima	Tomar antes de dormir 1000 mg
Vitamina D	Problemas inmu- nológicos, res- friados y gripes permanentes, desmineraliza- ción de huesos, falta de calcio, problemas con tiroides, proble- mas coronarios, presión alta, diabetes tipo 2, asma, depresión, demencia	Pescados grasos como arenque, salmón, sardina y atún, germen de trigo, lan- gosta, nueces, verduras de hojas verdes, yema de huevo, la exposición al sol	2000 a 10000 UI	Comenzar con 2000 UI en el desayuno e ir subiendo. La dosis prome- dio recomen- dada es de 5000 UI

Beneficios:

Omega 3 EPA y DHA: Ayuda a reducir la inflamación en el cuerpo al circular por el sistema sanguíneo. Todas las células del cuerpo tienen estos ácidos grasos y las células del cerebro son beneficiadas cuando se aumenta su dosis mediante el suplemento para tratar depresión y otros desórdenes de la conducta como déficit de atención, esquizofrenia y desórdenes de la personalidad.

Dentro de la célula este aceite protege el DNA de la oxidación (cabe mencionar aquí que la medicina occidental no lo considera un antioxidante) y apoya en reforzar los genes saludables reprimiendo a los dañados. Algunas personas no toleran altas dosis de omegas, si tú tienes problemas digiriendo las grasas deberás tomar dosis bajas ya que podrías sufrir diarrea o provocarte eructos. Si aún tomando dosis bajas te causa esto, es probable que tu suplemento sea de baja calidad. Los aceites de pescado rancios no te beneficiarán, por el contrario, pueden perjudicar tu salud. Si tu producto es de buena calidad (grado farmacéutico) y aun así lo eructas guárdalo en el congelador (no deberá congelarse si es de buena calidad) y tómalo junto con las comidas, de preferencia con ensaladas aderezadas con aceite de oliva, esto puede reducir ese malestar.

El aceite de pescado puede provocar adelgazamiento de la sangre, lo cual, para la mayoría de las personas no es malo, pero si tú estás consumiendo medicamentos que adelgazan la sangre como *aspirina* o *coumadin* o si tienes algún problema de anemia, sangrados o te salen moretones fácilmente deberás consultar a tu médico antes de iniciar el consumo de aceite de pescado.

Acetil-L-carnitina (Aceltyl-L-carnitina). La L-carnitina es producida de forma natural en el hígado y riñones para ayudar al cuerpo a transformar la grasa en energía. Cuando tus músculos tienen suficiente ALCAR pueden quemar grasa y proteína fácilmente y no sólo glucosa para producir energía. También favorece el funcionamiento cerebral y el de todo el sistema nervioso. Apoya a la producción de oxígeno en el cuerpo vital para el funcionamiento cerebral.

Antocianinas (Flavonoides – compuestos antioxidantes) estos flavonoides en especial no traen consigo azúcar. Las *berries* son la fuente más potente de antioxidantes que existe y los extractos obtenidos de ellas, como el resveratrol, han mostrado que promueven la salud cardiovascular y protegen las células de los daños provocados por los conservadores tóxicos de las comidas que pueden producir cáncer.

Pero consumir resveratrol no es suficiente, ni tampoco moras azules. Se considera que las llamadas *elderberries* o bayas del saúco son más efectivas para combatir la influenza A y B. Por su acción antioxidante, durante siglos, el jugo de *elderberries* se ha utilizado como remedio para bajar el colesterol, mejorar la vista, fortalecer el sistema digestivo, mejorar la salud del corazón y para prevenir tos, resfriados, infecciones virales y bacterianas. Todos los beneficios que se obtienen de las *elderberries* o bayas del saúco se deben a que fortalecen el sistema inmunológico. Según algunos estudios, poseen mayores beneficios antioxidantes que la vitamina E o la vitamina C. Se recomienda tomar extractos de este producto en forma de cápsulas en vez de jugos o líquidos, ya que estos tienden a contener grandes cantidades de azúcar y alcohol. Busca aquéllas que digan *ultra* o *flash* pasteurizadas.

Nac (N-Acetilcisteina): Nos ayuda a incrementar los niveles de glutatión en el cuerpo que es considerado el *antioxidante maestro*. Aunque puedes tomar glutatión como suplemento, a menos que éste sea inyectado directamente en la sangre, muy poco pasará a las células. Así que ten cuidado de suplementos etiquetados como glutatión si son orales.

El glutatión es usado en el cuerpo para desintoxicarlo y reparar el daño causado por estrés, contaminación, radiaciones, infecciones, mala alimentación, envejecimiento, traumas y quemaduras. Estudios que han utilizado tanto glutatión intravenoso y NAC tomado como suplemento, han demostrado mejorar el funcionamiento del corazón, el azúcar en sangre de los diabéticos y la respuesta al ejercicio especialmente si se consume proteína de *whey* (proteína de suero de leche). El glutatión mantiene a las células funcionando correctamente ya que mejora la habilidad del cuerpo para deshacerse y reciclar células enfermas y muertas. Si el cuerpo no es capaz de realizar este proceso es como si *la basura* se fuera acumulando en las calles bloqueando el paso a la circulación y contaminando todo el ambiente, lo que en el cuerpo se traduce como envejecimiento. La mitocondria representa la maquinaria interna del cuerpo para producir energía y el glutatión es el aceite de la máquina.

Magnesio. El químico nutricionista australiano, Peter Gilham, indica que entre el 90 y el 95% de la población mundial vive con niveles de magnesio que no son saludables para su cuerpo. El agotamiento por falta de magnesio está causado por muchas variantes: alcohol, tabaquismo, sudoración excesiva, consumo de drogas, hipotiroidismo, diabetes, azúcar, carbohidratos, sodio o dietas demasiado ricas en calcio y finalmente, estrés. Es un elemento esencial para el ser humano, la mayor parte se encuentra en los huesos. Tiene una función estabilizadora de la estructura de las cadenas ADN y ARN e interviene en la formación de neurotransmisores y neuromoduladores. Actúa como energizante y calmante para el organismo. El magnesio lo podemos obtener fácilmente ya que se encuentra en la mayoría de los alimentos, siendo las semillas como las almendras, cacahuates, avellanas y nueces las más ricas en su concentrado así como en las legumbres y hojas verdes de las hortalizas.

Vitamina D (Vitamina D3) Es importante aclarar que ésta no es una vitamina sino una hormona que el cuerpo produce al estar expuesto al sol. Cuando los rayos del sol nos tocan el colesterol los usa como precursores de vitamina D que circula por el sistema sanguíneo. Esta hormona es muy poderosa ya que controla la absorción de calcio y fosforo, el metabolismo de los huesos y la función neuromuscular.

También es necesaria para la coagulación, para el crecimiento y desarrollo de los dientes y huesos y para la función tiroidea. Asimismo, estimula la mineralización de los huesos y modula el sistema inmunológico.

Cada día presentamos deficiencias de vitamina D por la falta de exposición al sol y, mientras más envejecemos, nuestra piel produce menos de esta vitamina. Es fundamental el papel que juega en nuestro organismo, se encarga del mantenimiento de nuestros órganos y sistemas a través de un sin número de funciones como la regulación de los niveles de calcio y fósforo en la sangre, promoviendo la absorción intestinal de los mismos a partir del consumo de alimentos y la reabsorción de calcio a nivel renal. Con esto, contribuye a la formación y mineralización ósea siendo fundamental para el desarrollo de nuestro esqueleto. La gente cree que la mayor fuente de calcio son los productos lácteos como el queso, el yogurt y los helados pero son muy pocos los productos que contienen de forma natural cantidades significativas de vitamina D.

Tradicionalmente se le ha relacionado con la salud de los huesos, pero obtenemos muchísimos más beneficios de esta vitamina, ya que nos protege de 4 de los cánceres más comunes: seno, próstata, colon y piel y es un poderoso inhibidor de la inflamación. Su deficiencia puede causar problemas coronarios y contribuye a una presión arterial alta, está relacionada con diabetes tipo 2, depresión, asma, demencia y otros problemas crónicos. Poca vitamina D puede provocar que el cuerpo no pueda defenderse de las infecciones.

Aunque constantemente se nos habla del daño que el sol puede causarnos por los rayos ultravioleta, la luz del sol es necesaria para que nuestro cuerpo esté saludable, y así como las plantas lo necesitan para realizar el proceso de fotosíntesis, también nosotros lo requerimos para producir esta importante hormona. Por supuesto hay que evitar las horas en las que los rayos ultravioleta son más potentes (entre las doce del día y tres de la tarde) y será más que suficiente con veinte minutos de exposición al sol entre las ocho y once de la mañana o cuatro y siete de la tarde, que son los horarios recomendados.

Al consumir tus suplementos te recomendamos que vayas rotando las marcas de los productos que eliges para que tu cuerpo obtenga los mejores beneficios de cada uno y no se sature siempre con las mismas fórmulas.

Hasta aquí llega la primera fase o etapa y son seis los elementos que hemos incorporado.

En esta primera fase puedes agregar un súper multivitamínico pero, como ya dijimos antes, debemos tener mucho cuidado con esos productos que te prometen que una sola cápsula contiene todo lo que necesitas o con aquéllas marcas que no tienen el respaldo de un laboratorio serio y confiable. La idea de agregarlo es para tener más energía y complementar la primera fase. Un multivitamínico completo (leer etiquetas) por lo menos debe contener los siguientes suplementos con estas cantidades:

SUPLEMENTO	DOSIS MÍNIMA
Vitamina C	3000 mg. Algunos médicos sólo recomiendan 1000 mg
Vitamina E	400 IU
Vitamina A	2000 IU
Tiamina (B1)	100 mg
Rivoflavina o Riboflavin (B2)	100 mg
Niacina o Niacin (B3)	100 mg
Vitamina B6	100 mg
Ácido fólico	800 mcg
Vitamina B12 Metilcobalina	250 mcg y, si sufres de estrés, 1000 mcg
Biotina	100 mg 300 ug
Ácido pantoténico	100 mg
Calcio	100 mg
Semilla de uva	10 mg

SUPLEMENTO	DOSIS MÍNIMA
Iodina	75 mg
Zinc. Este elemento es conveniente tomarlo como suplemento por separado y antes de dormir	10 mg a 25 mg
Selenio	100 mg 70 ug
Potasio	10 mg
Colina	25 mg
Bioflavonoides cítricos	50 mg
Concentrado de brócoli	200 mg
Extracto de té verde	50 mg
Extracto de jengibre	25 mg
Cacao	25mg
Extracto de leche de cardo o extracto de milk thistle	50 mg
Luteína	10 mg
Licopeno (Lycopene)	2 mg

Beneficios:

Vitamina C. Es otro poderoso antioxidante que ataca el anti-envejecimiento. Se concentra en nuestros glóbulos blancos manteniendo una contundente respuesta inmunológica y protege a la piel de los radicales libres producto del medio ambiente, la luz del sol, el ozono y productos químicos irritantes. Cuando existe deficiencia de esta vitamina en nuestro organismo, manifestamos pérdida en la sensación de bienestar, arrugas, somos más propensos a padecer infecciones, manifestamos encías blandas y sangrados en las mismas y pérdida de tono muscular. Así que debemos de aumentar el consumo de brócoli, cítricos, el pimiento morrón rojo, tomates y fresas.

Vitamina E. Tiene la virtud de disminuir el colesterol, previene la aparición de cataratas, refuerza nuestro sistema inmunológico, disminuye los síntomas de padecer Alzheimer, nos previene de ataques al corazón y reduce nuestra presión sanguínea. La mejor manera de prevenir todo esto es consumiendo almendras, espárragos, espinacas, nueces, semillas de girasol, aceitunas y avellanas.

Vitamina A. Es esencial para la función de la retina, para el crecimiento y desarrollo óseo; se encarga de fortalecer nuestro sistema inmunológico y ayuda en nuestra reproducción. También es responsable de mantener la piel sana. Su deficiencia se observa en la apariencia áspera y seca de la piel y en los problemas con la vista. Se debe mantener una alimentación rica en pimientos rojos, brócoli, bacalao, berros, melón cantaloupe, col rizada, espinaca, calabaza, lechuga verde, melocotones, papaya, mango, guisantes y zanahorias.

Tiamina (B1). Contribuye al metabolismo de proteínas y grasas, facilita nuestra digestión y mejora nuestra actitud mental. Se encarga de promover la función normal de nuestro sistema nervioso, músculos y corazón. Durante la infancia y adolescencia fomenta un crecimiento saludable. Si llegamos a presentar deficiencias de esta vitamina, el golpe bajo lo reciben el sistema gastrointestinal, cardiovascular y periférico. Nos causa depresión e irritabilidad, déficit de atención y debilitamiento muscular. Así que debemos enriquecer nuestra alimentación con salmón, soja, frutos secos crudos y garbanzos.

Rivoflavina B2. Es vital para el crecimiento normal de las células, estimula la salud de la piel, cabello y uñas y colabora en la metabolización de los hidratos de carbono, las grasas y proteínas. Cuando hay déficit de esta vitamina, físicamente aparecen llagas y grietas en las comisuras de los labios, así como inflamación tanto en la piel como en la lengua. Esta vitamina se obtiene al comer nueces, almendras y beber jugos de frutas.

Niacina B3. Se encarga de mantener nuestra piel sana, contribuye a sintetizar las hormonas y al óptimo funcionamiento de los sistemas gastrointestinal y nervioso; nos protege contra los agentes cancerígenos, facilita muestro metabolismo celular, previene y se encarga de los problemas circulatorios y reduce nuestros niveles de colesterol y triglicéridos. La manera de detectar su deficiencia en nuestro organismo es al manifestar diarreas, ansiedad y nerviosismo, pérdida del apetito, enrojecimiento de ojos, demencia y dermatitis. La podemos prevenir comiendo semillas de girasol, avellanas y almendras, legumbres, frijol, vegetales como brócoli, tomates, zanahorias, espárragos y setas, y plátanos, pescados y pollo.

Vitamina B6. A nivel popular, se suele conocer a esta vitamina como la *vitamina de las mujeres* ya que se ha creído que contribuía a aliviar el síndrome o manifestaciones premenstruales como la irritabilidad y el desánimo.

Esta vitamina suele ser esencial para procesar los aminoácidos, regular los procesos mentales que influyen en el humor de la persona, ayudar a sintetizar los ácidos grasos, metabolizar el colesterol, mantener nuestra azúcar de la sangre a un nivel normal. Si, por desgracia, carecemos de ella, presentamos hiper-irritabilidad, dermatitis, depresión, estados de confusión hasta manifestar convulsiones. Todo esto lo podemos prevenir comiendo alubias pintas, lentejas, salmón, germen de trigo, pescado, verduras, legumbres, nueces y alimentos ricos en granos integrales.

Ácido fólico. Contribuye de manera importante en la formación de los glóbulos rojos de la sangre y es súper necesaria para la síntesis de los ácidos nucleicos. Si hay deficiencia, se experimentaría dolor en la lengua, grietas en las comisuras de la boca, diarrea, anemia y ulceración en intestinos y estómago. Si de prevenir se trata entonces hay que consumir mucha naranja, pechuga de pollo, remolacha, garbanzos, espárragos, coliflor, coles de Bruselas, frijoles y melón entre otros.

Vitamina B12 (Metilcobalona). Es importante para el metabolismo, ayuda a la formación de glóbulos rojos en la sangre y al mantenimiento del sistema nervioso central. Debido a su característica de hidrosoluble (soluble al agua) después de que el cuerpo utiliza esas vitaminas, las cantidades que sobran salen del organismo y las desechamos a través de la orina. Si careciéramos de su presencia en el organismo, se vería afectada la síntesis de nuestro ADN en el proceso de la duplicación celular causando alguna clase de anemia megaloblástica.

Es recomendada su ingesta de forma individual, esto es sin que venga con otros suplementos en un multivitamínico, cuando tenemos altos niveles de estrés o cansancio. A través de los mariscos, las carnes y las aves se puede conseguir en alimentos.

Biotina. Interviene en el metabolismo de las grasas, los hidratos de carbono y las proteínas. Colabora en la utilización del ácido fólico, vitamina B1, B5 y mantiene saludable el cabello. Si no se tiene en niveles óptimos se puede presentar anorexia, depresión, palidez, dermatitis, pérdida del cabello, vómitos, náuseas e inflamación de la lengua.

Calcio. Es un mineral fundamental para la salud de nuestros dientes, encías y huesos. Nos reduce la acumulación de colesterol, reduce nuestra presión arterial, los espasmos musculares, en algunos casos alivia el síndrome premenstrual, facilita la conducción nerviosa y contracción muscular. Si padeciéramos de este mineral la osteoporosis se haría de inmediato presente, también el sangrado en encías y raquitismo. Debemos consumir mucho brócoli hervido, frutos secos y semillas, tofu, vegetales marinos como las algas, trigo germinado, sardinas y salmón.

Extracto de semillas de uva o picnogenol. Antioxidante que tiene la función de bloquear las enzimas que degradan nuestro colágeno y otros tejidos conectivos; también previene la oxidación de las grasas del cuerpo y el colesterol. Lo podemos encontrar en las frambuesas, cerezas, uvas y en el vino.

Zinc. Nos ayuda a curar las heridas, a mantener nuestro colágeno saludable, estimula el metabolismo de nuestra energía, es efectivísimo para combatir los radicales libres y es esencial para la división de las células.

Si carecemos de zinc presentamos soriasis, eczema y empeora nuestro acné. Recomendamos tomarlo por separado. Lo mejor es mantener una alimentación rica en semillas de girasol, salmón, pavo y pollo.

Selenio. Es básico para la formación de glutatión, reduce los índices de determinados cánceres, proporciona alivio en caso de padecer soriasis y artritis reumatoide, protege a las células de los radicales libres, contribuye al buen funcionamiento del corazón y es súper necesario para el óptimo funcionamiento del sistema inmunológico. Así que no perdamos de vista el consumir mucho ajo, pescados y mariscos, carne de aves y coquitos del Brasil.

Potasio. Es el tercer mineral más abundante en nuestro cuerpo. Está implicado en la reacción de los nervios, en los movimientos musculares y en su mantenimiento saludable. Promueve el desarrollo celular y parte es almacenado a nivel muscular, por lo tanto, si es músculo y está siendo formado, como en periodos de crecimiento y desarrollo, un adecuado abastecimiento de potasio es esencial. Una disminución importante puede causar hipokalemia como resultado de situaciones como diarrea, diuresis incrementada, vómitos y deshidratación. Los síntomas de esta deficiencia incluyen debilidad muscular, fatiga, calambres a nivel gastrointestinal, estreñimiento, arritmias cardiacas y, en casos severos, parálisis respiratorias. Grandes fuentes de potasio son el brócoli, la remolacha, la berenjena y la coliflor; en frutas, los plátanos y las que contienen huesos como las uvas, el albaricoque, el melocotón, la cereza y la ciruela, entre otros.

Extracto de jengibre. Es un potente estimulante del sistema nervioso central y autónomo. Ha sido utilizado en la medicina tradicional como una cura para enfermedades inflamatorias; contiene compuestos fenólicos activos como el gingerol, paradol y shogoal que tiene propiedades antioxidantes, anticancerosas, antiinflamatorias y propiedades arteroescleróticas.

Extracto de leche de cardo o *milk thistle*. Apoya al hígado, reduce la posibilidad de muerte por cirrosis y mejora los resultados en los tratamientos de pacientes con hepatitis.

Luteína. De entrada, es un antioxidante, un compuesto químico de color amarillo que es encontrado en plantas, algas y bacterias fotosintéticas. Se utiliza como aditivo en el tratamiento comercial de los alimentos, y algunas fuentes de luteína las podemos obtener de los pimientos rojos, las coles, el repollo, la lechuga, las espinacas y la mostaza.

Licopeno. Es un pigmento vegetal que es soluble en grasas y aporta el color rojo característico a los tomates, las sandias y, en menor cantidad, a otras frutas y verduras. Las investigaciones confirman que la absorción intestinal del licopeno es mucho mejor, hasta 2.5 veces más, si se consume cuando se calienta como en las salsas que si se come en frío como fruta natural o zumo, esto debido a que el licopeno se absorbe mejor a través de las grasas y aceites por su liposolubilidad y a que, con temperaturas altas, se rompen las paredes celulares del fruto, que son las que dificultan la absorción del licopeno. Está en nuestro organismo tanto en sangre como en los tejidos, distribuyéndose de forma variable. De hecho, el licopeno es el carotenoide predominante en la composición de los tejidos humanos, concentrándose especialmente en la próstata lo que podría explicar su fuerte acción preventiva en la aparición de cáncer de próstata.

Segunda etapa:

En esta segunda etapa te vamos a recomendar que agregues 4 suplementos más a los 6 anteriores y no quites el multivitamínico ya que todos favorecen tu salud celular. Recuerda que es mejor consumir tus suplementos junto con los alimentos, a menos que se especifique lo contrario, para que tu cuerpo los trabaje como alimento.

SUPLEMENTO	SÍNTOMAS DE CARENCIA	FUENTES NATURALES	CANTIDAD ÓPTIMA DIARIA	CÓMO TOMARLO
Coenzima Q-10 (CoQ10)	Problemas de corazón, fatiga, función cerebral y nerviosa	Sardinas, cacahuates/ manís	200-600 mg	Consumir 100 mg en el desayuno y 100 mg en la comida como dosis mínima
L-carnosina	Estrés, degeneración neurológica, atrofia muscular, diabetes	Carnes rojas, pollo y pescado	1000-5000 mg	1000 mg en el desayuno
PS fosfatidilserina (Phosphatidylserine)	Problemas de memoria y aprendizaje, ansiedad. Problemas con el sueño	Carnes rojas, atún, sardinas, truchas, pollo, anchoas, zanahorias, lecitina de soja	100-800 mg Dosis promedio 300 mg al día, dos veces	1 cápsula hasta 3 veces al día. Es bueno tomar 300 mg antes de dormir
ALA ácido alfa lipoico (Alpha lipoic acid)	Problemas cardiovasculares y nerviosos	Carnes rojas, espinacas, brócoli, extracto de levadura	50-300 mg	Dividirlo en dos dosis: 150 mg desayuno y 150 mg comida

Co-enzima Q10 (Ubiquinona / ubiquinone). Es un potente antioxidante que ayuda a la mitocondria y a los centros de energía de las células a mantenerse jóvenes, lo que se traduce en una mayor vitalidad para tus células. La CoQ10 le ayuda a las células a autorepararse para mantenerse saludables. Ten mucho cuidado al elegir el tipo de CoQ10, inclínate por aquéllas cápsulas de gel que contengan ubiquinol ya que se absorbe mejor.

L-carnosina. Ésta es una combinación de dos aminoácidos importantes que se tienen en grandes concentraciones en los músculos, el corazón y el cerebro. Rejuvenece a la célula, posee grandes propiedades antioxidantes que nos protegen del daño de las radiaciones, mejora el funcionamiento del corazón, nos ayuda a recuperarnos más rápido de lesiones, es un gran neurotransmisor (conexiones en el cerebro) y nos limpia de metales pesados como arsénico, mercurio y plomo. Las evidencias sugieren que también fortalece el sistema inmunológico, reduce inflamación, previene la formación de ulceras gástricas, ayuda a eliminar el Helicobacter pylori, previene problemas de Alzheimer, previene la formación de cataratas y reduce los efectos del daño en la glucosa y la oxidación de proteínas. Si eres vegetariano, seguramente tendrás deficiencias de este aminoácido, así que es recomendable tomarlo como suplemento.

Ps-fosfatilserina (Phoshatidylserine). Es un lípido (grasa) esencial en la membrana celular, como la piel que rodea a las células. Ayuda a llevar los nutrientes dentro de la célula y a sacar los desechos. Si la membrana de la célula está dañada por falta de este lípido se bloquea y muere de hambre a la vez que se constipa. Dietas bajas en omega-3 reducen la cantidad de PS en el cerebro limitando su capacidad de almacenar, procesar y recordar. En la medida que envejecemos necesitamos más PS y nuestro sistema digestivo ya no es tan eficiente produciéndolo. Más de tres mil estudios demuestran que la PS es altamente efectiva disminuyendo la pérdida de memoria, incrementando la habilidad de pensar e intensificando el poder de concentración. Incluso en algunos lugares de Europa se usa para tratar el mal de Alzheimer. Además ayuda a reducir el estrés ya que mitiga los efectos del cortisol (la hormona del estrés).

Ácido alfa lipoico o ácido alphalipoico (ALA). Es una grasa encontrada dentro de las células, hidrosoluble, lo que significa que puede llegar a todos los rincones de las células, hasta donde otros antioxidantes no pueden, y neutraliza a los radicales libres. Es más de cuatrocientas veces más poderoso que la vitamina C y E juntas. Además hace sinergia con otros suplementos mejorando sus efectos. Por ejemplo, ALA junto con ALCAR proveen energía extra, mejor memoria, proporcionan un sueño mucho más reparador, una presión sanguínea más sana e incluso un cabello más brillante y piel con apariencia más joven.

ALA aumenta la sensibilidad del cuerpo a la insulina lo que mejora su habilidad para construir masa magra y reducir la grasa. También, se considera que tiene un impacto positivo en muchas enfermedades tales como diabetes tipo 2, hiperglicemia, glaucoma, cataratas, enfermedades del corazón, incluso con el Alzheimer. Ayuda a tratar la hepatitis y la obesidad. Se usa para apoyar la salud cardiovascular y mental, la función del hígado, salud de los ojos y para un sistema inmunológico saludable. Refuerza la potencia del glutatión, ayuda al hígado a desintoxicarse y protege al cerebro del daño por radicales libres. Este ácido trabaja muy bien en combinación con otros antioxidantes, por lo que se recomienda tomarlo en un suplemento que contenga ALA con Vitamina C y E.

Si eres diabético tienes que hablar con tu médico sobre el consumo de este suplemento, ya que se ha sabido que reduce la necesidad de consumir algunos medicamentos para diabéticos, y por otro lado, combinado con los medicamentos puede llegar a bajar demasiado tus niveles de azúcar en sangre ocasionándote algunos problemas indeseables.

Estos son los suplementos sugeridos para las dos primeras etapas. Si quieres ir todavía más allá y probar algo más, te damos una lista de suplementos que apoyan el rejuvenecimiento para iniciar la tercera etapa:

Tercera etapa:

SUPLEMENTO	BENEFICIO	DOSIS DIARIA RECOMENDADA	CÓMO TOMARLA
Curcumina	Poderoso anti-inflamante derivado del curry, protege de los agentes dañinos del ambiente. Se puede usar para tratar artritis. También ante el riesgo de padecer Alzheimer. Baja el colesterol malo. En la India era utilizado como tónico estomacal, para curar heridas, carencias en la visión, dolores reumáticos, tos, y en las enfermedades del hígado y para incrementar la producción de leche	400 mg	Se sugiere tomarla en ayunas, o con el desayuno. Es un excelente desintoxicante

SUPLEMENTO	BENEFICIO	DOSIS DIARIA RECOMENDADA	CÓMO TOMARLA
DHEA	Hormona natural que disminuye con la edad. El aumento de DHEA mejora el impulso sexual, fortalece el sistema inmunológico, mejora la memoria y el estado de ánimo	Mujeres 25 mg Hombres 50 mg	La dosis debe ajustarse de acuerdo a tus necesidades basada en un estudio de sangre. Se recomienda tener dosis recomendadas por un médico
Vitamina K2	Esencial para la formación de los huesos	1000 mg de 1 a 3 veces al día	Aquéllas personas tomando anti-cuagulantes deben consultar a su médico
Luteina con Zeaxantina (Seaxanthin)	Protege de cataratas, reduce el riesgo de la degeneración macular, reduce fatiga visual por estar frente al monitor de la computadora	20 mg de luteína y hasta 8 mg de zeaxantina (zeaxanthin) al día	Estos son los carotenoides dominantes que protegen a los ojos
Licopeno (Lycopene)	Poderoso carotenoide que protege contra el cáncer	15 mg diarios	La pasta de tomate es una de las fuentes naturales
Melatonina	Hormona natural que induce al sueño, combate la carencia de sueño y reduce el jet lag es decir, la descompensación horaria. Es un excelente antioxidante	1 a 10 mg sólo en la noche. Dosis promedio de 3 mg	Es dañino tomar más de 10 mg, la dosis debes ajustarla poco a poco

SUPLEMENTO	BENEFICIO	DOSIS DIARIA RECOMENDADA	CÓMO TOMARLA
Leche de cardo o milk thistle	Apoya al hígado, reduce la posibilidad de muerte por cirrosis, mejora los resultados en los tratamientos de hepatitis	150-600 mg divido en 2 o 3 dosis	Desayuno y cena. Dividir dosis
Probióticos	Apoyan en la digestión y absorción de grasas y carbohidratos. Combaten infecciones por bacterias y fortalecen el sistema inmunológico	30-60 billones CFU, en pastillas son de 1 a 3	Esta es una bacteria buena que se recomienda tomar en ayunas al despertarse
Palmetto o Saw Palmetto	Bloquea la enzima que causa la inflamación de la próstata	370 mg	Sólo para hombres
Selenio como Methylselenocysteina	Poderoso antioxidante con propiedades que combaten el cáncer	200 mg	Es mejor si se consume junto con vitamina E. Esta combinación protege contra el mercurio contaminante encontrado en pescados y mariscos
GLA o Ácido Gama Linolénico	Ácido graso esencial omega-6 que previene el bloqueo y endurecimiento de las arterias, reduce triglicéridos en sangre, frena el crecimiento de tumores malignos, contrarresta síntomas degenerativos del envejecimiento y es súper efectiva en tratamientos como artritis, asma, alcoholismo y esclerósis múltiple	250 mg	Deberás tomarla con la comida para incrementar su absorción

Nota: Es recomendado iniciar la primera fase, en conjunto con los primeros 30 días de dieta anti-inflamatoria, y sumar los multivitamínicos. La segunda fase realizarla el segundo mes, e ir agregando poco a poco los suplementos complementarios. Es importante ir fase por fase, mes por mes y, ante cualquier duda, consultar a tu médico.

Capítulo 2

Baja tu estrés y ponte en acción...

"Todo ser humano, si se lo propone,
puede ser escultor de su propio cerebro".

Santiago Ramón y Cajal,
Premio Nobel de Medicina 1906

BAJA TU ESTRÉS:
TU PREOCUPACIÓN Y ESE RITMO TE VAN A MATAR

¡Ring! ¡Ring! ¡Ring! ¡Por dios! ¡Otra vez no escuché el despertador! ¡Qué cansancio!... pero ¿en qué momento lo apagué que no recuerdo? En fin, otra vez voy tarde al trabajo...

Me baño lo más rápido que puedo, me medio peino, afortunadamente ayer por la noche dejé lista la ropa, el desayuno ni pensarlo, con que beba un sorbo de café o leche si bien me va, será más que suficiente. La verdad no quiero arriesgarme a llegar tarde al trabajo y más si encuentro el tráfico de siempre; me evito el dolor de cabeza y ¡ponerme de malas! Ya estoy fastidiado de buscar atajos para evitarlo y ¡nomas no puedo! y pensar en la inmensa fila que tengo que pasar para dejar el auto en el estacionamiento ¡uff! ¡No! ¡No! Mejor me apuro, pues será un día muy pesado y tengo muchas cosas por resolver.

¿Te suena conocida esta historia? Si verdad, es el pan nuestro de cada día de nuestra vida, despertando con la presión y tensión del tiempo encima, saltamos de la cama cual torbellinos mañaneros, una ducha rápida, ropa bien impecable, ¡claro! Si tuvimos la precaución de alistarla la noche anterior y si no, nos convertimos en magos sacando del clóset lo primero que encontramos, bajamos a la cocina, miramos el reloj con la mirada esperanzadora de que nos permita desayunar *algo* y ¿qué crees? ¡No!, el *señor tiempo* es un verdugo, sacó el látigo, un sorbo de café y te lanza hasta el baño para dos o tres cepilladas de dentadura y ¡vámonos!

La enfermedad del siglo XXI

El estrés es la respuesta del organismo ante cualquier tipo de cambio que se percibe como riesgo o amenaza. Genera ansiedad que, en cantidades pequeñas, es saludable, ya que estimula a adaptarse a las situaciones.

El problema es cuando uno se siente incapaz de responder a las nuevas demandas y se ve desbordado. Si el estrés persiste y el organismo no tiene capacidad para resistirlo se pueden ver afectadas las funciones fisiológicas.

Y a partir de aquí, ya conocemos esta vieja historia de nuestra vida: tensión y presión por cumplir las metas diarias, por llegar puntualmente a nuestros compromisos. Tratamos de evitar a toda costa el tráfico de las grandes ciudades, manifestaciones, todo aquello que merma la productividad de nuestro tiempo y nuestra calidad de vida, problemas con la pareja y ni hablar de hacer el amor pues sin darnos cuenta nos hemos convertido en personas anoréxicamente sexuales y cuando llegamos a hacerlo, ¡uy! A despachar a la otra persona con un *rapidito* pues hay pendientes por hacer al día siguiente; problemas con la familia, con los hijos, en caso de tenerlos; que el dinero no alcanzó para cubrir las colegiaturas de la escuela, que si pago el teléfono o la luz, que si no compré toda la despensa, que ya se acerca el fin de mes y tengo que pagar el alquiler o las tarjetas de crédito; problemas literalmente hasta con el perro, porque ya no contamos con el tiempo suficiente para pasearlo en el parque como solíamos hacerlo, y, ¿para disfrutar de una película o de un buen libro?

El ritmo de nuestra vida a lo largo del tiempo se va modificando y estos cambios suelen ir acompañados de muchas más responsabilidades, aumentando las presiones y tensiones lo que da como resultado una vida demasiado estresante.

¡Estrés!, es muy alto el costo que tenemos que pagar por vivir con él ¿no te parece? Y que mejor manera de evitarlo o de por lo menos controlarlo, que conociéndolo.

¿Estás estresad@?

1. En promedio, ¿duermes menos de nueve horas por las noches?
2. ¿Presentas dificultad para conciliar el sueño o te cuesta permanecer dormido?
3. Al despertar por las mañanas, ¿sientes más cansancio que al acostarte?
4. Se acerca la hora de dormir y repentinamente ¿aparece de la nada un "segundo impulso" de energía que te mantiene despierto por las noches?
5. ¿La mayor parte del día te sientes cansado y adolorido?
6. ¿Padeces de infecciones de las vías aéreas superiores (fosas nasales y boca) con frecuencia?
7. Haces ejercicio hasta quedar exhausto y ¿deseas la "subida de energía" que te da el ejercicio?
8. ¿Vives y mueres por estimulantes como el café, la nicotina, chocolate, dulces, pan, bebidas energéticas, alcohol?
9. Subes de peso alrededor de la cintura, ¿a pesar de cuidar tus alimentos?
10. ¿Has tenido problemas de memoria?
11. ¿Tienes problemas depresivos o transtorno afectivo estacional?
12. ¿Recuerdas lo que es el sexo?

¿Cuántas repondiste de forma positiva? ¿Dos, tres ...? Si contestaste 3 o más, probablemente sufres estrés. Sigue leyendo...

Poco conocemos de este *mal-estar* y lo peor es que muy pocos lo identificamos como una acción que trabaja sigilosa y silenciosamente en nuestro organismo, y más allá de mirarlo como un cáncer para nuestra mente, cuerpo y alma, debemos de conocer su funcionamiento y la manera en que se presenta en el organismo, pues de ello dependerá la manera de sacarle el mejor provecho posible para nuestro beneficio evitando convertirlo en algo crónico que pueda afectarnos.

Hagamos una diferenciación del estrés para entenderlo de manera simple, se divide en *eustrés*, considerado un estrés positivo que llena nuestros días de vigor y energía y el *distrés*, la parte negativa que puede acabar con nuestra vida atacando a nuestros órganos. El experimentar el positivo o negativo dependerá de nuestros factores de aprendizaje que nos predisponen a vivir uno u otro en relación con cada agente causal, es decir, con todo aquello que para nosotros puede convertirse en un agente estresante como el sonar de tu celular, la llamada a tu puerta, el término de cada mes porque se viene la tremenda ola de pagos que hay por liquidar, la sobrecarga en tu trabajo, el tráfico, etc., y cuando estas experiencias se convierten en parte de tu cotidianidad no resulta extraño que te levantes por las mañanas agotado y continúes así por el resto del día hasta llegada la noche donde de nueva cuenta experimentarás un sueño poco reparador, sin lograr descansar.

Bajo este esquema de vida, podemos comprobar que innumerables agentes externos e internos son capaces de producir un impacto en nuestro sistema nervioso, el estrés en general siempre es una respuesta de carácter fisiológico y nuestro cuerpo lanza una segregación de hormonas que originan cambios en distintas partes de nuestro organismo, y eso está perfecto, porque son hormonas necesarias para afrontar cualquier situación, reto u obstáculo que se nos presente, el problema viene cuando se vive como estrés negativo aunque el estímulo desencadenante no sea tan poderoso, la respuesta en automático es distrés.

El estrés nos acompaña en muchas situaciones de la vida moderna, y el organismo es capaz de afrontarlas a través de la regulación de sus sistemas de defensa. Pero cuando se vuelve persistente e intenso, altera el funcionamiento de los principales centros reguladores del organismo –el hipotálamo, la hipófisis y la glándula suprarrenal entre otros– creando un círculo vicioso que afecta a todo el organismo.

*Cuando el estrés se vuelve una constante altera el hipotálamo,
la hipófisis y la glándula suprarrenal, desequilibrando todo el organismo.*

Un estrés prolongado y repetido, sea bueno o malo, nos hace envejecer más rápido ya que pone en riesgo el equilibrio de todos nuestros sistemas orgánicos y produce reacciones que terminan provocándonos daños. Al prolongarse el estrés, los niveles de hormonas importantes como el cortisol, las sexuales y tiroideas bajan considerablemente y nuestras reservas y producción de nuevas hormonas disminuyen poco a poco.

¿Cómo actúa el estrés?

El estrés es la respuesta del cuerpo a condiciones externas que perturban nuestro equilibrio emocional. El resultado fisiológico de este proceso es un deseo de huir o de confrontar violentamente la situación que lo provoca y en esta reacción participan todos los órganos y funciones del cuerpo, incluidos cerebro, nervios, corazón, flujo sanguíneo, el nivel hormonal, la digestión y función muscular. Son dos tipos de estrés, el bueno, que es una respuesta normal de nuestra parte ante las situaciones de peligro, y el organismo se prepara para combatir o huir mediante la secreción de sustancias como la adrenalina, diseminándose por toda la sangre y es percibida por receptores especiales en distintos lugares de nuestro organismo; es entonces cuando el corazón late más fuerte y rápido, nuestras pequeñas arterias que irrigan la piel y otros órganos se contraen para disminuir la pérdida de sangre en caso de sufrir heridas y también para dar prioridad al cerebro y órganos más críticos para la acción, como el corazón, pulmones y músculos; la mente aumenta el estado de alerta y los sentidos se agudizan.

El estrés es malo cuando se vuelve crónico, (¿recuerdas lo que pasa con la inflamación que también es un gran mecanismo del cuerpo, pero cuando la volvemos crónica nos enfermamos, envejecemos y desequilibramos nuestros cuerpos?) pues la demanda de adrenalina se alarga en exceso y la dopamina, sustancia que dirige el centro del placer, se agota, con lo que se desencadenan reacciones de ansiedad, depresión y angustia que se pueden manifestar de múltiples maneras: sudores, taquicardias, mareos, dolor de cabeza, cuello y espalda; alteraciones gastrointestinales, trastornos depresivos, pérdida de interés sexual, cutis oscurecido principalmente en la cara y cuello...

Por todo lo anterior hemos incluido en este *ABC* el control del estrés, porque el estrés y su control forman parte de todas y cada una de las funciones corporales positivas y negativas. Día a día toma mayor importancia su estudio, su diagnóstico y, lo más importante, su trato multidisciplinario. Cualquier programa exitoso anti-edad y anti-inflamatorio debe incluir un plan para controlar el estrés, ya que sin él no podremos llegar a los 120 años y sin enfermedad.

Con altos niveles de estrés envejecemos rápidamente, el pelo se encanece y se cae, las arrugas aumentan día a día, la calidad de la piel se degrada, el cansancio es continuo y se tiene un gran sufrimiento interior. Todos los estudios son contundentes y demuestran que el estrés crónico y prolongado desarrolla la aparición de todas las enfermedades crónicas degenerativas y aumenta la mortalidad por cualquier causa.

¿Qué te causa estrés?

Tu entorno social. Como ya mencionamos anteriormente, la familia, el trabajo, los amigos, otros entornos, lo valores sociales, el dinero, etc., y cada contexto social tiene un patrón de respuestas y reaccionaremos de acuerdo a éste, pero cada uno de nosotros lo hará de manera independiente de acuerdo a su propia personalidad.

Causas biológicas. Generalmente producen enfermedades vinculadas a los procesos degenerativos. Las enfermedades significan una sobrecarga para el organismo debido a la necesidad de adaptarse para superarlas; las toxinas afectan nuestro sistema inmunológico, favoreciendo la enfermedad y dificultando nuestra recuperación, pero, ¿qué nos intoxica? La más complicada y contaminante de las toxinas es la nicotina, que es una de las tres mil sustancias que contiene el cigarrillo. Otro elemento tóxico son las drogas, el café y el alcohol. Estas sustancias tienen la capacidad de producir una demanda de adaptación al organismo a tal punto, que, cuando sobrepasa ciertos límites nos *sanciona* o *nos pasa la factura,* por así llamarlo, para llevar a cabo su funcionamiento; y si a esto le agregamos un aumento en el consumo de este tipo de sustancias y aparecen otros factores estresantes, nuestro cuerpo realizará sus funciones básicas con mucho trabajo y tendremos un deterioro evidente al que cada vez le resultará más complicado adaptarse y realizar un siguiente esfuerzo; y, para terminar este grandioso coctel de distrés biológico, cuando se carece de nutrientes básicos y de una buena alimentación ponemos en riesgo el equilibrio homeostático del organismo, es decir, cuando nuestro cuerpo sufre alguna carencia, surge una necesidad biológica o sicológica para satisfacerla y los impulsos actúan entonces para encontrar ese equilibrio interno, buscando la satisfacción de esta necesidad. Si se alcanza ésta, la tensión desaparece y nuestro organismo retorna a su estado inicial, calmándose la tensión que originó este desequilibrio. No cabe duda que el cuerpo humano es una máquina perfecta, pero sí es importante ayudarlo y evitar los agentes tóxicos que merman su funcionamiento.

Causas climáticas. Aunque parezca insólito, el clima afecta el funcionamiento de nuestro organismo, modificando sus requerimientos de adaptación al entorno y al medio ambiente, afectándonos el frío, el calor, la humedad, etc., y lo mismo nos ocurre con la altura; una persona que vive en las provincias de Venezuela, en la Ciudad de México o en Brasil, modifica su química interna, de forma que su sangre pueda absorber más oxígeno y se torne más espesa, y esta simple y sencilla adaptación, modifica sus expectativas de longevidad dificultando sus nuevas adaptaciones.

Estrés mental y emocional. Lo mental y emocional son considerados por la medicina como factores importantes que detonan una interminable cadena de enfermedades. Y, como mencionábamos al principio, mente y cuerpo siempre van unidos y de ahí la importancia de los elementos psicosomáticos. No perdamos de vista que somos un todo, la mente, los pensamientos y las emociones van de la mano, hay que mirarnos de manera funcional e integral; debemos conocernos y aprender a controlar nuestras emociones negativas, así como los procesos que alteran el frágil equilibrio de nuestra salud y bienestar produciéndonos de esta manera múltiples enfermedades.

Proceso del estrés

1.- Etapa de alarma. Es la reacción del organismo ante una amenaza inmediata, real. De esta reacción se encarga el sistema neuroendocrino a través de la segregación de hormonas que aceleran el pulso. Entonces el cuerpo se prepara para el combate o la huída, produciendo a nivel interno cambios en el organismo y quemando energía. Si sale triunfante de este evento, el cuerpo retornará a su normalidad. Los responsables de activar este proceso son la adrenalina y la noradrenalina que se encargan de *encender* todos los sistemas para que funcionen al límite, adaptándose a las necesidades en un mínimo espacio de tiempo. También hay otro elemento importante, el cortisol segregado que contribuye en la acción de recuperación, aportando energía y produciendo efectos anti-inflamatorios.

2.- Fase de resistencia. Cuando la fase de alarma se mantiene o se repite en el tiempo, el organismo reacciona adaptándose al esfuerzo requerido, por ejemplo al ruido de los vecinos, los contaminantes ambientales, etc., y si el organismo detecta que no puede hacer nada para regresar a su equilibrio original, entonces se adaptará a las nuevas necesidades requeridas pagando cierto costo.

3.- Etapa de agotamiento. Cuando el cuerpo no puede continuar con tanto esfuerzo, las energías terminan por acabarse, la estabilidad interna que tenía nuestro organismo, después de estar amenazado durante un largo tiempo, se rompe afectando el sistema inmunológico; es decir, acabamos de manera gradual con la resistencia a los agentes patógenos y es cuando la enfermedad aparece. Y si este desgaste ha sido excesivo nuestra vida corre peligro pues podemos llegar a colapsar el organismo presentando derrames cerebrales, hipertensión, infecciones, infartos, cáncer, etc.

Como ya vimos, el sistema está diseñado para garantizar la seguridad del organismo frente a las amenazas externas e internas y procurarle su supervivencia y defensa. Pero no nos confiemos, ya que surge un inconveniente cuando la mente alerta con frecuencia al sistema neuroendocrino, pues detecta situaciones de pánico o peligro y el cuerpo, con sólo percibir que se encuentra en riesgo, en automático se *sobredefiende* y, este *sobretrabajo* del organismo, desgasta nuestras glándulas adrenales, agotándolas, y entrando a estados de estrés profundos o en su caso fatigas crónicas. Nuestras aliadas diarias para este ritmo de vida interno son la insulina y el cortisol, conocidas como *hormonas del estrés*. El cortisol nos proporciona el empuje ante circunstancias de peligro y la insulina nos abastece de combustible, producto del consumo de alimentos; pero ojo, cuando los niveles de ambos son elevados causan daños graves como la obesidad o diabetes. Caer en exceso de estados de estrés, beber café, ingerir azúcares y otros carbohidratos no ayudan; pero modificando nuestra alimentación y hábitos podemos contrarrestar estos niveles.

¿Qué es el estrés?

Es cualquier reacción ante un estímulo físico, emocional o mental que altera el equilibrio normal de nuestro organismo, las principales fuentes de estrés vienen del entorno laboral, familiar, implicaciones económicas, los pagos de cuentas, el medio ambiente, la distribución de nuestros tiempos, la falta de sueño o de disfrutar de un buen descanso, el consumo de alcohol y tabaquismo. Ante esto, nuestro organismo reacciona con una serie de cambios fisiológicos: nos aumenta la presión arterial, se acelera la frecuencia cardiaca, manifestamos tensión muscular, nuestro nivel de colesterol se eleva, etc., prácticamente todos los órganos y las funciones de nuestro organismo reaccionan ante el estrés y este conjunto de cambios físicos nos prepara para afrontar un peligro inminente; y no nos referimos a la integridad física sino a la reacción que hace nuestro organismo ante la amenaza real, y el resultado es que, cuando nos convertimos en asiduos clientes del estrés o lo padecemos por periodos prolongados, el organismo pierde muchos nutrientes y vamos mermando nuestra capacidad para reponerlos, manifestando alteraciones digestivas que nos pueden llevar a desarrollar enfermedades.

Así que toma medidas que contrarresten tus niveles de estrés. Escúchate y detecta qué te estresa para comenzar a atacar por ahí sin olvidar la parte emocional, haz una buena alimentación y compleméntala utilizando chamomille un suave relajante que ayuda al tracto digestivo, el ginkgo biloba te ayuda al correcto funcionamiento del cerebro y a la buena circulación, utiliza el catnip, una eficaz hierba anti estrés así como la schizandra o dong quai; la valeriana o el hops para que tu sistema nervioso no se sobrecargue. Piensa en pasatiempos que te agraden y practica alguno, realiza ejercicios de respiración y haz todo lo necesario para que tus espacios estén libres de estrés. Bríndate solo o acompañado, un relajante baño caliente con aceites y aromas esenciales para estimularte olfativamente también. Existen un sin número de alternativas que pueden contribuir a controlar tu estrés, simplemente abre todos tus sentidos y escúchalos, deja que tu organismo hable y permítele darle una mejor calidad de vida y funcionalidad.

Una epidemia de estrés: posibles efectos del estrés

El médico Hans Selye, el hombre que acuñó la palabra *estrés* e hizo el primer trazado de sus efectos biológicos, dice: *"El médico moderno debe saber tanto acerca de las emociones y de los pensamientos como de los síntomas de la enfermedad y las drogas. Este enfoque parece el mayor potencial de curación que la medicina nos ha dado hasta la fecha."*

Estamos viendo una epidemia de trastornos relacionados con el estrés en nuestra sociedad, incluyendo la depresión, la ansiedad, el autismo, el trastorno por déficit de atención, los trastornos de la memoria y la demencia. Éstos están haciendo a la industria farmacéutica altamente rentable.

El Dr. Mark Hyman nos dice: *"Usted ve que los estadounidenses viven de la cafeína y el Prozac. Usamos sustancias para manejar nuestros estados de ánimo. De hecho, los cuatro artículos más vendidos en las tiendas de comestibles son todos los medicamentos que utilizamos para gestionar nuestro estado de ánimo y la energía: la cafeína, el azúcar, el alcohol y la nicotina."*

Pero, ¿cómo podemos realmente hacer frente a la raíz de este problema? Lo veremos un poco más adelante, ¡no te estreses! Encontramos soluciones para ti y sí funcionan.

95 por ciento de todas las enfermedades son causadas o empeoradas por el estrés

Sus efectos pueden ser diversos, puedes experimentar dolores de cabeza ocasionales hasta volverse frecuentes, fatiga crónica que no desaparece aunque descanses, desesperación, cansancio, problemas circulatorios como pesadez en las piernas o varices, contracturas musculares en el cuello, dorso o zona lumbar que no desaparecen con el descanso, pérdida ocasional de la memoria, dolores de estómago, estreñimiento, colitis, insomnio, dificultad para dormir o descansar, sensación de estar despierto mientras se supone que tendrías que estar durmiendo, falta de concentración, pesimismo, aumento en el consumo de comida, azúcares, tabaco o alcohol.

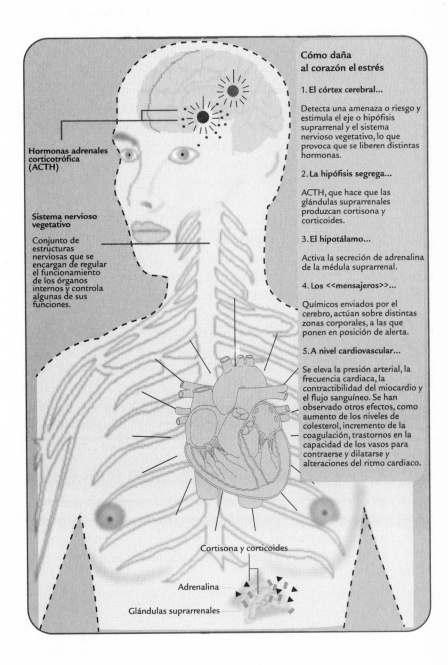

Hormonas adrenales corticotrófica (ACTH)

Sistema nervioso vegetativo

Conjunto de estructuras nerviosas que se encargan de regular el funcionamiento de los órganos internos y controla algunas de sus funciones.

Cómo daña al corazón el estrés

1. El córtex cerebral...

Detecta una amenaza o riesgo y estimula el eje o hipófisis suprarrenal y el sistema nervioso vegetativo, lo que provoca que se liberen distintas hormonas.

2. La hipófisis segrega...

ACTH, que hace que las glándulas suprarrenales produzcan cortisona y corticoides.

3. El hipotálamo...

Activa la secreción de adrenalina de la médula suprarrenal.

4. Los <<mensajeros>>...

Químicos enviados por el cerebro, actúan sobre distintas zonas corporales, a las que ponen en posición de alerta.

5. A nivel cardiovascular...

Se eleva la presión arterial, la frecuencia cardiaca, la contractibilidad del miocardio y el flujo sanguíneo. Se han observado otros efectos, como aumento de los niveles de colesterol, incremento de la coagulación, trastornos en la capacidad de los vasos para contraerse y dilatarse y alteraciones del ritmo cardiaco.

Cortisona y corticoides

Adrenalina

Glándulas suprarrenales

Estudios previos han demostrado que el estrés está relacionado a un aumento en la frecuencia cardiaca y a un sistema inmunológico debilitado, hoy día, especialistas en la materia han descubierto que los niveles elevados de estrés parecen aumentar los niveles de colesterol, siendo un factor de riesgo para padecer enfermedades cardiacas y circulatorias. Hagamos conciencia de que el estrés puede predisponer, volver crónica y acelerar todo tipo de enfermedad e ineficiencia física, debilitando nuestro organismo y disminuyendo su vitalidad, además de provocarnos daño de tipo fisiológico a varios órganos y sistemas del cuerpo, orillándolo a la pérdida de su funcionalidad y de nuestro reloj biológico interno, de ahí el proceso de envejecimiento.

Por lo tanto, si mantenemos un bajo nivel de estrés y realizamos un buen manejo del mismo, reduciremos de manera significativa la velocidad del envejecimiento, ya que ambos elementos influyen de manera fundamental en nuestro reloj biológico interno, el cual podemos controlar.

Es muy importante, entonces, tener en cuenta lo siguiente:

- 95 por ciento de todas las enfermedades son causadas o empeoradas por el estrés.
- El bajo nivel socioeconómico se asocia con peores resultados de salud y un mayor riesgo de muerte por todas las causas. Esto no es debido a malos hábitos de salud, pero debido a sentimientos de impotencia y pérdida de control.
- El racismo internalizado y el estrés se asocian con altas cantidades de grasa del vientre.
- Las hormonas del estrés dañan el hipocampo, centro de la memoria en el cerebro, que causan la pérdida de memoria y demencia.
- En un estudio de personas que se ofrecieron voluntariamente para que se inyectaran en sus narices los virus del resfriado, sólo las personas con un alto nivel de estrés percibieron tener resfriados.
- Las mujeres con cáncer de mama metastásico sobrevivieron el doble de tiempo siendo parte de un grupo de apoyo.
- Pertenecer a un grupo, (religioso, club de lectura, club social…) reduce el riesgo de muerte por todas las causas y aumenta la longevidad a pesar de los hábitos de salud.

- En un estudio con médicos, los que puntuaban alto en los cuestionarios de hostilidad tenían un mayor riesgo de ataques cardíacos que los que fumaban, tenían exceso de peso, presión arterial alta o no hacían ejercicio.

El estrés y la belleza

El estrés entra en relación con la belleza ya que es dañino para todo el cuerpo y puede ser causa primaria de acné, picazón en la piel, caída de pelo, sudor excesivo, rosácea y herpes oral. También puede producir insomnio, ansiedad para comer en exceso, fumar o beber, lo cual termina afectando de manera secundaria la apariencia de nuestra la piel.

En cuanto al sueño...

Por la noche la secreción de cortisol es baja y no lo necesitas, pero durante periodos de estrés los niveles de cortisol permanecen altos haciendo que permanezcamos despiertos y pensativos. De hecho, el insomnio crónico se asocia con niveles altos de cortisol y las consecuencias metabólicas son el aumento de peso y de todos los factores de inflamación; hay incremento del riesgo cardiovascular, la fatiga y la pérdida de memoria a corto plazo y desarreglos en el metabolismo de la hormona tiroidea entre otros más.

Escala de estrés

Con un nivel de 250 o más puedes encontrarte en una situación de sobre-estrés y sería conveniente consultar a un profesional de la salud.

Muerte de la pareja	100
Divorcio	60
Menopausia	60
Separación de la pareja	60
Encarcelamiento	60
Muerte de un pariente cercano	60
Enfermedad o incapacidad	45
Matrimonio	45
Despido	45
Reconciliación de pareja	40
Retiro	40
Trabajar más de 40 horas a la semana	40
Embarazo	35
Problemas sexuales	35
Llegada de un nuevo miembro a la familia	35
Cambio del rol en el trabajo	35
Cambio en el estado financiero	35
Muerte de un amigo	30
Discusiones de pareja	30
Hipoteca o préstamo hipotecario	25
Problemas hipotecarios	25
Dormir menos de 8 horas	25
Problemas con la familia	25
Logro personal sobresaliente	25
La pareja comienza o deja de trabajar	20
Comenzar o terminar la escuela	20
Cambios en las condiciones de vida	20
Cambios en hábitos personales	20
Alergia crónica	20
Problemas con el jefe	20
Cambios en el horario o condiciones de trabajo	15
Cambio de residencia	15
Síndrome premenstrual	15
Cambio de escuela	15
Cambio de actividades sociales	15
Vacaciones navideñas	10

Ya entendimos mucho sobre el estrés, pero ¿cómo lo identificamos en nuestra vida?

¿Sabes dónde está el botón de pausa? ¿Sabes cómo activarlo? Si no es así, tu cerebro podría estar en un gran problema.

Vivimos en un mundo estresado. Todo en nuestro entorno, desde la presión constante en el trabajo, hasta los niños, pasando por nuestra dieta de todos los días y las toxinas ambientales, desata una lucha entre nuestros cuerpos y mentes. La forma en que vivimos nos lleva a tener dificultades para concentrarnos, recordar y sentirnos felices y vivos.

Aparte de tomar desayuno regularmente y comer más frutas y verduras, la otra característica única presente en todas las personas sanas es la *resiliencia*, la capacidad de recuperarse o adaptarse fácilmente a la desgracia o al cambio, para sobreponerse a períodos de dolor emocional y traumas. Cuando un sujeto o grupo (animal o humano) es capaz de hacerlo, se dice que tiene una resiliencia adecuada, y puede sobreponerse a contratiempos e incluso resultar fortalecido por los mismos.

¿Cómo podemos desarrollar este sentido de la resiliencia? Una forma es aprender cómo conseguir y permanecer relajado, incluso en situaciones de estrés. El estrés no va a desaparecer, o lo manejas, haciéndote amigo de él, conociéndolo y siendo estratega, o explotas cada vez que tienes un problema (aunque no lo exteriorices) y terminas, si te va bien, en tu cama, enfermo, cansado o fatigado, porque también puedes ir a parar al hospital.

Hay una frase que nos gusta mucho: *"la farmacia más rica, importante y abundante del mundo, está entre tus orejas"*. ¡Exacto!, tu mente es tu farmacia, todo lo que necesitas puedes encontrarlo ahí, hay una *droga* adecuada para cada ocasión, sólo tienes que saber preparar la receta adecuada para cada síntoma que se presente. Puedes usar los ingredientes o medicamentos indicados si eres consciente de tu propio síntoma y dolencia.

El manejar las situaciones de estrés requiere de práctica, y por eso, como número uno, te invitamos a practicar. Hay que relajarse haciendo ejercicio de manera consciente participando en el proceso de suavizar y calmar la mente y el cuerpo.

Otra forma es, simplemente, reducir la cantidad de factores de estrés en tu vida. Muchos de nosotros ni siquiera hemos identificado lo que nos hace sentir abrumados todo el tiempo. Y menos aún hemos focalizado los factores de estrés que podríamos eliminar de nuestras vidas. Si estás preparado para echar una mirada más minuciosa a tu vida, te invitamos a que sigas leyendo y practicando.

Cuestionario de disfunción adrenal

Responde este cuestionario para evaluar tu respuesta al estrés y el nivel de estrés en tu vida.

En la casilla que corresponda coloca una cruz por cada respuesta positiva.

Ve a la puntuación a continuación para determinar qué plan de atención debes utilizar. Realiza esta prueba antes de iniciar el programa y una vez más, después de haber completado el plan alimenticio anti-inflamatorio. Te recomendamos evaluar tus avances realizando este test cada vez que lo necesites.

Preguntas	Hoy	Después
Me siento fatigad@		
Me siento maread@ cuando me levanto		
Tengo hipoglucemia (azúcar baja en sangre)		
Se me antoja la sal		
Tengo dolores de cabeza		
Tengo deseos de comer dulces		
Tengo presión arterial baja		
Tengo ojeras		
Tengo problemas para dormir y/o permanecer dormid@		
Tengo sueño no reparador (no me siento revitalizado)		
Tengo confusión mental o dificultad para concentrarme		
Tengo infecciones frecuentes (resfriarse con facilidad)		
No tolero el ejercicio y me siento después completamente agotad@		
Me siento agotad@ la mayor parte del tiempo		
Me siento cansad@ pero por momentos con más energía		
Mis músculos están débiles		
Retengo líquido		
Tengo ataques de pánico		
Me sorprendo con facilidad		
Tengo frecuentes palpitaciones del corazón		
Tengo que empezar el día con cafeína		
Tengo pésima tolerancia al alcohol, la cafeína y otras drogas		
Me siento débil y tembloros@		
Tengo las palmas y pies sudorosos cuando me encuentro nervios@		

→

PUNTUACIÓN _____

PLAN DE ACCIÓN A TOMAR

Si marcaste:

0-7   Completa el programa de 30 días que viene en este libro.

8-10   Completa el programa 90 días y toma en cuenta el capítulo de actitud.

11 o +   Realiza los dos pasos anteriores y deberás visitar a tu médico para obtener ayuda adicional. Realiza exámenes hormonales.

Identificar y eliminar el estrés: Eres lo que piensas, sientes, y haces

Entendiendo que el ser humano es un *todo* dimensional, donde lo que pensamos y sentimos se refleja en nuestro accionar, en nuestro cuerpo, podremos darnos cuenta de qué está pasando con nosotros en relación al estrés.

Pocas veces le damos una mirada de cerca a nuestros hábitos. Tanto lo que hacemos como lo que pensamos y somos, es algo que sucede de forma regular, sin conectar las decisiones que tomamos en nuestra dieta, en nuestras relaciones, en nuestro trabajo e incluso en el uso de sustancias que alteran el cerebro como el azúcar, la cafeína y el alcohol. Comer comida chatarra, beber seis tazas de café al día, los dos cócteles por la noche para calmarnos, ver 5 horas de televisión, hacer un trabajo que odiamos, estar atrapado en relaciones que no dan paz o alegría a nuestro ser... Te tenemos una noticia, cada cosa que hacemos con nosotros mismos tiene consecuencias en nuestros cuerpos y mentes.

Deberás por lo tanto mantenerte atento a estos síntomas de estrés crónicos potenciales:

- Ansiedad, preocupación, culpa
- Irritabilidad, enojo, frustración
- Depresión
- Soledad
- Desorganización, confusión, distracción
- Dolores de cabeza, musculares, de cuello, de espalda
- Estreñimiento
- Insomnio

- Ardor de estómago, problemas de estómago, náuseas
- Pérdida o aumento en el peso
- Problemas de la piel
- Pérdida de la libido

Siendo realistas, nadie puede eliminar todas las causas de estrés en su vida. Sin embargo, todos podemos hacer un inventario, un examen minucioso de nuestros hábitos diarios y considerar qué cosas que desencadenan el estrés podemos dejar de lado y qué cosas podemos añadir en nuestra vida para sanarla. (Más adelante encontrarás más información que te ayudará a poner en marcha esto).

Te damos un ejemplo antes de que hagas la evaluación que te sugerimos: Nuestro trabajo es nuestro sustento de vida, puede ser agobiante y estresante, nos puede causar sensaciones de frustración, porque tenemos problemas con nuestro jefe o compañeros, o porque la competencia nos *mata*. Si sumamos, que la retribución financiera no es la que queremos, eso lleva a momentos de angustia, que provocan cansancio, dolor de cabeza, lo que nos lleva a comer comida rápida, azúcar y mucho café para mantenernos despiertos.

Ahora sí evaluaremos dónde estás parado.

Evalúa tu nivel de estrés diario

Reflexiona sobre un día cotidiano de tu vida y revisa la siguiente lista. En una escala de 0 a 3 señala la cantidad de complicación/empeoramiento o de satisfacción/placer, que consideres hayan contribuido a tu nivel de estrés. Toma en cuenta que algunos elementos pueden ser fuente de respuestas idénticas, es decir, pueden complicar tu día y dar placer. Escribirás una respuesta para cada elemento tanto en la columna de complicación/empeoramiento como en la de satisfacción/placer. Para entender mejor, *el trabajo* a nosotros, nos da placer, pero hay momentos que nos produce complicación en el estrés.

Te proponemos que este *test* los hagas por lo menos una vez a la semana, para que vayas evaluando, semana con semana, cómo vas evolucionando con el *ABC* del libro y las técnicas de manejo de estrés propuestas.

Evalúa tu nivel de estrés

0 = Ninguna o no aplicable
1 = Un poco
2 = Bastante/regularmente
3 = Mucho/con mucha frecuencia

Complicación/ empeoramiento	Por favor, evalúa:	Satisfacción/ placer
	Personas alrededor de tu vida	
	Niños	
	Pareja	
	Familiares	
	Amigos	
	Compañeros de trabajo, jefe	
	Mascotas	
	Contexto laboral	
	Estabilidad laboral	
	Carga de trabajo	
	Te genera estrés tu tiempo libre en el trabajo	
	Beneficios que se ofrecen	
	Tu medio ambiente	
	Acontecimientos de actualidad y el tráfico	
	Economía	
	Tiempo	
	Situaciones en tu comunidad o vecindario	

→

	Tu horario diario	
	Tiempo dedicado a la familia o amigos	
	Tiempo sólo para ti	
	Tareas domésticas y trabajos de jardinería	
	En tu tiempo de esparcimiento te la pasas con tu blackberry, teléfono y tu laptop en la mano	
	Cocinar y comer	
	Entretenimiento y recreación	
	Organización personal	
	Tus Finanzas	
	Pagar tus impuestos, tus servicios, las escolaridades, gastos de vivienda, mensualidades, membresías, tarjetas de crédito	
	Tus ahorros, tus inversiones, tu cuenta bancaria, tu ahorro para la vejez	
	Salud personal	
	La apariencia física	
	Capacidades físicas y mentales Memoria	
	Beber o fumar, consumo de drogas	
	Sexo, líbido y la intimidad	
	Actividad física	
	Nutrición	
Complicación/ empeoramiento puntuación =	Suma el total de cada columna.	Satisfacción/ placer puntuación =

Tu puntuación diaria de equilibrio = Vida
Resta tu puntuación de complicación de tu puntuación de satisfacción

→

Resultados

Puntuación igual o inferior a -25

Indican que tu vida diaria es bastante estresante e incluye bastantes situaciones que te preocupan o te causan molestias, debido a los patrones diarios que tiendes a repetir con el paso del tiempo. Significa que los aspectos negativos de tu vida diaria contribuyen a un nivel no saludable de estrés. Tendrás que aprender a reducir de forma efectiva las respuestas de estrés y sentimientos, y aumentar la cantidad de satisfacción que obtengas de las actividades diarias y las responsabilidades que podrán beneficiarte, especialmente si ya presentas algún síntoma físico o emocional de estrés.

Puntuación entre -24 y 24

Tienes probablemente un buen equilibrio entre las actividades diarias que te dan satisfacción y las actividades diarias que te causan molestias. Una rutina que proporciona más agravamiento que satisfacción o placer, podría poner en riesgo tu salud. Sigue leyendo para saber cómo ayudar a mantener el sano equilibrio que ha alterado e incluso ha inclinado la balanza aún más a tu favor, al contrarrestar los efectos dañinos del estrés.

Puntuación igual o superior a 25

Indica que la probabilidad de tener satisfacciones en tu vida diaria es más alta que la situación de agravamiento. Es una buena señal a largo plazo, tanto física como emocional. Continúa leyendo y averigua cómo mantener este nivel de satisfacción en tu vida, cómo trabajar los factores del estrés y cómo aprender a contrarrestar sus efectos dañinos.

Esta prueba no pretende reemplazar la evaluación clínica, simplemente contribuye a evaluar tus sentimientos respecto a ciertos acontecimientos, personas y lugares que conforman el contexto de tu vida diaria. Además otros artículos no incluidos en esta lista, podrían influir de manera positiva o negativa en tus niveles de estrés diario y sólo un médico o profesional de salud mental, puede hacer una evaluación precisa de cómo el estrés afecta tu salud física y emocional.

Ya sabemos dónde estás en tu vida, ahora, ¿qué harás con ella? ¿Seguirás con esa misma actitud?, o comenzarás el plan de manejo y control de estrés, pasando, por supuesto por un cambio de actitud.

Te recomendamos que vayas al capítulo de *Cambia tu actitud* y lo leas. Tendrás 30 lecciones sobre cambios de actitud para realizar al mismo tiempo que comienzas con tu dieta. Podrás ver la vida desde otra perspectiva y, te aseguramos, que tu nivel de estrés bajará.

Pero como dijimos *"la farmacia más rica, importante y abundante del mundo, está entre tus orejas"*, te daremos estrategias para lidiar de forma diaria con el estrés. Tú podrás realizarlas todas o ir poniendo en práctica algunas. Todos somos muy diferentes, por ejemplo, a nosotros nos ha servido el ejercicio cardiovascular, los suplementos de magnesio y ginseng junto con la meditación para reducir nuestros niveles de estrés.

Estrategias efectivas para manejar hoy el estrés

Seguramente ya habrás leído y escuchado mucho sobre técnicas y consejos antiestrés. Nosotros no queremos caer en sólo darte consejos imposibles de realizar por lo que te presentaremos 30 días de tips prácticos.

Hablamos de modificar nuestro estilo de vida que es lo que nos lleva a enfermarnos, tenemos que minimizar el estrés perjudicial de nuestra vida y sacar los sentimientos de minusvalía, que son los que más nos debilitan. Cada uno de nosotros conoce qué es lo que nos conviene y lo que nos perjudica. Tenemos que aprender a relajarnos, al hacerlo cambiaremos una respuesta nerviosa autónoma simpática (de excitación) por una parasimpática (de relajación), que disminuirá la frecuencia cardiaca y respiratoria, aumentará nuestra oxigenación, relajará nuestros músculos y reducirá la presión arterial.

Por otro lado, hay una parte bien importante en la que muchos caemos, y son las trampas de la autocomplacencia; cuando padecemos cansancio, ansiedad, falta de energía o estamos viviendo grandes preocupaciones consumimos alcohol, sedantes y un sinnúmero de estimulantes como la nicotina y esto, no hace más que empeorar tu situación de estrés a largo plazo. Así que deja de repetirte: *"¡Ay!, pobrecito yo"*, y opta por romper tus esquemas diarios. Sé optimista, mejora tu aspecto y disfruta el día a día; cambia el ritmo de tus fines de semana realizando actividades que te den placer, disfrútate y disfruta a los demás, y para hacerlo, el mejor inicio tienes que ser tú. Así que mírate al espejo y ¡decide a ponerte en acción hoy!

¿Preparado? Comienza a respirar, 3 inhalaciones profundas y muy pausadas...

1. Identifica la fuente de tu estrés. Algunas fuentes de estrés son fáciles de señalar con el dedo, pero ¿son realmente las que te molestan? Discutir y gritar con tus hijos, por ejemplo, puede ser una reacción no provocada por ellos, sino energía extra acumulada en el trabajo. El primer paso para controlar el estrés: señalar el verdadero culpable. Apóyate con el cuadro de Evaluación de Estrés.

2. Existen suplementos que contribuyen a reducir los niveles elevados de cortisol y optimizan nuestra salud. Entre ellos se encuentra la vitamina C, el magnesio que en la mayor parte de la población se encuentra en niveles muy bajos a causa de muchas variantes como el alcohol, sudoración excesiva, tabaquismo, hipotiroidismo, azúcares y carbohidratos por mencionar algunos y obviamente el estrés. Algunos síntomas de esta carencia de magnesio son fatiga, ansiedad, asma, disminución de los niveles de energía, convulsiones, síndrome premenstrual, huesos débiles, etc. El omega-3 favorece una buena salud mental, el DHEA mejora la resistencia del cerebro manteniendo sus capacidades funcionales y protege contra enfermedades. También contamos con suplementos fundamentales como vitamina E y todas las vitaminas del complejo B, el zinc o el selenio que nos regalan su efecto relajante junto con la L-theanina que la encontramos en el té verde.

3. Limpia tu mente y cuerpo de adicciones, alcohol, azúcar y harinas. Reduce la ingesta de café o cafeína pues algunos estudios han demostrado que su consumo puede aumentar los niveles de algunas hormonas y esto puede durar todo el día y mantenerse hasta la hora en que te vayas a dormir. No comas azúcar, dulces, galletas, pasteles, postres, gaseosas, pan, pastas y cereales no germinados antes de dormir.

4. Come sanamente y esto implica hacer una dieta rica en proteínas, frutas, verduras y semillas que son alimentos antioxidantes, así que evita comidas pesadas y ricas en grasas; te recomendamos seguir nuestra dieta anti-inflamatoria, considerada también anti-estrés.

5. Esfuérzate por mantener una hidratación saludable y toma agua,

créeme que beber un sorbo cuando estamos tensos nos ayuda a mantener la calma. Entonces, en los momentos de estrés, toma una botella de agua, o tu vaso, y da pequeños sorbos de agua, se consciente de ello.

6. Duerme bien, experimentarás una mayor productividad a lo largo del día. Es importantísimo que respetes tu horario de sueño pues rejuvenecerás día a día. Duerme al menos 8 horas e intenta acostarte antes de las diez y media de la noche y levantarte cuando salga el sol. Tendrás 30 días de lecciones de sueño para que obtengas el *buen dormir* y cada mañana despiertes reparado y como nuevo.

7. Es fundamental hacer ejercicio, si no tienes tiempo de acudir a algún gimnasio o centro deportivo, camina diez o quince minutos diarios. Lo ideal son treinta para sentirte bien y elevar tu estado de ánimo. El realizar el ejercicio que más te agrade te ayudará a aumentar la oxigenación cerebral y a disminuir la depresión, al mismo tiempo que normalizará tus niveles de cortisol, insulina, azúcar en la sangre y tiroides, entre otros. Aparte de relajarte y revitalizarte, también cambiará tu forma de reaccionar en el momento en que se te presente una situación complicada a la que antes hubieras reaccionado con gran enojo o ira.

8. Otra manera de combatir el estrés es aprendiendo técnicas de respiración. Relajarán tu sistema nervioso y lograrás equilibrar tu mente y emociones.

9. Ríe pues el cuerpo genera sustancias químicas que relajarán tu sistema nervioso; rodéate de gente positiva e inteligente, con proyectos de vida, verás que contagian buena vibra.

10. Organiza tu ropa o material de trabajo la noche anterior para que, cuando amanezca, cuentes con el tiempo suficiente para hacerte un buen desayuno; anota las cosas que tienes qué hacer durante el día y evitarás dejar cuestiones pendientes que pueden llevarte a un estrés innecesario, la planificación será tu mejor aliado.

11. Te aconsejamos que aprendas a manejar la negación, a decir *no* a proyectos extras ya sean laborales, familiares o sociales, pues debes tomar conciencia de que no tienes tiempo y energía para todo.

12. Existen muchas técnicas como el yoga y el taichí, que están enfocadas en la respiración y el efecto será en tu sistema nervioso.

13. Hay también suplementos en hierbas que pueden ayudarte. La planta ashwagandha, llamada ginseng de la India es un tónico que aumentará nuestra fuerza y vigor; el ginseng coreano y siberiano nos dan resistencia frente al estrés, el jengibre adaptógeno normaliza la presión arterial y quema la grasa, el relora que es un complejo de nutrimentos en combinación con Magnolia officinalis y Phellodendron amurense ayudan a controlar el apetito y a disminuir el depósito de grasas por estrés además de tener propiedades ansiolíticas y antidepresivas.

14. Toma un baño caliente o una sauna para ayudar al cuerpo a relajarse profundamente y activar la respuesta de relajación. Eso ayudará después de un día pesado. Puedes agregar sales de Epsom.

15. Conscientemente intenta construir tu red de amigos, familia y comunidad. Ellos son tus aliados más poderosos en el logro de la salud a largo plazo

16. Respiración. Práctica inhalando y exhalando profunda y lentamente. Acuéstate. Cierra los ojos. Mantén tu mente en tu cuerpo, nada más. Céntrate en el flujo natural de la respiración, siente cómo el aire llena tus pulmones y sale de ellos, llena tus pulmones y sale de ellos...

17. Dedica 15 minutos para el descanso activo como meditación o caminar a paso ligero.

18. Si tuviste un día muy pesado, termínalo riéndote con una película divertida, en una reunión con tus amigos, con una rica charla o con chistes de por medio.

19. Visualiza o vive escenas relajantes. Una puesta de sol, caminar por el bosque o en la playa.

20. Procura darle a tu vida una gran dosis de espiritualidad, pasar un tiempo con nosotros mismos, de quietud, de soledad, de meditación, de pausa y silencio todos los días; darnos un tiempo para sentirnos a nosotros mismos. El combustible óptimo y perfecto de la unidad es el amor incondicional natural. Tomar una actitud positiva frente a la vida; retornar a la comunión con la naturaleza y ser uno con ella. El amor nos da seguridad y unidad.

21. Realiza tus exámenes de toxicidad, podría ser causante de tu cansancio y estrés físicos. Muchas personas manifiestan problemas de toxicidad con mercurio.

22. Realiza tus exámenes de alergias a los alimentos. El padecer problemas o reacciones con ellos puede empeorar tu relación equilibrada mente-cuerpo.

23. Trata de aprender nuevas habilidades tales como la meditación, la respiración profunda, el yoga, el biofeedback, la relajación muscular progresiva; toma un baño caliente, haz el amor, date un masaje.

24. Examina tus creencias, actitudes y respuestas a situaciones comunes y considera replantear tu punto de vista para reducir el estrés. No siempre tenemos la razón, es bueno ceder y ponerse en los pies de la otra persona.

25. Céntrate en el momento presente y consciente. Esto lo harás prestando atención al ahora, no al pasado o al futuro. Dedica algún tiempo todos los días observando las cosas más comunes, como la respiración, las sensaciones corporales y las emociones

26. Cuida tu salud. El estrés es mucho más manejable cuando los demás aspectos de tu vida (salud general, patrones de sueño, hábitos alimenticios), están en buen estado. Cuando no duermes lo suficiente, por ejemplo, tu cuerpo produce más hormonas de estrés, lo que lo hace más vulnerable a sus efectos dañinos. Evalúa qué áreas de tu vida necesitan atención y trabaja en los arreglos.

27. Haz lo contrario. Cada emoción tiene una *necesidad de actuar* que va con ella. Cuando sentimos miedo o ansiedad, evitamos las cosas; cuando estamos deprimidos o tristes, nos retiramos; cuando nos enojamos, nos sentimos tentados a reaccionar con violencia o gritar. Por desgracia, cada uno de estos comportamientos en realidad empeora las cosas. Pero si puedes hacer la acción opuesta, es posible mejorar las cosas. ¿Te preocupa algo? Hazle frente a en lugar de ignorarlo. ¿Enojado con alguien? No ataques, sé empático. ¿Deprimido? Sal en lugar de encerrarte.

28. Céntrate en los músculos. Al tensar y relajar los músculos, pueden ayudar a aliviar algo de la tensión física que estás almacenado en tu cuerpo. Inicia en la parte inferior: tensa los músculos de los pies y luego relájalos. Tensa y relaja diferentes grupos musculares de tu cuerpo, uno a la vez, piernas, estómago, espalda, cuello, brazos, cara y cabeza.

29. Aprende a vivir con alegría y amor con las cosas que te tocan

vivir, aceptación. La queja, la frustración y la culpa enferman, estresan y nos llevan a adicciones como el alcohol y la comida.

30. Cambia tu actitud. La juventud es cuestión de actitud. La vida es a través del cristal con que la veas. Te recomendamos seguir las 30 lecciones para vivir con actitud positiva que están en tu agenda de dieta antiinflamatoria.

ENTREVISTA A ALEXANDER O. KROUHAM 2ª PARTE
(México)

El estrés es fuente de inflamación y envejecimiento

El Doctor Alexander Krougam nos habló en *Las 4 a's de la medicina funcional* de inflamación, y sabemos que uno de los principales motivos causantes de la inflamación es el estrés. Por eso queremos conocer cómo actúa en nuestro cuerpo el estrés y cómo podemos usar las herramientas de este libro para controlarlo y hacerlo nuestro aliado.

ABC: Sabemos que el estrés es una fuente de inflamación y envejecimiento, pero ¿cuáles son los tipos de estrés?

Alexander O. Krouham: Continuamente estamos expuestos a agresiones físicas y emocionales en forma de traumatismos, hambre, sed, inclemencias ambientales, falta de sueño, tensión nerviosa, rompimiento de relaciones, etc. El organismo ha desarrollado mecanismos de supervivencia para sobrevivir ante esas circunstancias.

Hasta cierto punto el estrés es normal –pues nos mueve a decidir y hacer cosas– sin embargo, cuando es excesivo se vuelve nocivo. Así, podemos distinguir entre estrés *bueno* (eustrés) y *malo* (distrés). Este último, puede ser agudo o crónico. El agudo es el que ocurre ante una situación que se presenta bruscamente, por ejemplo: un accidente, una mala noticia, un susto, etc. En esos casos se libera adrenalina y se produce taquicardia, sudoración, cambios en el apetito, temblores... El estrés crónico depende de situaciones de vida cada vez más comunes en nuestros días: tensiones laborales, compromisos financieros, insatisfacción personal, eventos que habrán de ocurrir en el futuro, etc., y se libera cortisol, que afecta el apetito, la acumulación de grasa corporal, la sexualidad, la calidad del sueño y el sistema inmune.

ABC: ¿Por qué el estrés nos envejece?

AK: La producción exagerada de cortisol interfiere con muchos otros sistemas hormonales, con la capacidad de formar algunos tejidos, de reparar al organismo y con los mecanismos de defensa. Desencadena reacciones inflamatorias que son responsables de muchas de las enfermedades crónico degenerativas como el cáncer, las artritis, las demencias y la diabetes.

Se produce más insulina, promoviendo la acumulación de grasa corporal y el desarrollo de síndrome metabólico, aumentando los riesgos de diabetes mellitus, hipertensión arterial y arteriosclerosis. Se pierde masa muscular, afectando la capacidad de reparación y cicatrización del cuerpo e incrementando la propensión a lesiones. Se reducen las concentraciones de hormonas sexuales y de crecimiento con múltiples repercusiones corporales. Además, disminuye la respuesta de los sistemas de defensa, aumentando el riesgo de infecciones y cánceres y reduciendo la capacidad de protección ante los estímulos ambientales.

ABC: ¿Cómo se refleja el estrés en nuestro cuerpo?

AK: Hay manifestaciones físicas y emocionales. En el terreno físico resaltan la pérdida de masa muscular y el aumento de la grasa abdominal, flacidez de los tejidos, aumento de las arrugas, deterioro de la piel, cambios en la percepción de temperatura, entre otras. Emocionalmente, se observa irritabilidad e intolerancia, pérdida de la capacidad emprendedora de toma de decisiones, inseguridad y baja autoestima, además de alteraciones en el patrón de sueño y fatiga importante.

Lo peligroso es que, en muchas ocasiones, no hay cambios evidentes, por lo que el individuo podrá pensar que se encuentra en buenas condiciones cuando en realidad el estrés al que está sometido le afecta de manera *silenciosa*.

ABC: ¿Cuáles son las consecuencias de vivir con estrés constante? ¿Obesidad?

AK: Además de lo ya mencionado, el estrés crónico afecta nuestra calidad de vida. Al margen del deterioro futuro que ocurrirá como consecuencia de ésta condición, se producen sensaciones de fatiga extrema, desánimo, depresión y ansiedad, ataques de pánico y la incapacidad para lidiar con las actividades cotidianas y con las más pequeñas exigencias de la vida diaria.

En la mayoría de las personas el exceso de cortisol producido por el estrés crónico aumenta el apetito por alimentos *gratificantes* como azúcares y almidones y, la grasa generada, se deposita en mayor grado en las células abdominales en comparación con lo que ocurre en condiciones de tranquilidad. Por esas razones es que el estrés sí produce obesidad.

ABC: ¿El estrés es inevitable?

AK: Al estrés se le ha denominado la enfermedad del siglo XXI. La vida moderna nos hace propensos a desarrollar éste problema. Sin embargo, eso no significa que no podamos evitarlo. Aunque cada persona tiene su propia personalidad y temperamento, y una composición de neurotransmisores que hacen que su cerebro perciba la vida de manera diferente a otros, la capacidad de evitar los efectos nocivos del estrés radica en nosotros mismos. Haciendo esfuerzos conscientes para mejorar nuestros hábitos de vida podemos lograrlo. Hacer ejercicio físico regularmente, una buena alimentación, una mejor calidad del sueño y practicar técnicas de introspección, respiración, meditación y visualización entre otras, pueden evitar todos los efectos adversos de este trastorno.

ABC: ¿Qué podemos hacer para que el estrés no nos controle? Alimentación, suplementos, actitud.

AK: El ejercicio aeróbico libera endorfinas, sustancias químicas que producen una sensación de bienestar. Además, fomenta la producción de otras sustancias que favorecen la formación de nuevas células cerebrales y conexiones entre las ya existentes. Reduce la grasa corporal y aumenta la masa muscular, reduciendo los riesgos de enfermedades crónico degenerativas, y favorece la producción de algunas hormonas que mitigan los efectos del estrés. A su vez, los ejercicios de fuerza y flexibilidad aumentan el equilibrio y fortaleza corporales, favoreciendo la movilidad e independencia del individuo y con ello su autoestima.

La alimentación es fundamental. El consumo abundante de frutas y verduras provee de vitaminas y minerales que actúan como co-factores para muchos procesos químicos, incluyendo la formación de neurotransmisores y anti-oxidantes. Algunos alimentos son ricos en sustancias que se utilizan como materia prima para producir neurotransmisores relajantes y, productos como la melatonina que es un inductor natural del sueño, funciona como potente anti-oxidante y protector contra algunos tipos de cáncer.

Se recomienda utilizar suplementos alimenticios específicos de acuerdo a las necesidades particulares de cada persona, debido a que el valor nutricional actual de la comida ha disminuido mucho en comparación al pasado. Para poder consumir los requerimientos ideales de algunas vitaminas y minerales, requeriríamos de grandes cantidades de alimentos que simplemente no sería lógico ingerir.

La actitud también es básica. El pensamiento positivo favorece la formación de sustancias protectoras de las células del sistema nervioso y de elementos del sistema inmune que reducen la inflamación y la cadena de eventos degenerativos que ocurren como consecuencia del estrés.

ABC: Gracias doctor por esta segunda entrevista que nos concede para nuestro libro.

PONTE EN ACCIÓN: EL EJERCICIO ES SALUD Y JUVENTUD

El ejercicio y tu bien-estar

¿Cuántos chistes o bromas conoces acerca del ejercicio? La que siempre se nos viene a la cabeza es esa que dice: *"cuando me despierto con ganas de hacer ejercicio, me vuelvo a acostar hasta que se me pasan"* jajaja… pero lo peor del caso es que hay personas que en verdad lo viven así, sin el jajaja.

Seguramente habrás oído o leído una y mil veces lo importante que es el ejercicio físico para el *bien-estar* de las personas pero lo que nosotros queremos proponerte aquí no es sólo la información, sino motivarte a verdaderamente levantarte para hacerlo, este plan de 30 días no funciona sin un plan de entrenamiento y, después de que te apliques al 100% en estos 30 o mejor, 90 días, estarás convencido de seguir haciéndolo por el resto de tu saludable vida.

Es muy triste como te encuentras personas que ni siquiera llegan a los 35 años y se quejan de *fatiga crónica*, que es la combinación perfecta de una mala alimentación conjugada con una vida sedentaria, además de cargar con algunos kilos de más. La falta de ejercicio provoca que el sistema óseo se vuelva frágil y que los músculos se atrofien. Cuando practicamos algún tipo de actividad física todo nuestro organismo se activa y empieza a producir grandes cantidades de hormonas y otras sustancias que, entre otros beneficios, regeneran nuestros tejidos, órganos, piel y cerebro. Por ejemplo: producimos colágeno que beneficia a la elasticidad y tonicidad de la piel, ayuda a reducir los procesos inflamatorios de las células, se generan endorfinas que favorecen nuestro estado de ánimo y nos hacen sentir bien, es más, mucha gente que está acostumbrada al ejercicio comúnmente dirá que el día que no lo hace se siente decaído y de mal humor. Le hizo falta su dosis de ¡endorfinas!, es un maravilloso liberador de tensión que contribuye en nuestra sensación de *bien-estar* mejorando nuestro metabolismo y aumentando la resistencia del organismo, favorece también la secreción de hormona del crecimiento que es la hormona reparadora indispensable para mejorar todas nuestras funciones. ¿Todavía no estás convencido?

También es cierto que nos sobran excusas para evitar el ejercicio: *"¡Ay no!, eso del gimnasio a mi no se me da, eso de estar como ratoncito de laboratorio corriendo en una banda no es lo mío"*; y las mujeres: *"Es que si levanto pesas el cuerpo se me va a hacer como de hombre; ¡ay no!, me canso mucho y me duelen todos los músculos"*; en fin... ¿Cuál ha sido tu excusa? Aquí te presentamos muchas opciones que puedes elegir como tu actividad física, la mejor siempre será aquella que te motive todos los días a levantarte para hacerla. Es más simple de lo que podemos imaginarnos, si no tienes tiempo de acudir o no te gusta el gimnasio por tus responsabilidades, horarios laborales o tus múltiples ocupaciones puedes aprovechar el tiempo haciendo un corto paseo cerca de tu hogar o simplemente aprovechar cuando no sea necesario usar el automóvil y ¡caminar! Aprovecha las escaleras no uses siempre los elevadores; si vas al supermercado o visitas alguna plaza comercial estaciona el coche lejos de la entrada o en el piso más lejano y ¡camina!, organízate con tus amigos, familia o personas cercanas a ti y realicen actividades físicas en común como partidos de voleibol, beisbol, paseos en bicicleta o simplemente ¡bailen! Estos simples ejercicios reportan importantes cambios en nuestra salud y belleza.

EL ABC del ejercicio

Al igual que en la alimentación donde debemos procurar consumir los tres grupos de alimentos en cada comida, en el caso del ejercicio también es importante considerar que existen 3 elementos fundamentales relacionados entre sí: el cardiovascular, la fuerza muscular y la flexibilidad.

A) La parte cardiovascular requiere del ejercicio aeróbico, como andar en bicicleta, patinar, remar, correr, caminar o nadar; el beneficio es ¡impresionante! Mantiene una sana circulacion de tu sangre al bombearla con fuerza mejorando el metabolismo pues los alimentos se convierten con mayor rapidez en energía, las células absorben mejor los nutrientes y optimiza la eliminación de residuos. Más adelante te presentamos una tabla que te permitirá obtener tu rango óptimo de pulsaciones por minuto durante el ejercicio cardiovascular.

B) El ejercicio de resistencia o fuerza muscular lo obtienes a través de las pesas o equipo de resistencia como las camas de pilates, ligas, etc., provocando el crecimiento de tus músculos y disminuyendo tu porcentaje de grasa corporal favoreciéndonos con una figura más esbelta y bien tonificada que siempre lucirá joven. Nuestra densidad ósea también se verá beneficiada ya que nuestros huesos obtendrán mayor resistencia.

C) La flexibilidad es importante en cualquier proceso anti-envejecimiento ya que implica la capacidad de movernos y el disponer de una extensa gama de movimientos, que es la mejor manera de protegernos de lesiones y caídas. Nos evita la atrofia muscular, nos mantiene elásticos, ágiles y ligeros y para ello, no hay nada mejor que el yoga.

Como puedes ver, en cualquier actividad física que decidas realizar no sólo obtendrás un beneficio físico, sino también emocional, mejorará tu estado de ánimo, experimentarás optimismo, vitalidad, mucha energía y lo mejor es que el ejercicio está considerado el mejor medicamento contra la depresión.

Fuerza vs resistencia muscular

La fuerza muscular es nuestra capacidad de levantar peso, la resistencia abarca nuestra capacidad de levantarlo con mayor rapidez y repetir el movimiento por lo que no se da una sin la otra. Para el desarrollo de ambas se practica el entrenamiento con pesas y la clave radica en la repetición, pues vamos aumentando de manera gradual el número de repeticiones hasta que ya no podemos más. Después de cierto tiempo, notarás los resultados físicamente, aumentarás tu capacidad y realizarás un número mayor de repeticiones con pesos más altos. Nuestra recomendación para las mujeres que deciden empezar un entrenamiento con pesas es que no tengan miedo de desarrollar una "gran masa muscular"; como mujeres nuestra capacidad para desarrollar músculos no es igual a la de los hombres por cuestiones hormonales, así que, en forma natural (sin tomar sustancias como anabólicos y esteroides) **jamás** lucirán una musculatura como la de Arnold Schwarzenegger y **sí** podrán sentir muy seguras y orgullosas de mostrar una figura fuerte y tonificada en bikini.

Antes de empezar

Es importante que antes de empezar, sobre todo si llevas un año o más de vida sedentaria cheques en qué condiciones estás.

Realiza esta sencilla prueba:

- Toma tu pulso durante 10 o 15 segundos en absoluto reposo.
- Coloca un banquillo que no mida más de 30 centímetros de alto sobre una superficie plana.
- Sube con el pie derecho y luego hazlo con el izquierdo, inmediatamente y sin parar.
- Baja con el pie derecho y después hazlo con el izquierdo.
- Completa los dos anteriores puntos en un lapso no mayor de 5 segundos.
- Ahora, durante tres minutos y con cronómetro en mano, sube y baja durante este periodo de tiempo sin detenerte entre un paso y otro.
- Detén tu actividad física y descansa por treinta segundos.
- Después del periodo de descanso toma de nuevo tu pulso.

Si percibiste que tu pulso aumentó unos cuantos latidos respecto a la medición que realizaste en reposo, entonces te encuentras en óptimas condiciones.

Si notaste que el ritmo de tu pulso se acrecentó diez latidos más respecto a la toma en reposo, te encuentras en un nivel bueno/medio con posibilidades de mejorarlo. Así que te recomendamos que realices esta actividad física poco a poco para ir aumentando hacia niveles superiores.

Si tu pulso llegó a quince latidos o más respecto a la toma en reposo, indica que estás en poca/nula forma física. Por lo que te recomendamos comenzar poco a poco a realizar esta actividad para que vayas obteniendo resistencia y estarás en forma con la actitud de intensificar tu preparación.

Tu mejor rango de pulsaciones

Para calcular cuál es el rango máximo de pulsaciones por minuto que un corazón sano puede alcanzar durante el ejercicio aeróbico te damos la siguiente fórmula:

Hombres con corazón saludable: 220-edad = pulsaciones por minuto
Mujeres con corazón saludable: 226-edad = pulsaciones por minuto

El ejercicio aeróbico ligero se da entre el 50% y el 60% de tu número máximo de pulsaciones.

El ejercicio aeróbico moderado se da entre el 60% y el 75%.

El ejercicio aeróbico intenso se da entre el 75% y el 85%.

Más alto del 85% se considera ejercicio anaeróbico.

Por ejemplo una mujer de 35 años:

Su rango máximo es 226-35 = 191 pulsaciones por minuto.

Ejercicio ligero entre	95.50 – 114.6
Ejercicio moderado entre	114.60 – 143.25
Ejercicio intenso entre	143.25 – 162.35

Lo mejor es mantenerse en un rango moderado ya que se obtienen los mejores beneficios del ejercicio aeróbico.

Preparándonos para el ejercicio

Es importantísimo que no cometas un error muy común entre los *deportistas de fin de semana*: empezar con ejercicio intenso sin realizar un calentamiento previo. Antes de realizar cualquier actividad física es fundamental que realices ejercicios de calentamiento, que preparemos a nuestro cuerpo, ya que los músculos están entumecidos lo que nos provocaría tensión excesiva y el estiramiento físico nos resultaría muy doloroso, y si desde el primer día nos lastimamos, tenemos el pretexto perfecto para abandonar el buen propósito. Otro beneficio del calentamiento es la posibilidad que le damos al cuerpo de recibir más sangre durante la actividad física y ello conlleva a un mejor aprovechamiento del ejercicio.

Por otro lado, también al terminar tu actividad debes darte tiempo para el enfriamiento, te sugerimos empezar a disminuir poco a poco la intensidad del ejercicio y no detenerte de golpe. Tu cuerpo, sometido durante cierto lapso de tiempo a la actividad física, experimenta un ritmo interno en todos sus órganos, entre ellos el ritmo cardiaco, y si paramos drásticamente la actividad física podemos padecer mareos, así que después de hacer ejercicio es recomendable relajar los músculos con estiramientos leves y respirar lentamente hasta que el organismo se estabilice a su ritmo normal.

Flexibilidad en cuerpo y mente

¿Te estamos convenciendo ya de que, aplicando todo esto, tu cuerpo y mente obtendrán mucha energía, salud y un óptimo funcionamiento? Esperamos que sí y que ya hayas tomado la decisión de meter en cintura a tu organismo y de darle la oportunidad a tu cuerpo de convertirlo en uno flexible y ágil, que se mueva con mayor rapidez y, que tanto músculos y articulaciones reciban una sana provisión de oxígeno que estimulen su crecimiento y reparación.

¿Estás listo? Elige ropa cómoda y holgada, zapatos deportivos adecuados y que te queden bien y ¡comencemos! Tómalo con calma y no desesperes, cada movimiento y estiramiento lo harás lenta y suavemente, evita los saltos y movimientos bruscos ¿de acuerdo? Empieza a conocer esa máquina perfecta: tu cuerpo.

Ejercicio aeróbico

Si decides optar por esta actividad física es necesario que le dediques entre veinte y treinta minutos, tres veces a la semana. Hay muchas actividades que puedes realizar para cubrir este lapso de tiempo en caso de que no puedas acudir a algún centro deportivo o club. Anímate por hacer bicicleta, natación o dar un paseo o caminata a paso intenso, recuerda que tu ritmo cardiaco debe acelerarse un poco, te recomendamos iniciar realizando caminata durante veinte minutos e ir aumentando paulatinamente tanto tu ritmo como el tiempo hasta llegar a cuarenta minutos. Te aseguramos que quemarás mucha grasa y conseguirás impresionantes resultados físicos. Más adelante te presentaremos un cuadro con una lista de actividades que puedes realizar así como un aproximado de las calorías que se utilizan al hacerlas.

Otra manera de ejercitarse es practicando la danza aeróbica mejor conocida como zumba, los movimientos rítmicos constituyen un extraordinario sistema para aumentar tu circulación sanguínea y estimular tu metabolismo. Además verás que es súper divertido ejercitarse bailando. Te sugerimos que al hacer danza aeróbica mantengas la cabeza erguida y tus hombros hacia atrás ya que una postura incorrecta provocará dolores en tu espalda y rodillas.

La quema de calorías y el ejercicio aeróbico

El ejercicio acelera nuestro metabolismo y mejora nuestro estado de ánimo. Salir a correr o ir a un gimnasio no es la única opción que tenemos para alcanzar nuestras metas de salud y estado físico. Hay muchas alternativas para poner nuestro cuerpo en movimiento y poder quemar esas calorías de más que de pronto nos estorban. Aquí te presentamos varias opciones y un aproximado de cuantas calorías podemos quemar al practicarlas.

Quema tus calorías

CAMINAR (30 minutos)

VELOCIDAD/PESO	60 kg	80 kg	100 kg	115 kg
3.2 km/hr	74	102	125	142
4.0 km/hr	89	123	150	170
4.8 km/hr	97	135	165	187
5.6 km/hr	112	155	190	215
6.4 km/hr	147	204	249	283
7.2 km/hr	186	257	314	357
8.0 km/hr	236	327	399	454

CORRER (30 minutos)

VELOCIDAD/PESO	60 kg	80 kg	100 kg	115 kg
8.3 km/hr	266	367	399	454
9.6 km/hr	295	408	499	567
10.8 km/hr	325	449	549	624
11.2 km/hr	340	469	574	652
12.0 km/hr	369	510	624	709
12.9 km/hr	399	551	674	765
13.8 km/hr	413	572	699	794
14.5 km/hr	443	612	748	850
16.0 km/hr	472	653	798	907
17.5 km/hr	531	735	898	1021

Quema tus calorías

A continuación te presentamos más opciones de actividad física que puedes realizar tanto en un gimnasio como en un parque o en tu casa

30 MINUTOS/ PESO	60 kg	80 kg	100 kg	115 kg
SESIÓN DE AEROBICS DE BAJO IMPACTO	148	204	250	284
SESIÓN DE AEROBICS DE ALTO IMPACTO	207	287	350	398
AQUA AEROBICS	118	164	200	238
AERÓBICOS CON STEP	207	287	350	398
AERÓBICOS CON STEP DE ALTO IMPACTO	296	409	500	568
BASKETBOL CASUAL	186	257	314	357
BICICLETA ESTACIONARIA MODERADO	207	287	350	398
BICICLETA ESTACIONARIA INTENSO	310	430	525	597
CALISTENIA, LAGARTIJAS, SENTADILLAS	177	246	300	341
CIRCUITO DE ENTRENAMIENTO DE TODO EL CUERPO	237	328	400	455
MÁQUINA ELÍPTICA MODERADO	201	279	341	387
MÁQUINA ELÍPTICA INTENSO	238	330	403	458
REMO EN MÁQUINA ESTACIONARIA LIGERO	103	143	175	199
REMO EN MÁQUINA ESTACIONARIA MODERADO	207	287	350	398
REMO EN MÁQUINA ESTACIONARIA INTENSO	251	348	425	483
MÁQUINA ESQUIADORA	280	389	475	540
ESCALERA SIN FIN	177	246	300	341
ESTIRAMIENTOS, YOGA	177	164	200	228
NATACIÓN LIGERO	186	257	314	357
NATACIÓN MODERADO	216	300	367	417
NATACIÓN INTENSO	340	472	576	655
LEVANTAMIENTO DE PESAS GENERAL	88	123	150	171
LEVANTAMIENTO DE PESAS INTENSO	178	246	300	341

Como puedes ver, no importa qué tan intenso o ligero hagamos el ejercicio siempre habrá una quema de calorías.

Nosotros combinamos el ejercicio aeróbico (aquel que utiliza una gran cantidad de oxígeno como combustible llevando energía a todas las células) con ejercicio de fuerza y resistencia con pesas. Siendo ya avanzados, el ejercicio aeróbico lo hacemos en intervalos, es decir, alternamos periodos de alta intensidad y baja en una misma sesión. Por ejemplo: corremos 20 minutos combinando 15 segundos con velocidad alta, lo más que podamos aguantar con 15 segundos de caminar, así hasta terminar los 20 minutos de nuestro ejercicio aeróbico. De esta manera elevamos nuestro ritmo cardiaco y logramos que se mantenga durante más tiempo en zona de quema de grasa. Esto nos beneficia en la construcción de masa muscular y quema de grasa que en lo personal es lo que buscamos con el ejercicio y nos resulta mejor que correr 60 minutos con una velocidad estable. Podemos ver estos beneficios reflejados en los atletas de alto rendimiento: un corredor de distancia o maratonista corre largas distancias (42 km) a una velocidad generalmente estable y sus cuerpos son notablemente más esbeltos y con músculos pequeños. Un corredor de velocidad de distancias cortas, usa más su fuerza *explosiva* en arrancones que en pocos segundos le permiten alcanzar su velocidad máxima, ellos desarrollan grandes músculos en las piernas utilizando toda su fuerza para alcanzar la meta antes que los demás. Tú podrás utilizar todas estas herramientas de acuerdo a las metas que quieras lograr.

Ejercicio con pesas

Esta actividad física es excelente para favorecer el crecimiento de tus músculos adquiriendo fuerza como consecuencia; consiste en añadir peso a los movimientos normales de tu cuerpo obligando a los músculos a contraerse hasta el más alto nivel de esfuerzo posible y, a lo largo del tiempo mientras vayas ejercitándote más, la carga de la pesa también aumentará y mantendrás un ritmo constante. Entonces estarás realizando lo que se denomina una serie que es un número concreto de repeticiones destinadas a un determinado grupo muscular.

Para realizar esta actividad te recomendamos que te apoyes con un entrenador, ya que es fácil lesionarse si los movimientos no son realizados de la forma correcta. En este tipo de ejercicio la postura y la forma son muy importantes para evitar lesiones y obtener los mejores beneficios.

Si eres principiante se recomienda hacer entre cuatro y ocho repeticiones por serie, en un total de tres series. Es decir, haces 8 repeticiones del ejercicio y descansas unos segundos, respiras profundo, vuelves a realizar otra serie de ocho repeticiones y descansas otros segundos más, para terminar con una tercera serie de 8 repeticiones y descansar.

Si estás interesado en realizar este tipo de actividad física, te sugerimos que no empieces utilizando pesos muy altos, no pretendas compararte con personas que llevan años levantando pesas. Encuentra el peso adecuado que te permita realizar el ejercicio con buena forma y que tengas la fuerza suficiente para levantarlo por lo menos 6 veces sin problema. Las últimas dos pueden ser un poco más difíciles pero estará bien intentarlo. Todos los movimientos serán pausados y lentos, así que no te desesperes pues el primer objetivo es lograr ejercer control sobre nuestro movimiento. El aumento de peso en las mancuernas, estará determinado por tu esfuerzo, pues si eres capaz de realizar tres series de ocho repeticiones sin problema alguno, entonces estarás listo para aumentar su peso.

No olvides tomar agua durante la práctica del ejercicio, es importante mantenernos siempre bien hidratados.

¡Plan de ejercicios óptimo!

1.- Ejercicios aeróbicos. Comienza con esta actividad física los días lunes, miércoles y viernes con cinco minutos de calentamiento, de veinte a treinta minutos de aeróbico y cinco minutos de enfriamiento al final.

2.- Entrenamiento con pesas. Los días martes, jueves y sábado dedícalos a realizar esta actividad. Calienta cinco minutos, entrena treinta y asigna cinco minutos para enfriamiento muscular.

Nota: El programa es muy flexible pues está diseñado para que forme parte de nuestra cotidianidad y no abrume tus actividades paralelas. Lo único que pretendemos es que mejores tu salud, bienestar y energía a través del ejercicio con el único objetivo de combatir el envejecimiento y las enfermedades que merman el organismo.

Capítulo 3

Cambia tu actitud y ¡duerme por favor!

"La alegría del alma forma los bellos días de la vida"
Sócrates

"Mucha gente cree que para triunfar basta con levantarse temprano. NO; es necesario también levantarse de buen humor"
Marcel Archard

"Los individuos con altos grados de emociones positivas son más propensos a hacer ejercicios, mantener un estilo de vida saludable y ceñirse a los tratamientos médicos"
Dr. Glenn Ostir

CAMBIA TU ACTITUD:
ERES LO QUE PIENSAS, SIENTES Y HACES

Te despiertas por la mañana, te ves al espejo, y dices *"un día más"*. Desmotivado te bañas, tratas de desayunar rápidamente y te das cuenta que ya es tarde. Aceleras el paso, tomas tu auto y, al salir en la esquina... tráfico. Sólo tienes 15 minutos para llegar a esa cita. Tu enojo es tal, que intentas pasar por donde puedes, pero sin éxito. Ya no llegaste, te sientes sin ánimo, y estás viendo el mundo gris. Todo está mal para ti. Te planteas si realmente estás haciendo lo que te gusta, lo que quieres y por lo que escogiste vivir en esa ciudad. El mundo pesa en tus espaldas. Llegas a la cita, con mala actitud, no logras salir de tu estado de apatía y enojo contigo mismo. Y así transcurre el día completo. Apatía, enojo, coraje y una sensación de *ya no puedo más*.

Lo anterior puede ser un día de muchos que vives, viendo el mundo gris, sin ánimo ni objetivo en la vida. ¿Dónde están esos días donde querías comerte al mundo?, donde querías tener 18 o 21 para poder salir a gritar, donde deseas terminar la escuela para ser esa persona que salvaría el mundo...

La investigación ha encontrado que una actitud positiva puede retrasar el proceso de envejecimiento. La Universidad de Texas encontró que las personas con una visión optimista de la vida son menos probables a mostrar signos de debilidad en la vida, respecto a los pesimistas. Los investigadores dicen que sus hallazgos sugieren que los factores psicosociales, así como los genes y la salud física, juegan un papel importante en el envejecimiento y la edad.

En un estudio de la Universidad de Chicago se encontró que las personas optimistas consideran los cambios como un desafío y no como una catástrofe, se muestran atentos con el resto de las personas, y sienten que controlan sus vidas. Por otro lado, el equipo de Texas llevó a cabo pruebas en 1,558 personas mayores de la comunidad mexicano-americana para examinar si existía una relación entre las emociones positivas y el comienzo de la fragilidad. Al inicio del estudio, que duró siete años, todos los voluntarios se encontraban en buen estado de salud. Los investigadores evaluaron el desarrollo de la fragilidad, la medición de la pérdida de peso de los participantes, el cansancio, la poca velocidad y la fuerza de agarre y encontraron que, las personas que tenían una actitud positiva ante la vida fueron significativamente menos proclives a deteriorarse. El investigador principal, el Dr. Glenn Ostir dijo a la BBC: *"Creo que hay una conexión entre la mente y el cuerpo, y que nuestros pensamientos, actitudes y emociones afectan el funcionamiento físico, y sobre todo la salud, ya sea a través de mecanismos directos, como la función inmune, o mecanismos indirectos, tales como redes de apoyo social"*.

El cuidado de tu salud emocional y el *bien-estar* puede hacer que tu edad real (edad biológica) sea 16 años más baja, que tu edad cronológica.

Día a día, la medicina y la ciencia demuestran la íntima y cada vez más estrecha relación entre la mente y el cuerpo, y la repercusión de nuestras emociones en el cuerpo. Y no sólo eso, sino también el cómo la actitud está directamente relacionada con la longevidad, como un sistema inmune fuerte y con la salud.

Nos decía el doctor Juan Remos: *"Ya existen datos científicos que demuestran que la unión mente-cuerpo es íntima y real. Una persona con una actitud optimista y positiva ante el avance de la edad puede vivir por término medio 7.5 años más que aquel que se queja constantemente de que está fatigado, que le fastidian los demás, que no tiene paciencia, y que a todo le encuentra algo negativo. Otros estudios han expuesto dos grupos de personas: uno compuesto de individuos felices y contentos con su vida y otro de individuos llenos de coraje. Expuestos a un virus, el grupo con actitudes hostiles y enfadadas fueron mucho más contaminados por el virus. Las emociones negativas afectan el sistema inmune haciéndonos más susceptibles a enfermedades como el cáncer y las infecciones. El estrés sobre nuestro cuerpo producido por pensamientos negativos que inducen emociones negativas, estimula la producción del cortisol el cual inutiliza la primera línea de defensa de nuestro sistema inmune. El centro vital de nuestras vidas está en nuestra mente. Disciplinar la mente a través de la meditación, la oración, el ejercicio, el cumplimiento de los horarios, y vivir de acuerdo con nuestros principios y valores, es más importante que toda la comida orgánica y los suplementos que puedas tomar en toda una vida".*

Una actitud positiva activa centros de energía cerebrales que aumentan la vitalidad, fortaleciendo el sistema central de la juventud. Esto requiere esfuerzo mental que se plasme en actividades propias del *espíritu joven*: emprender, aprender algo nuevo, ilusionarse con cada día, ser agradecido por todo lo bueno que tenemos... Sé que para muchos puede resultar cursi o hasta *new age*, pero créannos, hay palabras y acciones, que si incorporamos a nuestro vocabulario y a nuestra vida, nos harán los días más livianos y nos darán una vida más feliz. La actitud tiene que ver con el desarrollo de nuestra conciencia, con el *focus* y objetivos que tengamos en nuestra vida y con el amor que nos tenemos.

Aquí, algunas acciones para vivir más años y felices:

Ser generoso. Compartirme y dar de mí mismo a los demás. Estaré interesado en jugar, escuchar y en la creación de momentos de alegría para las personas en mi vida.

Agradecido y decir gracias. Voy a ser sincero agradeciendo a la gente por lo que me da o por lo que hace por mí. Les haré saber siempre que eso significa mucho para mí. El decir *gracias* es un gran ejercicio de actitud positiva en la vida. Prueba un día agradecer todo lo que te sucede, desde que despiertas hasta que te duermes, verás lo que acontece con tu vida.

Ser honesto y veraz. Voy a ser honesto y voy a decir la verdad, aunque me haga sentir incómodo o pueda tener un poco de problemas. Cuando mentimos, aunque sea una *mentira piadosa*, podemos llegar a provocar momentos estresantes en nuestras vidas, porque mantener esa mentira por mucho tiempo, exigirá energía, memoria y astucia. Tal vez, el otro nunca lo sepa, pero en tu conciencia pesará y hará trabajar tu mente con algo que pudiste evitar.

Ser respetuoso. Veré a los ojos a gente y siempre escucharé con atención lo que están diciendo. Voy a tratar de comprenderlos, no juzgarlos y tratar de no interrumpirlos cuando estén hablando.

Ser amoroso, amar. Significa prestar atención a las necesidades de la gente y ofrecer mi apoyo y mi afecto libremente. Yo seré libre de dar muchos abrazos, ofreciendo siempre una mano y un hombro amigo. Voy a tener un corazón abierto, lleno de buenas emociones y mucha compasión por los demás. La compasión, me hará no ser tan duro conmigo mismo.

Ser valiente. A pesar de que sé que voy a tener miedo a veces, seré valiente, porque voy a hacer lo que es correcto y voy a tomar medidas y a confiar en que todo va a estar bien, incluso cuando estoy un poco asustado.

Ser responsable. No voy a andar culpando a otras personas por lo que hice o lo que debería haber hecho. Por el contrario, siempre voy a mejorar la situación mediante el razonamiento y me preguntaré: ¿cómo puedo solucionar este problema o hacer algo bueno con ello?

Perdonar. Decir "*lo siento*" o "*perdón*" es un acto de gran valentía y respeto por ti. El saber perdonar, muchas veces, no tiene que ver con el perdón hacia el otro, sino el perdonarnos a nosotros mismos. Nada en la vida es personal. Tomando en cuenta esto te darás cuenta que la vida es más fácil y menos complicada de lo que crees.

Parece fácil, ¿no?, pero muchas veces requiere de mucha disciplina y de querer ser en verdad mejores personas cada día. La vida no es fácil, pero podemos hacerla más llevadera y vivirla con más alegría con una actitud positiva.

Como hemos visto en el primer capítulo y en nuestro primer libro juntos *Detén el tiempo*, la cultura de la *band-aid*, curarme rápido, nos ha llevado a la automedicación con remedios instantáneos que hacen que un problema desaparezca temporalmente. Todos lo hacemos, consciente e inconscientemente. ¿Necesitas energía? Comes una barra de chocolate. ¿Te sientes deprimido? Prozac. ¿Quieres mantenerte enérgico? Bebes un poco de café, o fumas cigarrillos. ¿Un poco ansioso? Cálmate con algunos carbohidratos. ¿No puedes dormir? Un par de copas de vino o alcohol y listo.

Todo lo que hacemos, resulta en sustancias químicas específicas dirigidas al cerebro. Sus efectos a largo plazo son dañinos, y al igual que las drogas, lo engañan para que él cierre la producción natural de los productos bioquímicos que necesita. Los productos químicos del cerebro generan la electricidad que lleva las instrucciones para al resto del cuerpo y son responsables de cómo nos sentimos y actuamos. Por eso, cuando tomamos mucho las bebidas energéticas podemos, al principio, sentir energía, y si nos sobrepasamos, caemos en ansiedad. Lo mismo pasa, en algunas personas, con la cafeína.

Nuestros malos hábitos de soluciones rápidas
(harinas, azúcares, alcohol, drogas), están literalmente,
y en sentido figurado, terminando por quemar nuestro cerebro.

Todo esto que hacemos para sentirnos más fuertes, más enérgicos y más felices, a través de comida, drogas y alcohol, no es más que la búsqueda del cuerpo y del cerebro por sentir felicidad, algo que sólo encontrarás de forma natural y con equilibrio. Porque te aseguramos que, ninguna sustancia química podrá darte lo que tú y tu propio cuerpo pueden generar con actitud, ejercicio, alimentación, buen sueño y hasta con la risa.

Queremos invitarte a que trabajes tu actitud revisando la aportación a este *ABC* de Andrés Portillo, al final del capítulo y que, durante tus 30 días de dieta, te propongas realizar las acciones que tendrás en tu agenda diaria. Es muy importante, porque además de la actitud, estarás manejando tus niveles de estrés, de ira, de enojo y de energía. Date tiempo para ello, no lo lamentarás.

También queremos dejarte otras estrategias que pueden sumar buena actitud en tu vida.

La risa... un instrumento que te dará salud y buena actitud

Aristóteles describía a la risa como *"un ejercicio corporal valioso para la salud"*. La medicina psicosomática se ha cansado de probar que nuestro estómago, hígado, corazón y todos los órganos funcionan mejor cuando nos sentimos felices. La risa o alegría aumenta nuestra resistencia física y actúa como un inhibidor natural del dolor.

La risa interrumpe la actividad mental: divierte o, más bien, relaja la atención, impidiendo a la mente entretenerse en cuestiones perniciosas. La risa también levanta el espíritu cansado.

Hace más de cien años, el neurólogo francés Guilliane Duchenne de Boulogne comenzó a estudiar qué es lo que se escondía detrás de una sonrisa. Hoy se sabe que puede resultar contagiosa y que mejora un buen estado de ánimo. Por ello, los investigadores sobre el humor recomiendan este sencillo ejercicio cuando se pasen momentos difíciles: Mirarse al espejo y sonreír. Esta expresión facial genera la emoción correspondiente de forma que, si vemos el reflejo de una sonrisa, comenzaremos a sentirnos mejor.

Los niños aprenden con mayor facilidad y eficacia en un ambiente agradable. El neurólogo William Fry subraya el efecto estimulante de la risa en la circulación sanguínea, en la respiración y, sobre todo, en la oxigenación de nuestro cuerpo. Una simple sonrisa es capaz de provocar una gran secreción de endorfinas, encargadas de producirnos bienestar.

El psiconeurólogo Arthur Stone, encontró en la mucosa nasal de las personas más sonrientes una mayor cantidad de inmunoglobulina "A", una sustancia que refuerza las defensas del organismo y el doctor César Díaz Cabrera afirma que en estados de satisfacción, el timo fabrica más timina, uno de los componentes que contienen los fármacos antidepresivos y que además nos hace resistentes a las enfermedades.

El doctor Sang Lee de Corea, quien sostiene que la mente y el cuerpo son un todo, habla también de que cuando existe una situación alegre y esperanzada, la química cerebral se altera, liberando un tipo especial de hormona llamada endorfina, que fortalece el sistema inmunológico, pudiendo inclusive, eliminar células cancerosas.

El oftalmólogo William Bates comprobó que el sentido de la vista m. jora cuando el individuo está pensando en cosas agradables o viendo escenas que le complacen y el doctor John Morreall explica que después de que uno se ríe, se entra en un estado de relajación donde la presión arterial y los latidos del corazón descienden, y así nos sentimos profundamente relajados.

Los médicos Lee Berk y Stanley Tan dicen que la risa agudiza las habilidades de la mayoría de los instrumentos de nuestro sistema de inmunidad. Activa los linfocitos T y las células de ataque, las que ayudan a destruir los microorganismos invasores. La risa aumenta también la producción de nuevas células de inmunidad y reduce los niveles de cortisol, la hormona del estrés, que puede debilitar la respuesta del sistema de inmunidad.

El humor nos ayuda a luchar contra lo impensable: nuestra calidad de mortales.

> *Aproximadamente un niño se ríe 400 veces al día,*
> *mientras que un adulto sólo lo hace 15 a 16 veces.*
> *¿Cuántas veces te has reído hoy?*
> *Ríete como niño y traerás salud a tu vida.*

Revisa tu vida... Haz una recapitulación, a conciencia, de lo que has vivido

Rara vez nos sentamos a revisar las etapas anteriores de nuestra vida. Normalmente vamos viviendo ésta de acuerdo a lo que nuestros padres soñaron por nosotros. Ser buenos hijos, excelentes estudiantes, buenos esposos o esposas, maravillosos padres, exitosos empresarios. ¿Pero quién eres realmente tú? ¿Eres quién quieres ser, o eres lo que otros forjaron, soñaron y crearon por ti?

Al sentarnos de forma reflexiva a ver nuestras etapas pasadas, podremos construir o reconstruir las nuevas. Es evidente que nadie pensó que podríamos vivir 30 años más que nuestros bisabuelos o abuelos. Sí, llegar a los 120 años. ¿Qué harás con todos esos años? ¿Quejarte, hacer corajes y estar enojado o vivir en plenitud los años con una actitud de alegría y felicidad?

s o no debes seguir adelante, no importa la edad que tengas, isas a detalle, quién fuiste realmente en tus anteriores etapas. que te dijeron tus padres o creíste ser, sino, quién fuiste realmen- ¿Quiénes fueron tus padres? ¿Quiénes fueron tus abuelos? ¿Cómo fue tu relación con ellos? ¿Cuáles eran tus sueños y dónde acabaste? Puedes hacerte este tipo de preguntas. Esa revisión de tu vida, te dará claridad y sinceridad para saber dónde estás parado hoy. Seguramente descubrirás que muchas de las cosas por las que te culpas, no tendrías porqué hacerlo, ya que no fuiste el responsable de ellas y podrás perdonarte de ese pasado. Serás capaz de de liberarte para poder escoger hoy, hacia donde irás.

En el libro *El hombre en busca del sentido* de Viktor E. Frankl, encontramos muchas respuestas y un gran sentido de lo que estamos haciendo respecto de la actitud. Frankl, psiquiatra alemán, describe, de modo autobiográfico, su paso por los campos de concentración de la antigua Alemania nazi. Relata la crueldad con la que los soldados de las SS maltrataban a los prisioneros y a su vez explica como incidía la vida en el campo de concentración en la mente del prisionero medio, factor determinante para que, a la hora de salir en libertad, superaran o no los traumas allí vividos.

Viktor Frakl dice: *"Nos pueden quitar todo lo que tenemos en la vida, excepto una cosa, la libertad de elegir cómo reaccionar ante una situación. Eso es lo que determina, la calidad de la vida que hemos vivido. No se trata de si hemos sido ricos o pobres, famosos o desconocidos, sanos o enfermos. Lo que determina la calidad de vida, es cómo nos relacionamos con estas realidades, qué significado le damos, qué tipo de actitud adoptamos frente a ellas..."*

Quizás, es un buen momento para revisar nuestro pasado y ver qué hemos hecho. Hoy en día sabemos que nuestro cerebro está generando y creando nuevas neuronas y terminales nerviosas. Sabemos de la neuroplasticidad, la capacidad del cerebro de seguir aprendiendo y de crear vías neuronales nerviosas positivas para nosotros. Revisando tu pasado, puedes cambiar esas anclas dañinas que te hiciste, creadas desde el estrés, la ansiedad y el miedo, y reemplazarlas por terminales nerviosas de *bienestar*, para que puedas vivir más años en salud y amor contigo mismo. Es un buen momento para reiniciar tu disco duro. Lo que te hará sabio no son los años, sino la reflexión que hagas de todos los años vividos.

Meditar puede llevarte a descubrir hacia dónde llevas el barco

La meditación será una gran estrategia anti-estrés. Podrás encontrar muchas respuestas internas y conectarte con tu lado humano y espiritual. Pero, ¿cómo se medita? El objetivo aquí es despejar tu mente de todo pensamiento. Sí, de todos ellos.

El primer paso: El silencio. Encuentra un lugar tranquilo donde puedas sentarte cómodamente sin ser molestado.

Paso dos: Cierra los ojos. No tienes que hacer esto para meditar, a algunas personas les gusta concentrarse en un objeto, pero, cerrando los ojos puede ayudar a mantener la concentración, sobre todo cuando estás empezando.

Paso tres: Despeja la mente. Para ayudar a despejar la mente, toma una simple palabra (OM es realmente buena) y repítela a ti mismo una y otra vez. Poco a poco, no hay prisa. Disfruta de la palabra hasta que llene tu mente. ¿Por qué? Centrándote en una palabra ayudas a mantener los pensamientos que distraen alejados. Siempre habrá pendientes y tareas que intenten distraerte, déjalos fluir y regresa a tu palabra. Con el tiempo, vas a desarrollar tu propio enfoque personal y estilo de meditación, a fin de encontrar lo que funciona mejor para ti. Recuerda que el objetivo es la búsqueda de un camino que te dé comodidad y te ofrezca una apertura que te permita encontrar un significado más profundo en la vida. Así que no importa si tú te centras en la respiración, en una oración o en el interior de los párpados, pero trata de permanecer por lo menos 5 minutos en silencio cada día. Shhhhhhhhh. . .

Y recuerda...

- No vivas acelerado, no tengas prisa, vive tranquila y armoniosamente porque la prisa acorta la vida.
- Vive con serenidad y acepta los acontecimientos tal y como se presentan.
- Por el freno de vez en cuando y reflexiona unos minutos en cómo y qué has hecho en los últimas horas.
- Evita la tristeza. Las personas que viven felices, viven muchos más años y con calidad de vida.

- No permitas que el estrés te atosigue y no dejes que los problemas te afecten negativamente.
- Respira profundamente unos minutos al día, porque respirar es vivir.

COLABORACIÓN DE ANDRÉS PORTILLO
(México)

¿Cómo modificar tu actitud?

Andrés Portillo, es un apasionado de la vida y de la transformación personal, instructor y facilitador de la mente y el espíritu. Es un gran buscador de herramientas para el desarrollo de la consciencia. A través de sus cursos, entrenamientos, conferencias y de su libro, *Te amo porque se me da la gana*, editado por Ediciones Urano, ha desarrollado herramientas de sencilla aplicación para una vida de *bien-estar* total. Aquí nos comparte el porqué juventud es también cuestión de actitud mental positiva. No dejes de visitar su sitio web: www.andresportillo.com.mx

Cuando hablamos de consciencia muchas veces, creemos que es algo inexistente, porque no lo podemos tocar o ver, pero la conciencia tiene que ver con un estado de equilibrio y *bien-estar* interno que se proyecta en tu vida. Pongamos un ejemplo te despiertas en la mañana, todo pinta como un gran día y de pronto se cruza por tu mente un pensamiento negativo al escuchar las trágicas noticias de la mañana. Tu pensamiento se enfoca en todas las posibilidades negativas de lo que pudiera ocurrirte, te angustias, tu cuerpo se estresa, sientes un vacío en la boca del estómago, te pones de malas con tu espos@ e hijos, y tu pensamiento se convierte en realidad cuando ni siquiera has salido de casa.

La actitud es la manera en la que respondemos o nos comportamos ante las situaciones o circunstancias que se nos presentan en la vida. Esta respuesta está condicionada por nuestras creencias, experiencias y la percepción que tenemos de las cosas, el mundo y sobre todo de nosotros mismos.

Nuestra actitud determina nuestra realidad, la cual la podemos percibir desde dos ángulos, uno externo y otro interno. El interno está regido por nuestras creencias, juicios, pensamientos y valores. El externo es el mundo que está fuera de nosotros, es decir, las cosas como son y sobre las cuales emitimos juicios de valor.

Queremos dirigir la realidad que percibimos y ponemos todo nuestro esfuerzo, atención y energía en tratar de manipular aquello que no coincide con nuestro mundo interno y es, en este momento, cuando surge el estrés, sufrimiento e impotencia, ya que por más que nos esforzamos el mundo no cambia, por lo menos no gracias a nuestros gritos, depresión o sufrimiento. ¿Te ha dado resultado el preocuparte para que tu hijo sane de alguna enfermedad o tu sufrimiento para que tu marido sea fiel o puntual? Todo ese estrés no te genera intereses en tu cuenta bancaria cuando estás en una crisis económica. Mi pregunta para ti es: ¿Qué es mejor una crisis económica en tus finanzas y otra en tu mente? o ¿sólo una (la financiera) y tú con claridad y lleno de energía para actuar y salir adelante?

Cuando lo que ocurre y lo que crees que debería de ocurrir difieren, se generan emociones que alertan a nuestro sistema nervioso central. El sistema nervioso simpático dispara los mecanismos de defensa, se generan endorfinas, adrenalina y un desbalance hormonal cuya función primordial es la sobrevivencia. Tu columna se contrae estimulando a todas las terminaciones nerviosas que le llegan, tu cuerpo y mente se preparan para responder a la agresión, a esto le llamamos estrés. Si esto ocurre repetidamente durante el día, tu sistema de defensa se habitúa a permanecer activo lo cual a la larga se traduce en fatiga, desgaste del sistema y enfermedad. Por otro lado, si te mantienes con una actitud positiva ante las circunstancias tu sistema nervioso parasimpático relaja tu cuerpo, aclara tu mente y emociones permitiéndote actuar con más asertividad.

A continuación te presento una serie de preguntas para que te des cuenta de cuál es tu actitud ante diferentes aspectos de ti mismo y de tu vida y para que veas la forma que tienes de reaccionar ante diversas situaciones.

¿Cuál es mi actitud?

Valora las siguientes preguntas de la siguiente forma

1= No nunca
2= Poco o rara vez
3= Medio o promedio
4= A menudo, mucho
5= Constantemente, siempre

Acepto mi vida exactamente como es	1 2 3 4 5
A pesar de mi edad creo que no hay límites	1 2 3 4 5
Hago lo que me gusta a pesar de las opiniones de los demás. No me importa hacer el ridículo.	1 2 3 4 5
Mantengo la calma a pesar de enfrentar situaciones difíciles	1 2 3 4 5
Evito quejarme de las circunstancias	1 2 3 4 5
Me gusta mi cuerpo	1 2 3 4 5
Me siento más joven de lo que cronológicamente soy	1 2 3 4 5
Me considero optimista y positivo	1 2 3 4 5
Me siento feliz sin razón aparente	1 2 3 4 5
Vivo y disfruto con facilidad el momento	1 2 3 4 5
Me siento vital y energético	1 2 3 4 5
Me es fácil experimentar estados de paz profunda y bien-estar	1 2 3 4 5
La vida es una gran aventura para mí	1 2 3 4 5
Soy entusiasta ante los retos	1 2 3 4 5
Sonrío frecuentemente	1 2 3 4 5
Me es fácil encontrar las oportunidadesdentro de las adversidades	1 2 3 4 5
Busco regalos o lecciones en todo lo que ocurre	1 2 3 4 5
Me amo y me acepto	1 2 3 4 5
Perdono con facilidad	1 2 3 4 5
Soy desapegado y suelto con facilidad las situaciones difíciles	1 2 3 4 5
Acepto mi cuerpo como es	1 2 3 4 5
Busco lo bueno y positivo de las personas	1 2 3 4 5
Agradezco lo bueno y lo malo	1 2 3 4 5
Acepto aquello que no puedo cambiar	1 2 3 4 5
Acciono ante lo que sí puedo cambiar	1 2 3 4 5

→

¿Cuál es mi actitud?

Mis amigos y la gente que me rodea es positiva	1 2 3 4 5
Los que me rodean me apoyan	1 2 3 4 5
Soy optimista y positivo ante las dificultades	1 2 3 4 5
Soy generoso	1 2 3 4 5
Siento el apoyo de una fuerza superior a mí	1 2 3 4 5

Revisa qué contestaste en cada pregunta y ahora sí, al hacerte consciente de cuál es tu actitud ante las diferentes circunstancias y situaciones que se te presentan, has dado el primer paso para detonar un cambio en tu estado interno que, por consecuencia, se proyectará en tu cuerpo, tus emociones y en tu realidad.

Cambia tu percepción para rejuvenecer

Tal vez te has cuestionado en qué medida el envejecimiento es producto de nuestra actitud y estado de ánimo. Se ha comprobado que la actitud negativa afecta al equilibrio físico, emocional y mental, por lo tanto, acelera el deterioro impactando en la salud del individuo.

En 1979, la socióloga Ellen Langer de la Universidad de Harvard realizó un experimento que llamó *El estudio en sentido contrario a las agujas del reloj*. Se reunió a un grupo de personas de edad avanzada en un ambiente controlado que asemejaba el mundo de 1959. La pregunta que quería responder ella era, ¿si llevamos la mente 20 años atrás, reflejará el cuerpo este cambio? Se pidió al grupo que se comportara como si tuvieran 20 años menos y se les monitoreó mediante exámenes que median sus estados físicos, emocionales y mentales.

Reprodujeron la vida tal y como era 20 años atrás. El entorno, sus hábitos, conversaciones, ropa, información, música, etc., fueron recreadas para conducirlos a vivenciar un cambio total en su percepción. La premisa del experimento era que sentirse y verse viejo o joven es cuestión de la actitud que tienes ante el proceso de envejecimiento.

Al término del experimento el cambio fue notable al medir nuevamente la fuerza física, postura, percepción, cognición y memoria a corto plazo. Al compararlos con sus pruebas iniciales el contraste fue sorprendente. Este experimento demostró que la actitud si puede revertir el envejecimiento.

Comportarte como si fueras más joven, hacer cosas que hacen las personas de esa edad te pueden rejuvenecer, puedes lograr que tu edad biológica sea menos que tu edad cronológica o bien estar tan acabado emocionalmente o estresado que luzcas y te comportes como un anciano. Existen jóvenes viejos y viejos jóvenes. Es tu elección: cuando tu actitud cambia, tu cuerpo te sigue.

Investigaciones recientes en ratones de laboratorio han demostrado que los que habitan en un entorno hostil que pone a prueba sus capacidades constantemente, viven cerca de un 30% más que los que lo hacen en un entorno seguro y cómodo pero aburrido. El retarse a uno mismo a hacer un esfuerzo adicional y demostrar las capacidades es lo que hace que la mente permanezca alerta, el cuerpo activo y la motivación y autoestima elevadas.

Nuestras creencias y juicios juegan un papel crucial en la manera en que percibimos al mundo y cómo nos percibimos a nosotros mismos. Hay que comenzar por percibirse capaces, más jóvenes, más en forma y más saludables. No ponerse límites ni sabotearse escuchando todas las opiniones de los demás. Comienza haciendo lo que deseas y da un 10 % más de lo que crees que es tu límite. El abrir la mente a lo que es posible, puede conducirte a una mejor situación en la salud y tu vida en general, sin importar la edad o condición que prevalezca en ella.

¡DUERME POR FAVOR!

Lo cambiaría a... ¡duerme grandísimo tonto!

"Dios nos dio la capacidad de dormir y soñar, y no es para que se quede sólo en sueños, es para que cuando despiertes, te levantes con más ánimo y digas <lo voy a conseguir>"
Juan Guillermo Arenas Marin

En la vejez se apoca el dormir y se aumenta el gruñir.
Refrán popular

¡Uf! Por fin llegas a la puerta de tu casa, la abres y de inmediato avientas tu portafolio o bolsa con las cosas que siempre cargas al trabajo y te lanzas a reposar un momento en tu sillón; comienzas a ponerte cómodo, te quitas la corbata, los zapatos o tacones y te recargas en el sofá, respiras profundamente y mirando al techo exclamas: *"¡Qué día tan agobiante el de hoy! Afortunadamente la ciudad se apiadó de mí y llegué un poco más temprano, hasta tiempo tuve de pasar a cenar algo rápido; quizá no fue una cena en forma pero por lo menos la torta que comí no fue tan mala".* Subes a tu recámara, comienza el ritual nocturno; cepillas tus dientes, te miras al espejo y para nada te sorprende tu apariencia, las ojeras se están convirtiendo en parte de tu personalidad y qué decir de esas arrugas que se están marcando en los extremos de tus ojos, y su coloración: rojos de tanto desvelo. ¡Ay no! Mejor decides darte una ducha para descansar bien y olvidar el tema, pues si continuas, acabarás deprimiéndote sin resolver nada. Ya cómodo en tu cama tomas el control y enciendes el televisor con la idea de ver una película y relajarte, pero ¿qué crees? En automático, en tu cabeza aparece *la película de tus pendientes* para el día siguiente: Llegar puntual porque tienes junta en el trabajo, pero y ¿cómo le vas a hacer para estar en dos lugares a la vez?, porque si no recuerdas, mañana vendrá el plomero a casa a darle mantenimiento a la instalación de los baños que te ha dado problemas desde hace meses; y ¿la firma de boletas en la escuela de tus hijos?, ¿el vencimiento de tus tarjetas? Tienes que pagar. Te peleaste con tu pareja y hasta ahorita ni una llamada has recibido, etc., etc., etc., y, entre más pendientes surgen, más tensión y preocupación vas experimentando y esa es la película que terminas viendo al final de tu día todos los días.

Terminas preocupándote y mejor decides apagar el televisor al fin que el cansancio que traes no es para menos y seguro que duermes profundamente. Ya a oscuras te acomodas, cierras los ojos, tratas de concentrarte en conciliar el sueño y nada, fallido intento, te volteas del lado contrario y ¡zas! en automático de nuevo aparece *la película de pendientes*, pero sigues en esa lucha de cambiar la frecuencia de tu mente y cierras los ojos tratando de no pensar en nada y lograr dormir, y nuevamente surgen en tu cabeza las probables soluciones a los pendientes que te aquejan. Giras otra vez, izquierda, derecha, boca arriba, boca abajo, te pones la almohada en la cara, te conviertes en un remolino humano bajo las sábanas y ¡nada! Los minutos y las horas continúan pasando sin que logres descanso alguno. Llega la mañana y en esa lucha por levantarte de la cama, te miras al espejo y notas que tus ojeras siguen muy marcadas, y qué decir de tus arrugas...

Prácticamente esa es la historia que vivimos día con día, lo comenzamos y terminamos con miles de preocupaciones, pensando en todos nuestros pendientes, en el cómo darles solución sin llegar a concretar nada; sacrificamos un valiosísimo tiempo que requiere nuestro organismo para recuperarse tanto física como mentalmente. Cuántas veces despertamos sintiéndonos cansados como si las horas de sueño hubieran sido insuficientes para lograr descansar y cuántas simplemente pasamos la noche entera girando de un lado a otro sin lograr un sueño profundo. Reflexionemos, nuestro cuerpo es una máquina perfecta, necesita que lo procuremos en muchos sentidos. Una buena alimentación, una buena rutina de ejercicios, una excelente actitud y, de la misma forma, nuestro cuerpo requiere de un excelente periodo de descanso, un sueño con calidad.

Dormir bien es necesario para un correcto desarrollo de nuestra vida. Nuestro cuerpo después de todo un día de trabajo, necesita descansar para recuperar fuerzas y poder continuar al día siguiente, por lo que el sueño se convierte en algo fundamental ya que todos los procesos de autorreparación de nuestros órganos se llevan a cabo en este periodo de descanso y, en donde mejor podemos detectar ese terrible daño que le hacemos a nuestro cuerpo, es en la piel. En la superficie de ésta, millones de células mueren día con día debido a las influencias del medio ambiente y si no se duerme lo suficiente, la piel no será capaz de reconstruir nuestras células muertas y el envejecimiento comenzará a manifestarse en ella. Como habíamos mencionado anteriormente el cortisol es la hormona del estrés y todos luchamos por mantenerla estable, esta hormona es sensible a la luz y como tal, es la que nos despierta por la mañana y también la que nos provoca esa sensación de somnolencia cuando el día está finalizando.

Es de verdad fundamental que comprendamos el proceso de autorreparación que realiza el organismo mientras dormimos. Para todos es sabido que el ritmo de la vida es complicado, pero no debemos restarle importancia al descansar bien, ya que si no lo hacemos se vuelve catastrófico para nuestro rendimiento y nuestro cuerpo afectando el desarrollo en nuestro ajetreado día a día. Así que es importantísimo retirarnos a dormir antes de la medianoche, de preferencia dos o tres horas antes para que nuestro cuerpo se programe y realice su actividad curativa. El organismo requiere este periodo de tiempo de secreción de melatonina, la hormona *de la oscuridad*, antes de liberar otras hormonas que repararán el cuerpo durante la noche como por ejemplo la hormona de crecimiento. La melatonina tiene mucha importancia ya que se encarga de controlar los ciclos del sueño y es responsable de mantener la salud de las células, de controlar la regeneración de los tejidos desgastados, de controlar el mal humor y de disminuir nuestra fatiga; y una carencia de sueño podría dejarnos fatigados y deprimidos favoreciendo la aparición de hipotiroidismo y sobrepeso además de hacernos experimentar un estado físico de debilidad, desequilibrio y la pronta aparición de enfermedades relacionadas con el corazón. De hecho, nosotros te recomendaríamos tomar suplementos de melatonina para dormir placenteramente, obviamente contando con la supervisión y consentimiento de tu médico especialista.

Otra hormona que es necesaria en este proceso de autocuración y rejuvenecimiento celular es precisamente la hormona de crecimiento u hormona reparadora que se activa una hora después de que empezamos a dormir y se encarga de reparar la producción de nuestras células, manteniendo sanos nuestros huesos y fuertes nuestros músculos, reduciendo el tejido adiposo.

En una charla que tuvimos con el doctor Francisco Guerrero egresado de la Facultad de Medicina de la Universidad de Monterrey con la especialidad en medicina interna en el Hospital Muguerza de Monterrey, y con la subespecialidad de Neurología clínica en el departamento de Neurología del Hospital Universitario José Eleuterio González de la Universidad Autónoma de Nuevo León, nos comentaba la importancia de obtener un excelente descanso. El dormir y despertar son estados que debemos alternar necesariamente, estos estados se dan en ciclos de veinticuatro horas de los cuales debemos destinar una tercera parte del tiempo para dormir, y esas ocho horas tienen que estar sincronizadas con la noche. Los ciclos de luz y oscuridad que nos brinda el planeta son una parte fundamental en la regulación de ritmos biológicos en los seres vivos. Si dormimos mal afecta nuestras funciones del estar despierto, alterando nuestra capacidad intelectual y afectando nuestra salud en general. El doctor Guerrero nos menciona las dos etapas que tiene el sueño: la primera la denomina etapa sueño No-MOR la que describe como etapa de sueño donde hay movimientos oculares lentos y la actividad eléctrica cerebral también es lenta, y la segunda, la denomina como sueño MOR donde sucede todo lo contrario.

La mayoría de la noche, prácticamente el 80 % de ésta, ocupa nuestro cuerpo el sueño No-MOR y se divide en tres fases conocidas como N1, N2 y N3 según sea más profundo el sueño o haya ondas eléctricas cerebrales de actividad más lenta. Ambas etapas del sueño se alternan toda la noche, primero aparece la No-MOR pasando por las tres fases anteriormente mencionadas, y en aproximadamente cien minutos continúa pero a la inversa (N3-N2-N1) hasta convertirse en sueño MOR cuya duración va entre los cinco y diez minutos y luego se repite el mismo ciclo. Y así nos la pasamos todas las noches. Durante el sueño MOR solemos recordar nuestros sueños, experimentamos un aumento del metabolismo cerebral que puede compararse al estar despierto, y tal actividad se le denomina sueño activo, de ahí que la actividad de soñar sea intensa y beneficiosa para el cuerpo ya que se cree que una de sus funciones es eliminar nuestros recuerdos traumáticos u obsoletos.

Cuando sucede lo contrario a lo indicado anteriormente, como por ejemplo, cuando una persona padece apneas o ronquidos, ésta puede ser víctima de sueños angustiantes pues al momento que disminuye el oxígeno en su cuerpo y se manifiestan alguna de ellas mientras se está soñando, el contenido del sueño puede traernos recuerdos no gratos con posibilidad de un despertar confuso, asimilándolo como una pesadilla. Una persona que experimenta este tipo de sueño con un sinnúmero de interrupciones, en la mayoría de los casos no lo detecta y la única manera que tiene el cuerpo de manifestarlo es a través de una somnolencia durante todo el día, despertando cansado cada mañana; experimentando tensión en la espalda o cuello, estando de mal humor, teniendo olvidos, irritabilidad etc., y ojo con esto, quien padece trastornos del sueño tiene un alto riesgo de sufrir accidentes automovilísticos provocados por este *mal-estar* de somnolencia y de desarrollar obesidad, depresión o adicción al tabaco.

El verdadero sueño, el verdadero descanso reparador, es aquel que trae una sensación de frescura al despertar, que nos hace sentirnos con energía, con mucha motivación y lucidez mental para resolver los retos de un nuevo día; despertamos alegres, de buen humor, productivos, decididos, sin confusión, pero si no gozamos de un sueño reparador, será imposible lograrlo. Necesitamos accionar las herramientas, disciplinarnos en ese sentido y alcanzarlo. Evita someter a tu organismo en conflictos de tensión y estrés ya sea por factores externos o internos.

Para lograrlo, te compartimos algunas estrategias que nos han funcionado a nosotros y que por supuesto, nos fueron recomendadas por médicos anti-edad:

- Alarga tu tiempo de sueño en el porcentaje que puedas, si es 10, 15 o 20 por ciento ¡perfecto! Estarás regalándole la misma cantidad de porcentaje en juventud a tu cuerpo.
- Referente a los alimentos, cena ligero dos horas antes de que te vayas a dormir pues de otra forma tu organismo utilizará la energía para realizar el proceso de digestión e interferirá en tu descanso profundo. No consumas bebidas alcohólicas antes de irte a la cama, evita el consumo de la cafeína, quédate tranquilo y evita discusiones que estimulen la actividad cerebral.
- Realiza ejercicio de forma regular al aire libre pero en horario matutino.
- Sé estricto con tus horarios de sueño y evita llevarte los problemas a tu cama; el dormitorio es para descansar y tener relaciones íntimas nada más.

Tendrás 30 días de consejos para conseguir un sueño reparador. Úsalos, están en la parte de la agenda diaria de este *ABC*. Si por alguna razón estos consejos no son suficientes para que sientas una mejoría, será necesario acudir a tu médico para que realice una valoración más específica y completa de tu caso.

Ya vimos cuán importante es el buen dormir, y lograrlo está perfecto, sin embargo y como siempre lo hemos dicho y lo reiteramos, cuerpo, mente y emociones están interconectados y de la misma forma, el lograr un descanso reparador se ve reflejado en nuestra actitud ante la vida. Los problemas pueden causar en nosotros dos actitudes: o nos destruyen y nos dejamos hundir, o nos dan valor para levantarnos más fuertes y enfrentar cualquier obstáculo que se nos presente.

Comienza haciendo un inventario de ti mismo, conócete, descubre quién eres y cuáles son tus potencialidades, debilidades y capacidades; qué deseas en lo más profundo de tu ser; qué te motiva a salir adelante; plasma tus ilusiones, lo que te molesta, qué te interesa y, lo más importante, qué esperas de ti mismo. Sabemos que este proceso no es fácil pues te enfrentarás a cuestionamientos importantes a nivel interno como temores y tentaciones, pero si tienes la certeza de quién eres, de lo que vales y deseas, y de las bases sobre las cuales estás decidiendo construir tu vida, podrás hacer de lado todo aquello que lo perturbe.

Cada uno de nosotros tenemos la capacidad de manejar nuestros estados de ánimo, decidimos vivirlos con una sonrisa o con una lágrima, con alegría o enojos, etc., tener una actitud positiva y sonreír puede aminorar nuestro estrés diario y mejorar la salud. Tenemos que aprender a reprogramar aquello que está en nuestra memoria manipulando nuestros estados emocionales, debemos ser optimistas ante el reto, frente al cambio y la adversidad. Si deseamos modificar nuestra vida, necesitamos motivarnos y cambiar nuestra actitud, mantenernos activos, positivos, planteándonos retos nuevos y tomarlos como metas a vencer para nutrirnos; tenemos la posibilidad de crecimiento y de obtener experiencias de vida nuevas.

No existen recetas mágicas pero te compartimos más recomendaciones que nos han servido a nosotros:

- Es primordial que visualices tu meta, aquello que deseas alcanzar y eso te proyectará hacia su obtención; define lo que quieres lograr, escucha a tu corazón, qué es lo que deseas y créenos que con esto, ya estás del otro lado, pues la emoción y la energía fluirán solas, ya que el sólo hecho de sentir duda alguna o desconfianza boicoteará tus planes. Visualízalo y materialízalo en tu mente y no desertes, permite que tus retos te muevan mente y corazón hacia todo aquello que anhelas; confía en ti y en las decisiones que vayas tomando para la obtención de tu éxito y, si es necesario cambiar la estrategia, ¡hazlo! Pero no detengas tu paso.

- También es importante que disfrutes los pequeños detalles que la vida te ofrece como tu familia, los amigos, tu ámbito laboral, la pareja, el desayuno con tus hijos en caso de tenerlos, una charla o simplemente tu ciudad. Si tienes que realizar un viaje largo para llegar al otro extremo de la ciudad, ¡acéptalo como es!, y simplemente *ponte en acción* y con la mejor actitud. Aprovecha ese tiempo de traslado para disfrutar de una buena lectura, escuchar música o un buen audiolibro; siente tu respiración, percibe cómo reacciona tu cuerpo, mira tus manos, su coloración, observa tu alrededor, mira a la gente, los colores, percibe los olores, mira al cielo y disfruta lo que miras, aprende a saborear los instantes que te ofrece la vida pues frecuentemente, sino es que siempre, perdemos la perspectiva del *hoy* y el *ahora* por pensar en el gran momento del mañana y, el mañana, no existe si no lo construimos en el hoy. ¡Saboréalo!

Si deseas cambiar tu vida tienes que comenzar por la parte interna, si te rehúsas a aceptar que eres creador de tu propio destino basado en tus pensamientos, creencias y acciones, entonces te negarás a la posibilidad de los cambios que deseas alcanzar y continuarás creando lo que no quieres y únicamente, cuando aceptes que TÚ eres creador y responsable de tu vida, entonces, sólo entonces, comenzarás a realizar drásticos cambios para obtener lo que quieres y necesitas.

Si frecuentemente pasan por tu mente pensamientos negativos, ¡cámbialos!, rodéate de gente positiva, alegre y, por ende, tendrás pensamientos, acciones y resultados positivos. Eres el gran *conductor* de tu vida, aprende a manejar tu auto de la mejor manera optimizando tanto las funciones internas como las externas. Aliméntalo y nútrelo con buenos pensamientos y emociones, sonríe y creé en ti pero sobretodo obséquiate lo mejor que tienes, y ese eres ¡TÚ!

Capítulo 4
...Antes de iniciar tus 30, 60 o 90 días

TÉCNICAS DE LIMPIEZA

Como lo explicamos en el primer capítulo *A limpiar y luego a nutrir*, aquí desarrollaremos cada una de las técnicas de limpieza recomendadas, con una breve descripción y las instrucciones para realizarlas de principio a fin. Estas técnicas fueron desarrolladas también en nuestro anterior libro *Detén el tiempo*.

Limpia tu colon.

1.Hidroterapia de colon

La terapia de limpieza de colon es necesaria para comenzar el proceso anti-edad. Si se sufre de estreñimiento ocasional, se deben incorporar en la dieta fibras solubles para normalizar el tránsito. Sin embargo, si se sufre de un estreñimiento de tres días o más, lo mejor es un lavado colónico con sales, ajo, manzanilla, ozono y lactobacilos. Este procedimiento consiste en hacer circular gran cantidad de agua tibia por simple gravedad y en flujo continuo. Se requiere la asistencia de un terapeuta y una camilla que permita adoptar una posición relajada. Debemos mencionar que el paciente no retiene el agua que el terapeuta le administra vía anal, sino que fisiológicamente va eliminando líquido y desechos mientras se le sigue administrando agua limpia. Los desechos se eliminan a través de un conducto hermético transparente. El tratamiento se debe aplicar durante una hora diaria a lo largo de tres o cuatro días.

Después de realizar este proceso, hemos podido comprobar que la piel resplandece y se torna más limpia porque la absorción de los nutrientes y suplementos es mucho más efectiva y no seguimos absorbiendo las toxinas acumuladas durante años en nuestros intestinos.

Nuestra recomendación es que antes de comenzar con cualquier suplementación o ingesta de nuevos nutrientes, te sometas a un lavado de colon para luego continuar con la depuración del hígado y el intestino delgado.

El lavaje colónico tiene ciertas limitaciones en cuanto a su aplicación (hernias abdominales en fase aguda, operaciones recientes, embarazos de más de 4 meses, fallos renales...), requiriendo siempre la supervisión del terapeuta. Para ampliar conceptos respecto a esta especialidad, se puede consultar el libro *Terapias colónicas* de Gloria Beningaza.[1]

Otra limitación del lavaje colónico es la imposibilidad de limpiar los varios metros de intestino delgado, que también acumulan toxemia crónica. La limpieza del intestino delgado es importante cuando realizamos la depuración hepática, pues cálculos y barro biliar se vuelcan apenas después del estómago, debiendo recorrer los dos intestinos antes de abandonar el cuerpo por medio de la evacuación. El método del agua salada tiene la ventaja de limpiar ambos intestinos, pero no suele ser suficiente para remover viejas y consistentes acumulaciones de moco colónico. Te recomendamos ver nuestro apartado de *Recursos* para conseguir un centro con terapeutas especializados.

¿Cada cuanto? Lo recomendable es realizarla cada 3 meses por 3 sesiones seguidas.

¿Qué te sugerimos? Inicia la dieta anti-inflamatoria que te proponemos en domingo y realiza tus sesiones de hidroterapia colónica el miércoles, jueves y viernes de esa semana. Con esta dieta estarás preparado para dicha terapia. Al realizarla deberás seguir con la limpieza de colon, con enemas o agua salada de forma mensual.

---

[1] Gloria Beningaza, Terapias colónicas, Como está arriba está abajo, Editorial Brujas, 1991.

2. Limpieza con agua salada

Existe una antigua técnica india llamada shank prakshalana que cualquiera puede realizar en su casa sin costo alguno y en pocas horas. Es una limpieza intestinal con agua y sal marina. Este método es totalmente fisiológico y consiste en hacer correr agua salada —la sal aporta efectos bactericidas, desinfectantes, desincrustantes y emolientes de los desechos adheridos a las vellosidades intestinales— y tibia a través de todo el tubo intestinal hasta evacuarlo con el mismo color que se ha ingerido, lo cual indica que el proceso ha concluido.

Lo que hay que hacer es calentar agua (o caldo de verduras), y disolver una cucharada sopera de sal marina (no menos de nueve gramos) por litro, previendo preparar unos ochos litros de agua salada. Deberás comenzar bebiendo dos vasos de agua salada entre tibia y caliente. Después, debes efectuar movimientos de vientre para mover los intestinos (si quieres verlos gráficamente visita la página: http://proedad.com/tecnica-movimientos-limpieza-intestinos-agua-salada.php). Hay que tomar dos vasos de esta agua cada quince o veinte minutos y hacer inmediatamente después los movimientos. El proceso culmina cuando vas al baño y tu evacuación es líquida, igual al agua salada ingerida.

El agua salada puede ser vomitiva, por eso, realizar un caldo con verduras naturales, como la cebolla puede ayudar a tolerar esta agua tibia. Es importante que después de realizar este proceso se ingieran alimentos de preferencia blandos, como frutas y verduras; te aconsejamos consumir plátano (banana) y hay que procurar seguir con una alimentación sana y equilibrada.

Esta técnica se utiliza en centros especializados como complemento a curas de rejuvenecimiento, en las que se llega a efectuar diariamente, y se complementa tomando caldos de verduras para remineralizar el organismo.

Advertencia: las personas con hipertensión arterial deben consultar a su médico antes de realizar esta técnica de limpieza con agua salada. El ejercicio de limpieza intestinal con agua salada no se debe efectuar si la persona atraviesa una crisis aguda de salud (fiebre, gripe, menstruación, diarrea, colitis, apendicitis, etc.). Tampoco deberían llevarlo a cabo las personas que sufran determinados problemas digestivos como úlcera gástrica o duodenal, estén en un período postoperatorio, tengan cáncer de colon o hayan sido sometidos a una colostomía.

¿Cada cuanto? Esta técnica es muy fácil, la puedes realizar una vez por mes, desde tu casa, y con tu familia.

¿Qué te sugerimos? Recomendamos, al principio, realizarla una vez por mes. Por ejemplo, si vas a iniciar la dieta anti-inflamatoria de este libro, el primer lunes realiza esta limpieza.

3. Minilimpieza con agua salada

Esta minilimpieza con agua y sal marina puede practicarse tres días seguidos como técnica depurativa de mantenimiento y se realiza en ayunas. Se toman dos vasos de agua salada tibia, luego se masajea el vientre con movimientos circulares. Pueden hacerse tres tomas en intervalos de entre quince y treinta minutos, sin pasar de seis vasos al día. Luego se deja pasar por lo menos una hora para desayunar.

4. Enemas

Este método casero puede considerarse un lavado colónico restringido. Su principio básico consiste en introducir agua en sentido contrario al flujo intestinal normal para movilizar estancamientos repentinos o disolver acumulaciones en el tramo final del colon. El enema más simple es la ducha rectal; es fácil de hacer, ya que no exige la retención del líquido y su efecto es rápido. La persona tiene que estar de pie y ella misma se introduce en el recto de 300 a 500 centímetros cúbicos de agua tibia por medio de una pera de goma (las peras de gomas o enemas pueden conseguirse en farmacias). Se lubrica la cánula con aceite para evitar irritación y hay que procurar que la pera esté bien llena para no introducir aire en el recto. No es necesario retener el agua, se puede evacuar de inmediato.

Nuestra recomendación es realizar el enema como lavaje colónico con un litro de agua. A diferencia de la ducha rectal, aquí se retiene el agua introducida para dar tiempo a disolver el material estancado. Con este volumen se irriga solo la porción de colon descendente por simple gravedad. Es una técnica para utilizar ocasionalmente. Hierve medio litro de agua, y agrega otro medio litro frío para que el agua tenga la temperatura del organismo (37°C). Puede usarse una infusión bien filtrada de hierbas antiinflamatorias (malva, manzanilla, llantén, etc.) y/o adicionarse de 1 a 3 cucharadas de aceite de oliva.

Sugerimos comprar una ENEBAG (ver *Recursos*), para poder colgar el recipiente a cierta altura y favorecer el ingreso de agua al intestino. Coloca el agua tibia en la bolsa. Debes mantenerte acostado sobre el lado izquierdo, posición fetal. Lo ideal es retener el agua entre 5 y 10 minutos, antes de evacuarla. Te sorprenderás la cantidad de material fecal que podrás despedir.

¿Cada cuanto? Realiza un enema la primera semana de tu dieta antiinflamatoria y continúa con hasta 2 o 3 enemas por semana.

¿Qué te sugerimos? Realizarla hasta que sientas que tus intestinos están limpios.

5. Auto-masaje en pies y manos

Dada la conexión con los meridianos energéticos que recorren todo el cuerpo, en las palmas de las manos y plantas de los pies tenemos puntos reflejos de todos los órganos. Mediante el masaje de dichas zonas reflejas, se mejora la irrigación del órgano correspondiente y se logra una sencilla estimulación. El masaje se realiza con el dedo pulgar, en la zona previamente untada con algún aceite vegetal, a fin de facilitar la tarea. En los dibujos se indican solamente los órganos que tienen relación con el proceso de desintoxicación. La zona precisa es fácil de localizar por ser generalmente dolorosa ante la presión. Comienza por un minuto con presión suave. Poco a poco ve aumentando la presión y la duración hasta llegar a cinco minutos en cada punto a estimular. Es importante hacerlo todos los días en forma regular. Pueden trabajarse todas las zonas indicadas en los dibujos, pero se recomienda hacerlo en forma progresiva para evitar una liberación masiva de toxinas a los fluidos. Los primeros efectos no tardan en percibirse. A veces pueden observarse reacciones pasajeras. En ocasiones pueden ser necesarios varios días para obtener resultados duraderos. También es útil friccionar diariamente los pies sobre rodillos de madera específicos para este uso pero una pelota de tenis funciona también.[*]

---

[*] Información extraída de los libros *Las toxinas, cómo eliminarlas del organismo* de Christopher Vasey, Ediciones Urano, España y *Depuración Corporal* de Nestor Palmetti, Edición de Autor, Argentina.

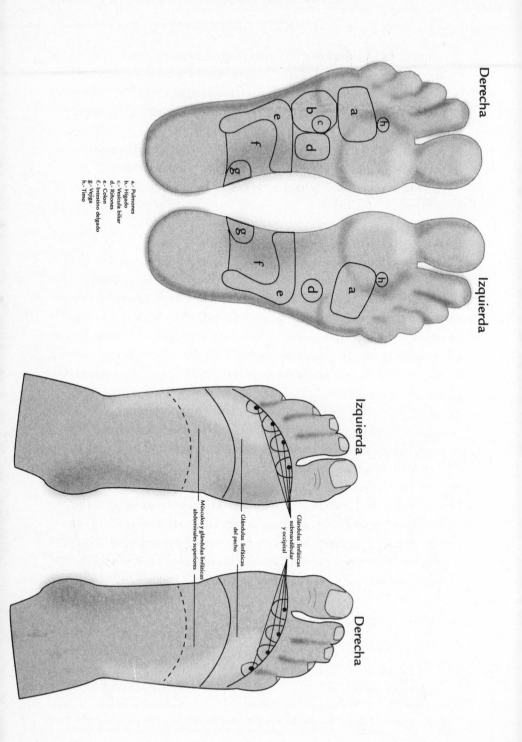

Derecha

Izquierda

a.- Pulmones
b.- Hígado
c.- Vesícula biliar
d.- Riñones
e.- Colon
f.- Intestino delgado
g.- Vejiga
h.- Timo

Izquierda

Derecha

Músculos y glándulas linfáticas
abdominales superiores

Glándulas linfáticas
del pecho

Glándulas linfáticas
submandibular
y occipital

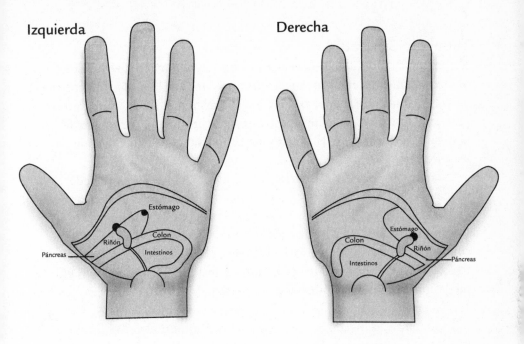

Izquierda

Estómago

Riñón

Colon

Páncreas

Intestinos

Derecha

Estómago

Colon

Riñón

Intestinos

Páncreas

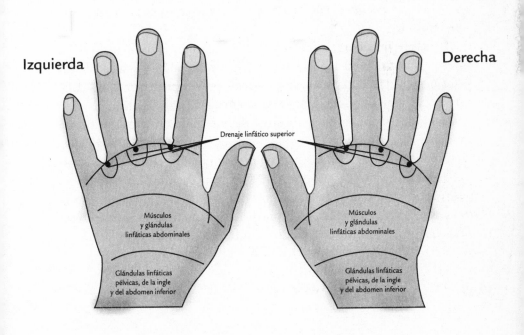

Izquierda

Drenaje linfático superior

Músculos
y glándulas
linfáticas abdominales

Glándulas linfáticas
pélvicas, de la ingle
y del abdomen inferior

Derecha

Músculos
y glándulas
linfáticas abdominales

Glándulas linfáticas
pélvicas, de la ingle
y del abdomen inferior

Limpieza de hígado.

Responsable de cientos de funciones, el hígado es *vital* en nuestra salud y supervivencia. Esencialmente, actúa como una malla protectora entre lo que ingresamos en nuestro cuerpo y lo que ingresa en el torrente sanguíneo. Filtra 1/4 del total de nuestra sangre por minuto. Por esta razón, **el hígado es por mucho, el órgano más importante en la prevención de las enfermedades.**

Cuando el sistema hígado/vesícula está debilitado, congestionado o intoxicado el cuerpo se vuelve mucho más vulnerable al violento ataque de las toxinas que ingerimos. La solución más obvia para mantener la función del hígado en óptimas condiciones es prevenir su intoxicación, congestionamiento y agotamiento. Esto significa evitar carne animal, lácteos, y aceites de baja calidad (y en última instancia, adoptar una dieta predominantemente viva y cruda: dieta vegana), y realizar limpiezas hepáticas periódicamente.

La limpieza del hígado es necesaria para la eliminación de toda la grasa tóxica vieja acumulada. La mejor manera de optimizar la función del hígado/vesícula es estimulándolo a limpiarse y desintoxicarse por sí mismo. Es entonces que podrá desintoxicar la sangre más eficientemente, filtrar las toxinas medioambientales, todo tipo de fármacos/drogas, el exceso de colesterol, etc.

Muchas personas creen que los cálculos biliares sólo se encuentran en la vesícula. Esta suposición es errónea. La mayoría de los cálculos biliares se forman en el hígado y comparativamente pocos ocurren en la vesícula. Esto es fácilmente verificable si se realiza una limpieza hepática.

Casi todos los pacientes que sufren de enfermedades crónicas tienen cantidades excesivas de cálculos biliares en el hígado. Es el principal órgano responsable de procesar, convertir, distribuir y mantener las necesidades de combustible/energía/glucosa del cuerpo. Un hígado obstruido no puede satisfacer las necesidades del cuerpo y eso se traduce en un estado de cansancio general. Un hígado puede *estancarse* repetidamente si esta situación no es resuelta, generando cuadros de desanimo y depresión.

Síntomas relacionados con el hígado:

- Color oscuro debajo de los ojos
- Ojos hinchados y/o rojos
- Ojos y piel amarilla
- Manchas amarillentas, especialmente en la parte anterior de la mano y la cara
- Cabello graso o pérdida de cabello
- Exceso de peso o debilitación
- Obesidad
- Escoliosis
- Cuello rígido
- Fuertes dolores de espalda y hombros
- Dureza de las articulaciones, músculos y tendones
- Extremidades frías
- Osteoporosis
- Problemas dentales o de encías
- Trastornos cerebrales
- Problemas circulatorios
- Pesadillas
- Trastornos digestivos
- Colesterol alto
- Mareos
- Asma
- Artritis o gota
- Hemorroides

Técnicas de limpieza hepática

1. Limpieza hepática profunda.

La limpieza del hígado y la vesícula y la eliminación de los cálculos biliares es uno de los más importantes recursos en la mejora de la salud. Existen varios métodos para limpiarlos y, en general, todos constan de una primera fase de preparación, en donde se ingieren ciertos alimentos y jugos, y luego se realiza la limpieza o descarga para eliminar todos los cálculos, toxinas e impurezas de los órganos en cuestión.

En este método, tal vez el más simple, la limpieza del hígado requiere de 6 días de preparación tomando un litro de jugo de manzana por día, seguido de 16 o 20 horas que dura la limpieza propiamente dicha.

Necesitarás:

- 1 litro de jugo de manzana o 1½ kilo de manzanas frescas por día (para 6 días). Puedes preparar el jugo con manzanas naturales o comprar jugo de manzana orgánico, sin conservadores ni azúcar.
- 4 cucharadas soperas de sales de Epsom (sulfato de magnesio o sal Inglesa, de venta libre en cualquier farmacia) disueltas en 3 vasos de agua.
- Medio vaso de aceite de oliva extra virgen orgánico de primera prensa en frío. (Busca marcas reconocidas)
- 3⁄4 vaso de jugo de toronja o pomelo o limón.
- 2 frascos de vidrio de medio litro, uno de ellos con tapa.

Para comenzar:

Diariamente se deben consumir 1,5 kg de manzanas frescas (rojas o verdes) o 1 litro de zumo de manzanas, alejado de las comidas. Lo ideal es comer la fruta masticada o licuada, ya que los jugos comerciales eliminan la fibra en el centrifugado, pero si usas jugo orgánico sin conservadores ni azúcar te funcionará muy bien también.

Realiza este proceso desde el lunes hasta la mañana del sábado y, esa mañana desayuna y come liviano, (tal como te sugerimos que lo hagas en los días previos), y tras el almuerzo, interrumpe la ingesta de alimentos y sólo bebe agua.

El ácido málico de la manzana suaviza los cálculos biliares y facilita su paso por los conductos biliares del hígado. El jugo de manzana tiene un gran efecto limpiador y su efecto fermentador ayuda a que los conductos biliares se expandan. Bébelo lentamente repartido durante todo el día, entre comidas (evita tomarlo antes de las mismas y hasta 2 horas después, tampoco lo tomes por la noche). Es conveniente cepillarse los dientes después de beber el jugo o enjuagarse la boca con bicarbonato de sodio.

Si eres intolerante al jugo de manzana puedes tomar vinagre de manzana a razón de 2 cucharadas soperas diluidas en medio vaso de agua 3 o 4 veces por día de acuerdo a lo que tu médico/terapeuta te indique. No deben utilizar el jugo de manzana personas con diabetes, hipoglucemias severas, cáncer y úlcera estomacal.

Alimentos:
Estas recomendaciones son las más básicas y están pensadas para quien por diversas situaciones no puede realizar una dieta específica como la antiinflamatoria que te proponemos.

Durante toda la semana de preparación y limpieza evita tomar alimentos o bebidas frías o congeladas, ya que enfrían al hígado minimizando los efectos de la limpieza. A fin de ayudar al hígado para la descarga, no comas en exceso y trata de evitar comidas de origen animal, productos lácteos, fritos, enlatados, azucarados o que contengan harinas refinadas y cualquier tipo de alimento desintegrado o muerto, alcohol y sustancias sintéticas (margarinas o aceites hidrogenados, vitaminas, saborizantes, colorantes, conservantes) ya que son una carga tóxica para el hígado. Es aconsejable comer abundantes ensaladas orgánicas de hojas verdes amargas (radicheta, rúcula, diente de león, achicoria, nabiza, radicha y otras) mezcladas con semillas activadas (remojadas por una noche), brotes o germinados, jugos verdes, leches de semillas, limón, avena, quínoa, amaranto, sarraceno activado y pan integral (sin abusar, máximo 2 rebanadas diarias). Cenar algo liviano como caldo de verduras o verduras al vapor, temprano, por lo menos 2 horas antes de dormir pero de forma ideal entre las 19:00 o 20:00 horas.

Hortalizas benéficas para el hígado: zanahoria, alcaucil o alcachofas, endivia, apio, rabanito, bardana, nabo, remolacha o betabel y las hojas verdes oscuras y todas las hierbas de sabor amargo: boldo, carqueja...

Frutas favorables: uva, ciruela, manzana (sobre todo verdes), aguacate/palta, cítricos, frutos del bosque (frutilla/fresa, arándanos, frambuesas, moras y cerezas).

Otro alimento benéfico para el hígado es la miel de abeja, por su poder depurativo sobre este órgano y, las aceitunas y el aceite de oliva, juegan un papel fundamental en su purificación.

El mejor momento:
La limpieza hepática en forma se recomienda que se lleve a cabo durante el fin de semana, que es cuando te encuentras bajo menos presión, tienes tiempo suficiente para descansar (recordemos que el descanso es funda-

mental en cualquier proceso de sanación) y puedes programar quedarte en casa las 16/20 horas del proceso final.

A pesar de que la limpieza es efectiva en cualquier momento del mes, es bueno comenzar un día lunes que coincida entre la luna llena y la nueva. Lo ideal sería comenzar 5-6 días antes de la luna llena.

Durante la limpieza lo más recomendable es evitar tomar cualquier medicamento, vitamina o suplemento que no sean estrictamente necesarios.

Si sufres de enfermedades de la vesícula o no tienes vesícula puedes realizar perfectamente esta limpieza hepática, pero necesitarás de más tiempo de preparación, (2 a 3 semanas) y deberás tomar, además del jugo de manzana, una mezcla de las siguientes hierbas tomadas en infusión:

> Raíz de diente de león (taraxacum officinale), raíz de regaliz (glicyrrhiza glabra), semillas de cardo mariano (silybum marianum), raíz de consuelda (symphytum officinale), agrimonia (agrimonia eupatoria), corteza de agracejo (berberis vulgaris), corteza de roble (quercus robur). También se puede agregar alcachofa (cynara scolimus) e hipérico (hipericum perforatum).

Usa una mezcla de todas estas hierbas en partes iguales, (30 g de cada una) salvo la raíz de consuelda que deberá usarse a la mitad (15 g). Agrégalas a 3/4 litros de agua y deja reposar durante 6 horas o durante la noche. Hierve la mezcla, dejándola a fuego lento 10 minutos antes de colar. Tómalo preferentemente en ayunas o bien separado de las comidas.

Importante:
Debes asegurarte de limpiar tu colon antes y después de cada limpieza hepática. Las sustancias tóxicas del intestino que se difunden a través de la pared intestinal y, vía sanguínea, llegan al hígado. Todas las sustancias que permanecen más de 36 horas en el intestino comienzan a descomponerse. En algunos hombres de avanzada edad, al extraerles el intestino, se han encontrado hasta cinco kilos de heces altamente tóxicas y endurecidas, que estaban fuertemente soldadas a las saculaciones intestinales desde hacía más de treinta años. La irritación crónica que provocan los desechos altamente tóxicos y los fuertes ácidos, produce una inflamación crónica (lo que conocemos como colitis crónica). Debido a los enormes

gases que se forman en la fermentación y la descomposición, se originan –como en la cámara de aire de una bicicleta– divertículos, cuyo contenido se hincha una y otra vez.

La limpieza del colon, ya sea antes o, idealmente en el sexto o último día de preparación, ayuda a prevenir o minimizar cualquier incomodidad o náusea que pueda surgir durante la descarga hepática y es el método más sencillo y rápido de preparar al colon para una limpieza hepática. Si por algo no puedes realizarte una limpieza colónica deberás hacerte al menos un enema.

La limpieza en sí

Lo que necesitas hacer al sexto día de tomar el jugo de manzana:

Toma un desayuno ligero incluyendo frutas o jugos.

A media mañana tómate el litro de jugo de manzana asignado para ese día.

A las 14:00 hrs come algo sano y ligero como verduras al vapor con arroz blanco tipo basmati o integral y usa un poco de sal marina no refinada. No ingieras comida proteica, mantequillas o aceites, ya que puedes sentirte mal durante la limpieza. Después de este alimento ya no puedes tomar ni comer nada más que agua simple, de lo contrario te arriesgas a no sacar ninguna piedra.

18 hrs: Agrega 4 cucharadas soperas de sales de Epsom a 3 vasos de agua filtrada en una jarra. Tendrás 4 porciones de 3/4 de vaso cada una. Tómate la primera porción. Puedes añadir un poco de limón para mejorar el sabor y limpiarte la boca después.

Una de las principales acciones de las sales de Epsom es dilatar (ensanchar) los conductos biliares, facilitando el paso de las piedras. También limpian cualquier desecho que pueda obstruir el paso de las mismas.

20hrs: Toma tu segunda porción de sales de Epsom.

21.30hrs: Si a esta hora aún no has evacuado, aplícate un enema de agua; esto desencadenará una serie de evacuaciones.

21:45 hrs: Lava bien las toronjas/pomelos o limones. Exprímelos hasta completar 3/4 partes de un vaso. Mezcla el jugo con el aceite en el recipiente con tapa, ciérrala y agita fuertemente unas 20 o 30 veces hasta que se integre bien. Sirve en un vaso.

22:00 hrs: De pie, al lado de la cama y listo para meterte a ella, tómate la mezcla. Hazlo de forma constante y sin grandes pausas. ¡Acuéstate inmediatamente! Esto es esencial para ayudar a que los cálculos se suelten. Apaga las luces y duerme boca arriba con una o dos almohadas para levantar un poco tu cabeza que debe estar a una altura mayor que tu abdomen. Si te resulta incómodo acuéstate sobre tu lado derecho con las rodillas flexionadas hacia la cabeza (posición fetal).

Permanece en esta posición por lo menos durante 20 minutos y trata de no hablar. Fija la atención en el hígado, tal vez puedas sentir las piedras moviéndose a través de los conductos. No sentirás dolor porque el magnesio de las sales mantiene los conductos abiertos y relajados, y la bilis secretada mantiene los conductos lubricados lo que no sucede en un ataque de dolor de vesícula. Trata de dormir.

Si durante la noche sientes la necesidad de evacuar, hazlo. Verifica si ya hay pequeñas piedras (de color verde, amarillo o café). Puedes sentir náuseas durante la noche, pero por la mañana desaparecen.

A la mañana siguiente:
Probablemente sientas necesidad de evacuar el intestino durante la mañana y evacúes también los primeros cálculos biliares. Si te interesa ver o conservar tus piedras, te recomendamos defecar en el inodoro sobre un colador de cocina grande de malla fina y luego limpiar con agua la materia fecal para retirar los cálculos. Ten a mano un par de guantes y descarta luego todos los materiales.

6:00-6:30 hrs: Al despertarte, pero no antes de las 6 de la mañana toma tu tercer vaso de sales de Epsom (puedes tomar agua tibia o natural si sientes sed). Puedes leer, meditar, practicar yoga suave o volver a la cama.

8-8:30 hrs: Bebe tu cuarto y último vaso de sales.

10-10:30 hrs: Toma algún jugo fresco, en lo posible de frutas o verduras orgánicas. Pasada una hora podrás ingerir alimentos sólidos, sanos y livianos, pero en poca cantidad.

Puedes realizar esta limpieza durante la primera semana de tu dieta anti-inflamatoria. La podrás realizar una vez por mes hasta que tu cuerpo deje de despedir piedras. No olvides lo importante que es realizarte una limpieza colónica antes y después de la limpieza hepática.

2. Enemas de café

Este procedimiento ayuda a la desintoxicación hepática por su enérgica acción colérica, estimula espectacularmente la producción de glutatión s-transferasa, una enzima benéfica que se suma a otros principios activos del café respecto a la depuración del hígado.

Esta práctica estimula la actividad y la regeneración celular, mejora el equilibrio sodio/potasio en las células, capta radicales libres, incrementa el flujo biliar, dilata los vasos sanguíneos y los conductos biliares, relaja la musculatura, elimina parásitos, toxinas cerosas de la sangre, alivia la depresión, la tensión nerviosa, las alergias y los dolores musculares.

Este procedimiento se prepara con dos cucharadas soperas de café de grano recién molido y 250 mililitros de agua, se hierve como si fuera una infusión para beber, se deja reposar unos minutos y se vuelve a hervir. Se mezcla con otros 250 mililitros de agua fría para obtener agua tibia. Se cuela bien y se aplica por el ano por medio de una ENEBAG. Se sugiere recostarse, en posición fetal, hacia la derecha. La infusión se debe retener de diez a quince minutos y luego se evacua normalmente. Dado que en pocos minutos toda la sangre del cuerpo pasa por el hígado, esta práctica equivale a una diálisis de nuestro fluido sanguíneo.

Limpieza de riñones /limpieza renal

Por su función filtrante de la sangre proveniente del hígado y dado el *ensuciamiento* de este fluido a causa del trabajo depurativo sobre dicho órgano, es esencial activar la limpieza del filtro renal. Sin embargo, no es necesario una técnica específica; basta con ingerir diariamente alguna infusión (suficiente unas 3 tazas diarias) con efecto limpiador sobre los riñones. Incluso es aconsejable alternar distintas hierbas cada día. Debemos ser prudentes con el uso de diuréticos, descartando obviamente los productos de síntesis química y prefiriendo los de origen vegetal.

Pese a que la mayoría de las infusiones resultan ser diuréticas, las hierbas más seguras y efectivas son: barba de choclo, cola de caballo (aporta silicio orgánico), diente de león (aporta potasio), ortiga (es alcalinizante), ulmaria (es analgésica), uva ursi (combate infecciones urinarias y problemas prostáticos), bardana, rosa mosqueta, coriandro, enebro, espina colorada, cepa caballo, rompepiedras y *yerba meona* (estas últimas cinco muy usadas en caso de cálculos y arenillas). A nivel del botiquín homeopático podemos auxiliarnos con apis (cistitis) o berberis (depurador renal, cólicos, arenillas).

Quitar parásitos

Si bien el tema nutricional está desarrollado en el libro, conviene aquí puntualizar algunas recomendaciones que tienen que ver con el manejo de aliados claves en el control y prevención de la parasitosis.

Por sentido común, no debemos ingerir aquellos alimentos que estimulan el desarrollo de los parásitos. Nos referimos a los productos lácteos en general, los azúcares refinados (sacarosa, jarabe de maíz de alta fructosa), las harinas (sobre todo las refinadas) y los alimentos excesivamente dulces en general.

Debemos intensificar el consumo de alimentos con reconocido efecto antiparasitario: las semillas de zapallo (tenias, áscaris, oxiuros), el ajo (áscaris, oxiuros), la cebolla (áscaris, oxiuros), la zanahoria (oxiuros, áscaris, tenia), la granada (tenias), el arándano (oxiuros), las aceitunas y el aceite de oliva, la papaya (tenias, áscaris, oxiuros), el apio y el hinojo. En general todos los alimentos amargos, las hojas verdes y, sobre todo, los miembros de la familia de las crucíferas, son interesantes aliados para combatir parásitos: achicoria, alcaucil, apio, raíz de bardana, berenjena, berro, brócoli, cardo blanco, coliflor, diente de león, endibia, escarola, espárrago, hakuzai, hinojo, lechuga, nabo, ortiga, perejil, pimiento, puerro, rabanito, col y salsifí.

Respecto al diente de león, es bueno puntualizar su importancia como planta clave en la cuestión parasitaria. Es importante crear un medio que no permita sobrevivir a los parásitos. Una bilis abundante y bien equilibrada en sus componentes, impide el desarrollo de larvas y huevos. Siendo uno de los mejores estimulantes de la función biliar, la ingesta de diente de león es sumamente aconsejable en todas sus formas: raíces, hojas y flores en comidas, extractos, infusiones y tinturas.

Dado que las verduras de hoja son responsables de contagios, a causa de la ocasional presencia de huevos, larvas, quistes y parásitos unicelulares, es recomendable un buen lavado de las mismas. De allí el hábito de remojar las hojas en agua con vinagre o limón, lavándolas bien a continuación. En este sentido, es importante un buen filtrado del agua de consumo.

La col es una hortaliza de elevado efecto antiparasitario. Es muy recomendable el jugo de col, tomando al menos 100 cl diarios en ayunas, durante una semana; para mejorar su sabor puede adicionarse jugo de limón y/o zanahorias. También es útil el chucrut (repollo fermentado en sal). Justamente el uso de fermentados no pasteurizados (kéfir de agua, salsa de soja, miso, etc.) es muy recomendable por su estimulación de la benéfica flora bacteriana, encargada de generar el control sobre los huéspedes parasitarios. También es recomendable el consumo del gel de la hoja del aloe.

Dado que algunos de estos elementos suelen ser rechazados por las personas parasitadas (adictas a los sabores dulces), es bueno incluirlos en batidos y licuados, mezclados con frutas y leches de semillas. En general todas las semillas poseen principios activos útiles en estos casos, sobre todo consumidas con su piel.

Otros grandes aliados antiparasitarios bien aceptados son los condimentos, que desde tiempos inmemoriales la humanidad utilizó para controlar las parasitosis. Si bien casi todos tienen efectos interesantes, merecen ser destacados la cúrcuma, la pimienta, el estragón, el tomillo, la canela, el pimentón y los chiles en general incluyendo al pimiento de cayena.

En materia de hierbas con efectos antiparasitarios, podemos citar entre otras: altamisa, artemisa, acedera, ajenjo, bardana, carqueja, paico, suico, uña de gato, yerba carnicera, cuasia amarga, helecho macho, cáscara de granada, genciana, ruda, diente de león y poleo. Como ya hemos visto, el uso de las hierbas es recomendable en la medida que se respeten dosificaciones y continuidad del tratamiento. Esto último es esencial para cortar los ciclos reproductivos (los parásitos mueren, pero quedan los huevos que inician el proceso vital) y evitar generar reacciones de adaptación por parte de los bichos.

No olvidar el uso de hierbas para las prácticas purgantes, recomendadas luego de cada serie desparasitante. Se puede usar el aloe vera (todas las variedades son útiles a este fin). Se corta una hoja fresca y se licua completa, con la cáscara. Luego se cuela y se toma una taza de ese jugo, sin endulzar, por la noche al acostarse y otra por la mañana en ayunas. Si no da resultado (si no produce diarrea), repetir la toma al día siguiente.

A nivel homeopático se puede citar la Cina 3X, como antiparasitario de amplio espectro. Se recomienda un tratamiento de 10 gotas antes del almuerzo y cena durante una semana, descansando una semana y repitiendo en la siguiente.

El uso de la arcilla como antiparasitario, es algo que los animales y las personas en estado "salvaje", hacen en forma intuitiva. La arcilla estimula la eliminación de parásitos, tanto los unicelulares (amebas), como los gusanos, y sus toxinas, mineralizando el organismo debilitado. Se debe ingerir apenas una cucharadita (tamaño café) de arcilla en polvo disuelta en medio vaso de agua mineral, durante 14 días seguidos en ayunas. Posteriormente descansar 7 días y luego continuar 7 días sí y 7 días no. En el caso de las mujeres que tienen la menstruación deben dejar de ingerirla durante esos días para luego continuar.

Otro recurso antiparasitario recomendado es el café, sobre todo utilizado en forma de enema como lo hemos visto como recurso de limpieza. Uno de los efectos de la infusión de café es destruir los áscaris y sobre todo estimular el flujo biliar hacia los intestinos. La bilis crea condiciones que impiden el desarrollo de parásitos y larvas.

COLABORACIÓN
DEL DOCTOR J. WILFRIDO SAMUDIO M
(Paraguay)

El agua que bebemos

El Dr. J. Wilfrido Samudio M. es médico cirujano, con un Máster en Medicina Estética, Medicina Ortomolecular, Nutrigenómica y Medicina AntiAging. Es también CEO de AquaLife Paraguay y pionero de la medicina estética mínimamente invasiva y la medicina anti-aging en el Paraguay.

El agua es el compuesto más abundante del organismo humano y de la tierra misma, no bastan más que estas palabras para asumir su importancia en nuestra vida cotidiana. Un organismo puede estar días sin comer, mas sin agua no podría vivir mucho tiempo. Se calcula, a grosso modo, que por cada 25 kilos se tendría que consumir un litro de agua diaria.

La sangre presenta 5 características bio-moleculares mismas que, vistas en el agua, hacen que ésta pueda ser benéfica o no para el organismo:

1. La pureza: Gran parte del agua que nos llega se halla contaminada por metales tóxicos (plomo, aluminio, mercurio, etc.), exceso de minerales (cloro, flúor, desechos orgánicos) y los temibles derivados del plástico de los envases en los que se halla contenida.

2. El pH: Este depende del grado de acidez o de alcalinidad del agua. Cuanto más alcalina sea, más se asemeja al pH de la sangre que varía entre 7,35 y 7,45. Cuando la sangre, y por ende el medio interno, se halla en un grado relativo de acidez se propician las infecciones, el cáncer y otras enfermedades; y por el contrario, cuando se halla en un grado relativo de alcalinidad se evita el desarrollo de estos males. Mientras más alcalina es el agua, más alcalino el medio interno.

3. El estado redox: La capacidad redox del agua se mide con aparatos especiales en mili voltios. Cuando el redox del agua es positivo, ésta es un elemento oxidante, cuando es negativo, es antioxidante. La gran mayoría del agua que se halla fuera de su hábitat natural es agua pro-oxidante, mientras que aquella que se encuentra en los ríos, mares, cascadas, etc., son antioxidantes (agua ionizada).

4. La conductibilidad: El agua es un medio de conducción eléctrica por medio de los minerales que contienen cargas negativas y positivas. De ahí que el agua que consumimos no debe ser destilada, ni filtrada, ni desionizada, debe ser mineralizada y en equilibrio cualitiva y cuantitativamente.

5. La tensión superficial: La tensión superficial podría entenderse como la capacidad de un líquido de adherirse a una superficie, por lo tanto, a mayor tensión superficial, más dificultad de fluir, a menor tensión superficial, más capacidad de fluir. Esto es importante ya que cuando el agua tiene mayor tensión superficial llega a menos lugares del organismo y viceversa.

Dependiendo de estas características, podríamos decir que existen *aguas muertas* y *aguas vivas*. Esto depende básicamente del estado bioenergético del agua y lo explicaremos de la siguiente manera: el agua que se halla en la naturaleza es un agua que está en contacto con el aire, fluyendo de manera continua, chocando entre diversas corrientes y flujos distintos, formando burbujas de aire, etc., ese movimiento natural y energético del agua la deja con una carga ligeramente negativa, lo que se conoce como el agua ionizada. Muy contrariamente a ese estado, está el agua envasada o embotella que regularmente consumimos, esta es un agua en estado de reposo, sin contacto con el aire, sin un intercambio de flujos y energía, es como si el agua estuviera *muerta* y, para empeorar el panorama, los recipientes plásticos que la contienen bajo el efecto del calor normal de los rayos solares, desprenden en cantidades imperceptibles sustancias tóxicas y cancerígenas como el bisfenol A, antimonio y xenoestrógenos. Por otro lado, tenemos el agua del grifo, que si bien está exento de estos cancerígenos, puede estar contaminada con bacterias, hongos, residuos orgánicos y metales como el plomo, aluminio y mercurio y con exceso de minerales como flúor, cloro y sodio.

En ciertas culturas milenarias ya se hablaba de un tipo de agua milagrosa, fuente de juventud, capaz de prevenir y curar enfermedades, que existía en áreas demográficas caracterizadas por la longevidad de sus habitantes. Por muchos años, científicos e investigadores se han dedicado a la búsqueda de este tipo de agua como la encontrada en las corrientes glaciares en las montañas del Himalaya, donde los habitantes que la consumían de manera regular llegaban a alcanzar 120 años de edad con buena calidad de vida.

Los científicos hicieron importantes y sorprendentes descubrimientos sobre esta agua *milagrosa*: es muy alcalina y altamente ionizada y al hacer un análisis más meticuloso, vieron que al estar ionizada, no sólo elevaba su pH, sino que también adquiría un estado redox negativo y disminuía su tensión superficial. Posterior a esto, científicos japoneses confirmaron que el consumo del agua ionizada ayuda al organismo a eliminar los deshechos ácidos, que produce el proceso natural de la digestión. Si estos desechos no se eliminan de manera rápida, hacen que el pH de la sangre se altere creando así todo tipo de problemas. Comprobaron que al tomar entre 5 y 6 vasos de agua alcalina diariamente, el organismo preserva su equilibrio al mantener la sangre ligeramente alcalina, que es su estado natural y propicia un ambiente inhóspito para infecciones, enfermedades y cáncer.

El agua ionizada al ser ingerida llega al estómago y su pH alcalino estimula las células parietales encargadas de producir ácido con el fin de neutralizar y volver a acidificar el medio, lanzándole un ion de bicarbonato. Es decir, a medida que se acidifica la cámara gástrica, se alcaliniza el medio interno. Posteriormente en su recorrido, el agua es absorbida manteniendo sus características antioxidantes y de menor tensión superficial, lo que facilita su fluidez y su capacidad de hidratar todos los tejidos, eliminando radicales libres y generando un recambio de acidez a alcalinidad en el medio interno.

Con estas aclaraciones, podemos discernir qué tipo de agua consumimos y cual deberíamos conseguir. Obviamente que no tendremos acceso fácilmente a agua ionizada en estado natural, pero actualmente podríamos seguir los siguientes consejos:

1. Evitar el consumo de agua envasada en botellas de plástico, por la liberación de las sustancias cancerígenas y xenoestrógenos ya mencionados como lo afirmó el Dr. Ronald Klatz, Presidente de la A4M (American Academy of Anti-Aging Medicine) en su discurso de apertura en el Congreso Mundial de Medicina AntiAging llevado a cabo en diciembre de 2011 en Las Vegas, EEUU.
2. Lo ideal sería adquirir un filtro de agua con propiedades de retención de metales pesados y exceso de minerales, con propiedades bactericidas y que ionice el agua.
3. A la hora de adquirir un filtro, no dejarse llevar por las palabras y sí por los hechos. Es decir, exigir a los vendedores o empresas la demostración de la calidad del agua. Medir el pH, el estado redox, y el nivel de cloro son pruebas que se deberían realizar en minutos frente al cliente y estarían confirmando la calidad del filtro.

Los beneficios de consumir agua ionizada para la salud del organismo son:

- Alcaliniza el medio interno, evitando enfermedades varias como osteoporosis, infecciones, cáncer y diabetes.
- Actúa como un antioxidante natural, debido a su estado redox negativo.
- Provee un balance adecuado de minerales, especialmente de carbono.
- Oxigena los tejidos, debido a su mayor capacidad de donar oxígeno.
- Ayuda a desintoxicar el medio interno, removiendo desechos ácidos y toxinas.
- Hidrata el cuerpo de manera macro y microscópica, gracias a su la baja tensión superficial, llegando hasta los últimos capilares.

- Es un aliado fundamental de la salud, por lo tanto, actúa de manera indirecta en la prevención y tratamiento de todas las enfermedades.

Contacto Dr. Samudio: drmiraclepy@gmail.com

LIMPIA TU DESPENSA Y ALACENAS: ELIMINA LAS TENTACIONES RÁPIDAS

Así como hemos comenzado a limpiar nuestro cuerpo debemos hacerlo con nuestras cocinas en nuestras despensas y alacenas.

Tus buenos hábitos son los que marcan tu historia. Por eso la actitud, la intención, la disciplina y voluntad frente a la vida es fundamental para ejecutar este nuevo proyecto de vida que se llama *bien-estar*.

Si ya tomaste la decisión de cambiar por completo tus hábitos en pro de tu salud, lo mejor es que comiences por depurar tu casa, específicamente tú cocina y evitar las desastrosas tentaciones que finalmente son alimentos dañinos para el organismo. Recuerda, cuanto menos productos *tentación* tengas en tu casa, más fácil será este camino de los primeros 30 días. Es cuestión de cambiar tu forma de hacer las cosas. Así que cómprate unas cajas, abre tu despensa y comienza por eliminar, regalar o desechar lo siguiente:

1. Todo aquél alimento que contenga azúcar:
   - Mermeladas
   - Dulces, caramelos, chocolates
   - Gelatinas
   - Jarabes
   - Bebidas de cola, refrescos,
   - Latas o botellas de jugos de frutas
   - Alimentos conservados en sal
   - Aderezos
   - Café instantáneo (contiene azúcar)
   - Azúcar refinada, azúcar glas, azúcar fructuosa
   - Lo caramelizado: almendras, nueces, etc.
   - Ensaladas de frutas enlatadas con azúcar, jarabes o almibar

2. Alimentos preparados, altos en hidratos de carbono y grasas trans altamente glicémicos como:
- Crema de cacahuate
- Margarina
- Manteca
- Alimentos empaquetados con grasas trans
- Cajeta, dulce de leche

3. Comidas fritas como:
- Pollo frito
- Comida China
- Hamburguesas
- Alimentos empanizados o rebozados
- Papas fritas, congeladas, prefritas

4. Alimentos con harinas refinadas y blancas como:
- Galletas
- Bagels
- Pretzels
- Rollos de canela
- Panes
- Postres
- Arroz
- Alfajores
- Harinas para preparar hot cakes
- Tortillas de harina
- Pastas
- Alimentos en conserva
- Helados
- Frituras

Es muy importante, si vamos a comenzar con un nuevo régimen alimenticio, incluir a la familia o a la pareja pues finalmente el beneficio es para todos. Tenemos el compromiso y la obligación de cuidar nuestra salud y la de nuestros seres queridos y, eliminar una alimentación inadecuada es la mejor acción que podemos emprender. Por ejemplo, no es funcional que tú estés realizando tu primera semana *detox* o de limpieza y tu espos@ e hijos estén desayunando pan dulce con chocolate. La tentación puede aparecer... Nuestras recetas están adecuadas para toda la familia, ya lo verás.

Después de haber realizado el proceso de limpieza en tu cocina, te recomendamos que ahora realices las compras de tu despensa en el lugar de siempre. Te sonará raro ¿verdad?, pero así es, la única diferencia ahora es que comprarás los alimentos de manera natural y tendrás que planear bien la logística de su preparación, que no es nada complicada, sólo será cuestión de organizar bien tus tiempos para cocinar.

Hoy en día los supermercados empiezan a distribuir productos de cultivo biológico y alimentos envasados con una menor cantidad de aditivos. En Estados Unidos existe *Whole Food*, una gran cadena de alimentos orgánicos seguros, que cuida nuestros alimentos y a nosotros nos ha funcionado cuando estamos allá.

En México, tiendas como Superama, Comercial Mexicana o Citymarket tienen grandes secciones de alimentos orgánicos, vegetarianos, bajos en azúcar y sin gluten y cuentan con frutas, semillas, frutos secos y vegetales también cultivados orgánicamente. Un ejemplo claro es la marca Aires del Campo (http://www.airesdecampo.com) distribuida en supermercados de México, con calidad de productos orgánicos cuidados y accesibles.

Entonces ¿qué vamos a comprar?

- Huevos biológicos puestos por gallinas que llevan una dieta vegetal
- Leche de arroz, de almendras, de coco
- Aceite orgánico de coco
- Aceite de oliva extra virgen (primera extracción en frío)
- Mermeladas orgánicas sin azúcar
- Para endulzar stevia, miel de abeja y miel de agave
- Cereales como amaranto, granola, cereales de arroz
- Ve a las secciones de "sin gluten" y busca panes orgánicos, barras de cereal y aderezos
- Chía para tus licuados, jugos y bebidas
- Arroz integral
- Almendras
- Verduras, cuanto más coloridas mejor, como zanahoria, betabel, pimientos, etc.

- Frutas en general. Durante los próximos 30 días irás rotando tanto frutas como verduras y estarán escogidas para que mantengas tu azúcar en su lugar.
- Proteína. Te recomendamos comer mucha proteína: pechuga de pollo sin piel y sin hueso o pechuga de pavo preparados a la parrilla o consumir pescados, lo ideal es que consumas los de aguas frías como el salmón, la caballa y la trucha, especies que tienen los niveles más altos de ácidos grasos omega-3, y ojo, entre más frías son las aguas, mayor es el nivel de omega-3 en el plancton. También te recomendamos el atún y las sardinas, ricas fuentes de proteínas y de propiedades anti-envejecimiento.

Para que tu nuevo régimen sea exitoso, es necesario que sustituyas toda tu despensa por alimentos naturales y que te inclines por alimentos básicos y altamente nutritivos que podrás preparar de manera deliciosa y sencilla, complementando todo con una excelente suplementación.

Comer sano no debe ser más caro

Hace unas semanas estábamos en un supermercado en Estados Unidos y a nuestro lado estaba conversando una pareja joven con sus dos hijos pequeños. Sin querer escuchamos su conversación que fue algo así:

"*¡Wow! estos aguacates (palta) se ven muy buenos, vamos a llevar algunos*", pero al mirar el precio dijeron "*2 kilos por 5 dólares, ¡es un robo!*" y alejándose de la zona de frutas y verduras los vimos ir directo al pasillo de alimentos empaquetados donde estaban las papas, los panes y las galletas, alimentos con mala calidad, pobres en nutrientes, procesados, llenos de azúcar, grasa y sal, y con los mismos cinco dólares compraron un par de paquetes de esa comida empacada.

Vimos un claro ejemplo de padres que desean estirar su presupuesto para alimentar a la familia, pero ¿cuál es el costo verdadero de esto? Claro que parece más barato comer una hamburguesa, papas fritas y un refresco de McDonald's que una ensalada con proteína y alimentos enteros y más saludables. Pero de verdad que los verdaderos costos de comer alimentos poco saludables están ocultos, y es una de las razones por la que decidimos hacer este manual práctico de 30 días.

Dos premisas:

- El verdadero costo de alimentos no saludables no está en el precio de la etiqueta, está oculto en las consecuencias. Entendiendo esto, podrás tomar conciencia rápida de tus elecciones.
- Comer sano te será más barato a la larga.

México y Estados Unidos son países con un alto porcentaje de obesos, de sobrepeso y de diabéticos. ¿Cuánto crees que le cuesta al Estado y a tu bolsillo esto? Existe un informe del Instituto Worldwatch, llamado *Sobrealimentación y desnutrición: la epidemia global de la mala nutrición*[2], que documenta los costos reales de la obesidad relacionados con la mala alimentación. Y son las enfermedades cardíacas, el cáncer, la diabetes, la demencia, las enfermedades autoinmunes y la osteoporosis, entre otras, las consecuencias de la mala alimentación.

Aquí les compartimos algunas de las conclusiones de dicho informe:

- La obesidad representa el 7% de la pérdida de productividad debido a la licencia para ausentarse del trabajo por enfermedad y discapacidad.
- Las personas obesas visitan a sus médicos en un 40% más que las personas de peso normal.
- Las personas obesas tienen 2,5 veces más probabilidades de necesitar medicamentos recetados para trastornos cardiovasculares y de circulación.
- La liposucción es el procedimiento número uno en cuanto a cirugías estéticas en Estados Unidos y México.

La próxima vez que vayas a un restaurante de comida rápida por una hamburguesa y papas fritas baratas, podrás comparar su precio con el de una comida con alimentos orgánicos integrales y ver, que en efecto, resulta más bajo y que los otros son sí, más costosos, pero sólo en el corto plazo. Ya que el costo total no se refleja en la cantidad que pagas por tu comida en el momento inmediato, ese costo lo pagarás más tarde en visitas médicas, medicamentos recetados y otros servicios de salud, además junto con esto viene la posibilidad reducir tu capacidad para disfrutar de la vida en el momento, por fatiga, obesidad, depresión...

---

[2] http://www.worldwatch.org/

Tú puedes hacer que tu vida sea más plena. Tu salud y *bien-estar* están en ¡tu tenedor! y no tienen por qué costar más.

Consejos para ti
Antes de pasar a los 30 días de alimentación anti-edad y anti-inflamatoria te dejamos estos consejos de *medicina del bien-estar.*

- Si decidiste limpiar tus alacenas y tu cuerpo de alimentos basura, limpia tu mente de viejas creencias.
- Si tus padres o abuelos comían así, tal vez tú puedas y debas hacerlo diferente.
- No confundas lo que es habitual y siempre has hecho, con lo que es natural.
- Ten disposición para aprender. Esto no es una dieta, es un estilo de vida. Tenemos que aprender nuevas formas de comer, de hacer compras, de ordenar nuestras prioridades en torno a nuestra salud y para ver a la nutrición en pro del *bien-estar,* aunque sea difícil al principio.
- Investiga. Existen fuentes baratas de alimentos sanos como los mercados o con los productores directos.
- Busca. No todo tiene que ser orgánico. Busca lo natural a cambio de los alimentos procesados darás un gran paso en la dirección correcta.
- Haz un esfuerzo. Tal vez tengas que planificar más tu vida, hacer compras semanales en el mercado de frutas y verduras, ir de a poco acostumbrando a la familia, organizar tus colaciones para no saltártelas, incluso tendrás que replantearte hasta los lugares a donde salir a cenar o comer.
- Es tu elección. Siempre lo es y hay muchas maneras de hacerlo.

Nosotros nos sentimos muy orgullosos de estar compartiendo esta forma de vivir, y te aseguramos que cuando vivas tus 30 días de alimentación anti-edad querrás quedarte allí por mucho tiempo más.

AGENDA *DETOX*, ANTI-INFLAMATORIA, ANTI-EDAD Y ANTI-ESTRÉS

Esta agenda con un plan de acción de 30 días, que recomendamos repitas durante 3 meses, inicia en el día 0 y termina en el día 29. Fue realizada en colaboración con Mariano Garcés, nuestro Chef-yogi quien trabaja con *cocina bioenergética* que contribuye al *bien-estar* físico, mental y emocional a través de alimentos nutritivos y naturales de sabores exquisitos. Logra mezclar el equilibrio de la *cocina macrobiótica y ayurvédica* fusionándola con técnicas francesas, sabores orientales, latinos y del mediterráneo, y siempre, utilizando los más frescos ingredientes locales de cada región, en su mayoría orgánicos, granos enteros, grasas benéficas y endulzantes naturales.

Convencido de que una adecuada nutrición tiene siempre resultados positivos en el ser humano, como un notable incremento de la energía, mejores estados de ánimo y longevidad, su propuesta va incluso más allá al entender que la alimentación sana implica la armonía natural del individuo, por lo que también se debe nutrir la mente y el espíritu para lograr el equilibrio y *bien-estar* integral.

Mariano nos presenta aquí una alimentación anti-edad, anti-inflamatoria y anti-estrés, con la cual lograrás avances visibles en menos de una semana. Podrás conocer más de Mariano en su sitio de internet: www.marianogarces.com

Agenda y ruta nutricional para las cuatro semanas

Sumérgete en la experiencia de preparar estos platillos con la mejor energía y disposición a la hora de elaborarlos. Los ingredientes los podrás encontrar en tu supermercado favorito, tiendas orientales, naturistas o hasta en los mercados como los que abundan en México y otros países Latinoamericanos.

Para una mejor comprensión en la aventura de preparar los platillos separamos todo en tres bloques que a continuación detallamos:

1. Menú en "ayunas" para toda la semana

a. El aceite de oliva en ayunas ayuda al buen funcionamiento del sistema digestivo; de esta forma dos cucharadas antes de ingerir otros alimentos serán un gran aliado contra el estreñimiento. También es un gran antioxidante que lo convierte en una grasa única que puede modificar el proceso inflamatorio en personas sanas. Rico en vitamina E y antioxidantes capaces de hacer que el envejecimiento de las células no sea tan prematuro. Asimismo, el aceite de oliva contribuye a que el calcio se fije mejor en los huesos.

b. El agua tibia con jugo de medio limón es perfecto para limpiar estómago, hígado, biliosidades y diluir grasas. También tiene un excelente efecto desintoxicante y remineralizante.

c. A los incisos a y b, los ubicaremos al inicio de todos nuestros días como: Tip del amanecer y será importante que se tomen juntos al principio del día lo más cercano de la hora de despertarse.

d. La recomendación de un licuado *detox* diariamente, donde te compartiremos cuatro distintas recetas para cada una de las semanas con el propósito de que del hábito se haga costumbre y para que no sea tedioso hacer uno diferente cada día cuando estamos empezando, pero una vez aprendido el de cada semana tendrás libertad de elegir entre estos ¡cuatro deliciosos licuados para toda la vida!

Recuerda, si desayunas fuera de tu casa, tómate tu licuado antes de salir.

2. El menú de la semana

Es un menú variado, colorido, nutritivo y de sabores deliciosamente explosivos, pensado cuidadosamente para lograr que no extrañes alimentos de tu dieta anterior como las harinas, lácteos, azúcares refinados y un sin fin de alimentos que no aportan nada a tu vida. Aquí nos encontramos con el reto de cambiar nuestros hábitos alimenticios para lograr desinflamar nuestras células y obtener una percepción diferente de una vida más vital y alegre. Recuerda que el secreto, como siempre decimos, está en una correcta digestión y, con la ayuda de productos naturales, en un corto plazo verás grandes cambios en tu cuerpo y emociones.

Detalles y recetas que veras en los menús

*a) * los ingredientes en el siguiente orden:*
Significa que debes buscar el chef que llevas dentro pensando en darle al menos entre treinta segundos o un minuto de tiempo en el calor a cada ingrediente para lograr que se cueza o por lo menos que desprenda un poco de su aroma en la materia grasa que estés usando, de esta forma lograrás un platillo ¡súper delicioso!

b) Fundamento de los siete colores de nuestros desayunos:
Siete son las notas musicales, siete los días de la semana y como un cristal que refleja estos colores, queremos que tú reflejes desde el empezar el día puro color y luz con ¡la alimentación!

c) Sal especiada:
Es el sazonador que usaremos durante todos estos días para agregar sabor sano a nuestros alimentos.

Ingredientes:
5 cucharadas de sal de mar en grano
1 cucharada de pimienta negra en grano
1 cucharada de semillas de cilantro (coriandro)
Preparación: Coloca en un molcajete o mortero primero las especias y martaja hasta ver la mitad de ellas molidas, incorpora la sal y sigue martajando un poco más hasta que la sal se haya partido y se hayan integrado las especias. Guarda en un recipiente hermético para usar en tus platillos cuando ¡más gustes!

3. Recetario por semana y día y Tips del Chef-yogi
Incluimos un recetario por día donde te daremos los ingredientes y forma de preparar las recetas de todas las semanas para que te apoyes en él a la hora de cocinar en casa y, si al principio te desorientas un poco al empezar a preparar alimentos nuevos en tu vida, no te preocupes, te aseguramos que una vez dominados, los prepararás a menudo.

Dice nuestro Chef-yogi: *"Llevo una vida bastante atareada, entre programas de TV y radio, viajes semanales para cocinar en retiros de Yoga, múltiples eventos, pasear a mis perros, mi vida personal etc., y todo esto me obligó a disciplinarme en todos los sentidos.*

Es por ello, que el día de hoy deseo compartirte cada una de las recetas que preparo a diario en "mi casa"; me esforcé mucho en hacer un delicioso menú que se adapte a los tiempos que corren y a las realidades de vida que todos tenemos por igual y, tomarte el tiempo para prepararlos, es uno de los secretos hacia una vida más plena.

Los tips son súper variados e informativos, te comentaré sobre los lugares donde puedes encontrar ciertos productos, te platicaré de sus beneficios y propiedades, su distintas formas de utilizarlos y adecuarlos a tu ritmo de vida."

Nota Autores

Te recomendamos lleves tu día de la siguiente forma*:
 · 7:00 a.m. despiertas y realizas el Tip del amanecer.
Te sugerimos que dejes listo el limón, el agua y aceite de oliva extra virgen para que apenas despiertes realices esta rutina.
Nota: en este intervalo de 15 a 20 minutos puedes aprovechar el realizar tu ducha diaria.
 · 7:20 a.m. Licuado detox
Nota: este licuado puedes complementarlo con los suplementos que te recomendamos tomar en ayunas para luego continuar con los recomendados en la comida y cena.
 · 7:30 a. m. Desayuno
 · Entre 10:30 a.m. y 11:00 a.m. Primera colación
 · Entre 01:30 p.m. y 2:00 p.m. Comida
 · Entre 4:30 p.m. o 5:00 p.m. Segunda colación
 · Entre 8:30 p.m. y 9:00 p.m. Cena
 · Entre 10:30 p.m. y 11:00 p.m. Hora de dormir.
Nota: Te recomendamos vayas a la cama en este horario ya que tu cuerpo previamente haya realizado la digestión.
 Como puedes ver tu ingesta debes realizarla con intervalos de aproximadamente 3 horas, para lograr mantener tu índice glicémico y azúcar estable.
 Te darás cuenta que comiendo bajo este esquema de tiempo, bajarás de peso.

* Este esquema sólo ejemplifica una manera de llevar acabo tus hábitos alimenticios. Te recomendamos adaptarla a tus condiciones y horarios de vida. Por ejemplo, si te despiertas más tarde, podrás ir recorriendo las ingestas de las comidas, sin cambiar los intervalos de las mismas.

MENÚS Y CONSEJOS PARA EL PROGRAMA *DETOX,* ANTI-INFLAMATORIO, ANTI-EDAD Y ANTI-ESTRÉS PARA 30 DÍAS

Antes de comenzar, debes recordar que te recomendamos repetir este programa por lo menos durante tres meses.

Todos los días deberás comenzar bebiendo tu Tip del amanecer. No olvides que se debe tomar siempre en ayunas y dejar pasar unos 10 o 20 minutos al menos, para continuar con el licuado *detox* de la semana y después el desayuno del día. Este tip es uno de los secretos más provechosos de toda la agenda.

Tip del amanecer para los 30 días
Ingredientes:
2 cucharadas de aceite de oliva extra virgen
3 gotas de limón.
1 taza de agua tibia (no más de 40 °C), con medio limón exprimido
Recuerda, busca aceite de oliva extra virgen, primera prensa fría. Así lo indica la etiqueta. Escoge marcas de renombre.
Procedimiento: Ingiere las dos cucharadas de aceite de oliva con gotas de limón, y después bebé el vaso de agua tibia con medio limón exprimido. Si lo prefieres puedes mezclar todo en la taza de agua y beberlos juntos.

Licuado detox 1
Ingredientes:
1 taza de agua
¼ taza de amaranto inflado
½ manzana roja en cuadritos
1 vara de apio en trozos
½ cucharadita de alga espirulina en polvo
1 cucharadita de miel de abeja o miel de agave (opcional)
Elaboración: Coloca *los ingredientes en el siguiente orden:* manzana, apio, amaranto, espirulina, miel y agua. Licúa hasta que se integren todos los elementos y sirve.

Nota: Las cantidades que proponemos son cantidades mínimas las cuales puedes variar en caso de que necesites más consistencia o que realices mayor actividad física.

Te recomendamos que si no te gusta el sabor del alga espirulina, cambies la taza de agua por una taza de jugo orgánico de manzana sin azúcar.

Tip Chef-yogi:

- Recuerda que es muy importante salir de casa con alimento en el estómago y más con este licuado *detox* donde encontrarás fibra en el apio, proteína del mar del alga aparte de ser un poderoso antioxidante. El amaranto es un producto de origen vegetal de lo más completo, es una de las fuentes más importante de proteínas, minerales y vitaminas naturales: A, B, C, B1, B2, B3, además de ácido fólico, niacina, calcio, hierro y fósforo y también un alimento con altísima presencia de aminoácidos como la lisina.

Las colaciones, aperitivos o tentempiés:
Son alimentos que, sabiendo elegirlos, ayudan a mantener la silueta y/o el peso ideal, además de mantener los niveles de azúcar en el cerebro, lo cual nos produce una sensación de *bien-estar* entre el desayuno/comida/cena. Mantienen el metabolismo funcionando de manera óptima y evitan que lleguemos muertos de hambre a la hora de las comidas fuertes. Hemos buscado alimentos bajos en índice glicémico. Te aseguramos que estas colaciones serán el secreto mejor guardado entre tus amigos.

¡Estamos listos para empezar!

Primera semana detox

Nota: Las porciones de los menús están consideradas para un hombre y una mujer promedio que realicen actividades físicas. En caso de que seas una mujer u hombre que no realicen actividad alguna, te sugerimos que bajes las cantidades a 2/3 de las proporciones propuestas. Te recordamos que son recetas individuales.

Día 0 "ayuno frutal"

Nota de los autores: Para iniciar y terminar tus 30 días, proponemos un *ayuno frutal*. Debemos tener en cuenta el reposo digestivo como el más preciado de los reposos, así ha estado considerado desde la antigüedad. La práctica del ayuno era algo habitual en las culturas ancestrales e incluso estaba prescripto en las antiguas tradiciones religiosas, como condición necesaria para purificar el cuerpo ante las prácticas espirituales. Dada la necesidad biológica del organismo de contar con suficiente energía para poder evacuar la toxemia acumulada, el reposo digestivo es algo que nos puede ayudar muchísimo para recuperar el equilibrio perdido y eliminar obstrucciones. El ayuno consiste en generar un período sin trabajo digestivo ni exigencia metabólica, durante el cual, el organismo pueda concentrar todo su potencial en la tarea de eliminación. Si bien, hay muchas formas de ayuno, sugerimos aquí un método sencillo de realizar (no se necesita pasar privaciones) y totalmente seguro (no tiene contraindicaciones ni requiere supervisión externa, como otro tipo de ayunos). El ayuno frutal, 2 veces al mes, al iniciar y terminar tus 30 días.

Agenda día 0/domingo

Actitud de hoy: Hoy, soy generoso. Ten un acto de generosidad. El día de hoy ayuda a alguien sin que se entere, el dar sin esperar abre el camino del *bien-estar* y la plenitud.

Tip del amanecer

Desayuno: (Sustituye al licuado *detox*)
1 manzana roja en cubos con todo y piel + 1 taza de amaranto+ ¼ de taza de uvas pasas +2 cucharadas de semillas de girasol + agua la necesaria para llevar al fuego en una cacerolita, calentar y cocer por 10 minutos a fuego bajo para tomarlo tibio.
Colación: 1 plato de melón
Comida: 3 rebanadas gruesas de piña en cubos con ¼ de taza de hojas de hierbabuena en finas tiras
Colación: 2 mandarinas + 7 nueces
Cena: 1 taza de una clase de fruto rojo (fresas, frambuesas o grosellas) licuadas con una cucharada de chía + agua, la necesaria

Hora de dormir: A partir hoy comenzarás a hacer un ritual de tu dormir. Trata de ir todos los días a la cama a la misma hora y 20 minutos antes de dormir medita o siéntate en silencio en la cama para lograr la relajación de tu cuerpo. Usa siempre un pijama o ropa cómoda.

Tips del chef-yogi:

- En este *día frutal* si sientes hambre puedes tomar, entre cada uno de tus alimentos, jugos naturales de lima, limón, mandarina, naranjas, uvas, tomates, toronja, piña o frutos rojos. Recuerda que tienes que elegir únicamente una fruta a la vez para no mezclar variedades en la misma ingesta, a fin de minimizar la exigencia digestiva.
- También puedes tomar té verde durante todo el día ya que se destaca por ser uno de los más poderosos antioxidantes. Su alto contenido de catequinas e isoflavonas lo transforman en un perfecto aliado para luchar contra el envejecimiento, colaborar con la circulación y evitar el endurecimiento de las paredes arteriales, entre muchas otras cosas.

Nota autores:

Esta agenda y dieta anti-inflamatoria está pensada para 30 días por lo que si vas a seguir nuestra recomendación de mantenerla durante 60 o 90 días te invitamos a que repitas en el orden que desees, las recetas y recomendaciones de las semanas. Una fórmula que nos funciona a nosotros, es en el segundo mes repetir las semanas que se nos hicieron más atractivas, y en el tercero intercalar las recetas a nuestro antojo.

Agenda día 1 / lunes

Actitud de hoy: Recuerda que el primer cambio es en tu percepción, hoy, haz algo que lleve a verte y sentirte diferente, cambia tu corte, el color de cabello, alguna modificación en tu estilo de vestir; el color de tu corbata, haz combinación de colores en tu ropa, usa tonalidades más alegres y juveniles.

TIP DEL AMANECER

Licuado detox 1

Desayuno Blanco + té verde
Colación: 1 manzana+5 nueces + ½ pepino en cuadros con sal especiada
Comida: Pechuga con ensalada *anti-oxidante*
Colación: 1 manzana+5 nueces + ½ pepino en cuadros con sal especiada
Cena: Salmón con vegetales horneados *revitalizantes*

Hora de dormir: Debes dormir entre 8 y 10 horas ya que el rejuvenecimiento depende, en parte de ello. A partir de hoy alarga tu tiempo de sueño 10%, si duermes 5 horas por noche, aumenta tu descanso 30 minutos hoy, y tu juventud aumentará 10%.

Recetario semana 1 / día 1

Desayuno Blanco + té verde
Ingredientes:
2 a 3 claras de huevo
½ taza de ejotes en mitades y con corte sesgado
⅓ diente de ajo partido a la mitad
⅓ de taza de trozos de coliflor
Orégano fresco o seco en su defecto
Aceite de oliva extra virgen
Sal especiada al gusto
Preparación: Coloca en el sartén aceite y el ajo, dora tantito e incorpora la coliflor hasta verlo asado. Agrega los ejotes, orégano, mézclalos muy bien y agrega las claras más la sal de mar al gusto.

Colación: 1 manzana +5 nueces +½ pepino en cuadros con sal especiada (recuerda preparar sal especiada para los 30 días, la usaremos mucho)

Comida: Pechuga de pollo con *ensalada anti-oxidante*
Ingredientes:
200 gr de pechuga de pollo
1 jitomate en láminas
1 cucharada semillas de girasol
½ zanahoria rallada

1 cucharada de perejil picado
1 cucharada de arándanos deshidratados
½ aguacate en láminas
Jugo de ½ limón
Sal especiada al gusto
Aceite de oliva extra virgen al gusto

Preparación: Calienta el sartén a fuego medio con el aceite de oliva e incorpora la pechuga sazonada con nuestra sal por ambos lados y cuece a fuego suave mientras preparamos nuestra *ensalada anti-oxidante*. En un recipiente coloca **los ingredientes en el siguiente orden*: jitomate, arándanos, semillas, perejil, jugo de limón, aguacate y sal especiada al gusto.

Colación: 1 manzana +5 nueces + ½ pepino en cuadros con sal especiada

Cena: Salmón con vegetales horneados *revitalizantes*
Ingredientes:
200 gr de salmón al horno con sal especiada
2 tazas de vegetales horneados *revitalizantes**
7 hojas de espinacas crudas.
Preparación: Coloca un poco de la sal especiada en ambos lados del salmón y llévalo al horno para cocerlo a temperatura baja al menos durante unos 19 minutos. Dispón sobre un plato las hojas de espinaca y sobre ellas los vegetales horneados *revitalizantes*. Sirve encima el salmón y ¡a disfrutar de un platillo digno de un restaurante pero en tu casa!

*Vegetales horneados revitalizantes:

Ingredientes:
1 zanahoria muy bien lavada y en trozos de 1 cm de largo
½ berenjena con todo y piel cortadas en trozos
1 vara de apio en trozos de 4 cm de largo
3 trozos de coliflor
2 hojas de tomillo fresco fileteada
1 cucharada de aceite de oliva extra virgen
Preparación: Coloca todos los vegetales en una placa, rocíalos de las cucharadas de aceite y cuece en el horno a fuego moderado hasta lograr que agarren una coloración dorada. Retira del calor y en ese instante mezcla

el tomillo y deja que baje la temperatura. Guárdalos en un recipiente o bolsa hermética en refrigeración hasta el momento de usar. Aguantan toda la semana en el refrigerador o heladera.

Tips del Chef-yogi:

- Recuerda de añadir la sal al momento de servir los vegetales justo antes de comerlos, de esta forma, evitaremos que se deshidraten en el refrigerador.
- Al consumir pollo orgánico no hay riesgo de consumo de antibióticos innecesarios y contiene menos grasas malas que otras aves de corral.
- Sé que es un poco complicado conseguir salmón fresco "capturado salvaje", por lo tanto te recomiendo, para lograr una dieta *detox* mucho más estricta, conseguirlo envasado al vacío y que en el empaque traiga como leyenda *wild catch*. De esta forma, ya no tienes que cocerlo como te indico en la receta, sólo abres el envase y listo.
- El té verde aparte de sus propiedades antioxidantes, es un reemplazo perfecto del café matutino, te recomiendo que lo tomes también antes o después de cada alimento.
- Si realizas ejercicio extra en tu día como ir al gimnasio, puedes sustituir en tu licuado *detox* el alga espirulina en polvo por el suplemento que estés tomando (recuerda consultar a un especialista para ello).
- Recuerda que las colaciones, aperitivos o tentempiés son alimentos que te ayudarán a mantener los niveles óptimos de azúcar en el cerebro, lo cual nos produce una sensación de *bien-estar* entre el desayuno, comida y cena, y acelera nuestro metabolismo.
- Debes escoger berenjenas que tengan seis semanas de vida. Te darás cuenta porque estarán firmes, brillantes y con la piel muy suave. Para quitarle su sabor amargo, te sugerimos que espolvorees las berenjenas con sal de mar en cada pieza cortada de la forma que gustes. La dejas reposar en un colador entre 20 y 30 minutos. Paso seguido podrás lavarlas, secarlas y cocinarlas, o simplemente quedarán listas para guardarlas.

Registra aquí tu seguimiento y avance diario:

_____

_____

_____

_____

Agenda día 2 / martes

Actitud de hoy: Vivimos limitándonos, por el que dirán, dejando de lado lo que realmente disfrutamos. Hoy haz algo que no has hecho en 10 años.

TIP DEL AMANECER

Licuado detox 1

Desayuno Naranja +té verde

Colación: 2 rebanadas de piña natural +7 almendras +½ taza de zanahorias

Comida: Pechuga de pavo con *ensalada rejuvenecedora*

Colación: 2 rebanadas de piña natural +7 almendras +½ taza de zanahorias

Cena: Ensalada *biomediterránea* con sardinas

Hora de dormir: Colchón y almohadas cómodas a partir de hoy. Asegúrate de que tu colchón sea cómodo. Si tienes entre 7 y 10 años con el mismo colchón, es momento de cambiar. Hay colchones adecuados a tu tipo de descanso.

Recetario semana 1 / día 2

Desayuno Naranja + té verde

Ingredientes:

De 2 a 4 claras de huevo. (Si no realizas ejercicio alguno te recomendamos consumir 2 claras y si haces ejercicio, 4)

¼ taza de champiñones en cuartos

2 rodajas de cebolla morada en tiritas

½ chile poblano o pimiento morrón verde

½ cucharadita de tomillo

1 jitomate
1 cucharadita de aceite de oliva extra virgen
Sal especiada al gusto
Preparación: Coloca en un sartén a fuego lento el aceite de oliva, la cebolla, los champiñones, el chile poblano o pimiento morrón. Incorpora las claras de huevo cuando sientas que todos los ingredientes desprendieron un aroma apetitoso. Espera un minuto e incorpora la sal; mezcla y agrega el tomillo hasta terminar de cocer las claras. ¡Buen provecho!

Nota: Te recomendamos que este desayuno naranja lo pidas cuando te encuentres fuera de casa ya que es de fácil preparación.

Colación: 2 rebanadas de piña natural +7 almendras + ½ taza de zanahorias

Comida: Pechuga de pavo/ (embutido o fiambre) con ensalada *rejuvenecedora*
Ingredientes:
200 gr de pechuga de pavo en láminas finitas
2 jitomates pequeños en cuartos a lo largo
½ pepino en rodajas
4 nueces en mitades remojadas y escurridas
½ taza de amaranto
2 cucharaditas de cilantro picado
Jugo de un limón
Sal al gusto
Preparación: mezcla todos los ingredientes en un bowl y ¡sirve!

Colación: 2 rebanadas de piña natural +7 almendras + ½ taza de zanahorias

Cena: Ensalada *biomediterránea* con sardinas
Ingredientes:
150 gr de sardinas
4 hojas de lechuga (consume la que más te agrade, te recomendamos la romana, italiana o morada)
7 hojas de espinaca

3 rodajas de berenjenas previamente cocidas o asadas
Hojas de albahaca al gusto
5 aceitunas bien escurridas
1 cucharadita de aceite de oliva extra virgen
Sal al gusto
Preparación: coloca primero en un plato las espinacas y lechuga formando una flor, sobre ellas las hojas de albahaca, las berenjenas, aceitunas y aceite de oliva extra virgen. Abre la lata de Sardinas y colócalas encima para ¡deleitarte!

Tips del Chef-yogi:

- El jugo de medio limón. Es un sustituto perfecto para aquéllas personas que no deben utilizar sal en su dieta diaria ya que realza los sabores. Puedes incorporar limón en cualquiera de las recetas si te apetece.
- Sobre la pechuga de pavo, otra vez nos encontramos ante un gran dilema al tratar de consumir proteína cárnica. Te recomiendo que la consigas orgánico. Si la compras en forma procesado como embutido, fiambre o como de jamón de pavo, también investiga que no tengan alta concentración de nitritos y nitratos, soya o colorantes. Puedes pedir pechuga de pavo natural, muchas veces consigues de buena calidad.
- El alga espirulina es de las más ricas en vitamina B12 hidrosoluble tan fundamental en la síntesis del ADN, para la formación de los glóbulos rojos y células de las paredes del estómago. Esto es especialmente importante para vegetarianos. Simplemente hazla pedacitos con unas tijeras para agregarla a sopas o colocarla en tu plato como base para ensaladas, prepararás un platillo muy vistoso, ¡como para enamorar!
- Te recomiendo invertir en comprar un horno eléctrico de esos que puedes regular el tiempo de cocción, temperatura y calor con convección, de esta forma es muy fácil colocar lo que desees cocinar sin estresarte y sin necesidad de estar en la cocina mucho tiempo. Recuerda que el tiempo es muy valioso y así, mientras algo se cocina en el horno, ¡puedes adelantar en preparar otro platillo u hacer otras cosas!

Seguimiento-Avance

_____

_____

_____

_____

Agenda día 3 / miércoles

Actitud de hoy: Hay veces que no tenemos lo que queremos porque no nos atrevemos a pedirlo, y nos limitamos. Hoy es un buen día para pedir lo que queremos: un permiso, vacaciones, aumento, una cita, matrimonio, un fin de semana con alguien, un beso, un libro... así que deja de boicotearte y ¡pide!

Tip del amanecer

Licuado detox 1

Desayuno Añil l+ té verde

Colación: ½ aguacate +1 huevo duro (sal especiada) + ¼ de taza de arándanos

Comida: Tofu al sartén con hierbas y vegetales *relajantes* horneados al gusto

Colación: ½ aguacate +1 huevo duro + ¼ de taza de arándanos

Cena: Salteado de pollo con vegetales

Hora de dormir: Crea un ambiente propicio, oscuro, silencioso, cómodo y fresco. Revisa que tu cuarto esté en completa oscuridad, así que tapa cualquier reflejo de luz, incluso el reloj luminoso. Las ventanas completamente cerradas. Si no puedes, compra un antifaz y prueba con él. La oscuridad total activará hormonas que repararán tu cuerpo.

Recetario semana 1 / día 3

Desayuno Añil + té verde

Ingredientes:

1 calabacita en rodajas y luego en mitades

1 taza de setas o portobello en láminas

¼ de cebolla morada en tiritas
1 diente de ajo en láminas
1 cucharadita de aceite oliva extra virgen
Sal al gusto
Preparación: Coloca en un sartén tibio poco a poco *todos *los ingredientes en el siguiente orden:* aceite, ajo, cebolla, setas, y calabacitas hasta lograr cocer por unos 5 minutos aproximadamente. Agrega la sal al momento de servir.

Colación: ½ aguacate +1 huevo duro + ¼ de taza de arándanos

Comida: Tofu al sartén con hierbas y vegetales horneados *relajantes** al gusto
Ingredientes:
Aceite de coco
½ diente de ajo
Tofu
Hierbas para sazonar al gusto
Preparación: Para cocer el tofu, necesitas secarlo con papel absorbente o un trapo muy limpio para quitarle el excedente de humedad. Calienta el sartén y coloca un poco de aceite de coco, ½ diente de ajo para dar sabor, e incorpora el tofu. Cuece muy bien de un lado y, al momento de girarlo, agrégale las hierbas que más te gusten y termina su cocción cuidando que éstas no se quemen. Al final puedes colocarle la sal especiada para realzar su sabor.

*Vegetales horneados relajantes
Ingredientes:
1 tazas de ejotes sin su tallo
¼ de cebolla morada en rodajas de 2 cm de alto
¼ de pimiento morrón rojo en cuartos
3 trozos grandes de brócoli (para evitar que se cuezan antes que el resto de los vegetales)
3 hojas de hojas de hierbabuena
1 cucharada de aceite de coco
Preparación: Coloca las cucharadas de aceite de coco en una placa o

charola e introdúcela en el horno caliente unos dos minutos para que se derrita, ya que es muy común que lo encuentres en una consistencia parecida a la de la mantequilla si hace frío. Después, coloca los vegetales y mézclalos para que se embeban del aceite y hornéalos a fuego moderado hasta lograr que tomen una coloración dorada. Retira del calor y, en ese instante, mezcla la hierbabuena para dejar que ambos bajen de temperatura. Una vez fríos, reserva en un recipiente o bolsa hermética en refrigeración hasta el momento de usar. Aguantan toda la semana refrigerados.

Tip del Chef-yogi:

- Recuerda agregar la sal sólo al momento de servir los vegetales para comerlos, de esta forma evitarás que se deshidraten los que sobren en el refrigerador.

Colación: ½ aguacate +1 huevo duro + ¼ de taza de arándanos

C a: Salteado de pollo con vegetales
Ingredientes:
200 gr de pollo en finas láminas
½ pepino a la mitad y en medias lunas
1 calabacita en rodajas
3 espárragos sin lo blanco del tallo
¼ de cebolla morada en tiritas
1 taza de lechuga en tiritas
1 cucharada de perejil picado
1 cucharadas de chía
½ diente de ajo picado
Aceite de oliva extra virgen el necesario
Sal especiada al gusto
Preparación: Coloca en un sartén hondo y caliente *los ingredientes en el siguiente orden:* aceite, ajo y pollo hasta cocer a medio punto, entonces incorpora la cebolla, los espárragos, la calabacita, el pepino y, por último, el perejil y la chía. Sala al gusto y sirve. Es un gran platillo para sorprender a quien más quieras. No te olvides de colocar como base en tu plato la lechuga y sobre ello servir. ¡Qué delicia!

Tips del Chef-yogi:

- Si a partir del segundo día sientes un poco más de hambre se vale que uses como colación extra la medida de una taza de nuestros vegetales horneados *"revitalizantes"* o *"relajantes"*.
- Los frutos secos aparte de proveerte de mucha energía, te aportarán magnesio, fósforo, potasio, calcio y hierro. Sólo recuerda dejarlos remojar en agua pura al menos 8 horas (para poder digerirlos mejor), escurrirlos y guardarlos en el refrigerador o heladera, y podrás servirte de ellos como un gran aliado a la hora de necesitar una colación. De igual manera podrás servirte de las semillas de girasol, semillas de calabaza, nueces, castañas y almendras.
- Te recomiendo lavar muy bien los vegetales antes de proceder a desinfectarlos. Utiliza algún desinfectante a base de semillas de cítricos ya que son muy efectivos sobre todo porque las zanahorias, pepinos, apio y berenjenas que usarás en estas recetas, van con todo y piel. Si las encuentras orgánicas ¡mucho mejor!

Seguimiento-Avance

_____

_____

_____

_____

Agenda día 4 / jueves

Actitud de hoy: Cada vez que percibas que te estás alterando lleva tu atención a la respiración y cuenta diez inhalaciones y exhalaciones profundas. ¡Experimentarás mucho bienestar!

TIP DEL AMANECER

Licuado detox 1

Desayuno Rojo +té verde

Colación: 2 kiwis +7 nueces + ¼ de uvas pasas

Comida: Pescado blanco a la plancha o comal con **ensalada purificadora**

Colación: 2 kiwis +7 nueces + ¼ de uvas pasas
Cena: Sopa de setas *detox*

Hora de dormir: No comas durante la tarde ningún alimento con azúcar. El azúcar dispara la insulina, lo que activa nuestro metabolismo, y además interfiere en la producción de la hormona de crecimiento, que es esencial para nuestra reparación celular.

Recetario semana 1 / día 4

Desayuno Rojo + té verde
Ingredientes:
4 rebanadas de pechuga de pavo en cuadritos
½ diente de ajo en láminas
2 claras de huevo batidas
1 vara de cebolla cambray con todo y lo verde
1 jitomate mediano en cuadritos
2 cucharadas de cilantro picado
1 cucharadita de aceite de oliva extra virgen
Sal especiada al gusto
Preparación: Coloca en un sartén a fuego bajo todos *los ingredientes en el siguiente orden:* aceite de oliva, pechuga de pavo, ajo, cebolla cambray, jitomate, cilantro, las claras, sal al gusto y ¡sirve!

Colación: 2 kiwis +7 nueces + ¼ de uvas pasas

Comida: Pescado blanco a la plancha o comal con ensalada *purificadora*
Ingredientes:
250 gr de pescado blanco (de preferencia macarella, caballa o tilapia o el que tú prefieras)
½ zanahoria rallada
½ betabel mediano rallado en crudo o al vapor (como prefieras)
½ taza de amaranto inflado
7 uvas blancas en mitades
7 nueces
½ taza de alga wakame hidratada (opcional)
3 hojas de hierbabuena

Jugo de un limón

Sal especiada al gusto

1 cucharada de aceite de oliva extra virgen o de aceite de coco

Preparación: Calienta el comal o plancha y agrega el aceite dejando la cocción a fuego lento, agrega la sal al pescado y cocina conservando la misma temperatura.

Para hacer la **ensalada purificadora**, coloca todos los demás ingredientes en un bowl y agrégale al final el jugo de limón y la sal.

Colación: 2 kiwis +7 nueces + ¼ de uvas pasas

Cena: Sopa de setas *detox*

Ingredientes:

¼ taza de setas shiitake hidratadas y en tiritas

½ cucharadita de jengibre rayado

¼ taza de brócoli en trocitos

¼ calabacita en medias lunas

¼ taza de col morada en láminas finas

½ cucharadita de comino martajado

1 cucharada de eneldo o perejil

1 cucharadita de aceite de coco

Agua en cantidad necesaria

Preparación: Coloca en una olla **los ingredientes en el siguiente orden:* aceite de coco, setas shiitake(escurridas) calabacitas, comino, col morada, jengibre y brócoli. Agrega el agua y espera a que rompa el hervor y, recién lo haga, baja la temperatura a fuego medio para dejar cocinar al menos unos 20 minutos. Al momento de servir coloca la hierba sugerida. Puedes agregar limón y sal especiada para darle un poco más de sabor.

Tips del Chef-yogi:

- ¿Sientes que a la ensalada o a la sopa le falta un poco de elementos? Le puedes agregar una cucharada sopera de chía. Aparte de aportar Omega-3 a tu platillo y otras propiedades más te dará una sensación de saciedad muy placentera.
- Para cocer los pescados o cualquier tipo de proteína de proce-

dencia animal y evitar que se desjugue al momento de cocinarla, calienta el comal o plancha primero y agrega el aceite calentando a fuego medio, después agrégale sal del lado de la cara del pescado (en esta receta) que cocinarás a medio punto y, antes de dar vuelta para terminar su cocción final, agrega un poco más de sal en la cara superior.

- La seta Shiitake tiene un efecto antitumoral y antiviral; tras su ingesta, provoca el descenso de los niveles de colesterol en sangre por lo que se ha convertido en una de las setas favoritas a nivel culinario y medicinal. Si los consigues frescos ¡qué belleza! pero si los consigues deshidratados sólo tienes que ponerlos en agua pura a remojar hasta que se hidraten para cocinarlos como cualquier otra seta u hongo conocida.

- El wakame tiene un alto contenido de folatos y es por ello que se convierte en un alimento que ayuda a regenerar las células; debido a esto, es muy recomendado su consumo para deportistas y embarazadas. Es energizante y retrasa la fatiga, no aporta grasas y apenas tiene hidratos de carbono. Al igual que el alga espirulina en polvo, tiene un efecto saciante para la gente con muchos deseos por de comer. ¡Es muy simple de preparar! Sólo lo hidratas en un poco de agua pura unos 2 minutos, escurres o agregas a tus sopas al momento de servir.

Seguimiento-Avance

_____

_____

_____

_____

Agenda día 5 / viernes

Actitud de hoy: ¿Eres de ese tipo de personas que les gusta quejarse? Hoy aprenderás a dejar de hacerlo. ¿Sabes por qué? Coloca una liga en tu mano izquierda y cada vez que te quejes durante este día, estírala. ¿Sientes como duele? Haz conciencia de que cada vez que te quejas estás afectando con tus emociones a tu cuerpo y a tu salud. El hacerte consciente te da la oportunidad de modificar las reacciones que antes eran inconscientes y en automático.

Licuado detox 1

Desayuno violeta +té verde

Colación: 1 plátano + ¼ de taza de nueces

Comida: Huevos duros y ensalada crujiente con wakame

Colación: 1 plátano + ¼ de taza de nueces

Cena: Atún con ensalada *estimulante*

Hora de dormir: A partir de hoy ponte horario para ir a dormir. Realiza una rutina de sueño, como si fuera ejercicio. Antes de las doce de la noche debemos estar en la cama; sabemos que no siempre es posible, pero ¡inténtalo! Vale la pena, ya que puede ayudarte a regular tu reloj interno y a que tus hormonas de la reparación funcionen correctamente cada noche.

Recetario semana 1 / día 5

Desayuno Violeta + té verde

Ingredientes:

½ taza de col morada o blanca en finas láminas

1 taza de brócoli en trocitos

4 rebanadas de pechuga de pavo (opcional)

1 diente de ajo en láminas

1 cucharada de semillas de calabaza

Sal especiada al gusto

1 cucharadita de aceite de oliva extra virgen

Preparación: En un sartén a fuego bajo coloca *los ingredientes en el siguiente orden:* aceite de oliva, semillas de calabaza, brócoli, col morada, pavo, ajo y sal al gusto.

Colación: 1 plátano + ¼ de taza de nueces

Comida: Huevos duros y ensalada crujiente con wakame

Ingredientes:

2 huevos duros pelados y en cuartos

1 taza de germinado de lentejas (puede ser de alfalfa o soja si lo prefieres)

½ pepino en mitades sin semilla

2 cucharadas de uvas pasas
½ taza de wakame hidratado
1 taza de lechuga en finas tiras
2 cucharadas de chía
Jugo de medio limón
Sal especiada al gusto
Preparación: Coloca todos los ingredientes en un bowl y mézclalos. Reserva en refrigeración de ser necesario y agrégale la sal hasta el momento de comer.

Colación: 1 plátano + ¼ de taza de nueces

Cena: Atún con ensalada *estimulante*
Ingredientes:
1 o 2 latas de atún en agua (dependerá de tu actividad física)
4 hojas de lechuga en finas láminas
1 jitomate en cuadros grandes
½ aguacate en láminas
1 taza de rúcula (opcional)
5 nueces en mitades
5 rodajas de manzana deshidratada o naturales en mitades
1 cucharadita de aceite de oliva extra virgen
1 cucharada de orégano fresco
Sal especiada al gusto
Preparación: Coloca en un bowl la lechuga, el jitomate, la rúcula, las nueces, la manzana, el atún, el aceite de oliva y, antes de servir, mezcla muy bien agregando orégano y sal.

Tip del Chef-yogi:

- No te frustres si la economía de tu hogar no da para comprar salmón, camarones o algún otro producto caro de tu país. Es muy fácil seguir las recetas y preparar los vegetales como te indicamos y al final agregar atún o sardinas enlatadas y ¡a disfrutar de tu platillo!

Seguimiento-Avance

_____

_____

_____

_____

Agenda día 6 / sábado

Actitud de hoy: Renegamos de nuestro cuerpo a menudo, tratando de cambiarlo hasta hacerle daño. Cierra los ojos y repite mentalmente por 10 minutos *"amo y acepto mi cuerpo exactamente como es"*, mientras sientes tu respiración. Durante el día con ojos abiertos deja que esta frase resuene en tu mente y te darás cuenta de que cambiando tu juicio cambiará tu actitud hacia tu cuerpo.

TIP DEL AMANECER

Licuado detox 1

Desayuno verde +té verde
Colación: 1½ taza de fresas + ½ taza de frutos secos variados
Comida: Tofu con ensalada tibia a la naranja
Colación: 1½ taza de fresas + ½ taza de frutos secos variados
Cena: Salmón a la sal con **ensalada nutritiva**

Hora de dormir: A partir de este día intenta quitar la televisión de tu cuarto o apagarla 2 horas antes de dormir. Tu mente se desactivará antes y tu sueño será profundo.

Recetario semana 1 / día 6

Desayuno Verde + té verde
Ingredientes:
2 a 4 claras de huevo
½ vara de apio en finas láminas
5 hojas de espinacas en tiritas
1 vara de cebolla cambray cortada en aritos con todo y lo verde
¼ de pimiento morrón rojo

5 hojas de albahaca fresca
½ ajo en láminas
1 cucharadita de aceite de oliva extra virgen
Sal especiada al gusto
Preparación: Coloca en un sartén caliente *los ingredientes en el siguiente orden:* aceite de oliva, ajo, pimiento morrón, cebolla de cambray, apio, claras de huevo, espinacas, albahaca, y sal al gusto.

Colación: 1½ taza de fresas + ½ taza de frutos secos variados

Comida: Tofu con ensalada tibia a la naranja
Ingredientes:
1 tofu bien escurrido y cortado en 4 cubos
½ diente de ajo
1 cucharadita de jengibre rallado
½ cebolla morada en tiritas
5 setas en tiritas
2 jitomates medianos en cubos
½ taza de zanahoria rallada
1 cucharada de cilantro picado
El jugo de una naranja
Sal especiada al gusto
Aceite de coco al gusto
Preparación: Coloca en un sartén a fuego bajo *los ingredientes en el siguiente orden:* aceite de coco, ajo, cebolla, tofu, jengibre, setas, zanahoria, sal especiada, cilantro y por último el jugo de naranja. Deja reducir unos dos minutos más y sirve.

Colación: 1½ taza de fresas + ½ taza de frutos secos variados

Cena: Salmón a la sal con ensalada *nutritiva*
Ingredientes:
220 a 250 gr de salmón al horno con un poco de nuestra sal especiada
1 zanahoria rallada
1 jitomate mediano en cuadritos
1½ cucharadas de semillas de girasol
5 chabacanos deshidratados

½ aguacate en láminas gruesas
1 cucharada de chía
¼ de taza de hojas de hierbabuena
Jugo de un limón
Preparación: Con sal especiada por ambos lados, coloca el salmón en el horno y cuece a temperatura media al menos durante 17 minutos. Podrás ver como la grasa excedente del pescado se va de una forma muy suave. Mientras tanto, coloca en un bowl **los ingredientes en el siguiente orden:* zanahoria, jitomates, chabacanos deshidratados, semillas de girasol, hierbabuena, jugo de limón y mezcla muy bien. Antes de llevar el salmón a la mesa adorna el platillo con el aguacate y las hojas de hierbabuena y espolvorea con chía. ¡Gran receta para compartir con amigos acompañado de una copa de vino!

Seguimiento-Avance

_____

_____

_____

_____

Agenda día 7 / domingo
Actitud de hoy: Hoy puedo verme más joven de lo que cronológicamente soy. Descubre lo que aprecias y te agrada de ti; así que, por 10 minutos, obsérvate al espejo sin juicios, sin criticarte ni tratar de cambiar nada, después haz una lista de las 20 cosas que te gustan de ti, tanto de tu físico, como de tu personalidad.

TIP DEL AMANECER

Licuado detox 1
Desayuno Amarillo +té verde
Colación: 1 toronja + 4 nueces + ¼ de taza de arándanos
Comida: Hamburguesas de pescado y amaranto
Colación: 1 toronja +4 nueces + ¼ de taza de arándanos
Cena: Camarones al coco con ensalada *desinflamante*

Hora de dormir: Toma un baño relajante con agua tibia antes de dormir. Al relajar el cuerpo, sentirás un cambio en el dormir.

Recetario semana 1 / día 7

Desayuno Amarillo + té verde
Ingredientes:
4 fetas o rebanadas de pechuga de pavo en tiras anchas
2 huevos enteros
1 cebolla cambray en rodajitas con todo y lo verde
2 cucharadas de chícharos
1 diente de ajo en láminas
1 cucharadita de aceite de oliva extra virgen
Sal especiada al gusto
Preparación: Coloca en un sartén, con un poco de aceite de oliva extra virgen y a fuego muy bajo, *los ingredientes en el siguiente orden:* ajo, pechuga de pavo, cebolla cambray, chicharos, sal y, por último, los huevos hasta cocerlos. Sirve.

Colación: 1 toronja + 4 nueces + ¼ de taza de arándanos

Comida: Hamburguesas de pescado y amaranto
Ingredientes:
200 gr de pescado blanco descongelado y cortado a cuchillo en trozos pequeños
½ taza de cilantro picado y desinfectado
1 diente de ajo finamente picado
1 taza de amaranto inflado
2 huevos
¼ cucharadita de pimentón de la Vera o paprika
Jugo de 1 limón
Sal de mar y pimienta al gusto
Aceite de oliva extra virgen al gusto
Preparación: En un bowl bate el huevo junto con el cilantro, paprika, sal y pimienta. Incorpora el pescado, el jugo de limón y el amaranto. Con una mano, estruja todos los ingredientes hasta sentir que el amaranto

haya absorbido parte de los jugos y, con la otra mano, arma las hamburguesas para disponerlas sobre el comal o sartén con un poco de aceite a fuego medio. Al cabo de unos minutos, cuando se cuezan de la parte de abajo, daremos vuelta para terminar la cocción. Acompáñalas con alguna de las ensaladas que preparaste en la semana. Aquí puedes aprovechar si tienes sobrantes de alguna o puedes ser el chef del domingo y recrear tu favorita.

Colación: 1 toronja + 4 nueces + ¼ de taza de arándanos

Cena: Camarones al coco con ensalada *desinflamante*
Ingredientes:
200 gr de camarones pelados y limpios
1 diente de ajo en láminas
1 cucharada de jengibre rallado
1 taza de lechuga en finas láminas (opcional)
½ taza de col en finas láminas
1 jitomate pequeño en rodajas
1 cucharada de semillas de girasol
2 cucharadas de perejil picado
Aceite de coco al gusto
Sal especiada al gusto
Preparación: Calienta un sartén a fuego lento y coloca *los ingredientes en el siguiente orden:* aceite de coco, camarones, ajo, jengibre y perejil. Agrega la sal especiada al gusto al momento de servir. Acompaña con una ensalada de lechuga, col morada, jitomate y semillas de girasol.

Seguimiento-Avance

_____
_____
_____
_____

SEGUNDA SEMANA *DETOX*

En esta semana y las que siguen, las recetas se componen muchas veces de los alimentos y preparaciones que consumiste la semana anterior pero, hay también, varios alimentos agregados de los cuales te pondremos las recetas y formas de prepararlos en el día que tocan. Encontrarás también que en algunas recetas aparecen ingredientes nuevos que, si no viene una instrucción de cómo prepararlos, significa que sólo debes añadirlos a tu platillo.

Recuerda, si no hay un recetario algún día de la semana es porque todas las instrucciones, cantidades y formas de elaboración de los platillos están en los recetarios de la primera semana para que las consultes y elabores.

Tip del amanecer

El tip del amanecer es el mismo durante todas las semanas y deberá ser lo primero que tomes al despertar en ayunas.

Licuado detox

Los licuados detox si cambian cada semana, aquí encontrarás el que corresponde a esta, tu segunda semana *detox.*

Licuado detox 2

Ingredientes:
1 toronja mediana o pomelo sin piel en cuartos
El jugo de 1 limón
½ pepino sin semillas en cuadros
2 cucharadas de perejil picado
2 cucharadas de semillas de girasol
5 a 7 hojas de espinaca
1 cucharada de chía
1 cucharadita de miel de abeja o miel de agave
Agua al gusto si la consideras necesaria para que no esté tan espeso el licuado
Preparación: Coloca *los ingredientes en el siguiente orden:* toronja o pomelo, limón, pepino, perejil, chía, semillas de girasol, espinaca, miel y agua. Licúa hasta que se integren todos los elementos y ¡sirve!

Agenda día 8 / lunes

Actitud de hoy: Ser positivo y optimista depende de la manera en la que emites juicios de valor sobre lo que percibes. Durante todo el día añade adjetivos positivos a las cosas y a las personas que te encuentres en tu camino. Por ejemplo: *"Que bonito día, te ves muy bien, que agradable eres, reconozco tu esfuerzo por hacer las cosas bien, etc."* Date cuenta de cómo te sientes al hacer eso y observa la reacción de las personas hacia ti.

TIP DEL AMANECER

Licuado detox 2

Desayuno Blanco + té verde
Colación: 1 manzana +5 nueces pacana + ½ pepino en cuadros con sal especiada
Comida: Pechuga con ensalada *anti-oxidante* + ½ taza de lentejas
Colación: 1 manzana +5 nueces pacana + ½ pepino en cuadros con sal especiada
Cena: Salmón con vegetales horneados *revitalizantes* con un poco de verdolagas o berros

Hora de dormir: Termina de comer por lo menos 2 o 3 horas antes de tu hora regular para acostarte. Es mejor evitar una comida pesada antes de acostarse. Trata de restringir los líquidos cerca de la hora de dormir para evitar despertarte en la madrugada para ir al baño.

Recetario semana 2 / día 1

Lentejas
Ingredientes:
½ taza de lentejas
1 cuadrito de alga kombu (opcional)
Agua, la necesaria
Sal especiada
Preparación: Es muy importante seleccionar bien las lentejas una vez que abras el paquete y checar que no pase alguna piedra. Enjuágalas al menos unas 3 veces muy bien con agua para quitar el excedente de tierra (con el agua que deseches, puedes regar tus plantas), déjalas reposar en la última

agua al menos 8 horas, (te sugerimos que lo hagas la noche anterior) y, al momento de ponerlas a cocer hazlo en agua limpia con el doble de cantidad y sal al gusto. Puedes incorporar un trocito cuadrado de 5 cm de alga kombu para sacar el hidrógeno y ¡digerirlas mejor!

Una vez cocidas puedes escurrirlas y esperar a que baje la temperatura para guardarlas en el refrigerador. Deberás consumirlas antes de 5 días.

Tips del Chef-yogi:

- El alga kombu se destaca por sus *propiedades* remineralizantes, su alto contenido en yodo y por hacer más digestivas y menos flatulentas las legumbres.

Seguimiento-Avance

_____

_____

_____

_____

Agenda día 9 / martes

Actitud de hoy: Hoy ponle una intención a todo lo que hagas que enriquezca tu vida. Pregúntate ¿para qué voy a hacer esta actividad? ¿Para qué voy a lavar los platos, limpiar la casa o hacer la comida o el reporte de la oficina? (Tal vez estas actividades te ayuden a ser más paciente, a cultivar tu intelecto, tu tolerancia o disciplina). Si cada tarea en tu vida tiene un "para qué" entonces, todo tendrá sentido y, si lo haces con gusto, la consecuencia es una vida feliz y plena.

TIP DEL AMANECER

Licuado detox 2

Desayuno Naranja + té verde

Colación: 1 tazón de coctel de frutas (recomendamos que prepares tu propio coctel fresco, si se te complica, busca de lata sin azúcar y al natural) + 7 almendras

Comida: Pechuga de pavo con ensalada *rejuvenecedora* + ¼ taza de betabel o remolacha rallada + ¼ taza de germinado de alfalfa
Colación: 1 tazón de coctel de frutas + 7 almendras
Cena: Ensalada *biomediterránea* con sardinas + ½ taza de coliflor al vapor con sal especiada

Hora del dormir: Sólo te recordamos esto: Evita la cafeína como por ejemplo, café, té, bebidas gaseosas o chocolate cerca de la hora de acostarte. Te puede mantener despierto. Si estás haciendo nuestra dieta, sabemos que no estás consumiendo estos elementos.

Seguimiento-Avance

_____
_____
_____
_____

Agenda día 10 / miércoles
Actitud de hoy: Hoy disfruta de los pequeños detalles y acontecimientos cotidianos. Date 10 minutos más para comer y mastica cada bocado el doble de lo que acostumbras, báñate lentamente y siete el agua, el olor del jabón. Pon atención en el camino que recorres diariamente hacia tu trabajo y descubre cosas que jamás habías notado. La vida está hecha de esos pequeños instantes que comúnmente pasamos por alto.

TIP DEL AMANECER

Licuado detox 2
Desayuno Añil + té verde
Colación: ½ aguacate +1 huevo duro + ¼ de taza de arándanos
Comida: Tofu al sartén con hierbas y vegetales horneados *relajantes* al gusto + ½ taza de arroz amarillo
Colación: ½ aguacate +1 huevo duro + ¼ de taza de arándanos
Cena: Salteado de pollo con vegetales

Hora del dormir: Esta noche, no veas, ni oigas noticias. Apaga el ruido de tu mente.

Recetario semana 2 / día 3

Arroz amarillo

El arroz amarillo lo estarás usando durante toda la semana. Por lo que te recomiendo preparar de una vez 500 gramos, para tenerlo listo y refrigerado. Si deseas hacer más puedes congelar e ir descongelando antes de servir.

Ingredientes:
500 gr de arroz (integral o blanco)
3 dientes de ajo en mitades sin piel y sin brote
1 cucharada de comino entero martajado
3 cucharadas de jengibre rallado sin piel
1½ cucharada de curry en polvo
Aceite de oliva extra virgen
Sal especiada al gusto
Agua, la necesaria

Preparación: Remoja el arroz durante una media hora y escúrrelo muy bien al momento de usar. Después incorpora en la cacerola *los ingredientes en el siguiente orden:* aceite de oliva extra virgen, ajos, comino martajado, jengibre y espera a que las especias desprendan un aroma y color semi-tostado. Agrega encima el arroz húmedo, pero escurrido, y mezcla bien las especias por unos 3 minutos más. Incorpora un poco de curry en polvo y mezcla bien hasta teñir un poco el arroz. Agrega el agua hasta dos dedos sobre el nivel de arroz y añade la sal al gusto. Tapa la cacerola y, una vez que hierva, baja el fuego y revisa de vez en cuando con una pala su cocimiento pero sin revolver hasta que esté en su punto y haya absorbido todo el agua. Recuerda que para refrigerarlo primero debemos bajar muy bien la temperatura.

Tips del Chef-yogi:

- El arroz amarillo te recomiendo que lo prepares con arroz integral. Búscalo en la sección de orgánicos en el súper mercado.
- Te recomiendo comprar las especias enteras ya que conservan más su aroma y frescura. Podrás molerlas en un mortero o molcajete al momento de usarlas.

Seguimiento-Avance

_____

_____

_____

_____

Agenda día 11 / jueves

Actitud de hoy: Pon música clásica que te produzca tranquilidad, cierra los ojos e imagina que estás dirigiendo a una orquesta frente a ti. Mueve los brazos aleatoriamente, en ocasiones el brazo derecho, después el izquierdo, alterna y después los dos de manera simultánea. Al mismo tiempo tararea la música con la letra "m". Permitiendo que la vibración de la letra mmmmmm resuene en tu cabeza. Al finalizar la música guarda silencio con los ojos cerrados por un minuto.

TIP DEL AMANECER

Licuado detox 2

Desayuno Rojo + té verde
Colación: 2 kiwis + 7 nueces + ¼ de uvas pasas
Comida: Pescado blanco a la plancha o comal con ensalada *purificadora* (OJO: reemplaza la ½ taza de amaranto por 1 taza de arroz amarillo)
Colación: 2 kiwis + 7 nueces + ¼ de uvas pasas
Cena: Sopa de setas *detox* + 1 nido de vermicelli de frijol oriental

Hora de dormir: A partir de hoy, deja de ver el reloj por la noche. Para esto, tápalo o cúbrelo con algo.

Recetario semana 2 / día 4

Vermicelli de frijol oriental

Preparación: La cantidad que necesites la puedes incorporar directamente a la sopa justo cuando apagas el fuego, pero debes dejar reposarla con la pasta al menos unos 4 minutos antes de consumirla ya que tienes que asegurarte de que esté bien cocida. También puedes hacer lo siguiente: poner agua en una cacerola, calentarla hasta que hierva, apagar el fuego y sumergir la pasta en ella. Déjala reposar al menos 10 minutos pero no más de eso porque se desarmarán rápido los nidos. Escúrrela muy bien, agrégale un chorrito de aceite de oliva extra virgen y deja que baje la temperatura antes de incorporarla a tu sopa y antes de guardar en el refrigerador o heladera el sobrante en un recipiente hermético. El vermicelli aguanta su frescura al menos una semana y puedes tomar las porciones que necesites para completar tus salteados, desayunos y sopas.

Tip del Chef-yogi:

- El vermicelli de frijol oriental lo puedes conseguir en casas de productos orientales, es una gran fuente de proteína vegetal y únicamente lo agregas a tus sopas calientes, esperas 4 minutos aproximadamente y estará listo.

Seguimiento-Avance

_____

_____

_____

_____

Agenda día 12 / viernes

Actitud de hoy: La vida es una gran aventura. Imagina la vida que quieres crear, diseña en tu mente todos los detalles, cómo te sientes viviendo esa vida, en qué parte de tu cuerpo se siente la satisfacción de lograrlo, escribe una carta describiendo esto como si ya fuera realidad y poséchala a 6 meses, guárdala y no la veas hasta ese día. ¡Hoy da el primer paso!

TIP DEL AMANECER

Licuado detox 2

Desayuno Violeta + ½ taza de germinado de lentejas + té verde
Colación: 1 plátano + ¼ de taza de cacahuates naturales, sin sal y no tostados
Comida: 2 o 3 huevos duros y ensalada crujiente con wakame + ½ taza de setas shiitake hidratadas en finas tiras
Colación: 1 plátano + ¼ de taza de cacahuates naturales, sin sal y sin tostar
Cena: Atún con ensalada *estimulante* (utilizar una lata de atún en agua)

Hora de dormir: A partir de hoy mentaliza que la cama únicamente deberás usarla para dormir y tener sexo. ¡Prohibido llevarte los problemas y preocupaciones a ella!

Tips del Chef-yogi:

*   Si no consigues germinado de lentejas puedes comprarlas secas en bolsa y prepararlas en casa con la receta que te di anteriormente. Así que: ¡no te estreses que envejeces!

Seguimiento-Avance

_____

_____

_____

_____

Agenda día 13 / sábado

Actitud de hoy: Hoy atrévete a hacer o probar algo nuevo, algo que jamás hayas hecho antes. Por ejemplo, cambia la ruta hacia tu trabajo; si viajas en auto, utiliza el metro o autobús o viceversa, come algo que jamás pensaste probar, ve al cine solo si no lo acostumbras, visita tu restaurante favorito y pide lugar para uno y haz una cena romántica contigo mismo.

Licuado detox 2
Desayuno Verde + té verde
Colación: 1½ taza de fresas + ½ taza de frutos secos variados
Comida: Tofu con ensalada tibia a la naranja + 1 rodaja de piña en cuadritos pequeños
Colación: 1½ taza de fresas + ½ taza de frutos secos variados
Cena: Salmón a la sal con ensalada *nutritiva* sobre hojas de espinaca

Hora de dormir: No hagas ejercicio o actividades exhaustivas al menos 6 horas antes de ir a la cama. Si te gusta el gimnasio por la noche, cámbialo a la mañana o a mediodía.

Seguimiento-Avance

_____
_____
_____
_____

Agenda día 14 / domingo
Actitud de hoy: Nos vamos volviendo rígidos y estructurados. Nos sorprendemos con mayor dificultad y sonreímos menos. ¡Hoy sonríe más! Busca algo que te haga reír intensamente; puede ser una película, un chiste, un video. ¡Haz algo muy divertido!

Licuado detox 2
Desayuno Amarillo + té verde
Colación: 1 manzana + 5 almendras
Comida: Hamburguesas de pescado y amaranto con portobellos grandes asados como reemplazo de pan + aderezo de tofu y cilantro
Colación: 1 manzana + 5 almendras
Cena: Ensalada tibia *desinflamante* con camarones

Hora de dormir: Si no puedes dormir pasados 20 o 30 minutos de que te acostaste, levántate, camina un poco dentro de tu casa, toma un té de hierbas sin cafeína y regresa a la cama.

Recetario semana 2 / día 7
Aderezo de tofu y cilantro
Ingredientes:
Tofu picado en trocitos pequeños
¼ de cebolla amarilla o blanca
1 diente de ajo en láminas
3 cucharadas de cilantro picado
1 cucharada de aceite de coco
Sal especiada al gusto
Cantidad de agua pura necesaria
Preparación: Coloca en un sartén, a fuego moderado *los ingredientes en el siguiente orden:* aceite de coco, cebolla, tofu, ajo, sal especiada, cilantro y cuece todo por 5 minutos. Deja enfriar un poco y licúalo agregándole poco a poco el agua hasta lograr la crema de la consistencia que más te guste.

Seguimiento-Avance

_____

_____

_____

_____

TERCERA SEMANA *DETOX*

¡Felicidades! Estás a la mitad del camino si tu objetivo es seguir esta forma de nutrición por 30 días. Estamos seguros de que tu rendimiento y energía son excelentes y, aunque no lo puedas ver, internamente tu salud y niveles han mejorado considerablemente. ¿Lo sientes?

En esta tercera semana degustarás platillos completamente diferentes, continuarás tomando en ayunas el mismo tip del amanecer y cambiaremos el licuado por el delicioso licuado *detox* 3.

Nota del Chef-yogi:

*   Ya conoces al derecho y al revés las recetas de las dos semanas anteriores. La agenda detox 30 días continúa y aprenderás en esta tercera semana a preparar platillos igual de nutritivos que ampliaran tus conocimientos en este gran cambio de cuerpo y emociones. Recuerda que es básico que te ayudes con un poco de actividad física también.

Licuado detox 3

Ingredientes:

1 taza de sandía en cubos, si no es temporada, agrega un poco más de frutos rojos.

Jugo de ½ limón

5 fresas o frutillas

5 zarzamoras, moras o frambuesas (frutos rojos)

1 cucharadita de jengibre sin piel y rallado

Agua al gusto

1 cucharada sopera de chía

Preparación:

Coloca *los ingredientes en el siguiente orden:* sandía, fresas, zarzamoras, moras o frambuesas, jengibre, jugo de limón, agua y licúa hasta que se integren todos los elementos. Al momento de servir en el vaso incorpórale la chía y dale dos minutos para que ésta se hidrate.

Tip del Chef-yogi:

- El jengibre nos levantará la energía y, combinado con la sandía que es desintoxicante y un diurético ¡sabrá delicioso! Obtendremos también la vitamina C del limón y de las fresas. Las zarzamoras son buena fuente de ácido fólico y le darán más color a nuestro licuado. Al final, la chía se encargará de regalarnos sus altísimos valores nutricionales y propiedades medicinales.

Arma tus frutos secos en casa para las colaciones de estas dos semanas:
Ingredientes:
1 taza de almendras
1 taza de nueces
1 taza de arándanos deshidratados
1 taza de uvas pasas
2 tazas de orejones de manzana
1 taza de semillas de calabaza tostadas
Ralladura de la cáscara de 2 limones, de preferencia amarillo
Preparación:
Debes dejar remojar las semillas por separado en agua pura al menos por 8 horas, escúrrelas muy bien y sécalas con papel absorbente o un paño muy limpio. Mézclalas con los arándanos, uvas pasa, orejones y la ralladura de limón. Mantén todo en refrigeración en un recipiente hermético y usa sólo lo necesario día a día.

Fundamento de las 7 piedras preciosas que dan nombre a los desayunos de estas dos semanas: Cada una de ellas tiene poderes curativos que van más allá de nuestra comprensión. Si ya llegaste hasta este punto quiere decir que en breve podremos ver la piedra preciosa que hay bajo tu piel, recuerda que todos somos seres únicos e irrepetibles y que mi más grande deseo es que reflejes desde el comienzo de tu día, color y luz con la alimentación.

Agenda día 15 / lunes

Actitud de hoy: Recuerda alguna crisis que haya ocurrido en el pasado y enumera por lo menos dos oportunidades que se abrieron a partir de ese evento. Compártelo a través de www.proedad.com

TIP DEL AMANECER

Licuado detox 3

Desayuno Rubí + té verde
Colación: 1 toronja + ½ taza de frutos secos
Comida: Pollo multicolor con arroz tostado
Colación: 1 manzana + 7 nueces
Cena: Sopa cremosa de calabacitas y hierbabuena

Hora de dormir: Escucha en tu cuarto música suave antes de dormir como sonidos de agua de cascadas u olas del mar que puedan ayudar a relajarte. Puedes buscarla en internet bajo *"música relajante inductora del sueño."*

Recetario semana 3 / día 1

Desayuno Rubí + té verde
Ingredientes:
4 rebanadas de pechuga de pavo en cuadritos
2 claras de huevo batidas
1 vara de cebolla cambray con todo y lo verde
1 jitomates en cuadritos
⅓ de taza de betabel rayado
1 pizca de pimentón de la vera o paprika
1 cucharadita de aceite de oliva
Sal especiada al gusto
Preparación:
Colocar en un sartén a fuego bajo *los ingredientes en el siguiente orden:* aceite de oliva, pechuga de pavo, cebolla cambray, betabel, jitomate, cilantro, las claras y la sal gusto. Servir.

Colación: 1 toronja+ ½ taza de frutos secos

Comida: Pollo multicolor con arroz tostado
Ingredientes:
250 a 300 gr de tiritas de pechuga de pollo
1 cucharadita de jengibre rallado
½ diente de ajo
½ taza de setas en finas en láminas
½ taza de brócoli en trocitos
½ pimiento morrón rojo en tiras
1 zanahoria en finas tiras a lo largo
7 hojas de albahaca fresca o ½ cucharada deshidratada
¼ de taza de agua pura
½ cucharadita de curry
Sal especiada y aceite de oliva extra virgen al gusto
Preparación: Colocar en un sartén a fuego *los ingredientes en el siguiente orden:* aceite, ajo, pollo, zanahoria, setas, brócoli, jengibre y pimiento hasta cocer bien. Agregarle las hojas de albahaca, la nuez moscada y el agua, dejar reducir un poco y servir.

Arroz tostado
Ingredientes:
250 gr de arroz (integral o blanco)
2 dientes de ajo en mitades sin piel y sin brote
1 cucharada de comino entero martajado
1 cucharadita de jengibre rallado sin piel
1 cucharada de semillas de cilantro martajadas
1 rama de canela
Aceite de oliva al gusto
Sal especiada al gusto
Cantidad de agua necesaria
Preparación: Remoja el arroz una media hora y escúrrelo al momento de usar o puedes hacer esto antes y escurrirlo muy bien para guardarlo en una bolsa hermética y dejarlo en el refrigerador hasta el día que lo puedas cocinar, no más de 3 días. Incorpora en la cacerola *los ingredientes en el siguiente orden:* aceite de oliva, canela, ajos, comino martajado, semillas de cilantro y el jengibre rallado; espera a que las especias desprendan un aroma y color semi-tostado. Ahí agrégale encima el arroz húmedo y escurrido y mezcla bien las especias por unos 3 minutos más. Agrega agua dos

dedos sobre el nivel de arroz y la sal al gusto. Tapa la cacerola y una vez que hierva baja el fuego y checa de tanto en tanto sin revolver hasta que el arroz este en su punto y haya absorbido todo el agua.

Recuerda que para refrigerarlo primero debemos dejar que se enfríe bien.

Tip del Chef-yogi:

- Guárdalo en un recipiente hermético en el refrigerador o heladera y usa lo que te sobre para agregarlo frío a tus ensaladas.

Colación: 1 manzana + 7 nueces

Cena: Sopa cremosa de calabacitas y hierbabuena
Ingredientes:
3 calabacitas en trozos pequeños con piel
½ tofu en cuadritos
½ taza de poro en láminas
12 cucharadas de hojas de hierbabuena desinfectadas
2 tazas de agua pura
Sal de mar al gusto
Aceite de oliva al gusto
Alga wakame hidratada al gusto (opcional)
Preparación:
En una cacerola pequeña a fuego medio coloca *los ingredientes en el siguiente orden:* aceite de oliva, calabacitas, el poro y el tofu. Cuando logremos una coloración más oscura agrégale un poco de sal, la hierbabuena y el agua. Deja que rompa hervor y bájale la temperatura a fuego medio al menos unos 20 minutos y entonces licua hasta obtener una crema espesa. Al momento de servir decora con un poco de alga wakame al centro del plato.

Seguimiento-Avance

_____

_____

_____

_____

Agenda día 16/ martes

Actitud de hoy: Busca regalos o lecciones en todo lo que ocurre. Escribe un problema importante que tengas en tu vida hoy. Haz una lista de cinco lecciones que te brinda ese problema y cómo puedes agradecer el que eso se presente hoy.

Tip del amanecer

Licuado detox 3

Desayuno Topacio Amarillo + té verde

Colación: 1 pepino en rodajas con sal y limón + ¼ taza semillas de girasol + 1 manzana

Comida: *Ensalada vital* de pavo

Colación: 2 a 3 tajadas de melón + ½ taza de frutos secos

Cena: Salteado de camarones con vegetales

Recetario semana 3 / día 2

Desayuno Topacio Amarillo + té verde

Ingredientes:

1 calabacita en rodajas y luego en mitades

½ taza de portobelos o champiñones en láminas

¼ cebolla en tiritas

½ taza de lentejas germinadas

1 diente de ajo en láminas

1 cucharadita de aceite oliva extra virgen

Sal al gusto

Preparación: Colocar en un sartén tibio todo poco a poco **los ingredientes en el siguiente orden:* aceite, ajo, cebolla, setas y calabacitas, y cocinar por 5 minutos. Colocarle la sal al momento de servir y agregarle las lentejas mezclándolas con una cuchara.

Colación: 1 pepino en rodajas con sal y limón + ¼ taza semillas de girasol + 1 manzana

Comida: *Ensalada vital* de pavo

Ingredientes:

250 gr de pechuga de pavo (o de pollo o atún)
2 jitomates en cubos grandes
7 hojas de espinaca en finas láminas
7 almendras fileteadas
½ taza de chícharos o arvejas cocidas
1 rodaja de piña en cuadritos pequeños
10 hojas de albahaca en juliana
Jugo de un limón
Sal especiada de mar al gusto
Preparación: Colocar todos los ingredientes en un *bowl*, aderezarlos con el jugo de limón y la sal mientras mezclas con una cuchara de madera.

Colación: 2-3 tajadas de melón + ½ taza de frutos secos

Cena: Salteado de Camarones con vegetales
Ingredientes:
250 a 300 gr de camarones limpios
½ pepino a la mitad y en medias lunas
1 calabacita en rodajas
1 jitomate en láminas a lo largo
¼ de cebolla morada en tiritas
1 taza de lechuga bola en tiritas
¼ taza de hierbabuena
1 diente de ajo a la mitad
Jugo de media naranja
Aceite de coco u oliva lo necesario
Sal especiada al gusto
Preparación: Coloca en un sartén hondo y calienta *los ingredientes en el siguiente orden:* aceite, ajo y camarones hasta cocer a medio punto, entonces incorporar la cebolla, calabacita, pepino y jitomate. Por último la hierbabuena y el jugo de la naranja. Sala al gusto y sirve.

Hora de dormir: Ve a la cama sólo cuando tengas sueño (tendencia a cerrar los ojos). Te recomendamos que realices alguna rutina que te permita llegar a la cama de forma diaria todos los días a la misma hora, para obtener un óptimo descanso.

Seguimiento-Avance

_____
_____
_____
_____

Agenda día 17 / miércoles

Actitud de hoy: Hoy, me amo y me acepto. Escríbete una carta y en ella narra qué te agradeces, reconócete por todo el camino que has recorrido, por las fallas y los aciertos y recuérdate lo importante que eres.

TIP DEL AMANECER

Licuado detox 3

Desayuno Omelette Calcita + té verde
Colación: 2 manzanas y un plátano
Comida: Basa a la sal de especias con ensalada tibia del corazón y betabel
Colación: 2 manzanas + ⅓ de taza de arándanos + 7 almendras
Cena: Sopa de pollo detox

Hora de dormir: Pídele a tu pareja, compañero de cuarto o a algún familiar que te diga si roncas. Si lo haces, debes cambiar hoy mismo lo siguiente: a. postura de sueño, b. Almohada, c. Si persiste, deberás buscar una clínica del sueño. En www.proedad.com puedes encontrar varias.

Recetario semana 3 / día 3

Desayuno Omelette Calcita + té verde
Ingredientes:
3 claras de huevo
¼ de taza champiñones en cuartos
¼ de taza de cebolla morada en tiritas muy finas
½ de taza de germinado de alfalfa
4 hojas de espinaca en finas láminas
1 cucharadita de tomillo
1cucharadita de aceite de oliva
Sal especiada al gusto

Preparación: Colocar en un sartén a fuego medio, el aceite de oliva, las claras, el tomillo y sal especiada al gusto, esperar al menos un minuto y agregar sólo sobre la mitad de las claras *los ingredientes en el siguiente orden:* cebolla, champiñones, germinado y espinacas y bajar el fuego al mínimo para que no se nos queme el fondo del sartén. Espera 2 minutos hasta que veas que la otra mitad del sartén con las claras libre de ingredientes ya están cocidas y, con la ayuda de una espátula dobla esa mitad sobre los ingredientes para dar forma de omelette.

Colación: 2 manzanas y un plátano

Comida: Basa a la sal de especias con ensalada tibia del corazón + ½ taza de betabel

Ingredientes:

Para la ensalada:

½ cebolla morada en juliana muy fina

½ pimiento morrón rojo en juliana

1 zanahoria en finas láminas

1 taza de lechuga bola en láminas

1 cucharadita de jengibre rallado

2 cucharadas de uvas pasa deshidratadas

2 cucharadas de semillas de calabaza

½ caballito de tequila

Sal de mar al gusto

Aceite de oliva extra virgen al gusto

⅓ de taza de leche de coco (opcional)

Preparación: Calentar el sartén con el aceite de oliva y colocar *los ingredientes en el siguiente orden:* jengibre, cebolla, zanahoria, pimiento, semillas, lechuga, pasas, un poco de sal y el tequila. Por último incorpora la leche de coco y deja al fuego al menos unos 3 minutos más para que se intensifiquen los sabores

Ingredientes:

Para el pescado:

300 gr de filete de basa escurrido y bien seco (podemos usar, merluza, tilapia, pescado blanco)

½ cucharadita de pimienta negra en grano

1 cuharadita de semillas de cilantro
2 clavos de olor
Unas hojitas de romero picadas
1 a 2 cucharadas de sal de mar en grano
Preparación: Colocar las especias en un molcajete junto con la sal y martajar. Agregarle al final el romero picado y condimentar los filetes para cocerlos en el sartén con un poco de aceite de oliva a fuego moderado y servir cuando estén en su punto con la ensalada y la ½ taza de betabel rallado

Colación: 2 manzanas +⅓ de taza de arándanos +7 almendras

Cena: Sopa de pollo *detox*
Ingredientes:
De 150 a 200 gr de pierna de pollo en cuadritos pequeños sin hueso
½ taza de echalotes en láminas
½ taza de pepino en medias lunas
3 espárragos picados muy pequeños sin lo blanco
½ taza de apio en láminas
1 cucharada de alga hijiki (opcional)
1 cucharadita de semillas de cilantro o coriandro martajado
2 cucharadas de cilantro o perejil picado
1 cucharadita de jengibre rallado
Aceite de oliva extra virgen al gusto
½ chile guajillo en láminas o una pizca de ají
Agua, la cantidad necesaria
Sal de mar al gusto

Preparación: En un sartén a fuego bajo colocar un poco del aceite y *los ingredientes en el siguiente orden:* el pollo (para empezar a cocer lentamente), semillas de cilantro, echalotes, espárragos, apio, algas, pepino, jengibre, sal de mar y agregar el agua. Espera a que rompa hervor y ahí pon la temperatura a fuego medio para dejar cocer. Al momento de servir coloca el cilantro y el chile al gusto.

Tip del Chef-yogi:

- Que tu sopa sea más o menos caldosa dependerá del tiempo que la dejes al fuego para que se evapore el líquido y se concentren más los sabores, ¡tú eliges!

Seguimiento-Avance

_____

_____

_____

_____

Agenda día 18 / jueves

Actitud de hoy: Hoy, perdono con facilidad. El perdón surge de manera espontánea cuando logramos reconocer que aquel agresor o tirano que nos lastimó en el pasado en realidad llegó para dejarnos un regalo y aportó algo a nuestra evolución. Así que escribe lo que te enoja o molesta de una persona o situación, después enumera tres razones por lo que estás agradecido de que esta situación se haya presentado de esa forma.

Tip del amanecer

Licuado detox 3

Desayuno Jade verde + té verde
Colación: 10 uvas + ½ taza de frutos secos
Comida: Arroz amarillo integral *levanta energía* con atún
Colación: 10 uvas + ½ taza de frutos secos
Cena: Escalibada yogi con espinacas

Hora de dormir: A partir de hoy evita discusiones o conversaciones que te lleven a enojos con tus hijos, familiares o pareja, antes de dormir. Te aseguramos que tu sueño será más placentero.

Recetario semana 3 / día 4

Desayuno Jade verde + té verde

Ingredientes:

2 claras de huevo (recuerda que puedes hacer 4 claras si te quedas con hambre o tienes mucha actividad física)

⅓ de taza de chícharos o arvejas

1 vara de apio en finas láminas

3 hojas de acelga en tiritas

½ taza de germinado de brócoli

¼ de pimiento morrón verde

5 hojas de albahaca fresca

½ ajo en láminas

1 cucharadita de aceite de oliva extra virgen

Sal especiada al gusto

Preparación: Coloca en un sartén caliente **los ingredientes en el siguiente orden:* aceite de oliva, chícharos, ajo, pimiento morrón, apio, claras, espinacas, albahaca, germinado y sal al gusto.

Colación: 10 uvas + ½ taza de frutos secos

Comida: Arroz amarillo integral *levanta energía* con atún

Ingredientes:

1 taza de arroz amarillo integral (ya conoces la receta)

1 lata de atún en agua

5 portobellinis enteros

½ pimiento morrón rojo en fina juliana

½ pimiento morrón amarillo en fina juliana

¼ de cebolla amarilla o morada

⅓ de taza de alga wakame hidratada

2 cucharaditas de ajonjolí o sésamo tostado

1 cucharada de jengibre rallado

1 diente de ajo

Aceite de coco u oliva extra virgen al gusto

Preparación: Colocar en un sartén a fuego medio **los ingredientes en el siguiente orden:* aceite, jengibre, cebolla, portobellinis, jengibre, pimientos y ajonjolí. Vierte el arroz al final y mezcla muy bien hasta que se integren los sabores. Agrega el atún y el alga. Reserva hasta el momento de servir.

Tip del Chef-yogi:

- También se puede guardar en el refrigerador una vez que baje la temperatura y consumirlo frío si lo prefieres.

Colación: 10 uvas + ½ taza de frutos secos

Cena: Escalibada yogi sobre hojas de espinaca
Ingredientes:
1 barra de tofu partido en 4
½ berenjena con todo y piel en cuadros medianos
1 pimiento morrón en tiras gruesas
½ cebolla blanca en 4 trozos
1 jitomate a la mitad
5 champiñones
1 diente de ajo picado
Aceite de oliva extra virgen al gusto
Sal especiada al gusto
7 hojas de albahaca
6 hojas de espinaca
Preparación: Mezcla los ingredientes, menos la albahaca, en un *bowl* junto con la sal y el aceite de oliva. Colócalos en una bandeja al horno a 180 °C hasta que se cuezan y desprendan ese rico aroma a asado. Con el horno precalentado se cocinarán en 25 minutos aproximadamente, al igual que en el hornito eléctrico, ¡no vayas a usar el de microondas! Una vez retirada del horno mezclarle las hojas de albahaca fresca. Dejar enfriar si se desea o comer caliente.

Seguimiento-Avance

_____

_____

_____

_____

Agenda día 19 / viernes

Actitud de hoy: Soy desapegado y suelto con facilidad las situaciones difíciles. Hoy saca de tu vida aquello que no has usado en un año y que ni siquiera recordabas tener. No me refiero a lo que ya no sirve, al contrario es algo útil para alguien más, sin embargo, para ti ya sólo ocupa un espacio. Al soltarlo hazlo con gratitud

TIP DEL AMANECER

Licuado detox 3

Desayuno Cuarzo Blanco + té verde
Colación: Atún + aguacate con jugo de limón
Comida: Salteado de hortalizas con pavo
Colación: 1 toronja+ ½ taza de frutos secos
Cena: Pescado a la nuez moscada con ensalada *corazón de Jade*

Hora de dormir: ¡Por favor! aleja ya tus teléfonos, celulares, computadoras o cualquier elemento que te conecte con el mundo. Nada pasará mientras duermes, a menos que seas bombero o médico de guardia.

Recetario semana 3 / día 5

Desayuno Cuarzo Blanco + té verde
Ingredientes:
2 a 4 huevos
⅓ taza de chicharos o arvejas
1 diente de ajo picado finamente
⅓ de taza de lo blanco del poro o puerro en trozos pequeños
1 jitomate en rodajas para acompañar
Orégano fresco o seco en su defecto
Aceite de coco o de oliva extra virgen
Sal especiada al gusto
Preparación: Coloca en el sartén a fuego suave *los ingredientes en el siguiente orden:* aceite, poros (espera uno o dos minutos para que se cueza bien este vegetal) y agrega sobre ellos los huevos completos para hacerlos estrellados (no revuelvas). Inmediatamente esparce sobre ellos el ajo, el orégano, los chícharos y deja que se terminen de cocer. Al momento de

servir agrega sal de mar al gusto junto con el jitomate. Te recomiendo que los saques en un punto tierno para que al cortarlos con el cuchillo la yema explote y sea una perfecta emulsión para los chícharos.

Colación: Atún + aguacate con jugo de limón

Comida: Salteado de hortalizas con pavo
Ingredientes:
200 gr de pechuga de pavo (puede ser pollo) en tiritas u pierna desmenuzada
1 taza de calabacitas rebanadas y en mitades
½ taza de echalotes en láminas
½ taza de ejotes en mitades
½ taza de brócoli en pequeños trozos
1 diente de ajo en láminas
½ cucharadita de pimentón de la vera o paprika al gusto
Aceite de oliva extra virgen al gusto
Sal de mar al gusto
Preparación: Coloca en un sartén hondo o cacerola chica, a fuego suave, *los ingredientes en el siguiente orden:* aceite de oliva, ajo, ejotes, calabacitas, echalotes, brócoli y pavo hasta dorar. Por último agrega la sal y el pimentón y sirve.

Colación: 1 toronja+ ½ taza de frutos secos

Cena: Tilapia (o pescado blanco) a la nuez moscada con *ensalada corazón de Jade*
Ingredientes:
Para el pescado:
250 a 300 gr de Tilapia
1 ajo en láminas
1 cucharada de jengibre rallado
½ taza de brócoli en trocitos
½ pimiento morrón rojo en tiras
1 zanahoria en láminas muy finas
4 champiñones en cuartos
2 cucharaditas de hojas de tomillo fresco

1 cucharadita de nuez moscada en polvo
¼ de taza de agua pura
Aceite de coco u oliva extra virgen al gusto
Sal de mar al gusto
Preparación: Coloca en un sartén a fuego moderado *los ingredientes en el siguiente orden:* aceite, jengibre, pescado, champiñones, brócoli, ajo, zanahorias, pimiento morrón, tomillo, agua y nuez moscada, deja reducir el agua al menos por dos minutos y estará listo para servir.

Ingredientes:
Para la ensalada:
½ taza de pera en cuadritos pequeños
⅓ de taza de arándanos deshidratados
⅓ taza de hojas de hierbabuena desinfectada
¼ de cebolla morada en láminas muy finas
1 taza de lechuga bola en láminas
2 cucharadas de semillas de girasol
Sal de mar al gusto
Jugo de un limón
Preparación:
Coloca en un *bowl* *los ingredientes en el siguiente orden:* pera, arándanos, jugo de limón, cebolla, semillas, sal de mar, hierbabuena y lechuga. Deja reposar unos minutos antes de servir en un plato junto a tu pescado.

Seguimiento-Avance

_____
_____
_____
_____

Agenda día 20 / sábado

Actitud de hoy: Acepto mi cuerpo como es. Cubre tu rostro con algo que sólo te permita ver tu cuerpo, puede ser un papel con dos hoyos para ver a través de estos. Obsérvalo desnudo en un espejo, de preferencia de cuerpo completo, y date cuenta de sus marcas, cicatrices, de las huellas de tu historia. No lo juzgues sólo contémplalo. Después vístelo y escríbele una carta de agradecimiento.

Licuado detox 3
Desayuno Perla + té verde
Colación: 1 toronja+ ½ taza de frutos secos
Comida: Platillo de Oriente
Colación: 10 uvas + ½ taza de frutos secos
Cena: Brochetas de camarones al curry y limón con ensalada *nueva vida*

Hora de dormir: Te recomendamos tomar suplementos de melatonina para dormir profundamente, siempre siguiendo las recomendaciones de tu médico. En condiciones normales de salud, una persona puede ingerir 1 a 3 miligramos diarios de melatonina antes de dormir. La melatonina es un suplemento que puedes comprar en farmacia o en tiendas de vitaminas.

Recetario semana 3 / día 6
Desayuno Perla + té verde
Ingredientes:
4 fetas de pechuga de pavo en cuadritos pequeños
2 huevos enteros
1 cebolla cambray en rodajitas con todo y lo verde
¼ de pimiento morrón amarillo o rojo en cuadros pequeños
1 diente de ajo en finas láminas
1 cucharadita de aceite de oliva extra virgen
Sal especiada al gusto
Preparación: Coloca en un sartén un poco de aceite de oliva a fuego medio y espera a que se caliente, ahí incorpora los huevos previamente batidos y espera un minuto hasta que se cueza la parte que está tocando el fondo del sartén. En ese momento esparce encima *los ingredientes en el siguiente orden:* ajo, pechuga de pavo, cebolla cambray, pimiento morrón y sal, bájale la temperatura al mínimo y, de ser necesario, ayúdate con la tapa de una olla para cubrirlo y lograr un efecto de horno para que se cocine parejo.

Colación: 1 toronja+ ½ taza de frutos secos

Comida: Platillo de Oriente

Ingredientes: ½ taza de setas shitake hidratadas en láminas
½ pechuga de pollo en tiritas
1 taza de brócoli cortado en trozos pequeños
3 cebollas cambray en rodajas con un poco de lo verde
7 almendras fileteadas
1 taza de germinado brócoli
1 cucharadita de jengibre rallado
Jugo de una naranja
Sal de mar especiada al gusto
Aceite de oliva extra virgen al gusto
Preparación: Coloca en un sartén hondo, a fuego suave, *los ingredientes en el siguiente orden:* aceite, brócoli (hasta que agarre una coloración dorada), el pollo, setas, almendras, jengibre, sal y jugo de naranja. Deja reducir unos dos minutos e incorpora el germinado, mezcla muy bien y sirve.

Colación: 10 uvas + ½ taza de frutos secos

Cena: Brochetas de camarones al curry y limón con ensalada *nueva vida*
Ingredientes:
10 camarones medianos (250 a 300 gr)
2 palillos grandes para la brocheta
1 diente de ajo a la mitad
2 cucharaditas de jengibre pelado y rallado
1 cucharadita de curry en polvo
Jugo de un limón
Un poco de chile mulato en polvo o algún tipo de ají (opcional)
1 jitomate en láminas
5 nueces picadas
1 zanahoria rallada
½ mango o pera deshidratados en cuadritos
½ taza de avena
1 cucharada de perejil fresco picado
½ aguacate en láminas

Sal especiada al gusto
Aceite de oliva extra virgen al gusto
Preparación: Calienta el sartén a fuego medio, incorporar el ajo y las brochetas y cuece a fuego suave mientras preparas tu ensalada. Un minuto antes de retirar del fuego agrégale el chile mulato junto con el curry y un poquito de jugo de limón. En un recipiente colocar *los ingredientes en el siguiente orden:* jitomate, mango, semillas, zanahoria, avena, perejil, jugo de limón, aguacate y sal de mar al gusto. Deja reposar al menos por 3 minutos y sirve en el plato con las brochetas encima.

Seguimiento-Avance

_____

_____

_____

_____

Agenda día 21 / domingo

Actitud de hoy: Busco lo bueno y positivo de las personas. Hoy menciónales a las personas con las que normalmente convives lo que te agrada de ellas y lo que te han aportado, observa cómo cambia tu relación con ellas cuando eres capaz de reconocer su presencia en tu vida.

Tip del amanecer

Licuado detox 3

Desayuno Amatista + té verde
Colación: 2 manzanas y un plátano
Comida: Hamburguesa de pollo + semillas
Colación: 1 manzana + 7 nueces
Cena: Pasta de arroz con salsa estilo boloñesa con salmón

Hora de dormir: Si te gusta tomar vino o bebidas alcohólicas, tienes que saber que no son buenas para el descanso profundo. Evita tomar alcohol antes de dormir. El alcohol interrumpe el sueño y provoca sueño de mala calidad.

Recetario semana 3 / día 7

Desayuno Amatista + té verde
Ingredientes:
⅓ de taza de setas shitake previamente hidratadas y cortadas en láminas (puedes usar champiñones)
½ taza de col morada en láminas finas
½ calabacita en s rodajas fina
½ cebolla morada o blanca en láminas finas
1 diente de ajo en láminas
1 cucharada de semillas de girasol
Sal especiada al gusto
1 cucharadita de aceite de oliva extra virgen
Preparación: En un sartén a fuego bajo coloca *los ingredientes en el siguiente orden:* aceite de oliva, semillas de girasol, setas shitake, calabacitas, cebolla, col morada, ajo y sal al gusto.

Colación: 2 manzanas + 1 plátano

Comida: Hamburguesa de pollo y semillas
Ingredientes: 150 a 200 gr de pollo cortado a cuchillo en trozos muy pequeños, recomiendo usar pierna o muslo, si la quieres más magra usa pechuga
1 cucharada de cilantro picado y desinfectado
½ diente de ajo finamente picados
½ cebolla morada picada muy finamente
2 cucharadas de amaranto inflado
1 cucharada de semilla de girasol
½ cucharada de chía
½ cucharada de perejil
La clara de un huevo
1 pizca de pimentón de la Vera o paprika
Ralladura de ½ limón
Sal de mar y pimienta al gusto
Aceite de oliva extra virgen al gusto
Preparación: Mezcla en un *bowl* el pollo, el ajo, la clara, la ralladura de limón, la cebolla, el amaranto y semillas. Cuando sientas que se han integrado todos los elementos agrega sal, aceite de oliva, perejil, paprika y

pimienta. Con una mano estruja todos los ingredientes hasta que sientas que el amaranto absorbe parte de los jugos. Con la ayuda de la otra mano arma la hamburguesa y disponla sobre el comal o sartén con un poco de aceite y a fuego medio hasta ver que se cueza de la parte de abajo para entonces darle vuelta y terminar la cocción. Acompáñala con una de las ensaladas propuestas en los recetarios o sé tú el chef este domingo.

Colación: 1 manzana + 7 nueces

Cena: Pasta de arroz con salsa estilo boloñesa con salmón
Ingredientes:
200 gr de salmón en cubos o un queso de tofu en cubos
2 jitomates licuados con un poco de agua
4 jitomates en cubos pequeños sin semillas
1 cebolla amarilla o blanca en cuadritos pequeños
1 vara de apio
½ zanahoria rallada con todo y piel
¼ pimiento morrón rojo en cuadritos pequeños
1 diente de ajo en láminas
1 copa de vino tinto o agua
Hierbas al gusto: orégano o tomillo
Especias al gusto: comino, pimienta negra, nuez moscada, paprika o pimentón de la Vera
Aceite de oliva extra virgen al gusto
Sal de mar al gusto
Preparación: En un sartén hondo caliente coloca el aceite de oliva y *los ingredientes en el siguiente orden:* cebolla, ajo, apio, pimiento morrón, zanahorias, salmón o tofu, jitomates en cubos, sal de mar, especias y hierbas. Desglasa con vino tinto y deja que se evapore el alcohol unos 3 minutos. Incorpora el jitomate licuado y cuece por unos minutos más. Y listo para servir sobre la pasta.

Ingredientes:
Para la pasta:
1 ovillo de pasta de arroz
Agua caliente, cantidad necesaria
Preparación: Lleva a punto de ebullición el agua y apaga el fuego. Intro-

duce la pasta en el agua caliente y espera al menos 5 minutos para colarla y servir. Cubre con la salsa estilo boloñesa.

Tip del Chef-yogi:

- A esta pasta, una vez fría, le puedes agregar un poco de aceite y guardarla en un recipiente hermético en el refrigerador y usarla para mezclar en ensaladas, directo en un consomé o agregarla a nuestro salteado de vegetales.

Seguimiento-Avance

_____

_____

_____

_____

CUARTA SEMANA DETOX

En esta semana ya puedes utilizar salsa natural de chile o ají en tus platillos. Los de color rojo, sobre todo, contienen gran cantidad de vitamina C, magnesio, ácido fenólico, ácido milico, alfacaroteno y betacaroteno. Se le considera también un estimulante y un potente antioxidante natural, que además es capaz de mejorar la circulación y ayuda a preservar la integridad de los vasos capilares. No te lo recomendé en las semanas anteriores porque necesitaba mantenerte atento, alerta a tus emociones y abierto a sentir y disfrutar las cosas por su sabor, sin la necesidad de este poderoso estimulante.

En esta cuarta semana te intercalaré las recetas aprendidas, como ya sabrás son realmente sencillas y deliciosas. Seguiremos con nuestro tip del amanecer todas las mañanas al levantarnos, y te presentaré aquí el cuarto y último licuado *detox*. Una vez terminada esta semana podrás intercalar los licuados según tus preferencias y antojos, pero es importantísimo que sigas consumiéndolos ¡todos los días!

Licuado detox 4

Ingredientes:
¾ taza de uvas verdes
½ manzana verde
Jugo de ½ limón
2 cucharadas de arándanos deshidratados
1 cucharadita de jengibre sin piel y rallado
1 cucharadita de chía
Hojas de 3 ramas de menta o hierbabuena
Agua al gusto
Preparación: Coloca *los ingredientes en el siguiente orden:* uvas, manzana, jengibre, arándanos, jugo de limón, hojas de menta o hierbabuena, chía y agua y licúa hasta que se integren todos los elementos. Al momento de servir consiéntete decorándolo con una hojita de menta o hierbabuena y ¡a beberlo!

Tips del Chef-yogi:

- Las uvas depuran el organismo, los arándanos son grandes antioxidantes y la manzana alivia la gastritis y el jengibre nos levantará la energía. La hierbabuena o mentha spicata tiene varias propiedades medicinales, es útil en caso de diarreas y muy recomendable su consumo para calmar los cólicos estomacales. De ser posible, te recomiendo que la utilices fresca.

- Puedes cambiar la cucharadita de chía por ½ taza de avena si estás sano pero si no, te recomiendo que lo hagas hasta el segundo mes. La avena no contiene gliadina, que es la sustancia más tóxica del gluten (esta prolamina en la avena se denomina avenina y su cantidad es menor), por lo que nos permite incluir este interesante cereal en el plan dietético de quienes padecen celiaquía, es decir, la intolerancia permanente al gluten. Es una excelente fuente de fibra baja en grasa. 100 gramos de avena cubren el 40% de las necesidades diarias de vitamina B1. Esta vitamina es esencial para el funcionamiento del cerebro y el sistema nervioso. Tiene seis de los ocho aminoácidos esenciales y los carbohidratos que aporta este cereal, proporcionan energía durante mucho tiempo. De este modo se evita la sensación de desmayo que se produce por la bajada de glucosa, cuando el cuerpo te pide más alimento.

- La cocción de las proteínas como el salmón, el pollo, el tofu o el pescado esta semana quedan a tu libre albedrío para que sigas acrecentando tus dotes de chef.

Agenda día 22 / lunes
Actitud de hoy: Agradezco lo bueno y lo malo. Hoy agradece todo, cada vez que haya una persona o situación frente a ti, buena o mala, repite mentalmente: "gracias a la vida por esta situación exactamente como es".

TIP DEL AMANECER

Licuado detox 4
Desayuno Rubí + té verde
Colación: 1 toronja+ ½ taza de frutos secos
Comida: Atún con *ensalada estimulante* + aderezo de tofu y cilantro
Colación: 1 toronja + ½ taza de frutos secos
Cena: *Ensalada vital* de pavo + un poco de verdolagas o berros

Hora de dormir: Aunque algunas personas encuentran la leche o el té de hierbas sin cafeína como relajante útil, opta por tomar mejor té de tila o valeriana antes de acostarte.

Seguimiento-Avance

Agenda día 23 / martes
Actitud de hoy: Acepto aquello que no puedo cambiar. Envía bendiciones a aquello que no puedes cambiar, observa qué pasa cuando dejas de querer cambiarlo y eres capaz de contemplarlo y aceptarlo tal cual es.

TIP DEL AMANECER

Licuado detox 4
Desayuno Topacio Amarillo + té verde
Colación: 10 uvas + ½ taza de frutos secos
Comida: Pescado blanco a la plancha o comal con *ensalada purificadora* + ½ taza de betabel rallado
Colación: 1 manzana + 7 almendras + ½ taza de zanahorias baby
Cena: Sopa de pollo *detox* + 1 taza de germinado de alfalfa

Hora de dormir: Evita, a menos que sean prescriptas por tu médico, somníferos o inductores del sueño, ya que estos fármacos no lo provocan de forma natural y, por lo tanto, no accionan de forma correcta la melatonina y la hormona del crecimiento para restaurar el cuerpo. Hay cápsulas naturales de tila, pasiflora y valeriana que ayudan al proceso de descanso y las puedes conseguir en tiendas naturistas.

Seguimiento-Avance

_____

_____

_____

_____

Agenda día 24 /miércoles
Actitud de hoy: Reacciono ante lo que sí puedo cambiar. Piensa en una situación complicada que tengas con alguna persona, algo que te genere enojo o malestar. No importa que creas que tú tienes la razón y que la otra persona está mal o equivocada. Visualízate compartiendo con esa persona con alegría, imagina que están riendo y que conviven en armonía. Esta misma imagen la vas a traer todos los días a tu mente, cada día agrégale una nueva imagen positiva a esta escena, enfócate en los pequeños detalles. Vive la vida que quieres primero en tu mente, disfrutándola y agradeciéndola.

Licuado detox 4

Desayuno Omelette Calcita + té verde
Colación: 1 manzana +7 nueces
Comida: Escalibada yogi + ½ taza de arroz amarillo
Colación: ½ aguacate +1 huevo duro+ ¼ de taza de arándanos
Cena: Salmón a la sal con *ensalada nutritiva*

Hora de dormir: Si te gusta llevar tu trabajo a la cama, a partir de hoy, deja de hacerlo. Aleja todo lo que implique trabajo de tu cama, y recuerda: "la cama sólo para dormir y tener sexo".

Seguimiento-Avance

_____

_____

_____

_____

Agenda día 25 / jueves

Actitud de hoy: Rodéate de amigos y gente positiva. Tu entorno es importante para una actitud positiva. Evita a personas nocivas y chismosas que hablan mal de los demás y que son pesimistas.

Licuado detox 4

Desayuno Jade + té verde
Colación: 2 manzanas y un plátano
Comida: Salteado de hortalizas con pavo + ½ taza de lentejas
Colación: 1 toronja+ ½ taza de frutos secos
Cena: Salteado de camarones con vegetales

Hora de dormir: Un gran consejo es tomar de 200 a 400 miligramos de citrato o glicinato de magnesio antes de acostarse. Esto relaja al sistema nervioso y a los músculos. Para nosotros, junto con la melatonina, ha sido uno de los grandes descubrimientos. El magnesio lo consigues en tiendas de suplementos.

Seguimiento-Avance

Agenda día 26 / viernes

Actitud de hoy: Cuida tus palabras. Cuida cada una de tus palabras, no opines de manera negativa de los demás, no digas chismes ni te quejes, habla bien, el bien-decir es positivo para ti.

TIP DEL AMANECER

Licuado detox 4

Desayuno Cuarzo Blanco + té verde
Colación: 10 uvas + ½ taza de frutos secos
Comida: Platillo de Oriente +1 taza de arroz tostado
Colación: 1 plátano + ½ taza de frutos secos
Cena: Sopa cremosa de calabacitas y hierbabuena

Hora de dormir: Una buena forma de estimular tu sueño es creando un entorno equilibrado y tranquilo. Usa colores serenos, descansa y elimina el desorden y la distracción así como los muñecos y peluches del cuarto.

Seguimiento-Avance

Agenda día 27 / sábado

Actitud de hoy: Servir a los demás, te llena. Busca un grupo o una causa que resuene contigo. Puede ser un grupo de ayuda, una fundación, encuentros de conocimiento, de lectura, de autodesarrollo o de apoyo comunitario. El servir te engrandece.

Tɪᴘ ᴅᴇʟ ᴀᴍᴀɴᴇᴄᴇʀ

Licuado detox 4

Desayuno Perla +té verde
Colación: 2 a 3 tajadas de melón + ½ taza de frutos secos
Comida: Basa a la sal de especias con *ensalada tibia del corazón*
Colación: 1 manzana + 1 toronja
Cena: Brochetas de camarones al curry y limón con ensalada *nueva vida*

Hora de dormir: Compra sales de Epson o bicarbonato en una tienda naturista o supermercado y toma con ellas un baño calentito. El baño caliente también relaja los músculos y reduce las tensiones físicas y psíquicas. Mediante la adición de la sal de Epson (sulfato de magnesio) o de bicarbonato de soda (bicarbonato de sodio), obtendrás los beneficios del magnesio absorbidos a través de la piel y los efectos de equilibrio alcalino del bicarbonato de sodio, los cuales ayudan con el sueño. ¡Dormirás delicioso!

Seguimiento-Avance

_____
_____
_____
_____

Agenda día 28 / domingo

Actitud de hoy: Soy optimista y positivo ante las adversidades. Cada vez que tengas frente a ti una adversidad pregúntate ¿Para qué me ocurre esto? ¿Qué aporta a mi vida?

TIP DEL AMANECER

Licuado detox 4

Desayuno Amatista + té verde
Colación: 10 uvas + ½ taza de frutos secos
Comida: Pasta de arroz con salsa estilo boloñesa con salmón
Colación: 1 taza de fresas + ½ taza de frutos secos
Cena: Hamburguesa de pollo y semillas + portobellos grandes asados como reemplazo de pan + aderezo de tofu y cilantro

Hora de dormir: Calienta el medio donde dormirás. Si aumentas la temperatura del cuerpo, activarás la química adecuada para el sueño. Puede ser con una botella de agua caliente, almohadillas eléctricas o simplemente busca un ¡buen truco!

Seguimiento-Avance

_____

_____

_____

_____

Agenda día 29 / lunes

Actitud de hoy: Mantén tu atención en el presente. Cuando estés comiendo enfócate en comer solamente. Date tiempo para comer, bendecir esos alimentos y come en silencio percibiendo lo que pasa.

TIP DEL AMANECER

Desayuno: (Sustituye al licuado *detox*)
1 manzana roja en cubos con todo y piel + 1 taza de amaranto + ¼ de taza de uvas pasas +2 cucharadas de semillas de girasol + agua la necesaria

para llevar al fuego en una cacerolita, calentar y cocer por 10 minutos a fuego bajo para tomarlo tibio.

Colación: 1 plato de melón

Comida: 3 rebanadas gruesas de piña en cubos con ¼ de taza de hojas de hierbabuena en finas tiras

Colación: 2 mandarinas + 7 nueces

Cena: 1 taza de alguna clase de fruto rojo (fresas, frambuesas o grosellas sin combinar) licuadas con una cucharada de chía + cantidad de agua necesaria

Hora de dormir: Un último consejo que nos funciona, y mucho, es el siguiente: antes de dormir, unos 20 minutos, medita en tu cama sentado, limpia tu mente y ve apagándola. Meditar es un gran instrumento para llegar a estados del sueño. Existen cd's con meditaciones guiadas que puedes usar.

Tip chef-yogi:

- En este *día frutal* si sientes hambre puedes tomar entre cada uno de tus alimentos jugos de lima, limón, mandarina, naranjas, uvas, tomates, toronja, piña o frutos rojos. Recuerda que tienes que elegir únicamente una fruta a la vez para no mezclar variedades en la misma ingesta, a fin de minimizar la exigencia digestiva.
- También puedes tomar té verde durante todo el día ya que se destaca por ser uno de los más poderosos antioxidantes. Su alto contenido de catequinas e isoflavonas lo transforman en un perfecto aliado para luchar contra el envejecimiento, colaborar con la circulación y evitar el endurecimiento de las paredes arteriales, entre muchas otras cosas.

LAS DIEZ MÁXIMAS DEL CHEF-YOGI

1. Amarás de ahora en adelante, agregar a tu dieta las algas marinas, semillas, aceites extraídos en frío, legumbres, vegetales, frutas, especias y cereales en su estado natural y la sal de mar. Ya que todos ellos te ayudarán a tener una larga vida para que cumplas con tus metas y no te detengas en el camino.

2. ¡No consumirás refrescos azucarados y alimentos chatarra! Ya que no aportan nada nutritivo para tu cuerpo y mente. Es muy fácil y barato adquirirlos, pero es más difícil y lento el proceso para eliminarlos de tus hábitos y de tu cuerpo.

3. Siempre debes salir de casa con alimento en el estómago para empezar tus actividades con energía y rendir al máximo. Incluye alimentos antioxidantes, proteína, hierro, calcio, vitamina C y D, grasas esenciales e hidratos de carbono de bajo índice glicémico.

4. No desearás el platillo de tu prójimo, porque al hacerlo, le estás dando información equivocada a tu cuerpo para segregar las enzimas necesarias para degradar su alimento y ¡no el tuyo! Come a conciencia cada bocado que introduces a tu boca pues de ello dependerá la correcta asimilación de los nutrientes.

5. Lo más importante para cenar "no es la cantidad sino la calidad." ¡Vamos todos por una gran digestión para lograr dulces sueños!

6. Aunque en ocasiones te desespere adaptarte al nuevo plan alimenticio o sientas que no te acomoda… ¡no pierdas la serenidad! Si te mantienes tranquilo, seguro que todo fluirá de maravilla.

7. Al cerebro le gusta alimentarse y no sólo de libros. Le encanta consumir ácidos grasos omega-3, antioxidantes y fibras. Si estás en búsqueda de la "iluminación" comienza por "iluminar" tu cerebro con aguacate, salmón, arándanos, frutos secos y semillas.

8. Si quieres cambiar algún ingrediente o casi todos, ¡hazlo! Traiciona cualquiera de mis recetas, pero hazlo después de haber probado la receta original al menos tres veces y de haber experimentado ¡los beneficios! Y, si te quedó más rica, no dejes de compartirme la nueva receta.

9. Si tu dieta es rica en grasas y proteínas, tu organismo requiere más líquido para eliminar sus restos metabólicos, ya que estos alimentos contienen menos agua que otros productos. Las frutas y vegetales, tus nuevos amigos son los alimentos que más agua contienen. Pero no debemos esperar a sentir sed para tomar agua: la boca seca ya es síntoma de deshidratación y el instinto de beber se pierde con la deshidratación progresiva. Debes beber de 8 a 10 vasos a lo largo del día.

10. Recuerda que el ser humano siempre ofrece resistencia al cambio, y más si de hábitos alimenticios se trata. Siempre es bueno empezar poco a poco si tu salud te lo permite y no tienes que hacerlo a fuerzas. No hay nada peor que volverse "una persona radical y extremista", eso te transforma en un terrorista de los ideales. Sé compasivo contigo y con el prójimo y acepta los tiempos de tus hermanos en el camino de la vida en armonía con el planeta.

Veganos, vegetarianos, celiacos, carnívoros y come dulces en exceso ¡bienvenidos extremistas de los ideales! Los invito a que abran sus corazones y mentes para ¡el cambio del resto del planeta! Vamos por una óptima digestión para tener energía, mente despierta y ¡larga vida!

Para mayor información consulta: www.marianogarces.com

Comiendo fuera de casa

Es normal y común para cualquiera de nosotros que trabajamos, salir muy temprano y no regresar a casa hasta la noche por lo que debemos hacer varias de nuestras comidas fuera. Es por esto que te queremos recomendar lo siguiente:

1. Siempre toma en casa tu Tip del amanecer, te llevará 1 minuto hacerlo y puedes dejar lo ingredientes listos la noche anterior.

2. En la medida de lo posible también siempre es preferible que el licuado *detox* lo prepares en casa. Deja lavados y preparados los ingredientes para que sólo tengas que cortar, añadir y licuar antes de salir de casa. Si no pudieras realizarlo llévate al restaurante o al trabajo los ingredientes que sabes que no tendrán y pide que te lo preparen como lo harías tú.

3. Las colaciones siempre serán mejores preparadas en casa. Prepara tus recipientes de toda la semana y puedes dejarlos en la heladera o refrigerador.

4. Si puedes llevar tu comida preparada, hazlo, nunca habrá mejor chef que tú mismo ahora que conoces los *cómos* y *por qués* del cuidar tu alimentación.

5. Respecto a la comida y cena. Tú podrás revisar el menú de los restaurantes y elegir opciones sanas y en la línea de lo que has venido comiendo en estas semanas. Revisa con conciencia las recetas y encontrarás que será muy fácil pedir ensaladas con pechuga asada, o salmón a las brasas con vegetales crudos, cuidando de no caer en comer alimentos fritos, empanizados, con mantequillas y aceites que no sean de oliva, en no consumir nada que contenga harinas, etcétera. Pon mucha atención y estamos seguros que lograrás excelentes selecciones en la línea de la salud, la antiinflamación, el rejuvenecimiento y la desintoxicación.

Bibliografía

Nota de los autores:
Hemos preparado esta bibliografía poniendo primero el título del libro que recomendamos, consultamos, leímos o revisamos, para que te sea más fácil encontrar los temas en los que deseas profundizar o los libros que deseas revisar. Esperamos que esto sea de ayuda para ti.

Alimentación racional humana, Juan Esteve Dulin, 1972, Editorial Cultura Humana.

Apiterapia hoy en Argentina y Latinoamérica, Doctor Julio Díaz, 2004, Librería Apícola.

Attenuation of luteinizing hormone secretory burst amplitude as a proximate basis for the hypoandrogenism of healthy aging in men, J. Clin Endocrinol Metab, Veldhuis JD, Urban RJ, Lizarralde G, et al, 1992; 75:52-8.

A toda salud, Harvey & Marilyn Diamond, 1989, Sperling & Kupfer Editorial.

Aprendo yoga, André Van Lysebeth, 1985, Ediciones Urano.

Ayuno con zumos y desintoxicación, Steve Meyerow, 2005, Obelisco.

Azúcar Azúcar, Dr. M. O. Bruker, 1994, Integral.

Buen provecho, U Pollmer, A. Fock, U. Gonder, 2002, Digi Editores.

Candidiasis crónica, Cala H.Cervera, 2003, Robin Book.

Clinical review 24 Androgens in the aging male, J Clin Endocrinol Metab, Vermeulen A., 1991, 73:221-24.

Comer con inteligencia, Kathy Bonan & Yves Cohen, 1994, Sudamericana.

Come tus genes, Stephen Nottingham, 2004, Paidós.

Comiendo para la conciencia, Gabriel Cousens, 2000, North Atlantic.

Cómo leer el cuerpo, Wataru Ohashi, 1995, Urano.

Comprender las enfermedades graves, Dr. Christopher Vasey, 1991, Editorial Sirio.

Consúltame, Javier Cervantes Conde, 2011, Urano.

Cronobiología alimentaria, Luc Hourdequin, 1995, Ibis.

Cuerpo radiante, Dr. Bernard Jensen, 2002, Editorial Océano.

Curación con Omega 3,6 y 9, Profesor de Miguel, 2007, Masters.

Curación natural, Michio Kushi, 2001, Publicaciones GEA.

Curación y vitalidad por el equilibrio ácido básico, C. Vasey, 1992, Urano.

Curas de frutas, Christopher Vasey y Johanna Brandt, 2006, Editorial Océano.

Descubrir el cochayuyo. Dr. Pedro Ródenas, 2003, RI.

Dieta para estar en la zona, Dr. Barry Sears, 1996, Urano.

Ecología en nuestro intestino, Dr. Frederic Viñas, 1992, Revista cuerpomente.

El detective en el supermercado, Michael Pollan, 2009, Temas de hoy.

El gran libro del Kéfir, Dr. Jorg Zittlau, 2003, Obelisco.

El futuro de los alimentos, Brian J. Ford, 2000, Blume.

El inverosímil mundo de los parásitos, Dr. Carlos A. Rau, Edición propia.

El libro de las proteínas vegetales, Monse Bradfort, 2003, Océano.

El manual de cocina natural, Claude Aubert, 1992, Red Edizioni.

El médico naturista opina, Pedro Ródenas, 2000, Océano.

El mundo según Monsanto, Marie R. Robin, 2008, Península.

El peso ideal con combinaciones de alimentos, Gudrun Dalla Vía, 2006, Océano.

El poder curativo de la arcilla, Cote Framis, 2007, Océano.

El poder curativo de los alimentos, Annemarie Colbien, Robin Book.

El poder síquico de los alimentos, Cristian Brun, 2007, Sirio.

El poder medicinal de los alimentos, Dr. Jorge Paplona Roger, 2003, Editorial Safeliz.

El tao de la nutrición, Clara Castellotti, 2005, Dilema editorial.

El tao de la salud, el sexo y la larga vida, Daniel Reid, 1989, Ediciones Urano.

En forma por la vida. Harvey & Marilyn Diamond, 1988, Sperling & Kupfer editorial.

Encyclopedia de frutas, vegetales e hierbas, John Heinerman, 1998, Prentice Hall.

Enciclopedia de las plantas medicinales, Jorge Pamplona Roger, 1996, Editorial Safeliz.

Enciclopedia de los alimentos, WAA, 2002, Boroli Editores.

Enciclopedia de medicina natural, M. Murray & J. Pizzorno, 2003, Tutor.

Enciclopedia familiar de la alimentación, A. Burnat & M. Miserachs, 2002, RBA.

Enzimas para la salud. Dr. Sven Neu & Dr. Kart Ransberger, 1992, Mandala.

Erectile failure in the aged. Evaluation and treatment, J. Am Geriatr Soc., Mulligan T., Katz G., 1988; 36:54-62.

Eterna juventud, vivir 120 años, Ricardo Coler, 2008, Planeta.

Fundamentos de nutrición normal, Laura López & Martha Suárez, 2003, El Ateneo.

Grasas y salud, S. Barrio Healey, 2002, Lima Perú.

Guía de vitaminas curativas, Dr. Carlos Rojas, 1997, ME editores.

Guía completa de los alimentos saludables, Amanda Ursell, 2001, El Ateneo.

Guía para utilizar vitaminas y minerales, M. Pandiani & D. Watts, 1991, T. Nuove.

Guía para una nutrición evolutiva. Dr. Jorge Esteves & Hernán Salas, 1995, Salbe.

Hierbas y plantas curativas, Jorge Fernández Chiti, 1999, Ediciones Condorhuasi.

Higiene intestinal, Dr. Soleil & Cristian Tal Schaller, 2001, Ediciones Obelisco.

Human sexual response, Masters WH, Johnson VE, 1970, Boston Little Brown Co.

La alimentación como medicina. Dr. Dhama Singh Khalsa, 2004, Urano.

La alimentación, la tercera medicina, Dr. Jean Seignalet, 2005, RBA Integral.

La alimentación natural, Nico Valerio, 1992, Mondadori.

La Argentina fermentada, Matías Bruera, 2006, Paidós.

La comida que salvará su vida, Erwin Moller, 1998, Grijalbo Mondadori.

La ciencia de la nutrición, Arturo Capdevila, 1963, Omeba.

La cocina de la salud, Víctor Blanco, 1963, Edición propia.

La cocina y los alimentos, Harold McGee, 2008, Debate.

La cura de desintoxicación, Werner Meindinger, 1999, Ediciones Robin Book.

La cura para todas las enfermedades, Hulda R. Clark, 1995, New Century Press.

La cura se encuentra en la cocina, Dra. Sherry Rogers, 1996, Publicaciones GEA.

La dieta de Matusalen, Patricio Uribe, 2001, Editorial Planeta.

La dieta ética, David Román & Estrella Vilaplana, 2002, El vegetariano.

La gran guía de los alimentos, Universidad de Liebig, Alemania, 1989, Integral.

La hierba del trigo, Ann Wigmore, 2000, Océano.

La nueva cocina bio, Valerie Cupillard, 2005, Océano.

La nueva cocina energética, Montse Brandford, 1999, Océano.

La nutrición ortomolecular, Cala H. Cervera, 2003. Robin Book.

La revolución de los farmanutrientes, Dr. Richard Fishein, 2000, Editorial Edaf.

La salud y los AGE, Dr. Michel Odent, 1991, Urano.

La salud y los condimentos, Dr. Hermann Gerhard, 1983, Lidium.

La verdad sobre la comida, Jill Fullerton Smith, 2007, Salamandra.

Las fuentes de la alimentación humana, Desiré Merien, 1992, Higiene Vital.

Las grasas esenciales y mortales, Andrés Morón Moreno, 2008, Díaz de Santos.

Las plantas que curan, Dr. J. Caribé & Dr. J.M. Campos, 1999, Errepar.

Las siete supermedicinas, John Heineman, 1998, Paidós.

Las toxinas: como eliminarlas del organismo, Dr. Christopher Vasey, 1992, Urano.

Las verduras del mar, Montse Brandfort, 2001, Océano.

Leche y queso, Claudio Corvino, 2007, Macro Edizioni.

Leydig cell numbers, sperm production, and serum gonadotropin levels in aging men, J Clin Endocrinol Metab, Neaves WB, Johnson L, Parker CR, Petty CS, 1984; 59:756-63.

Limpieza de los tejidos a través del intestino, Dr. Bernard Jensen, Editorial Yug.

Limpieza hepática y de la vesícula, Andreas Moritz, 2009, Ediciones Obelisco.

Limpieza intestinal con agua salada, J. Calmet Fontanet, 1990, Cuerpomente.

Los alimentos contra el cáncer, Dres. R. Beliveau & Denis Gingras, 2007, El Ateneo.

Los alimentos que curan, Patricia Hausman & Judith Hurley, 1993, Urano.

Los alimentos: medicina milagrosa, Jean Harper, 1994, Grupo Norma.

Los germinados, Claude Gelineau, 1990, Red Edizioni.

Los lácteos y las cien enfermedades que producen, Dr. Jorge Esteves, Holísticamente.

Los nuevos desayunos naturales, Mercedes Blasco, 2000, Océano.

Los secretos de las etiquetas, Caludi Mans, 2007, Ariel.

Los vitanutrientes, Robert Atkins, 1999, Grijalbo.

Management of erectile dysfunction by the geriatrician, Godschalk, MF., Sison A, Mulligan T. J., Am Geriatr Soc., 1997; 45:1240-46.

Manual de medicina naturista, Dr. Josep Berdonces, 2004, Océano.

Manual de nutrición familiar, Patrick Holford, 1990, Tecniche Nuove.

Manual de sanación tibetana, Thomas Dunkenberg, 2002, Uriel.

Medicina oriental, Naboru Muramoto, 1993, Publicaciones GEA.

Microbiología y Parasitología Médicas, Llop/Dapena/Zuazo-C., Médicas la Habana.

Nuestros alimentos según las escrituras, Hernilce López, 1992, Kier.

Nutrirse y vivir, Martine Catani, 1992, Urano.

Obesos y famélicos, Raj Patel, 2008, Marea.

Physiology of erection and pharmacological management of impotence, J Urol , Lue TF, Tanagho EA., 1987;137:829-36.

Prandiología patológica, Arturo Capdevila, 1960, Editorial Viracocha.

Parasitología clínica, Antonio Atias, 1993, Mediterráneo.

Penile sensitivity, age, and sexual behavior, J Clin Psychol, Edwards AE, Husted JR., 1976;32: 697-700.

¿Qué comemos?, Pere Puigdomenech, 2004, Planeta.

Que tu alimento sea tu medicina, Alex Jack, 1992, Gea.

Remedios milagrosos, Jean Carper, 1998, Urano.

Restaure su salud, Ann Wigmore, 1991, Foster.

Rico en fibra, Iona Purti, 2008, Océano.

¿Sabemos comer?, Dr. Andrew Weil, 2001, Urano.

Salud y larga vida por la alimentación, J. Rodríguez & A. Sánchez, 1994, Terapión.

Salud y medicina natural, Andrew Weil, 1998, Urano.

¡Salve su cuerpo!, Catherine Kousmine, 1992, Tecniche Nuove.

Savia de vida, Sara Teubal, 1997, Errepar.

Sex and the aging process, J Am Geriatr Soc. Masters WH, Johnson VE, 1981;29: 385-90.

Sexual behavior in the human male, Philadelphia: WB Saunders. Kinsey

AC, Pomeroy WB, Martin CE, 1948.

Sexual behavior in senescence: patterns of sexual activity and interest, Geriatrics 1969;24: 137-54.

Sexuality and aging in male veterans: A cross-sectional study of interest, ability, and activity, Arch Sex Behav., Mulligan T, Moss CR, 1991; 20:17-25.

Sexuality in aging. A study of 106 cultures, Arch Sex Behav., Winn RL, Newton N. 1982; 11:283.

Sistema curativo por dieta amucosa, Arnaldo Ehret, 2007, Kier.

Sugar blues, William Dufty, 1992, Gea.

The hemodynamics of erection at the level of the penis and its local deterioration, J. Urol, Tudoriu T, Bourmer H., 1983; 129:741-45.

The generation gap: beliefs about sexuality and self-reported sexuality, Develop Psychobiol Cameron P.,1970; 3:272.

The relationship between pituitary-gonadal function and sexual behavior in healthy aging men, Psychosom Med Schiavi RC, Schreiner-Engel P, White D, Mandeli J., 1991; 53:363-74.

The role of aging and chronic disease in sexual dysfunction, J Am Geriatr Soc., Mulligan T, Retchin SM, Chinchilli VM, Bettinger CB.,1988; 36:520-24.

Tratado de fitofármacos y nutracéuticos, Dr. Jorge Alonso, 2004, Editorial Corpus.

Ultra metabolismo, Dr. Mark Hyman, 2006, Norma.

Urologic considerations in geriatric erectile failure, Clin Geriatr Med. Mulligan T, Katz PG., 1991; 7:73-84.

Vibratory sensitivity of the penis, Fertil Steril. Newman HF, 1970; 21:791-93.

Vivir sin acidez, Hannelore Fisher Reska, 2004, Océano.

Vivir sin azúcar, Luisa Marín Rueda, 2004, Océano.

Why aged men become impotent, Arch Intern Med., Mulligan T, Katz PG, 1989; 149:1365-66.

Recursos

PRUEBAS Y TESTS: LA INFORMACIÓN QUE TÚ Y TU MÉDICO NECESITAN

Hemos comprobado que el ochenta por ciento de las personas que siguen nuestro programa *detox* que incluye la dieta anti-inflamatoria y anti-edad, mejoran su estado de salud, bajan de peso y cambian su aspecto de piel en 90 días, pero hay un veinte por ciento que puede necesitar un cuidado y atención complementaria.

Y para saberlo, existen pruebas de laboratorio y tratamientos médicos específicos, como los que ya te hemos estado explicando dentro del desarrollo de los temas de este ABC.

Aquí vamos a darte una lista muy completa de las pruebas y las opciones de tratamientos que están disponibles para que encuentres a los médicos y especialistas adecuados y puedas realizar las pruebas que aquí se recomiendan con el propósito de que obtengas la atención que necesitas. Acudir con un profesional experimentado de la medicina funcional o medicina integrativa te proporcionará la asesoría y herramientas adecuadas para lograr un óptimo *bien-estar* físico y emocional, ya que muchos de los médicos convencionales no acostumbran sugerir algunas de las pruebas que a continuación enlistaremos.

La mayoría de estas pruebas están disponibles en los grandes laboratorios convencionales como *Quest Diagnostics, LabCorp, Metametrix, Diagnósticos Génova y Alca* pero no son los únicos. Consulta en tu laboratorio de preferencia y solicítales estos exámenes.

En los círculos de medicina convencional todavía hay una gran controversia sobre la utilidad de estas pruebas de laboratorio. Nosotros, junto a nuestro equipo de médicos, hemos visto los cambios y los extraordinarios resultados de las mismas. Como dice uno de nuestros médicos, "en lugar de proporcionar un solo tipo de diagnóstico, proporcionan una fotografía completa del estado de salud y de dónde proviene el desequilibrio.

Te aseguramos que con estas pruebas y un buen médico que sepa leerlas, interpretarlas y aplicar el tratamiento adecuado, podrás cambiar la forma de vivir tus años en salud.

1. Pruebas para mejorar y apoyar tu nutrición

Análisis de metilación (insuficiencias B6, B12 y folato)
Conteo sanguíneo completo
Laboratorios: Quest Diagnostics y LabCorp.
El tamaño de los glóbulos rojos o anemia podrían dar una pista. Comprueba el VCM o volumen corpuscular medio (el tamaño de los glóbulos rojos). Si el VCM es mayor que 95, es posible que tengas un problema de metilación.

La homocisteína
Laboratorios: Quest Diagnostics y LabCorp.
Esta es una de las pruebas más importantes que debes pedir a tu médico. El nivel ideal es de entre 6 y 8 mol/l (micromoles/litro). Podrás darte cuenta del nivel de inflamación de tu cuerpo.

La vitamina D
Laboratorios: Quest Diagnostics, LabCorp y Diagnósticos Génova.
Hazte la prueba de 25 OH vitamina D. Los rangos actuales normales son 25 a 137 nmol/L o pueden ser de 10-55 ng/ml. Estos están muy bien si no deseas padecer el raquitismo, pero no para una salud óptima, el rango buscado debe ser 100-160 nmol/L o 40-65 ng/ml.

Necesitamos aumentar nuestra vitamina D
Nuestros médicos anti-edad nos han aconsejado que tengamos entre 60-80 ng/ml. Controla tu nivel de vitamina D hasta que esté en el rango óptimo. Si estás tomando dosis altas (10.000 unidades al día), tu médico deberá revisar el calcio, fósforo y todos los niveles de hormona paratiroidea durante 3 meses.

Prueba de magnesio
Laboratorios: Quest Diagnostics, LabCorp y Diagnósticos Génova.
El magnesio en suero se utiliza con frecuencia. Los niveles menores de 2,0 pueden ser significativos. El nivel de magnesio de los glóbulos rojos es más preciso, pero si tienes deficiencia de magnesio, la mejor manera de conocerlo es a través de sus síntomas.

Prueba de zinc
Laboratorios: Quest Diagnostics, LabCorp y Diagnósticos Génova.
La prueba de sabor de zinc con sulfato de zinc líquido puede ser muy precisa. Para tomar la prueba, simplemente haz buches con 2 cucharadas soperas de sulfato de zinc líquido en tu boca durante 1 o 2 minutos. Deberás experimentar un sabor horrible y, si al instante tienes la sensación de algo malo, metálico o amargo, entonces estás bien. Si no experimentas sabor alguno o tienes un sabor tardío, entonces es probable que el zinc lo tengas deficiente. Puedes tragar o escupirlo cuando hayas terminado.
Los niveles de leucocitos o glóbulos rojos o plasma de zinc también pueden ser útiles.
La fosfatasa alcalina es un examen de sangre común en busca de enfermedad del hígado o huesos. Es una enzima que depende de zinc, si es baja, indica la deficiencia de zinc. La mayoría de los médicos sólo prestan atención a un número elevado, pero si es baja (menos de 70 U / l), es probable que necesites más cantidad de zinc.

El selenio
Laboratorios: Quest Diagnostics y LabCorp.
El nivel sérico de selenio debe ser de 60 a 160 microgramos por litro. La deficiencia se asocia con una menor función cognitiva y muchas otras enfermedades.

Ácidos grasos esenciales
Laboratorios: Metametrix y Diagnósticos Génova.
Útil para probar niveles de glóbulos rojos de ácidos grasos, para buscar el equilibrio apropiado de las grasas, especialmente bajo los niveles de grasas omega-3 y altos niveles de grasas omega-6. Esta prueba puede identificar deficiencias de ácidos grasos esenciales así como los excesos de grasas inflamatorias y grasas trans.

Aminoácidos en orina y plasmas
Laboratorios: Metametrix y Diagnósticos Génova.

Los aminoácidos se pueden medir en la sangre o la orina, y puede ser una guía útil en los suplementos nutricionales y el metabolismo de aminoácidos de apoyo.

Minerales de glóbulos rojos
Laboratorios: Metametrix y Diagnósticos Génova.

El estado mineral es una parte fundamental de la salud nutricional. Esta prueba puede identificar las deficiencias o desequilibrios en muchos minerales.

OAT (prueba de ácidos orgánicos): **ácidos orgánicos en orina**
Laboratorios: Metametrix y Diagnósticos Génova.

Los ácidos orgánicos son subproductos del metabolismo. Son útiles como prueba de detección general nutricional y metabólica. Ayuda a identificar las deficiencias de vitamina B, así como problemas con grasas, carbohidratos y el metabolismo energético, el estrés oxidativo, el intestino, desintoxicación y la función del neurotransmisor.

2. Pruebas para el sistema inmunológico y la inflamación

Proteína C reactiva (hs-CRP)
Laboratorios: Quest Diagnostics, LabCorp, y Diagnósticos Génova. Muchos otros laboratorios la realizan.

Esta es la mejor prueba de la inflamación y mide el nivel general de ésta más no nos dice de dónde proviene.

La razón más común para un nivel elevado de proteína C-reactiva es el síndrome metabólico o resistencia a la insulina. La segunda causa más común es algún tipo de reacción a los alimentos, ya sea una sensibilidad, una verdadera alergia o una reacción autoinmune como ocurre con el gluten. Por otro lado, también puede indicar infecciones ocultas. Hay algunas pruebas especiales para ayudar a identificar los problemas alimentarios y las reacciones de gluten.

Una advertencia acerca de la proteína C reactiva: si es alta, puedes estar seguro que estás inflamado (y de alta es algo más de 1,0), pero si es normal, no puedes estar cien por ciento seguro de que no hay cierta inflamación latente en algún lugar.

Alergia al gluten / Enfermedad celíaca pruebas
Laboratorios: Quest Diagnostics, Immuno Laboratories, LabCorp, Laboratorios Prometeo y Diagnósticos Génova.

Todas estas pruebas ayudan a identificar diversas formas de alergia o sensibilidad al gluten o trigo. El diagnóstico, sin embargo, puede ser difícil.

A continuación te presentamos los análisis de sangre más comunes utilizados para identificar este problema, que puede causar una serie de enfermedades inflamatorias, enfermedades autoinmunes de la obesidad, la demencia e incluso el cáncer:

IgA antigliadina anticuerpos
IgG antigliadina anticuerpos
IgA antiendomisio anticuerpos
Tejido transglutaminasa de anticuerpos (IgA, IgG en los casos dudosos)
Heces antigliadina IgA y tTG
HLA-DQ2 y HLA-DQ8 genotipo (las pruebas genéticas para el celíaco o gen de la alergia al gluten)

IgG Sensibilidad alimentaria (pruebas de anticuerpos especiales contra la Alimentación).

Laboratorios: Immuno Laboratorios de Diagnóstico o Diagnósticos Génova.

Si bien sigue siendo controvertido, estudios bien controlados han demostrado que estas pruebas son útiles para identificar los alimentos problemáticos y su eliminación ayuda a terminar con los problemas inflamatorios.

ELISA / RAST IgE (pruebas de moho y alergias ambientales)
Laboratorios: Quest Diagnostics, LabCorp, Immuno Laboratorios y Diagnósticos Génova.

Esta es la prueba de alergia de sangre clásica hecha por alergólogos para las alergias agudas. Sin embargo, la exposición al moho crónico y alergias, particularmente a partir de un edificio o ambiente, es un problema creciente que conduce a la inflamación y los problemas de salud.

Infecciones ocultas

Puedes tener una infección crónica, larvada que conduce a una activación de tu sistema inmune y promueve la inflamación de todo el sistema. Si la inflamación persiste a pesar de cambiar tu dieta y estilo de vida, de tomar suplementos, y hacer frente a alergias a los alimentos y la resistencia a la insulina, entonces puedes tener una infección oculta.

Hay muchas pruebas que identifican infecciones ocultas.

Estas son las opciones básicas:

Pruebas de anticuerpos

Laboratorios: Quest Diagnostics, LabCorp, Laboratorio de Diagnóstico Médico (MDL) y Diagnósticos Génova.

PCR (Pruebas genéticas para determinar los organismos)

Laboratorios: Mision Diagnostics, LabCorp y Laboratorio de Diagnóstico Médico (MDL).

Los cultivos de heces o la orina

Laboratorios: Quest Diagnostics, LabCorp y Laboratorio de Diagnóstico Médico (MDL).

Marcadores metabólicos de los microbios que se pueden encontrar en la orina (pruebas OAT)

Laboratorios: Metametrix o Diagnósticos Génova.

Marcadores metabólicos de los microbios que se pueden encontrar en el aliento (prueba de hidrógeno en el aliento)

Laboratorios: Diagnósticos Génova.

Infecciones ocultas más comunes

Virus. De la familia del herpes, incluyendo EBV, CMV, HHV6, que el VHS, VHS y II, el sarampión, el VIH, y Bornavirus.

Las bacterias, en su mayoría por Helicobacter pylori (que se encuentra en el estómago) y el sobrecrecimiento anormal en el intestino

Levadura. A menudo se padece como el crecimiento excesivo en el intestino

Parásitos y gusanos. A menudo en el intestino

Infecciones atípicas: Enfermedad de Lyme, enfermedad de Lyme co-infecciones, las enfermedades transmitidas por garrapatas, mycoplasma, chlamydia, ureaplasma. IGeneX es un laboratorio especializado en detectar la transmitida por garrapatas.

3. Digestión: la salud del intestino en general, el equilibrio bacteriano y pruebas de parásitos

Análisis de heces Disbiosis
Laboratorios: Metametrix y Diagnósticos Génova.
Muchos marcadores químicos en las heces pueden ser analizados para dar una imagen de los ecosistemas. Los marcadores de la digestión, absorción, el equilibrio ácido-alcalino así como las culturas de las distintas bacterias, levaduras o parásitos a menudo pueden identificar las fuentes de inflamación y se asocian a muchas enfermedades. Algunos laboratorios convencionales hacen la prueba de los parásitos, pero no se utiliza a menudo. Exámenes más recientes incluso evalúan el ADN a través de la prueba de PCR del ecosistema intestinal completa y puede identificar el balance en el intestino.

La orina, prueba de ácidos orgánicos (OAT), **de metabolitos bacterianos y de levadura**
Laboratorios: Metametrix y Diagnósticos Génova
Los ácidos orgánicos son metabolitos en la orina que pueden dar pistas sobre el estado nutricional. El examen de ácido orgánico a menudo se utiliza para examinar los productos químicos habituales que provienen del intestino, tales como bacterias, levaduras o parásitos. Esta prueba puede ser útil para identificar problemas y hacer un seguimiento del tratamiento, pero incluso una prueba negativa no descarta información fundamental que nos indique importantes desequilibrios que manifieste el intestino. Actualmente, sólo se puede medir de manera parcial su actividad, no en su totalidad.

Pruebas convencionales para las causas de la enfermedad de reflujo ácido
Laboratorios: Quest Diagnostics, LabCorp, Laboratorios Prometeo y Diagnósticos Génova.

1. Obtener una prueba de sangre por H. pylori anticuerpo o prueba de antígeno de heces
2. Hacer una prueba de hidrógeno en el aliento para comprobar si hay una infección activa por H. pylori

Pruebas especiales para causas de la enfermedad de reflujo ácido
1. Prueba de alergias a los alimentos IgG
2. Prueba para la enfermedad celíaca
3. Obtener una prueba de aliento para verificar si hay sobre crecimiento bacteriano del intestino delgado
4. Prueba de orina ácido orgánico para comprobar si hay sobre crecimiento bacteriano del intestino delgado o el crecimiento excesivo de levadura

Laboratorios: Metametrix y Diagnósticos Génova.
Si no obtienes un diagnóstico y tratamiento correcto con las sugerencias previas, deberás considerar la obtención de una endoscopia digestiva gastrointestinal.

4. Desintoxicación

Pruebas genéticas para determinar la capacidad de desintoxicación o debilidad
Laboratorios: Diagnósticos Génova.
    La desintoxicación puede ser evaluada. Los SNPs (polimorfismos de nucleótido único) son las variaciones en tu código genético. Las pruebas para detectar SNPs pueden ayudar a identificar áreas específicas de la fuerza y debilidad en tu capacidad para desintoxicar ciertas sustancias. Tu sistema de desintoxicación tiene dos fases: La primera de toxinas listas para ser procesadas y la segunda, empaquetar las toxinas y enviarlas fuera de la orina, la bilis y las heces. No puede haber problemas con ambas fases.

Los problemas comunes de los genes incluyen los de las enzimas de fase 1 tales como CYP 1A1, CYP 1B1, etc., y la fase 2 enzimas tales como la COMT, NAT, GSTM1, GSTP1, etc. Esta información puede ser útil para comprender las áreas débiles o vulnerables en las personas en el proceso de desintoxicación. La dieta, estilo de vida y los suplementos pueden ser prescritos para que coincidan con el individuo y reduzcan su riesgo, es decir, "hacer un traje a la medida de cada persona".

Una nueva investigación muestra que personas con ciertas enzimas débiles son más susceptibles a los efectos de las toxinas.

¿Cómo funciona tu sistema de desintoxicación?
La prueba de provocación
Esta prueba innovadora actúa como una prueba de esfuerzo para el hígado. Después de tomar una dosis de cafeína, aspirina y paracetamol, la saliva, orina y muestras de sangre se recogen para medir su funcionamiento y cómo procesa estos productos químicos. Primero pasan a través de la fase específica 1 y fase 2 y las vías de desintoxicación. Si hay un problema, se pueden percibir los nutrientes específicos, alimentos o hierbas que promueven el sano funcionamiento de las vías. Recuerda que esto debe ser realizado por un médico con experiencia en medicina funcional.

La medición de las enzimas y moléculas de desintoxicación
Existen varias pruebas que pueden medir los niveles de las enzimas de desintoxicación y las moléculas de tu cuerpo. Estas pruebas pueden explicar diversas cosas acerca de cómo está funcionando tu sistema de desintoxicación.

El glutatión
Laboratorios: Diagnósticos Génova.

Como sabemos, el glutatión es el principal desintoxicante y antioxidante en el cuerpo y se puede medir en la sangre. Los bajos niveles se encuentran en casi todas las enfermedades crónicas e indican una sobrecarga tóxica y la incapacidad para protegerse contra el estrés oxidativo.

Glutatión peroxidasa
Laboratorios: Diagnósticos Génova.
Esta enzima crítica, necesaria para reciclar nuestra glutatión, es dependiente de selenio. Esto ayuda a nuestro sistema de desintoxicación. La actividad de esta enzima se puede medir en un análisis de sangre. Los niveles bajos son un fuerte indicador predictivo de ataques al corazón.

SOD (superóxido dismutasa)
Laboratorios: Diagnósticos Génova.
Esta es una enzima crítica necesaria para la neutralización de anión superóxido, un radical libre potente. Bajos niveles de esta enzima se han encontrado en pacientes con síndrome de Down. Esta enzima requiere zinc, cobre y manganeso para su correcto funcionamiento. Sus deficiencias indican problemas con el estrés oxidativo y una mayor sobrecarga tóxica.

Ácidos orgánicos urinarios
Laboratorios: Metametrix o Diagnósticos Génova.
Compuestos específicos se pueden medir, incluyendo sulfatos, piroglutamato, orotato y otros, que pueden dar pistas sobre los problemas con las vías de desintoxicación. Esto puede ser útil para cualquiera que haya obtenido puntuación alta en el examen de desintoxicación.

Prueba de metales pesados
Laboratorios: Doctor's Data (DDI) o Diagnósticos Génova.
Estas pruebas pueden ser esenciales en la identificación de envenenamiento con metales pesados. Si estás preocupado por estos metales, debes encontrar un médico de Medicina Funcional y realizarte estas pruebas. Si tienes amalgamas, consumes regularmente pescados y mariscos, te vacunaste contra la gripe o vives en una zona cercana a la quema de carbón industrial o a los incineradores médicos, entonces debes hacerte la prueba para el mercurio y otros metales pesados.

Niveles de metal pesado en sangre: plomo, mercurio, arsénico...
Laboratorios: Doctors Data (DDI), Metametrixy y Diagnósticos Génova.
A pesar de que este es el criterio utilizado por los médicos convencionales sólo es preciso recogiendo exposición reciente (los últimos 120 días), ya que la mayoría de los metales tóxicos se eliminan rápidamente

del torrente sanguíneo y se almacenan en los tejidos y los huesos durante décadas.

Análisis del cabello
Laboratorios: Doctors Data (DDI)

Esta prueba puede identificar la mayoría de los metales pesados con bastante precisión. Las muestras de cabello han mostrado que Andrew Jackson tenía niveles tóxicos de plomo de perdigones y de mercurio desde el siglo 19, llamados calomelanos y que Napoleón tuvo la toxicidad del arsénico a partir de vino envenenado. Es posible que el mercurio de los empastes dentales no se muestre en el análisis del cabello. En su mayoría se recoge metil-mercurio, que viene del consumo de pescado contaminado.

Quelación Challenge
Laboratorios: Doctor's Data y Diagnósticos Génova.

La prueba de provocación de quelación a menudo puede identificar mejor el nivel de metales pesados que cualquier otra prueba. Un agente químico de quelación aprobado por la Food and Drug Administration llamado DMSA (dosis de prueba se 30mg/kg) se puede utilizar para movilizar los metales que se encuentran en una muestra de orina de 24 horas que es recogida y enviada al laboratorio. La dosis de exposición es de 250 mg para los niños y 500 mg para los adultos.

5.- El estrés-calmar la mente

Índice de Estrés Adrenal
Laboratorios: DiagnosTechs y Diagnósticos Génova

Esta es una medida de cuatro pruebas de saliva separadas para el cortisol en cuatro diferentes momentos del día. El laboratorio identificará tu respuesta ante el estrés y el funcionamiento de sus adrenales. Cada hallazgo puede requerir un tratamiento diferente.

DHEA: Relación con el cortisol

Laboratorios: DiagnosTechs y Diagnósticos Génova

Con el estrés o la edad se reduce la producción en las glándulas suprarrenales de hormonas y lo mismo pasa con la DHEA, mientras que el cortisol, se eleva. Un nivel bajo de DHEA es un buen indicador de que estás estresado y necesitas aplicar drásticamente recomendaciones para encontrar el botón de pausa.

El IGF-1

Laboratorios: Quest Diagnostics, LabCorp y Diagnósticos Génova.

Esta es una medida de la hormona del crecimiento, que desciende cuando el estrés o cortisol aumenta. La hormona de crecimiento es importante para la construcción de músculo y mantenerte joven.

Relación AA-a-EPA

Laboratorios: Metametrix y Diagnósticos Génova

Esta es la relación inflamatoria (AA) versus grasas anti-inflamatoria (EPA). Cuanto más grasas inflamatorias, más difícil será que tu cuerpo responda al estrés y reduzca el estrés hiperactivo.

LABORATORIOS PARA PRUEBAS ESPECIALIZADAS

Es importante buscar e indagar en tu laboratorio preferido o cercano, la existencia de estas pruebas y, en muchos casos, investigar el envío de sus pruebas a realizarse en laboratorio extranjeros.

En México existe el laboratorio Biomédica de Referencia, quienes realizan estas pruebas de forma precisa http://www.biomedicadereferencia.com. Este laboratorio trabaja en alianza, con la Clínica Mayo y Metametrix, entre otros. Nosotros hemos realizado nuestros test con Biomédica pero hay otros laboratorios internacionales que realizan las pruebas.

Quest Diagnostics

www.questdiagnostics.com

Para las pruebas de laboratorio más convencionales.

LabCorp

www.labcorp.com

Para las pruebas de laboratorio más convencionales.

LipoScience

www.liposcience.com

Innovadora medicina nuclear para la evaluación del tamaño de partículas de lípidos.

IGeneX

www.igenex.com

Pruebas especializadas para la detección de infecciones crónicas como la enfermedad de Lyme con tecnología PCR.

Doctor's Data

www.doctorsdata.com

Los expertos en pruebas de toxicidad de metales pesados y otros trastornos nutricionales y metabólicos.

Metametrix

www.metametrix.com

Los líderes de las pruebas nutricionales y metabólicas.

Diagnósticos Génova

www.genovadiagnostics.com

Los líderes en prueba de nutrición funcional y metabólica, así como las pruebas genéticas de la SNP, polimorfismos de nucleótidos, que ayudan a identificar las predisposiciones a enfermedades que pueden ser modificadas con el estilo de vida.

Immuno Laboratorios

www.TheRightFoodForYou.com

Pruebas de sensibilidad IgG de alimentos.

Medical Diagnostic Laboratories

www.mdlab.com

Pruebas de infección avanzada.

DiagnosTechs
www.diagnostechs.com

Prometeo Labs
www.prometheuslabs.com

Directorio médico

Argentina
Técnico Néstor Palmetti
Técnico en dietética y nutrición natural, Director de Espacio Depurativo
Teléfono: 0054 3544 494871 / 0054911 15568116
E mail: info@nutriciondeputaiva.com.ar
info@nutriciondeputaiva.com.ar
Dr. Damian Rozenberg
Anti edad
Arenales # 3775, piso 3
Palermo (1425), Cap. Fed. Argentina
E mail: info@damianroz.com

Colombia
Dr. Andrés Lucena
Medicina Anti edad
Teléfono 00571 7422244
E mail doctorlucena@gmail.com
http://drandreslucena.wordpress.com/

España
Dr. Iván Ibáñez García
Medicina Anti edad
Cimen (Medicina Predictiva, Preventiva, Nutrición y Ejercicio)
Ronda Camprodón, 4 (Edificio Clínica de Vic) 08500 Vic
Barcelona, España
Teléfono 93 889 0354
E mail dr_ivan18@yahoo.es

Carolina Hernández Peratta
Medicina Anti edad
08173 Sant Cugat del Vallès
Teléfono: 93 545 86 66. Fax: 93 545 86 67.
Email: carolina@liferevolution.es
www.liferevolution.es

Estados Unidos
Dr. Juan Remos
Medicina funcional y de bienestar
6705 Red Road, Suite 314
Coral Gables, Fl., 33143
Teléfono: 786 899 2048
E mail: DrRemos@wellness-americas.com
www.wellnessinstituteoftheamericas.com
Dr. Massood "MJ" Jallali
Medicina del deporte (sport medicine)
Fort Lauderdale, Florida, USA
E mail: docmj2@gmail.com
Sangeeta Pati, MD, FACOG
Certified in Anti-Aging Medicine and Ob/Gyn
Sajune Medical Center
Orlando, Florida USA
E mail: spati@sajune.com
Dr. Ronald Rothenberg
Anti edad
320 Santa Fe Drive, Suite 211
Encinitas, California 92024
Teléfonos (800) 943-3331 / (760) 635-1996
http://ehealthspan.com
www.healtspa.com
Jonathan V. Wright, M.D.
Tahoma Clinic
Renton, Washington, USA
Email: www.tahomaclinic.com / info@tahomaclinic.com

Guatemala
Dr. José Danilo López Sosa
Teléfono: 502 7777 1465
E Mail: jdls7777@gmail.com

México

Aguascalientes
Mario Macías Sosa
Medicina anti edad y medicina estética
Av. Aguascalientes Sur, esq. Diego de Ibarra.
Frac. Jardines de las Fuentes. (Frente al Hotel Quinta Real)
Aguascalientes, Ags. México.
Teléfono: 01 449 971 7574 / 01 449 971 7577
E mail: drmario07@hotmail.com
www.sanatial.com
Dr. Carlos Antonio González Galindo
Medicina estética y anti edad
Jacarandas 314
Col. Las Arboledas C.P. 20020
Teléfono: 01 449 122 9707

Baja California
Dr. Raúl Morales Aceves
Hematología
Teléfono: 322 293 6161
E mail: dr.morales@iibmedicalcenter.com
Teodoro Robles López
Centro Integral de Salud y Belleza
Av. Reforma 734 – 3 y 4
Col. Nueva
Mexicali, Baja California
Teléfono 686 5523444
044688 160 8739
Email roblesteeo@hotmail.com

Dr. Job Monobe
Medicina natural y anti edad
Calle 8va # 226 entre Moctezuma y Obregón
Centro Médico de Salud Natural y Anti edad 22880
Teléfono. 01 646 174 5428
Dr. Leonardo Cortes Md
Medicina Funcional
Km 39 Carretera Libra
Playas Rosarito, México 22712
Teléfono 801 954 7600 Ext. 6030

Cancún
Dr. Norberto Ancheyta, M.D.
Medicina funcional y regenerativa
Hotel Paraíso de la Bonita Resort & Thalasso
Km 328 Carretera Chetumal-Cancún
Puerto Morelos, Q. Roo, 77580, MX
Teléfono: 52 998 872 8327
E mail: norbertomd@plenitud.mx
www.bwell.mx

Campeche
Dra. Alicia Becerril Sánchez
Teléfono: 01 982 826 0014 / 045 982 829 7382
E mail: aliciabecerrilsanchez@gmail.com

Chiapas
Carlos Aguilar
Medicina regenerativa
1 Poniente Sur #1007 1er piso
Tuxtla Gutiérrez, 29066, MX
Teléfono: 961-613-5805
Mail: **drcarlosaguilar@prodigy.net.mx**

Distrito Federal
Bernardo Bravo
Medicina funcional

Medicina Interna, Nefrología y Trasplantes, S.C.
Periférico Sur # 3697-1050
México D.F., 10700, MX
Teléfono: 55 5568 7863
E mail: **bbravo@prodigy.net.mx**
Dr. Alejandro Espinoza
Medicina Funcional
Grupo Síntesis en Medicina, S.C.
General Cano 158
San Miguel Chapultepec C.P.11850
México, D.F.
Teléfono (52-55) 5277 7179
Dr. Salomon Martínez Md
Medicina Funcional
BIENESTA
Paseo de la Reforma 2620 Piso 14
Colonia Lomas Altas, C.P. 11950
México, D.F.
Teléfono 5259 1414
Joaquín González Aragón Gutiérrez
Anti edad y detoxificación
Anaxágoras 1365 col Letrán Valle
Mexico, D.F. ,03650
Teléfono: (52) 5556050050
E mail: imel_2000@hotmail.com
Miguel Ángel Gou Cano
Carboxiterapia
Palmas 735-1107
México, 11010, MX
Teléfono; 5255 5589 0992
Mail: info@goumedical.com / miguelgou20@yahoo.com
Marco Antonio Buendía Fernández, M.D.
Medicina anti edad
Clinica Maran´b
Nutritional Health Anti-Aging and Aesthetic Medicine Clinic Maran´b SC
Rousseau No 14-401, Col. Anzures
México D. F., 11590

Teléfono: 55-1084-6840

Mail: marcbuendia@yahoo.com / clinicasmaranb@yahoo.com

Héctor Sánchez Escobar

Médico cirujano traumatólogo ortopedista

Enrique Trejo 87, Col. Insurgentes, Barrio San Martín

Tepoztlán, Edo. México. 546000

Teléfono: 5876 1353 / 5876 6102

E mail: hectorsancheze@msn.com / dr.hector@prodigy.net.mx

Dra. Yazmin Antonieta Pérez Gutiérrez

Medicina estética

Naucalpan, Edo de México

Teléfono 5523 143 339

E mail: yasocart@gmail.com

Dra. Alba del Carmen Esquinca Rojas

Cirujano dentista en medicina estética

Teléfono: 5096 2393 / 5612 8363 / 04455 3444 1922

E mail: aesquincar@hotmail.com

Dr. Juan Jaime Mandujano

Medicina regenerativa

Teléfonos 5520 564153 / 55 3488 5316

E mail: mmyji806@gmail.com

Dr. Alberto Merino Sánchez

Stem Cells – Células Madre

Teléfono 04455 1886 1750

E mail: amscid@gmail.com

Dra. Sara Hernández Martínez

Medicina anti edad

E mail: sahermarmed@yahoo.com.mx

Dra. María Engel

Hormonas y medicina funcional - Anti edad

Galileo 54

Col. Polanco.

Teléfono: 5280 0291

Email: informacion@centroengel.com

http://www.centroengel.com/centro3.html

Dr. Alexander Krouham

Endocrinólogo, Medicina funcional y regenerativa, Anti edad

Paseo de la Reforma 2620 Piso 14
Col. Lomas Altas. Edif. Reforma Plus
Teléfono: 5259 1414
E mail: preguntas@bienesta.com
Dra. Nathaly Marcus
Nutrióloga, Medicina funcional y regenerativa, Anti edad
Paseo de la Reforma 2620 Piso 14
Col. Lomas Altas. Edif. Reforma Plus
Teléfono: 5259 1414
E mail: nmarcus@bienesta.com
Dr. Paul García
Medicina anti edad y regenerativa
Sur 132 No. 118 Consultorio 201
Torre de consultorios ABC
Col. Las Américas C.P. 01120
Teléfono: 55 2123 4093 / 04455 4190 0613
E mail: dr.paul@socemman.com
Dr. Mariano Barragan
Especialista en age management medicine
Prolongación Paseo de la Reforma 2693 Torre 1 Depto. 401
Teléfono: 5257 4013/ 5257 3915/ 5257 4041
E Mail: ametep@aol.com
http://www.ametep.com.mx
Dr. Salomón Pustilnik
Medicina anti edad y hormonas
Sierra Fría #175 C.P.11000,
Teléfono: 5294 8603
Dr. Andrés Bello, M.D.
Palmas 745
Mezz 3 C.P.11000, MX
Teléfono: 520 20180
Dr. Felipe Flores Jermeias
Medicina regenerativa y anti edad
Sanatorio San Antonio
Av. Uno No. 18
Col. San Pedro de los Pinos C.P 03800
Teléfono: 5516 9525 al 27

E mail: consultas@drjeremias.com / jeremy01f@hotmail.com
http://www.drjeremias.com.mx
Dr. Francisco Javier Casillas CEO
Medicina estética
Lotto International Longevity & Stress Management Center
Picacho N° 254
Col. Jardines del Pedregal
Dra. Lilian Jessurun de Curiel
Medicina estética y anti edad
Blue Spa
Prolongación Paseo de la Reforma 1190 Torre B Piso 21
Col. Santa Fe, Cuajimalpa, C.P. 05348
Teléfono: 5202-1818

Estado de México
Pedro Rogelio García
Dermatólogo
Independencia Oriente 107- 203
Col. Centro
Toluca, México, 50090
Teléfono 01772 214 5191
E mail: rogam_9@hotmail.com

Guadalajara
Dr. Héctor Solórzano
Teléfono 01 333 637 7237 / 01 333 651 5476
E mail: hector@solorzano.com
http://hector.solorzano.com.mx/contacto.html
Dr. Pablo Huera Rivera
Presidente y fundador de la Academia Mexicana de Medicina Estética
Bruselas 159, Col. Moderna
Guadalajara, Jalisco
Teléfono: 01333 825 5381
E mail: pablo.huerta@medestmexico.com
Roberto Meza Camacho
Medicina anti-edad
Ozonoterapia

Teléfono: 01 333 662 1630
Email: drmeza_lipohomotox@hotmail.com
Dr. José Francisco Figueroa Sterling
Biohormonas Bioidénticas
Jesús García 2447 Interior 304 Guadalajara
Teléfono: 01333 641 9227
E mail: hormonabioidentica@gmail.com / figueroa@biojormona.com

Puerto Vallarta
Dr. Joel Osorio, M.D.
Medicina anti edad
Lago Tanganica 222-3 Fluvial Vallarta
Puerto Vallarta, Jalisco, 48312, México
Teléfono: 01322-225 8787

Guanajuato
Víctor Manuel Sánchez Malagón
Medicina regenerativa
Teléfono: 01 473 731 8089 / 045 473 756 4477
E mail: drmalagongto@hoptmail.com
Dra. Amanda Morales Baizabal
Médico internista
León, Guanajuato
Teléfono: 01 447 264 2518
E mail: amobai@hotmail.com

Hidalgo
Alfredo Meza Hernández
Cirujano General
Tulancingo, Hidalgo
E mail: alfredomeza38@yahoo.com.mx

Michoacán
Rolando Hernández Anguiano
Ginecología
Teléfono: 01 443 190 9175
E mail: rolando2309@hotmail.com

José Fidencio Guerrero Ruíz
Medicina estética y anti edad
Av. Acueducto No. 11
Col. Vasco de Quiroga, C.P 58230
Morelia, Michoacán
Teléfono: 01 443 340 0233
E Mail: fidencioguerrero@hotmail.com

Nuevo León
Dr. Oscar Cavazos Elizondo
Medicina anti edad
Ignacio Allende No. 101 Col. Centro.
Monterrey, Nuevo León
Teléfono: 01 826 268 3455
E mail: Cavazos elizondodr@gmail.com
Dr. Francisco Guerrero
Neurólogo, Especialista en sueño
Río Colorado #340 Oriente
Colonia del Valle
San Pedro Garza García,
Nuevo León, México
Teléfono: 01 818 37866 90 / 0181 8378 6787
http://www.dormiryvivir.com
Dr. José Luis Luna
Profesional de estética
Cedros # 3504
Monterrey, Nuevo León, C.P. 64920
Residencial Del Paseo
Teléfono: 01 818 351 15 93

Morelos
Dr. José Arturo Miranda Nava
Medicina regenerativa y terapia celular
Switzerland Hospital and Medical Group
Vicente Garrido 103-B-1
Cuernavaca, Morelos, 62230, MX

Teléfono: 01 777 372 74 87

Puebla
Dr. Antonio Rojas Beltrán
Medicina anti-edad
Centro de Apoyo Diagnóstico
Tehuacán Sur 65
Col. La Paz
Puebla, Puebla. 72160
Teléfono: 01 222 24 87898
E mail: antonelorocco@hotmail.com / gemalourdesramirez@yahoo.es
Dr. Armando Báez Abeille
Medicina Estética
Teléfono: 045 231 326 8775
E mail: abelillelegal1963aba@yahoo.com.mx
Dra. Belinda Mayagoitia Reyes
Medicina estética y anti envejecimiento
Teléfono: 04455 5454 6668 / 045 222 452 2567
E mail: dra_gmayagoitia@hotmail.com

Querétaro
Dr. Yamil Farjat Quesnel
Geriatría y anti-envejecimiento
Hospital Médica Tec 100
Prolongación Privada Ignacio Zaragoza No. 16 A
Consultorio 760 30,
Querétaro, Querétaro
Tel. 01442 2 48 11 15
Cd. Satélite 5393 7316
E mail: dr.yamilfarjat@gmail.com

Sinaloa
Dr. Gustavo Adolfo Salazar Quintero
Medicina interna
Rio Ometepec 1785. Col. Los Pinos.
Culiacán, Sinaloa
Teléfono: 01 667 715 1580

Tijuana
Norma Niño Sulkowska, MD
Stem Cells – Células Madre
Paseo de los Héroes #9111, Suite 202
Col. Zona Río, Tijuana, Baja California
22320
Teléfono: (664) 200-2321
Mail: info@progencell.com

Veracruz
Rafael Carmona Hernández
Medicina familiar
Veracruz, Veracruz.
Teléfono: 044 2281 810209
E mail: chikyjcarl@hotmail.com

Proveedores de hormonas bioidénticas

Baja California
José Fidel Cerda Anzaldo
JUVENTAS
Plaza Península Local 4-A
Carretera Transpeninsular Km. 29.5 Col. La Joya
23405, San José del Cabo
Teléfono 01 624 144 6393

Guadalajara
Dr. José Francisco Figueroa Sterling
Biohormonas bioidénticas
Jesús García 2447, interior 304, Guadalajara
Teléfono: 01333 641 9227
E mail: hormonabioidentica@gmail.com / figueroa@biojormona.com

Monterrey
Sylvia Carnevali
Galerías Monterrey

Insurgentes 2500
Col. San Jerónimo
Monterrey, Nuevo León
Teléfono: 0181 8347 1112
Email: silvia.carne@live.com.mx
www.silviscanevli.com

Laboratorios

Biomedica de Referencia
Teléfono 55 40 91 80
http://www.biomedicadereferencia.com

Clínicas

Estados Unidos
Health Span/ Dr. Ronald Rothenberg
320 Santa Fe Drive, Suite 211
Encinitas, California 92024
Teléfonos: (800) 943-3331 / (760) 635-1996
http://ehealthspan.com
www.healtspan.com

México
Cancún
Bwell/ Dr. Norberto Ancheyta
Medicina Funcional y Regenerativa
Hotel Paraíso de la Bonita Resort & Thalasso
Km. 328 Carretera Chetumal - Cancún
Pto. Morélos Quintana Roo, 77580, MX
Teléfono: 52998 8728327
E mail: norbertomd@plenitud.mx
http//www.bwell.mx

Distrito Federal
Centro Engel/ Química María Engel
Hormonas y medicina Funcional - Anti edad
Galileo 54,
Col. Polanco.
Teléfono: 5280 0291
Clínica del sueño
Palma Criolla No. 6
Teléfono: 5950 070
Neovitality/ Dr. Mariano Barragán
Especialista en Age management medicine
Paseo de la Reforma No. 2693
Torre A, 4o piso
Col. Lomas Bezares,
Delegación Miguel Hidalgo
México D.F., CP. 11910
Teléfono: 5257 4013 / 5257 3915 / 5257 4041
Email: informes@neovitality.com.mx
http://www.neovitality.com.mx
BIENESTA
Paseo de la Reforma 2620, piso 14
Col. Lomas Altas. Edif. Reforma Plus
Teléfono: 52 59 1414
www.**clínica**lomas.com.mx

Estado de México
Comercializadora y clínica de belleza/ Ma. Guadalupe Torres Díaz
Alhelí 9 Col. Satélite 62460
Teléfonos: 113 6731 ID.72* 603099*2
Asociación Latinoamericana de SPA A.C./ Patricia Hernández Ruiz
Viveros de la Colina 147, Col. Viveros de la Loma,
Tlalnepantla, Estado de México
Teléfono: 5236 8495 / 5236 8506
E mail: jorpaty@yahoo.com

Especialista en Cosmética y Estética/ Gina Muñoz Ambriz
PIÚ BELLA Medicina Estética, Clínica de belleza & SPA/ Dra. Martha Isabel Ambriz Alvarado
Leona Vicario 331 L- F
Plaza San Joaquín C.P. 52140
Metepec, Estado de México
Teléfono: 045 7 222 643 365 / 01 722 489 8144
01 722 209 3512
E mail: piu.bella@live.com.mx
Grupo Médico Anáhuac
Consultorio Tecamachalco y clínica de carboxiterapia
Avenida Nezahualcoyotl #1 esq. Santana
Col. Lomas de Tecamachalco
Naucalpan, Estado de México
Teléfono: 5589 0992
miguelgou20@yahoo.com
http://www.grupomedicoanahuac.com.mx

Monterrey
Clínica de Dormir
Río Colorado #340 Oriente
Colonia del Valle
San Pedro Garza García,
Nuevo León, México
Teléfono: 01 818 37866 90 / 0181 8378 6787
http://www.dormiryvivir.com/default.asp
Hiperbárica
Baja California
Dr. José Luis Díaz Barboza
Medicina hiperbárica anti edad de México
Calzada Saratoga 443
Municipio Los Algodones
Teléfono: 01 658 517 7783 / 01 658 517 7252
Avenida Obregón 1230
Teléfono: 01 686 553 4507
www.amlh.com.mx

California
Dr. José Luis Díaz Barboza
Medicina hiperbárica, Anti edad
P.O. Box 0741, Winterhaven, CA.92283
Teléfono: 928 920 3408
E mail: diater@prodigy.net/ de.diazbarboza@gmail.com

Hidroterapia de colon

Argentina
Gloria Beningaza de Hernández / Cynthia Hernández
Alem 757, Capilla del Monte, CP 5184
Córdoba, Argentina
Teléfono: (03548) 481 – 422 / (03548) 15 – 638987
http://www.gloriaterapias.com.ar

España
**Asociación Nacional e Internacional para la Investigación y Difusión
de la Hidroterapia del Colon**
http://www.adhico.com

México
Baja california
Dr. José Luis Méndez y Avilés
Brasil 491-8
Col. Cacho
Municipio Tijuana, C.P. 22040
México
Teléfono: (664) 688 1295
Adriana Bárbara Ávila
Rufino Tamayo 9910-B, Zona Río
Teléfono: 01 664 900 7196
Tijuana C.P.22320
E mail: umehce@gmail.com
Dr. Joaquín Zuñiga Yee
Rufino Tamayo 9910-B, Zona Río

Teléfono 01 664 900 7196
Tijuana. C.P. .22320
E mail: umehce@gmail.com
Dra. Michelle Necoechea Herrea
Rufino Tamayo 9910-B, Zona Río
Tijuana C.P. 22320
Teléfono: 01 664 900 7196
E mail: umehce@gmail.com

Distrito Federal
Alex Palombo
Hidroterapia de colon
Teléfono: 2452 2727
http://www.colonicos.com
Lourdes Silva Cabrera Colón
Certificada Terapeuta
Simaios Internacional SA de CV
Aguascalientes 39 México, D.F. 06760
Teléfono: + (55) 1998 7106
Centro de Desintoxicación
Tuxpan 28, Consultorio 204 (Hospital Dalinde)
Col. Roma Sur, C.P.06760, Distrito Federal
Teléfono 55747925
Medical Spa Polanco
Ejército Nacional 539 piso 4 - 403
Col Ampliacion Granada
Teléfono: (55) 5203 5662 y al 5254 6686
http://www.medicalspapolanco.com

Estado de México
Consultorio médico Belle faces
Medicina estética y anti envejecimiento
Norte 15 no. 93
Col. San Carlos
Municipio Ecatepec de Morelos C.P. 55080
México

Teléfono: 1323-9555
bfbellefaces@yahoo.com.mx

Guanajuato
Dr. Jorge Villafuerte Zavala
América # 199
Col. Centro
Municipio Moroleón C.P. 38800
México

Guerrero
Dr. Rafael Vargas Solano
Selección Natural
Cuauhtémoc # 500 Local 8 Manzana 1
Col. Fraccionamiento Marroquín (Centro Comercial Acapulco)
Municipio Acapulco de Juárez C.P. 39640
México
Teléfono: (744) 440 15 24 / 4829003
seleccionnatural@live.com.mx

Jalisco
Dra. Ana Isabel Calderón R.
Hospital Premier Vallarta Villas
Avenida Francisco Villa No. 1749
Col. Vallarta Villas
Municipio Puerto Vallarta C.P. 48300
México
Teléfono: (322) 22 66500

Michoacán
Centro integral de Terapia S.A
Calle Yucatán # 5-A
Col. Ramón Farías
Municipio Uruapan C.P. 60050
México
Teléfono: (452) 519 2118

Monterrey
Sandra Patricia Nerio Alcaraz
Paseo de las Reynas # 1502
Col. Camino Real 3er Sector
Municipio Guadalupe C.P. 67170
México
Teléfono: 81 83 67 99
SAMMASATTI
Calzada San Pedro 255 Sur, Colonia del Valle
San Pedro Garza García
http://www.sammsati.com

Morelos
Dr. Antonio Romero Díaz
Agua Azul # 3
Col. Manantiales
Municipio Cuautla C.P. 62746
México
Teléfono: (01 73) 53.53.50.72

Quintana Roo
Salud y naturaleza de la Riviera Maya
Calle 10 bis Entre 20 y 25 Manzana 57 Lote 3
Col. Centro Playa del Carmen
Municipio Solidaridad C.P. 77710
México
Teléfono: (984) 8032039
garnica.diana@gmail.com

San Luis Potosí
Paola Lucero Burciaga
Colón certificada Terapeuta
Montes Apalache # 205 Local # 10
Teléfono: 825-7403

Tabasco
Wellness Center Proton
Prolongación de Mina # 110
Col. El Recreo
Municipio Centro
México
Tel. 01 993 312 608

Tamaulipas
Coloni, centro de hidroterapia de colon
Agua Dulce # 406
Col. Petrolera
Municipio Tampico C.P. 89110
México
Tel. 833 217 31 23 / 833 21 39 805

Farmacéutica Pisa
ENEBAG
Av. España 1840 Col. Moderna
44190, Gdl., Jal.
Teléfono: 01 800 000 7472 / 0133 3678 1600
http://www.pisa.com.mx

Nota final: Los contenidos plasmados en este libro por los autores, médicos y expertos, son experiencias, conocimientos, ideas, conclusiones y opiniones propias, y por lo tanto, son responsabilidad de cada uno de ellos. Por esta razón los lectores deberán consultar siempre a su médico antes de intentar practicar cualquiera de las recomendaciones que se presentan en este libro.

Contacto autores: www.proedad.com

THIRD EDITION, EXPANDED AND UPDATED

LOST&
FOUND

THE ADOPTION
EXPERIENCE

Betty Jean Lifton

THE UNIVERSITY OF MICHIGAN PRESS

ANN ARBOR

Grateful acknowledgment is made for the use of portions of the following:

The American Dream by Edward Albee, copyright © 1960, 1961 by Edward Albee.
Reprinted by permission of Coward, McCann and Geoghegan, Inc.

"Breaking Open" by Muriel Rukeyser, copyright © 1973 by Muriel Rukeyser.
"Speed of Darkness" by Muriel Rukeyser, copyright © 1968 by Muriel Rukeyser.
Reprinted by permission of the author.

"Pavanne for the Passing of a Child," first printed in *Primagravida*, copyright ©
1974 by Laura Chester, published by Christopher's Books, Santa Barbara,
California. Reprinted by permission of the author.

The Gates by Muriel Rukeyser, copyright © 1976 by Muriel Rukeyser.
Reprinted by permission of McGraw-Hill Book Company.

"The Puzzle" from *How to Save Your Own Life* by Erica Jong, copyright © 1977 by
Erica Mann Jong. Reprinted by permission of Holt, Rinehart and
Winston, Publishers.

For Natasha Karen and Kenneth Jay—
roots and wings

Contents

Preface:
Adoptee with a Capital *A*

Why did you write *Adoptee* with a capital *A*? I was asked after this book came out. It seemed so obvious to me at the time that I was making a political statement. I felt that most adopted people were not visible enough: that no one saw their sense of abandonment and loss or understood the identity struggles they were going through. Conferring the capital *A* upon the adopted was a declaration that Adoptees would no longer settle for being invisible. They would have to be seen with all the complex emotional baggage they carry. The capital *A* not only stood out but seemed to make them stand out. "Look at me," it seemed to say. "See me."

It's hard to remember that in the 1970s Adoptees were still hidden in the closet, just beginning to peek out. Most of them were those "healthy white babies," who had grown up in two parent households. There were nearly always two parents in that era before international and transracial adoption broke down the rigid stereotypes of what a family should be.

The Adoptees you will meet in this book were carefully matched with their adoptive parents by religion and hair color so that they could pass in society as their biological child. "To a certain degree we were camouflaged, which made us relatively invisible," says one Adoptee, who grew up with what she calls "protective coloration." But, as we will see, they weren't protected at all but were psychologically affected by having to play what I call the game of "as if"— as if they were born into the family.

"Adoption has changed since *Lost and Found* came out," I am often told, as if the subsequent generations of Adoptees are a different breed, not as vulnerable to the pain of separation and loss as those who went before.

"Yes, many things have changed," I respond. "Healthy white babies have become an almost extinct species in the adoption market, resulting in large numbers of children being imported from foreign countries. We are seeing more openness in adoption arrangements. Search and reunion have become almost the norm, and Adoptees are no longer accused of being disloyal or psychologically unsound in wanting to know their heritage."

Yet, there are many things that have not changed, I am always quick to point out. Adoptees have the same ambivalence, guilt, and fear when embarking on the Search that I describe in chapter 14. And some Adoptees still choose not to search for the same psychological reasons. The varieties of reunion experience that I laid out in chapter 15 are the same, even though the number of reunions has jumped into the stratosphere.

Add the following to this list of things that have not changed— The majority of states still keep Adoptees' original birth certificates sealed, shrouded in a veil of secrecy. Secrecy still produces feelings of shame, isolation, and despair in the very people whom it is meant to protect.

There are still no laws controlling the reproductive technology industry. Those brave new babies conceived by reproductive technologies that bypass Mother Nature's old-fashioned recipe for creating life through the physical act of lovemaking, with or without the ingredient of love, will experience the same sense of alienation and bewilderment if the circumstances of their birth and full knowledge of their heritage are denied them. They have much in common with domestic and international Adoptees who are products of social engineering. The brave new babies may be genetically related to one or both parents, but they will be raised *as if* they were born to both in a natural way, rather than through the intervention of scientific engineering.

Psychiatrists have found that adopted children who are confused about their origins suffer from *genealogical bewilderment*—not understanding where one comes from—and *adoption stress*—not being able to cope with the confusion. Can we say that the brave new babies will suffer from *technological bewilderment* and *conceptual stress?*

Of course, the brave new babies have advantages Adoptees do

not: usually blood relatedness to at least one parent and historical continuity with one biological clan. Studies have shown, however, that lack of knowledge of even one parent can be as damaging as lack of knowledge about both—and many of our brave new babies will have one missing parent.

Like the adopted, the brave new babies are still being assured how much they were wanted—in their case, how far superior they are to a baby conceived in the old-fashioned, natural way. But also like Adoptees, they will have secrets of their own: they will know that rather than having been first choice, they were second best to the child who might have been, had their parents been able to have children the way nature intended.

I keep trying to imagine what will happen when the brave new babies ask, as Oedipus did, "Who am I?" There will be no oracle to consult, no Tiresias to issue dire warnings, no social workers to discourage questions. Instead the brave new babies will have to seek visionary scientists in laboratories, sperm and egg collectors in white coats, surrogate matchmakers, and tight-lipped lawyers. It is probable—and this is the most tragic—that false names have been given or records not kept. The brave new babies will have to live blindly, without the truth of their genetics or medical history, like many international Adoptees, whose records have often vanished in their country of origin.

The question of who is the Real mother still looms for everyone. The brave new babies have to sort through a bewildering array of mothers: the genetic mother, the gestational mother, the surrogate mother, the adoptive mother. But everyone has further questions: Who is my real father? Who is the authentic mother? Who is the authentic father? Must a real mother be genetically related? Does a man have a right to detach himself without responsibility from his sperm? And, not least of all, is genetic relatedness necessary to the formation of an authentic sense of self?

These are some of the issues I explore in this book. My hope is that it will help Adoptees and brave new babies form a healthy identity without guilt; that it will help all parents move toward open communication with their children without a sense of threat; and that it will help society and legislators realize the destructiveness of secrecy and sealed records—indeed, understand that the withholding of the truth of any child's birth heritage is a violation of that child's civil and human rights.

I see this book about the field we call adoption as speaking not only to those directly involved in it—Adoptees, adoptive parents, and birth parents—but to all of us who are continually exploring the taproots of that most primal of relationships—the one between parent and child.

B.J.L.
April 2008

Part One

LOST

In this world
There is
No perfect drop of dew—
Not even on the lotus.
ISSA

1

On Being Adopted

I am sitting in a small New York café in the late afternoon with Judith, an actress and writer. We have gone there rather than to either of our apartments because it is quieter. A telephone won't ring, a child won't wander in. Here, with the roar of traffic swirling about us, we are alone, free to disconnect ourselves from our present families and talk about the "other" us, the child in us.

Judith is the first friend I have scheduled to talk with about what the adopted and nonadopted have in common as people, as marriage partners, as parents. She is not adopted, I am. I want to explore how much being adopted influences who we are. I grew up thinking it meant everything. Although I never spoke of it to anyone, it permeated my being like a fungus spreading slowly through the various stages of my development. Since it was invisible contamination, I passed as being nonadopted. It was a secret. I am not proud of that now.

Judith is not saying the things I expected to hear. "The pain in growing up is not too different whether you are adopted or not," she informs me. "In fact, I hated my mother. I was afraid of her. She was a killer. I got out at sixteen, as soon as I could."

She speaks rapidly now, passionately. She has told this mother-daughter story before to many analysts over the years as she sought release from her anxiety. I listen as a woman, but being adopted I am an impostor. I am one of those animations that keeps shifting in size and shape. At times I am a helpless changeling, at others an omnipotent creature from another planet. I am

3

not real, and so I do not have a receiving set that will pick up everything Judith is trying to tell me.

I will miss some things.

She does not understand this. She keeps seeing me as someone like herself and her other friends. I forgive her. That's the mistake all nonadopted people make.

"I think the obsession to find out who you are is universal," she is saying. "It is an obsession to re-create yourself. To give birth to yourself under another set of circumstances." She pauses, and then adds: "I always thought adoptive parents must be better than natural ones, because at least those people wanted a child."

Does she understand what she is saying? She speaks as if the mere *wanting* makes one into a good parent.

I know that not too many people have thought about adoption. Why should they? They have accepted society's myth that the adoptive family is no different from the biological one. I remember a friend who was raised by her grandmother telling me that she never realized adopted people were displaced persons like herself. We decided that it was because everyone is so busy pretending there is no displacement in adoption that the Adoptee's feelings are not allowed to radiate out into the community. Even Judith, who understood so much, having been sensitized to others through confronting her own pain, could not grasp what it meant to grow up separated from one's own blood kin.

"It doesn't matter if the person is your real or adoptive parent," she insists. "What matters is if they are truly loving. Otherwise you think there is something the matter with *you*. You take the blame on yourself. If a person cannot keep the illusion of being loved, she might commit suicide."

"But even if you are rejected by your parents, at least the blood knot holds you," I argue. "You don't blow away. You are rooted on this earth."

It was not roots we were talking about, but being rooted.

"Still at some stage of your life you have to give birth to yourself," she counters. "You have to recover and rewrite your own history."

But histories must have a beginning, I tell myself. Judith knows where she began.

Over the next year I had many conversations like this with nonadopted men and women. At times they sounded like a broken record, and so did I. At times we seemed to have a lot in common, and then we would be worlds apart. But we got a lot of insights into each other, and ourselves, in the process.

I came to understand that all people, if they dare to think at all, think of themselves in some sense as orphans—foundlings—who are struggling with problems around alienation. Everyone has some feeling of having been deprived, of playing the impostor because they're not supposed to be here. Everyone is in some kind of pain. Everyone, as Loren Eiseley observed, contains within himself a ghost continent.

And yet—everyone but the adopted has caught a glimpse, however fleeting, of his own ghosts. Unlike the *real* orphan who still carries his family name, the Adoptee is cut off completely from his past. And though he has "psychological" parenting in the adoptive home, he suffers a severe physical deprivation in being cut off from anyone whose body might serve as a model for both the wondrous and fearsome possibilities of his own. To explain this to the nonadopted is like asking the sighted to see into the dark isolation of the blind. Even the adopted, themselves, do not always perceive the peril of the darkness within them.

It was to try to purge myself of that darkness that I wrote *Twice Born*,[1] my own memoir of what it was like to grow up adopted and then set out on the forbidden search for origins. But I remained haunted by the complexity of this subject even afterward. Rather than freeing me as a writer to go on to other things, it seemed to plunge me deeper into the mysteries around what it means to be adopted. I was inundated with letters from men and women telling me I had told the story of *their* lives, that my experience was a mirror image of what they had been through. It made me realize that I had plumbed the depths of my own personal journey, but not its universality. What did I share in common with those who recognized a kindred spirit in me, a voice that seemed to come from within themselves?

It was with this kind of question in mind that I set out to collect and collate the experiences of other Adoptees. I limited my subjects to those who had been separated from their birth parents at an early age and were raised by non–blood-related people. I refer to them as the Adoptee, which I use in an androgynous sense, since the adopted come in both sexes.

The Adoptees you will find in this book—some lost, some

found, some still in limbo—represent the hundreds of adopted men and women I have been in touch with over the past few years. Their names, and in some cases their professions, have been changed to protect the privacy of their adoptive and birth parents, but their stories are as they told them—and they wanted them to be told. They have all faced the questions I am raising, though they have not necessarily answered them. We have communicated through individual interviews, in weekly rap sessions, and by mail and questionnaires when distance separated us. Many of them sought me out by phone or letter because they thought I had the answers to what was troubling them; others I myself sought out because I hoped something in their situation would illuminate the questions I was pondering.

Among other things, I wanted to understand if there is such a thing as an adoption syndrome—a series of traits that are peculiar to adopted people. What are the inner factors that make some people preoccupied with knowing about their lost origins, while others are able to turn off this need? Why does one take that final step of contacting the birth parent, while another dares not? What happens after reunion? Did those who were lost consider themselves found?

And something more.

What importance is there to the blood tie? How profound is the folk saying "blood is thicker than water"? What happens to people when they are cut off from their blood connections?

Is our need to return to our roots related to Jung's archetypal urge to reconnect the severed tie? To the biological homing instincts of birds, or to the migratory instinct of lemmings, who seem driven to seek out the land of their ancestors, now covered by sea?

One summer when I had an opportunity to meet Edward Wilson, the father of sociobiology, at a conference, I asked him if it is "the secret wisdom of our genes" that propels the adopted to seek their blood kin. I expected a ready answer from this advocate of genetic influence on social behavior, but even he had not thought about this question.

"Perhaps it is not mere happenstance that people speak of 'blood of my blood,' 'flesh of my flesh,' " he said with caution. "Perhaps there is a genetic tendency to seek physical bonding and to feel deprived when it is missing. It seems plausible. We would need to study this."

Stephen Jay Gould, the paleontologist, whom I also consulted, was vague on the subject, too. "A study should be made to see if those who feel the need to search were imprinted on their mothers in those first hours after birth," he suggested.

Data are the life line of science.

"There is no one who knows these answers yet," Erik Erikson told me. "That data must be gathered by the adopted themselves. Since they are the ones who have been deprived of genetic bonding, they are the ones who can furnish insight into this condition."

That is what I have tried to do. But I am aware that in my description of the Adoptee's life cycle—from passively being chosen to actively making choices—I concentrate only on those moments of intense awareness when Adoptees are tapping their pain, when they are trying to dredge up the repressed feelings that until now they had not dared to bring to the surface. I know that the adopted are not always suffering, that like everyone else they laugh, they love, they have moments of incredible happiness.

What I am dwelling on—the pain, the feeling of emptiness, of being outsiders—is the neglected dimension of the adoption experience. I want to evoke that part not looked at before, so that the reader's imagination can be stirred, so that he or she may come to think "Ah, so that's what it's like to be adopted." And in the process gain some insight into the frailties inherent in all relationships, whether by blood or social bonding.

This book is only a beginning. I have tried to look at the psychological meaning of adoption from all sides—from the point of view of the adoptive parents and birth parents, as well as of the Adoptees—which has meant uncovering the paradoxes and conflicts embedded in what psychiatrists have called "an experiment in our society."

Many of the parents had gotten in touch with me after reading *Twice Born*. They too had questions and doubts. The adoptive parents were obsessed with knowing the best way to tell their children they were adopted, and how to handle those who wanted to search. The birth mothers were obsessed with knowing how they could help get the records updated and open, and if they had a right to search for their children.

Both groups had experienced a lot of pain. In their own ways, they wanted what was best for the child.

I began to realize that to exclude these two seemingly opposed groups would be to write about Adoptees in the very vacuum I was trying to remove them from. We were all in this together, acting and being acted upon, in a social arrangement whose forces we could not fully understand or control. We were our own unique family, held together and separated by our unique secrets, which were, in effect, forcing each of us to lead a double life.

What do I mean by this? Consider.

The Adoption Game—as I call it—requires Adoptees to lead a split existence. Cut off as they are from knowledge of their origins, they go underground emotionally. While seeming to live entirely in the "real" world with their adoptive parents and friends, they are inhabiting a subterranean world of fantasies and fears governed by demons, which they can share with no one.

The adoptive parents, meanwhile, are leading another kind of double life. Having spent years trying to conceive a baby of their own, they now pretend that adoption is the superior way of parenting: "Other people had to take what they got, but we were able to choose you." And while believing themselves to be doing everything for their children's well-being, they are actually withholding from them the very knowledge they need for their development into healthy adults. This double role of savior/withholder eventually works against the adoptive parents, estranging them from the very children they want to hold close.

So, too, the birth mother, from the moment she surrenders her baby, is forced into this double life. Advised by the "experts" to pretend it never happened, she never tells anyone what was probably the most important and traumatic event of her life—her first baby, gone, in a relinquishment as irrevocable as death. She h·s her next child as if it is her first. On the surface she is a virtuous, often religious, woman, but deep inside she knows she is, and always will be, an impostor.

Because of the human capacity to repress, most Adoptees, adoptive parents, and birth parents do not understand that they are leading double lives, that the Adoption Game has made impostors of them all. They know that something is wrong with their relationships, or inside them, but they cannot pinpoint the source.

We will try to pinpoint it in the course of this book.

2

Messages from the Underground

> Today is the day we give babies away,
> With half a pint of tea.
> You open the lid, and there is a kid,
> As healthy as it can be.
>
> English ditty

1920s
CHICAGO TRIBUNE PERSONALS
Wanted to adopt Baby Girl up to 4 years. Will furnish ideal home and best refs. Address M 476, Tribune.

Wanted for adoption by wealthy Chicago couple, infant boy or girl. Address KH 386, Tribune.

Wanted home, 7 year old boy, adoption. Call 2932 Indiana Ave., Chicago.

I t is hard to remember that it became taboo after the 1920s for couples to advertise for babies in newspapers—adoption agencies were founded to handle such primal matters. Babies needing homes were abundant then. It was a buyers' market. The ads were brief, cool. Childless couples were careful to put only a box number to ensure their privacy. Mothers unable to keep their children gave a full address.

Things have changed drastically. The landscape of adoption, once so luxuriant, has been defoliated by the Pill, the legalization of abortion, and the determination of young, single mothers to hold on to their offspring. Few healthy white babies are left to fertilize the barren adoptive soil. We see infants being imported like precious saplings from all over the world. And the old taboos have disappeared.

9

Once again we see advertisements for children in newspapers, alongside those for lost cats and dogs, and used cars. Today's ads sound like carbon copies of each other, crafted as many of them are by the same lawyers and agencies—all fattening on adoption.

NEW YORK—THE MIDDLETOWN RECORD
Adopt—childless, loving couple want to ease your worry by sharing our deep love with your white newborn. Please answer our prayer. Call Mike and Doriane collect. Legal/ confidential. Expenses paid.

Adoption—We have everything in life, but a white infant to share it with. Let's help each other through this difficult time. Expenses paid. Call collect.

Adopt—Married couple promises to provide much love and financial security for white infant. Expenses paid, legal and confidential. Call collect, Janice and David.

Love, money, prayer and first name intimacy are now the lure used to attract a pregnant woman. And collect calls. The numbers are often a lawyer's office. Should Mike and Doriane, Janice and David answer the phone, they will refer the caller to their legal intermediary to preserve their anonymity.

Why I wonder, does society allow the resumption of advertising for babies? What of the babies—those who have passed hands through newspaper advertisements, or, for that matter, through adoption agencies and private lawyers? Read the Personal columns carefully and you will discover that they are also breaking taboos: yesterday's children are placing their own ads to locate the parents from whom they were separated, the only ones who can tell them what they need to know about their heritage. They are sending messages from the underground, from the underbelly of a Puritan society. The messages are always different and yet always the same—Is anyone out there? Is anyone looking for me?

NEW YORK TIMES PERSONALS
Judy Horton—born 9-20-48—is searching for her mother Shirley Mae Horton. Call collect.

Will the former Mary Priveterre or anyone knowing her whereabouts please contact her natural son, Bruce Stevens. . . . Ms. Priveterre was known to have been in Coral Gables, Florida, or vicinity in the years 1947–49. Important and urgent.

My friend Maxine's ad was a three-day special in the *New York Times:*

> Adoptee Female Ester born 10/3/37 Crown Heights Hospital,
> seeks Ruth Green or anyone who knows her whereabouts.

Maxine, a social worker, had been searching quietly, but persistently, for five years. On her fortieth birthday she gave herself this ad as a present. It was a last resort. She had been a black market baby —her mother's name might have been falsified. Single, living alone, Maxine's life had become stalled in this quest: she was unable to move either backward or forward in time. The only way to exorcise the baby and free the woman was to find the port of entry through which she had come into the world. But the harbor was to prove permanently sealed. Ruth Green did not respond. A few years later, Maxine gave up. She died under mysterious circumstances—a probable suicide.[1]

Her death made me sad, then angry. Like so many others, she wasn't very good at playing the Adoption Game. Which made me wonder: all these new babies entering the adoption system—how will they fare?

But—some readers will protest here—not all Adoptees feel a need to know their heritage. You can't speak for all of them.

And they are right.

The majority of Adoptees (and I count myself among them) manage to make some kind of accommodation to their existential condition while they are growing up. Many thrive, being able to channel their heightened sensibilities into some creative expression. But there are always the less hardy who become permanently lost—like Maxine. A defect in the genes perhaps? Or in the adoption system?

It is this system, what it does to those who grow up in it, that we must examine here. And in the process we will unfreeze time, explore the path not taken, wander through what might have been, and recreate what is.

3

The Adoption Game

Few Adoptees know the history of adoption while they are growing up adopted. I, who hid my special status from everyone, certainly did not. But when I came to understand that it was *my* history, and how it had influenced my fate, I went back to its origins—which I found as entwined with mythology as my own.[1]

In the beginning, we are told by the social historians, there was the word—adoption. It was rare in the animal world, but not in ours. There were guidelines for it in the Babylonian Code of Hammurabi, the oldest written set of laws. There was Moses, adopted by the Pharaoh's daughter who found him abandoned in the bullrushes; and Oedipus, adopted by the King and Queen of Corinth after he was left to die on the mountain.

Moses and Oedipus are the Adoptee's forefathers, the beginning of a long chain down through time; a chain that snaked through the Holy Roman Empire, through the modern kingdoms of Europe and Asia, until it eventually made its way to the United States of America. We do not know if Moses ever asked, "Who am I?" We do know what happened when Oedipus asked that question, and what were the consequences of his not knowing—until it was too late. By that time he had committed murder and incest, and put out his own eyes.

12

We have no record of what happened to the millions of other Adoptees from ancient times until now: whether those children in Babylonian times who persisted in searching for their fathers and mothers were returned to them, as the Code of Hammurabi decreed, or if those adopted by courtiers, a special group forbidden to search, had their eyes and tongues torn out when they defied the law.

We have no testaments of the experiences of Adoptees separated from their blood kin in any period: we have neither songs of joy, nor cries of rage.

After adoption the rest was silence.

Until recently in this country—until the ferment of the 1960s spawned the various liberation movements—the Adoptee was in the closet. If he was adopted, he didn't tell others. If she wanted to know about her past, she didn't ask questions. If they felt rootless and alienated, they endured it. If they were afraid of unknowingly committing incest, with a brother or sister, they didn't marry.

They were the true silent minority. They were playing the Adoption Game.

Rules of the Game

Without intending to, R. D. Laing has given us a perfect description of what the world looks like through the eyes of the Adoptee in his book *Knots*. Here we have a series of human interactions—tangles, impasses, binds, dysfunctions, knots—that make up the game of life as people play it with each other:

> They are playing a game. They are playing at not playing a game. If I show them I see they are, I shall break the rules and they will punish me. I must play their game, of not seeing I see the game.

Until now the players of the Adoption Game were said to make up a triangle—adoptive parents, birth parents, and the child. But actually there are many more people involved—the social workers who place the child, the lawyers and doctors who arrange private adoptions, the judges who seal the records, and the clerks who guard the records like lion dogs protecting the sacred temples wherein lies the godhead.

I see the game as a circle. The Adoption Circle. Sometimes the baby is in the center of the circle, and the other players are outside. In that case, the baby is enclosed, encapsulated, shut off from everyone else, while those outside form a homogeneous group. As one man put it, "I always felt like the boy in the plastic bubble—you know, the one who was born without resistance to disease. The bubble was like an invisible shield. I could see, I could even come close to others, but I could not be touched."

However, the game can also be played with the baby outside the circle and everyone else within. A woman expressed it this way: "My parents said I was the best thing that ever happened to them. But I always felt they were inside the circle, and I was on the outside looking in, never feeling a part of them."

As If

Another name for the Adoption Game, be it circle or triangle, is the Game of As If. Everyone pretends *as if* the Adoptee belongs to the family raising him or her, belongs on all levels, not just the social-psychological one. This version is not unlike the emperor who has no clothes, in that everyone must pretend the Adoptee never had any other parents. The adoptive parents embrace the child *as if* it were of their own blood and ask the child to live *as if* this were true. To share the illusion.

Inherent in the adoption process is the expectation that the child is to regard the birth parents *as if* dead—if not literally, then certainly symbolically. They are, in other words, taboo.

We find words to support this in some of our state adoption statutes:

> Custody may be awarded for a temporary duration but a decree of adoption severs forever every part of the parent and child relationship; severs the child entirely from its own family tree and engrafts it upon that of another. For all legal and practical purposes a child is the same as dead to its parents.[2]

Such statutes have the effect of bequeathing death as a legacy to the adopted child, who will internalize it as a taboo as fearsome as those that primitive societies placed around their dead.

The Veil between the Living and the Dead

The English, always articulate, went right to the heart of this death-tainted matter in a court ruling before their records were unsealed:

> In general it is the policy of the law to make the veil between the past and present lives of adopted people as opaque and impenetrable as possible, like the veil which God has placed between the living and the dead.[3]

A veil. Reading these words is like an epiphany.

I recognize it as the veil which beckons the Adoptee in his dreams, strangles her in her nightmares. It drapes the coffins of his ancestors. It masks the face of her mother and her father. It conceals his past, cloaks her reality. It hides the beast that must be slain in the labyrinth.

In moments of acquiescence, the Adoptee salutes this veil like a flag. In moments of wild abandon he waves it like a matador's cloak in front of the demons. In moments of despair she dons it like a garment of mourning.

The veil is a patchwork quilt that comes down to us through the ages, a work of folk art with no signature. Where did the design for it originate? Why did it have to be opaque? Perhaps, as lawyer C. L. Gaylord tells us:

> The ancient and traditional concept of adoption is that as of the moment of the adoption, the child is literally born again. It has, *by law*, been given a second birth. Its past life is cancelled out. The child is a new person. . . .
>
> Historically, adoption could probably not have survived without a willingness on the part of the members of early societies to believe, or at least pretend to believe, that adoption could make the adopted child something the child was not: the blood relation of the adoptive parents. It apparently was crucial that people accept that religious and legal rituals could emulate nature. To the extent that members of archaic societies were willing to so believe, adoption was accepted.[4]

The veil was a necessity, then, making it possible for earlier societies to imagine adoption. It enabled people to indulge in a "willing suspension of disbelief" in order to ensure continuity for their clan and heirs who would perform the ancestral rites.

Of course, the risks were not too great: one usually adopted children whose blood lines were known. It was *good* blood. Some societies actually had ceremonial rituals where the birth parents handed the child over to the adoptive parents.

We have no such rituals here, and it may be because in this country adoption grew out of very different needs—societal ones around relocating children of destitute immigrant families who overran the Eastern seaboard in the great migrations. It began with the rescuing of "unfortunate," "unwanted," and "unwashed" children from almshouses and asylums, first by apprenticing them out, and then by shipping tens of thousands of them out on "orphan trains" to farm families in the Middle West as free labor.[5] But it was not until after the turn of the century, when it was found to be cheaper to maintain surplus children in foster homes rather than in large orphanages, that adoption, as we know it, was on its way.[6]

In adoption, American-style, there has always been the taint of "bad blood" seeping down from those earlier days. Although the majority of children placed in the last fifty years were products of illegitimacy rather than poverty—their pedigrees cutting across class lines and sometimes a cut above those of their adopters—their origins were still considered dubious. Even today, when adoptable babies are at a premium, adoptive parents are considered the benefactors, rather than the benefitted.[7]

Those well-meaning "experts," who set up the institution of adoption as a convenience to serve children who needed families and families who needed children, never questioned the psychological validity of the veil that would cover the past like a shroud. In a nation of immigrants it was assumed that anyone could begin again under any conditions; that, if necessary, one could dispense with one's genetic and historical roots as easily as man had dispensed with his tail. It was an Age of Optimism, preceding Auden's Age of Anxiety, and Haley's Age of Roots.

Social damage could be repaired by social welfare.

We recognize this same "can do" philosophy in the caseworkers trying to match the physical traits of their charges to the adoptive family, as if the Adoptee were little more than a faceless artifact produced by social engineering. Perhaps it was hoped that the surface appearances would cover everyone's inner doubts that synthetic ties could hold as well as the blood knot.

The doubts were there, even then.

In the late 1930s we have the psychiatrist Florence Clothier speaking out like a modern-day Cassandra:

> The child who does not grow up with his own biological parents, who does not even know them or anyone of his own blood, is an individual who has lost the thread of family continuity. A deep identification with our forebears, as experienced originally in the mother-child relationship, gives us our most fundamental security. Every adopted child, at some point in his development, has been deprived of this primitive mother. This trauma and the severing of the individual from his racial antecedents lie at the core of what is peculiar to the psychology of the adopted child.[8]

Clothier was saying what her colleagues in the social-welfare field were not ready to accept—that the blood tie is of importance to the human psyche, and without it, the Adoptee was programmed for a difficult future.

It is Margaret Mead's belief that the extreme denial that has always operated in the adoption field covers up everyone's uncertainty that the process can work. For while Americans may not be concerned with their distant ancestors, the cultural norm is to know who one's parents are—unlike cultures where people believe they are related through the spirit world or even through reincarnation. We have, then, the incredible situation of a people who value heredity having to suppress their real feelings in order to treat children of ambiguous background as their own kin.[9]

If anyone questions this, let them read through the old adoption catalogues put out by prestigious agencies such as The Willows in Kansas City, which professed, in 1923, to deal in "Superior Babies" from "clean American stock."

> Taken as a class, they are recognized as being far brighter than the average child offered for adoption. They are far more affectionate, have better dispositions and temperaments and have clearer heads and brighter intellects. The risks usual with adoption are decreased, and their attendant consequences diminished. . . . Often the child of the slums—the offspring of depravity—is transplanted early into desirable surroundings and surprises the world with its ability. When this is true of the offspring of natural degenerates, what may not be expected of the exceptional class of babies of The Willows?

Adoption was a gamble then, no matter how safe one tried to make the Game. If you could deceive yourself otherwise, so much the better for you.

The Fraudulent Birth Certificate

Where did you come from, baby dear?
Out of the everywhere, into here.[10]

The stage is set for deception right from the beginning when the adoptive parents' names are substituted on the birth certificate for those of the original parents. *As if* the child were born to them. It makes little difference that the idea behind this amending was a noble one—to delete the word *illegitimate*—for by deleting the child's original name as well, it became a case of throwing the baby out with the bathwater.

As the Game is played now, the child's original birth certificate is put under seal, along with all papers pertaining to the proceedings, as soon as the adoption is finalized. These sealed records are the mainstay of the Adoption Game. Everything is guarded like the gold at Fort Knox. When Adoptees request a birth certificate, they are sent the fraudulent one. When they request their adoption records, they are informed that everything is sealed.

In the following sections we will examine the negative psychological effects that losing their heritage has had on Adoptees. We will see how the fictitious stories that their adoptive parents wove around their past became a determining force in shaping their psyches, preoccupying their thoughts, and hampering their emotional development.

4

The Chosen Baby

You called me a "chosen child"
And have the papers and memories to prove it.
AN ADOPTEE

A game that controls reality must control language. Adoptive parents insist that the woman who gives birth to their child must be called the biological, the genetic, or the birth mother; to refer to her as the natural mother would be to imply that they are *un*natural.[1] Adoptive parents call themselves the "psychological" or the "real" parents.

The child is "chosen."

What does it mean to be chosen? This is what the Adoptee must keep asking himself. It is like a Zen koan. It is like the riddle the Sphinx put to Oedipus. Saints are chosen. And so are untouchables.

To be chosen is to be acted upon—to be passive. It is not to choose.

When society sets any group of people apart as chosen, or special, it both exalts and dehumanizes them. In neither case does it allow them to be like others.

Although Adoptees are always being told by relatives and friends that it must be wonderful to be adopted—to be special—they view it quite differently. "I always felt it was a bad thing," a young woman told me. "Everyone made a point of saying how great it was. They did this in such a deliberate way, I knew they didn't mean it."

It is a burden to be chosen. Its very specialness isolates one.

19

"I would rather have my adoptive parents come to terms with their feelings of having a 'godsend' or a 'godchild,' " said another woman. "It can be a very lonely and awesome responsibility being someone else's answer."

She could have been referring to the adoptive mother of an eight-year-old who wrote to me recently: "We didn't consider our son someone else's baby—he was ours from the beginning. Most children brought into this world aren't really wanted—but an adopted child is wanted right from the start—he is chosen, and believe me, he is special—a gift from God."

Where do you connect with the human condition when you are chosen and everyone else is born?

I Never Was Born

I could not imagine anything to do with
my birth. I never knew the location of
the place until I was twenty-nine.

I thought God planted a seed in your body and it
grew into a baby.

I felt like I came from a book, like the
one that told me I was chosen.

I always believed adopted children weren't born.
That a stork brought them, just as my adoptive
mother said.

Dad always said, "We found Jane under
a rock."

FROM CONVERSATIONS WITH ADOPTEES

Sometimes when I'm with nonadopted friends, I will spring the question, "Did you ever think you weren't born?" I get quizzical looks as to my seriousness or sanity, but always the reply, "Of course, I was born." For without knowing it, while they were growing up, they heard random fragments about how they kicked in the womb, how Mama almost didn't make it to the hospital, and without understanding it, they were receiving direct confirmation about their entrance into the universe and their place in the flow of generations.

But the Adoptee says: "I'm not sure I ever was born." Because the womb is a forbidden, lost place, the condition of having been born becomes lost to him too. Without the original birth certificate, he has no proof.

John Brown, the psychologist who founded Browndale, a residential treatment center in Canada, tells of his surprise when a sixteen-year-old girl informed him that she had somehow been "hatched" or just sprung spontaneously into a crib at the Children's Aid Society. "And it really blew her mind when I said 'You had a father and a mother even if you don't know anything about them. Everyone is born in the same way. It can't happen any other way.' "[2]

But for the Adoptee it does.

Life does not begin for the Adoptee at conception, nor at the moment he emerges from the womb and gives his first outraged cry, but at the moment he is told of his adoption. It is the birth of consciousness, the consciousness of being different from the people around him. Unlike others, who get their evolutionary messages in their mother's milk, the Adoptee gets his message in the chosen baby story he is told. If we want to understand his behavior, we must decode that first story.

The Chosen Baby Story

It came in many versions, but the best known were *The Chosen Baby* by Valentina Wasson and *The Family That Grew* by Florence Rondell and Ruth Michaels.[3] These books read as if they were composed in a psychological vacuum, but they reflect the professional bias of their time: that a child who is given sufficient assurance of love will not need to know about his heritage. Cheerful in tone, deliberately vague about detail, they focused on how the baby came into the family, not how he came into the world. The word *chosen* was meant to act magically on the child's psyche, dispelling all curiosity about the missing parts of the story.

Not all adoptive parents went by the book. Some preferred to make up their own tales which they could edit as they wished. But permeated with denial as they are, all chosen-baby stories sound alike. Give or take a few details, they might have been delivered by the same stork. There is the standard plot: the happily married couple who need a child call on a special woman whose job it is to find babies who need a mother and father. Like a true sorceress, this woman manages to locate a perfect baby whom they love at first sight. There is no explanation as to where the baby came from—it is as if it just appeared on earth for the sole purpose of being *chosen* by them.

The following story, sent to me by an adoptive mother, is a typical example of the genre:

> When Mama and Daddy got married we thought we would soon have a baby, but time went by and time went by and we didn't have one. And so after a long time we decided that maybe God didn't want us to have one, so that when a baby was born who didn't have a Mama and Daddy to keep him, we would be ready to take him and adopt him. So we started going around and asking people if they knew of a baby we could have or, if they didn't know of one, we told them to remember that we wanted one if they ever found one.
>
> Well, time went by and one day Grandad Harry (our pastor) brought us a letter saying that if we could come to Cleveland on Thursday and talk to a lawyer we could get a baby boy the next day. So we went up and talked to the lawyer and stayed in a hotel that night, and the next day we went to a big hospital and got the baby boy and that baby was Mark.

We see here that as usual the central character, the woman who gave birth to Mark, is missing. Since it was a private adoption, the omnipotent social worker has been replaced by the pastor and the lawyer, while God has been busy in the wings keeping the parents sterile so that they would be available for Mark in his moment of need. By a process as miraculous as their birth, chosen babies never seem to ask why God didn't help their real parents keep them in the first place, or help the adoptive parents have a baby of their own.

Chosen babies choose to be gullible, as if innately sensing the wisdom of Robert Browning's philosophy: "Where the apple reddens/ Never pry—/ Lest we lose our Edens,/ Eve and I."

Beginnings of Befuddlement

Chosen-baby stories may have some fragments of truth, but we cannot call them true stories. I see in them the source of the Adoptee's distortion of reality, the seeds of a confusion that will grow in him as he grapples for some sense of authenticity over the years. Their lack of credibility can not help but affect his inner fantasies and self-image, his sense of pride or shame. For unlike those familiar fairy tales of our Western culture, which are woven through time with truths of the human condition, the chosen-baby story is filled with errors of fact, improbable details, implied horrors, as well as gaping omissions. Even when the story is seemingly benign, it has menacing undertones. The child cannot gain the catharsis from it that the true folktale gives. In fact, many Adoptees have told me that the stories made them feel twice rejected: by the natural parents who didn't keep them, and by the adoptive parents who couldn't have a baby of their own. Being *chosen* meant being second best.

When Adoptees get together, they like to compare their chosen-baby stories. No matter how different the details, it seems as if everyone was chosen from a cast of thousands.

Grace remembers her parents describing how they chose her over all the babies they saw. "I had visions of Mom and Dad walking down a very sterile room with a lady dressed in white, and two hundred bawling babies in their tiny cribs. I imagined they stopped and took one glance at me and decided I looked like I needed the most help. I probably looked like a drowned rat."

Grace was to learn later that her birth mother was an aunt, and her favorite cousins were really her brothers and sisters. "I was looking for someone who looked like me, and all my life they were right under my nose."

Jackie remembers being told when she was four that although all babies come from their mother's stomach, she didn't. She came from the hospital.

"When we got there we saw the babies lined up in their cribs. I saw you and went to the crib and picked you up. Your whole body was covered with eczema. Your father said: 'No, let's get a healthy one.' But you clung to me and smiled. 'I want this one,' I told your father. 'If that's what you want, all right. But at least put her down and look at the others,' he said.

"As soon as I put you down, you started to scream. 'I have to pick her up again,' I told your father, 'or I'll hear that scream in my ears for the rest of my life.'

"I went back and picked you up. You stopped screaming. Then we took you home."

Jackie was not very impressed with the story at first. All she could think of was that her friend Stuart came from *his* mother's stomach, and she didn't. But from then on she would say: "Tell me the story of how you got me." "It was my nightly story," she recalls. "I was chosen. Everyone else had to take what they got."

Like so many Adoptees, Jackie managed to blot out any concrete images around being born or about those other parents. "It wasn't until my teens that I thought about them as real people. When I had my own baby, I realized I never had the sense that I was born. I was adopted. But now, looking back, I felt I had no self. When you don't know how you were born, you don't exist. It muddles everything."

Warren remembers being told by his mother what she called the "How I Got You" story. She had wanted a baby and went to the agency where she was shown a room full of boys in cribs. "I looked at them all but was caught by the way you looked at me with those large green eyes," she would say over and over. "I knew I had to have you." Still she had to go home first and wait nervously for a call from the social worker, Miss Smith. "When it came and Miss Smith said I could come down and have you, I was so happy. I sped in the car to the hospital so fast that a policeman stopped me. I said, 'I'm going to the hospital to get my baby.' And he said, 'I'll escort you there.'"

Warren did not notice that he was waiting at the hospital rather than at the agency. Since his mother was divorced twice in rapid succession, he never felt he had a father, and so did not notice that there was never a father in the story of his being chosen, not even the one to whom she was married at that time. But he remembers being worried when he had to produce a birth certificate to get a driving license, wondering: "Do I have a birth certificate? Maybe I won't be able to drive because I don't have one." As it turned out, he had three—the original one, which he has still never seen, the second one with the name of his mother's first husband, and another revised one with the name of the second.

Karla remembers three versions of her chosen-baby story.

From age two to four: "We brought you home from the hospital when you were three days old. You were very very special. We wanted you so very much."

From four to seven: "We looked for you for seven long years and one morning at 6 A.M. the family doctor called to tell us we could see you. You smiled at us when we walked into the room. The minute we held you we knew you were ours." There was also some reference to the ordeal of the social worker's visits and the day in court.

When Karla was about seven, her mother added that her *first* parents had been killed tragically in a car crash. "They were a fine Jewish married couple. My first mother prayed for me and my adoptive parents as she died. This version was accompanied by the basic facts of life—that anyone can have a baby, any animal, but not everyone wanted them."

At age nine the story remained intact, but got progressively more elaborate as Karla's questions became more sophisticated and technical. "The car crash evolved into my natural father being killed on impact, my being delivered by cesarean section (which I envisioned as being picked like a watermelon), and my natural mother dying a few hours later, aware that a family had been found for me. My adoptive mother insisted that she had not seen my natural mother but got a physical description from the physician. She had no description of the natural father. There was no information about these two people who were killed—they seemed to have been just passing through. She placed ads in the newspaper trying to locate their family members but no one replied.

"I loved the story in all of its stages, and I asked for it often," Karla said. "I was not too inquisitive about my natural parents. I trusted my adoptive parents and really believed the car crash. When I learned about biology and genes and how heredity worked, my mother began to have emotional reactions. She now always stressed environment. We would go through the *story* without incident, but the questions about where I came from biologically ultimately resulted in tears and insecurity about my love. For many years I comforted my mother at this point and reassured her. This reaction made the questioning less frequent."

Alice remembers not so much her " 'doptee story," as her parents called it, but the fact that they recorded their telling of it over the years along with her responses. They played these tapes for their friends to the accompaniment of home movies, making her adoption into a public multimedia event. The excruciating pain of this invasion of her privacy is with her still, along with rage at the insensitivity of her parents, who never spoke of her adoption to her in private and were offended if she asked questions.

Trudy was given a chosen-baby book to read when she was five, but her parents did not tell her she was adopted. "I knew I didn't want to be adopted or special. I just wanted to be ordinary like a younger sister," she recalls.

When she was seven she remembers sitting in the back seat with her sister and hearing a man say to her mother through the car window, "Which one is yours?" Her mother said, "They're both mine," closed the window and drove off quickly. Later, when she asked her mother if she was adopted, her mother denied it and wanted to know why she was asking. "I was so relieved. I told her I would hate it if I was adopted."

When Trudy was eight, her mother had twin boys. She remembers being jealous and clingy. Then when she was eleven, there came the day she stayed home from school because she wasn't feeling well. "I was talking to my mother while she was ironing, and she said to me that someday she would like to tell me a story. I wanted to hear the story *then,* so she gave in. She said that she was unable to have children and wanted them very badly. So she went to the Catholic agency and found me. I was eleven days old. She said I was special because she picked me, but she had no choice later when my sister and the twins were born. It was quite a shock to me.

"I couldn't absorb it all. I went running out to the backyard crying to my sister that I had something special to tell her. 'I'm adopted!' I blurted out. She looked up at me and said simply, 'So.' 'So,' I said, 'don't you know what that means? It means we're not sisters.' And she said, 'Of course, we're sisters. It doesn't make any difference. You're my sister no matter what.' "

This was some comfort, but Trudy remembers entering her teen years uneasily. She attributes her insecurity and depressive periods to that sudden moment of learning what she had suspected and feared most.

Trudy's parents had obviously taken half-measures, giving her the book, but pretending it didn't apply to her. Other parents give half-truths which become so familiar over the years that even they begin to believe them. Some lie outright, and hope to get away with it. Until recently, of course, adoptive parents never expected their stories to be challenged or verified. Nor did they understand the devastating psychological consequences of their seemingly innocuous fabrications.

I was told that both my parents died of illness shortly after my birth, my father of war injuries and my mother of a broken heart. I had no reason to doubt it: in fact, found it rather romantic. How could I know then that it was a common strategy for adoptive parents to marry off and then dispatch those inconvenient characters at will? It made the story much cleaner, death being irrevocable as it is, and infinite in its varieties.

A large number of Adoptees were told their mothers died in childbirth. One woman was told that her parents were killed in an automobile crash coming home from the hospital, while her younger brother's parents vanished in a plane crash. A man born in 1947 was informed that his father was killed in World War II, and even when he was old enough to know that the war ended in 1945 he did not let the discrepancy of dates enter his conscious mind. He knew intuitively that it was better to remain a little befuddled—to fail the history tests—than to see too clearly.

I myself never questioned my parents' deaths while I was growing up, but lived with ghostly shadows in my room and the conviction that I too would die young.

A woman who had been told that her mother died in childbirth expected to die when she herself gave birth. And having miraculously survived the event, she prepared herself yet again while carrying her second child. When she learned her birth mother was still alive, she was filled with rage at her adoptive parents who had so unthinkingly set her up for this torment.

The woman who was told that her parents had been killed coming home from the hospital found herself at the age of eighteen riding home from the hospital with her own baby in a snowstorm. She was terrified that they would all be killed by the same merciless providence that had removed her parents. Even now, after she has found her natural mother very much alive, the fear of cars still lingers as an irrational vestige of the past.

We see that, internalized as it is, one does not easily outgrow one's chosen-baby story.

5

The Adoptee as Mythic Hero

Does the Adoptee have a more intense fantasy life than others? I think so. But my nonadopted friends keep reminding me that fantasies are part of the human condition, even necessary to the imagination. They never fail to point out that they used to suspect they were adopted. They say things like "I felt like a stranger in my family while I was growing up" or "I thought I was just dropped there by accident." They, too, dreamed of descent from royalty, from kings and queens who would one day return to rescue them.

Anne Tyler plays with this in her novel, *Earthly Possessions*:

> These were my two main worries when I was a child: one was that I was not their true daughter, and would be sent away. The other was that I *was* their true daughter and would never, ever manage to escape to the outside world.

Freud calls the fantasy of being the child of people other than one's parents the "family romance"—the child expresses ambivalence toward the parents in order to separate herself from them and explore her own personality.

But even though the family romance reveals the universal curiosity and fundamental quest for origins that everyone shares, it is not a *romance* for the Adoptee. There really are two other parents out there. No amount of reassuring by loving adoptive parents can ever change that fact. Moreover, while Adoptees share the fantasy of royal blood along with everyone, they are also having negative fantasies—of whores, rapists, murderers; the possibilities are limitless. Back and forth they go between them, polarizing the good and bad as it suits their psychological need. But unlike the nonadopted who can eventually resolve their family romance by unifying the good and bad parents into the one set they have, there is no way for the Adoptee to resolve the polarization short of knowing about the birth parents as real people.

Still, as the character in Tyler's novel suspects, there is an advantage to being adopted. Having been encouraged to close off curiosity and go underground, Adoptees often live in a world of fantasy that may be more real or meaningful than anything happening around them. Certainly it is an escape, even a haven, allowing them to disassociate themselves from any family unpleasantness. But it can also account for the dreamy, floating quality reported in adopted children, for the lack of attention span and concentration. They live in a mythical rather than a real past. There are no limits. Their fantasies could very well be true. As Florence Clothier warned her colleagues: "Bear in mind that when we are asked to deal with problems occurring in a child who has been adopted, he may be living out his fantasy of a hero's or a revolutionary's birth."

In *The Hero with a Thousand Faces* Joseph Campbell reminds us that the birth of the hero is surrounded with difficulty. There is the oracle who prophesies that the child will bring danger to the father of the land; the child is exposed, then saved by simple people who rear him—or, as we now say, adopt him. When he grows up he goes on his Search—a terrible journey through the dark woods, with constant threats to his physical and mental well-being.

Everyone identifies with the hero who must go forth into the world alone to search out his origins, but in the Adoptee's case this is a literal quest. At times he feels that he too has a thousand faces, a thousand identities—and yet none. If he has taken up acting as a profession, he feels he can play any role because he has none of his own. Indeed, if the Adoptee can tame his fantasies, make them work for him, his acquaintance with the mythic realm may deepen him as an artist in any field.

Being something of a professional fantasist myself—having filled a number of books with folkloric tales for the young—I have always been interested in the fantasies of Adoptees—what they have in common, where they differ. And what they reveal about the condition of being adopted. I found myself collecting fantasies the way others might collect dreams. "Tell me your fantasies," I would implore all Adoptees I encountered in person or through the mail. As might be expected, there were those who fled from this invasion, for fantasies form a protective barrier around the private core of an Adoptee's deepest aspirations or fears.

However, as I accumulated them from the most intrepid among us, I began to see how they were influenced by that original chosen-baby story, as well as by the parents' openness or denial of the past. Also, I saw that they could be divided into two categories—those of childhood, blurred and dreamlike and multiple, which we will examine here; and the more concrete ones of young adulthood, which we will take up in a later section.

The Adoptee's childhood fantasies are analogous to those sprawling primitive crayon drawings of the human figure which young children are prone to create. They lack concern with mundane details such as fingers, toes, or ears. They have a whimsical, grotesque charm, but little relationship to actuality. They would never pass in a life-drawing class, but then these children never had live models to draw from.

I have noticed that women seem to have easier recall than men, who often have difficulty retrieving any fantasies—almost as if adopted boys have a fantasy-proof repression mechanism that stays operative until adulthood, when forces which we'll discuss later catapult them into contact with their unconscious.

In a longitudinal study of nineteen adopted children from birth through preadolescence, Susan Farber was struck by the fact that the girls were much more verbal and conflicted about adoption than the boys. The girls' question "Why didn't you give birth to me?" rather than "Why was I given away?" suggested to her that they have a strong need to identify with the mother.[1] However, sociological factors could also be at work in that boys are encouraged early to mask their emotions and play "macho" roles.

Norman, thirty and unmarried, is one of the few men I know who feels that he was always preoccupied with the fact of his adoption. He remembers being afraid to go to sleep at night for fear of being lost and never coming back—afraid that he was not really adopted, that someone would claim him. He was always looking at women in the street and wondering, Is she my mother? When he was three, and social workers came to the house to arrange for his sister's adoption, he had the fantasy that perhaps one of the women was really his mother. "They talked to me. I thought maybe my natural mother is looking for me."

In adolescence Norman had the fantasy that he might be the son of Marlon Brando, since everyone in his high school said that he looked like him. He also felt that his birth parents were like guardians out there protecting him. His father, as wealthy and elusive as Daddy Warbucks, had left instructions "to look out for the kid." But there was also the recurring fantasy that somehow he came from outer space, a locale that he still keeps in touch with through watching "Star Trek" and reading science fiction. "I am attracted to space heroes because I can understand someone cut off from Mother Earth."

Jackie fantasized that her mother was a gypsy, her father a prince. They had a romantic affair, and a child, but the prince's parents would not allow them to marry. As a punishment to that heartless royal family, the gypsy gave the child, Jackie, to a "bourgeois" family. Jackie called this the "gypsy's revenge." But this did not prevent her from ruminating on another fantasy—that she might stop in at a police station and ask if they'd take her back to where she came from.

Karla, whose mother supposedly had her by cesarean section after the car crash, said she developed a strong picture of her—a plain version of Deborah Kerr. "I would imagine the crash and see her dead. My natural father was just a body slumped behind the wheel, no face or distinguishing features. I felt they must have been just like my adoptive parents. I was the Olympic Torch that passed between the two sets of parents. I became preoccupied with death. I would provide elaborate rituals for my pets when they died."

Helene, who knew only that she came from an agency, had the fantasy that whoever had her was dead. "It was the only way I could deal with it. I thought about it constantly, but never asked questions. Sometimes I even had the fantasy I wasn't really adopted, that they were just telling me that because they were ashamed of me. Other times I would imagine that my mother came from another planet."

June said: "I had the fantasy I was the illegitimate daughter of my mother's unmarried sister. But there was another fantasy too. My mother was always dragging me off to charities to help the poor. I had the feeling that this was where I originated. Right here. My mother was rubbing my nose in it. And yet, at the same time I had the fantasy that I was the daughter of a king and queen."

Sybil had the fantasy that she would be returned, though she never understood to whom. "I was terrified I would be given back. Can a natural child ever understand that? I learned to behave in ways that would win the approval I craved."

Susan knew who she'd be given back to. Her mother was always saying: "If you aren't good, I'll give you back to the Indians." "I knew it was a common expression, but in my case, she could. I wasn't part of their family, didn't act like them, didn't do the right thing. And there was a Sioux tribe living in the area. I used to have nightmares that they would come for me."

Mark fantasized that the old couple who used to visit his music camp and listen to the children play were really his parents looking in on him. He knew that they did not approach him because they wanted it to be a secret. And so he played their game and did not speak to them either.

Lisa, who was told that her parents had been "too poor" to keep her, brooded over it throughout her childhood. In fact, she fantasized that the poor Chilean family who lived on her city block was her real family. She was the last child whom they couldn't keep, and now by chance they all happened to live near each other. She never told them that she knew she belonged to them, but she spent as much time as she could at their house, sometimes sleeping away from her home for weeks at a time.

Another variation on this "poor parent" theme is the story a psychiatrist tells of a young adopted boy brought to her for stealing money and candy, which he gave to other children. After many interviews she began to get to what bothered him. While he was talking into the dictaphone that she gave her young patients, he told of parents who had to steal in order to feed the many children born to them. When she asked: "Wouldn't it be better if the parents turned over the care of the children to someone who could feed them?" he replied angrily that it was better to steal. It developed that the child had secretly fantasized that his biological parents had given him up because they were poor. When he stole and gave to other children, he was in some way becoming the parent who loved a child enough to steal for him.

Often a child can be relieved of his symptoms if he can be relieved of his negative fantasies, as happens in a good therapeutic relationship. The British psychiatrist Lydia Jackson, who made a study of forty cases of unsuccessful adoptions seen at a child-guidance clinic, was struck by the strongly ambivalent nature of the children's fantasies:

> The children pronounced judgment on their natural mother, calling her such names as "a bad lot," "a wicked one," "a stinking old thing." One little girl declared that she came "from God's belly"; a small boy talked of his mother looking down at him from heaven; another pictured his father as a monster with very large teeth and shaggy black hair; still another made up a story about a father who had run away to America after having left him alone in the forest "to die of starvation."[2]

Are adopted children easier to treat because of this abundance of fantasies? It seems not. Analysts report that they are more difficult because there are no known facts against which to test their fantasies.

We must consider that there is nowhere to go from nowhere—in life, as in therapy.

6

The Adoptee as Double

As we have seen, not being able to test his fantasies against reality, the Adoptee is forced to lead a double existence: the surface one which he shares with his adoptive family, and the secret one which is like a lost Atlantis sunken in his entrails.

Of course, the motif of the double runs in one way or another through everyone's life, and through both Eastern and Western thought. Plato proposed that all people are really twins: originally having been double what they are now—two heads, eight limbs— they spend their lives in search of the other half in order to be complete. Shakespeare played with the lighter side of the double, Dostoevsky with the darker. Otto Rank saw the double as the identical self promising personal survival in the future, or as an opposing self appearing in the form of evil, which represents the perishable and mortal part of the personality.

In his novel *The Bread of Those Early Years,* Heinrich Böll saw its lyrical possibilities:

> I see myself standing around in that life, I see myself smiling, hear myself talking, like a twin brother seen in a dream, the smiling, talking brother one has never had—the brother who, perhaps for a fraction of a second, was on the brink of being conceived before the seed carrying him perished.

The Adoptee, however, forced by circumstances to lead a double life, is haunted by a series of doubles—even the double has a double. There is the other possible self one might have been had

34

one been kept by one's birth parents. There is the self one might have been had one been chosen by a different couple. There is the child one's adoptive parents might have had, had they been fertile, or the child they did have, who died.

The Adoptee carries this cast of characters around with him, hoping to find release through numbing, through psychoanalysis, through the journey back to the original self.

The double who is the other *possible* self remains forever infantilized. It is always the abandoned baby. When the Adoptee goes back to search for it, it is still there, frozen in time, at the same age he left it to begin his other life.

My own double will always be standing in its crib at the Hebrew Home for Infants—waiting—although the home has long since disappeared. She has never evolved beyond that stage. She is the part of me that is eternally young, helpless, and alone.

We recognize Edward Albee's double in the child his parents *might have had* in his play *Who's Afraid of Virginia Woolf?* That child, never seen on stage, is as alive as a real child to his parents. Martha even speaks of his birth to the couple visiting her and her husband, George:

> Our son. Our son was born in a September night, a night not unlike tonight, though tomorrow, and twenty . . . one . . . years ago. . . . It was an easy birth . . . once it had been . . . accepted, relaxed into. . . . And I was young, and he was a healthy child, a red, bawling child, with slippery firm limbs . . . and a full head of black, fine, fine hair which, oh, later, later became blond as the sun, our son.

This imaginary child, the last bond between them, is destroyed by George at the end of the play as his final revenge against his wife. Pretending a telegram has arrived with the news, he announces:

> All right. Well, Martha . . . I'm afraid our boy isn't coming home for his birthday. . . . Martha . . . our son is . . . dead. He was . . . killed . . . late in the afternoon . . . (*A tiny chuckle*) on a country road, with his learner's permit in his pocket, he swerved, to avoid a porcupine, and drove straight into a . . . large tree.

When Martha protests hysterically that George cannot do this to her, he informs her, "I can kill him, Martha, if I want to."

And the reason—"You broke our rule, baby. You mentioned him
. . . you mentioned him to someone else."

Perhaps only a playwright who was adopted could so electrify
a stage with the invisible presence of an unborn child.

The Adoptee who is fated to replace the dead baby his parents
once had grows up side by side with the ghost of that baby. If the
baby had a name, it assumes monstrous proportions over the
years, taking nurture in the adoptive mother's fantasy of what
might have been. This dead child is the perfect one, the *other*
who would have achieved things far beyond the Adoptee's scope.

Jackie, who was adopted at nine months, replaced Louise, who
had died at nine months. Told that Louise had died of "crib
strangulation," Jackie often dreamed that she was being strangled
and couldn't breathe. Her mother lit candles for Louise once a
year and on that day looked very sad. It was as if Louise took over
the house and the mother at those times. Once when her mother
went up the stairs, crying hysterically and screaming, "She would
have been fourteen today," Jackie wanted to follow her saying,
"I am your daughter." But she couldn't. The words wouldn't
come out. They were strangled in her throat.

When she was in college, Jackie told everyone that she had an
older sister—named Louise. She thought of Louise as her double,
her better half. Louise had all the social poise and talents Jackie
lacked. If Jackie were lucky, someday she would be like Louise.
But she did not consciously associate this imaginary sister with
the dead infant until much later.

Nina, whose adoptive mother was a twin, was told that she too
had been one, but that her twin had died at birth. Her mother,
who had a love/hate relationship with her own twin, became
fixated on making Nina look like herself. At sixteen Nina was
taken to a plastic surgeon to have her nose and chin remodeled
to match her mother's. Years later, when she went in search of
her birth family, Nina took along a picture of how she used to
look, so that they wouldn't think she was an impostor. Learning
from them that she had indeed been a twin—her sister having
died with the mother in childbirth—she wept for the baby who
might have made her complete. She mourned this twin who

stayed with the mother while she went out into an alien world, as if she were mourning herself.[1]

Norman always felt as if he had had a twin who died. "I've always been at war with myself, dealing on two levels as two people. Sometimes I think that if I looked into it, I would have two Social Security numbers and two car registrations, one belonging to me, the other to that twin whose identity I've picked up."

Karla was once informed by another adopted girl in her class that she was her twin. She remembers being terrified and running home to her parents, who assured her this wasn't true. Later, when they told her they had just missed adopting a baby boy, who would have been named Peter, she played with a phantom brother.

In his teens John always wondered if there was someone out there who looked like him. "When I was taking part in the senior track meet in school, warming up to run the mile, another runner came face-to-face with me. He looked exactly like me, but before I could get my thoughts together, he had disappeared. I never did see him again, but I said to myself, 'that could have been my brother.' "

When she was twenty-five, Robin looked in a TV guide and saw a face that had a strong likeness to her own. Excitedly she showed it to her friends, who agreed it was almost a perfect match. "Never had I seen a resemblance to anyone in my life except him," she told me. "I decided he could really be my twin brother. I wrote him, but of course I never got an answer. He was a very popular singer."

Over the next few weeks Robin brooded about this singer— her possible lost twin. "Given all the lies my family had told me over the years, it seemed that something deep and dark was being kept from me. Mother had thrown out hundreds of my books when I left home, and I realized that one of them had been my favorite, *Traded Twins*."

It was shortly after seeing her possible twin that Robin had her first breakdown, and was in and out of hospitals with "psychotic daydreams," as she calls them. She has since met her birth

parents and knows that there was no twin, after all. "Is it usual,"
she asked me, "for Adoptees to imagine they have a twin?"

I would say that it is. I think all Adoptees unconsciously spend
their lives in search of that missing part of themselves—call it
mother, father, or twin. Lacking the physical tie to relatives who
look like them, they feel a deficiency, as if their very system craves
physical bonding with those blood-related kin who are lost to
them for reasons they cannot understand.

7

The Adoptee as Survivor

It could be said that all Adoptees are survivors of a holocaust of one kind or another.

They get their first hint of this in the chosen-baby story, which has the implicit message: We saved you. To be saved from the perils of war or famine in a foreign land may sound more dramatic than being saved from an unnamed local disaster, but the psychological impact can be similar.

The past may be lost but not the squalid details of the terrible condition they were in when they arrived. Jackie was festering with eczema all over her body; others were "rotted under the arms," unable to walk or talk, or desperately ill. It could only make them wonder why, if they were so puny and puking, they had been "chosen."

Norman was told he was almost dead when handed to his parents in a hotel lobby by a social worker who had flown with him up from the South. "Mom said she took one look at me and went straight to the hospital where her cousin is a doctor. He said they had a right to refuse me, but I might not survive the trip back." Norman was given to understand that even though he was damaged goods, his parents had kept him because it was the only humane thing to do. He was regaled with tales of how he was in and out of hospitals, first for dehydration, then for a congenital hernia operation during which he caught a virus that made it "touch and go" for a while. He was fed intravenously and still has marks on his ankles from the needles.

We see in these rescue stories, exaggerated or not, the adoptive parents' pride in pulling the Adoptee back from the shadow of death. They have, in that sense, given life to the child and are responsible for its very existence. They do not understand the burden this places on adopted children to be grateful to their saviors. Having been reborn through adoption, they must be thankful for this second chance, this second life.

The "we saved you" story, on one level, is saying: You owe your life to us. Therefore, you must subsume your personal desires to ours. Since we gave birth to you in the only meaningful sense of the word, you belong to us.

On another level, the message is: Because of illicit circumstances, you were *as if* dead when born. Not until we adopted you were you legitimately alive with a place in society. You had no other existence before us.

Survivor of What?

When the Adoptee outgrows the chosen-baby story and tries to use the bedtime hour of togetherness to explore specific questions about his past—those parts missing from the once-beloved tale—he discovers that the parents no longer want to discuss it. He learns that there is no accepted sequel to the chosen-baby story. To press for one is only to bring tears to the parents' eyes. The subject is taboo. It is not part of the game.

Joyce recalls: "As I would persist with wanting to know more, like 'Why did they have to give me away?' Mom would get defensive and come back with, 'Well, we love you, isn't that enough?' And of course I would feel guilty and the conversation would end."

Warren, whose mother had a police escort to pick him up, remembers: "When I was too old to hear stories, I noticed there was no more talk of adoption. If I tried to bring up the subject, she would say vaguely, 'Yes, you were adopted.' Unconsciously I knew she'd feel rejected if I talked about it."

It is about this time that the Adoptee receives the full impact of that unspeakable calamity that is buried in the past. What it is he has survived, and why, he does not know. He only knows that as a result of whatever happened he became separated from his original parents and placed in this family.

It is difficult to be a survivor of any kind, but most difficult when you are kept in ignorance of what it is you have survived. For, since most adoptive parents are unable to see the child's loss of the birth parents as a psychic trauma, but rather as a felicitous event that has enriched their own lives, it is hard for the Adoptee to deal with his survivor role. Although he perceives that a piece of his world has been swept away, he also perceives that he must not attempt to retrieve it.

Lack of Mourning

The Russian poet Andrei Voznesensky says that within us we all bear our family graves. If this is so, the Adoptee is doubly deprived, for he has never been given a place to mourn. This was brought home to me not too long ago when a cousin recalled one of those possibly apocryphal stories that are whispered in families. She said that when I was small I had insisted on going to see my parents' graves. My aunt had driven me and my mother out to a cemetery where I was shown two headstones. (I was too young to read, so they did not have to worry that I would catch them in their deception.) I seem to have erased this incident, if it ever happened, from my memory—a talent that all Adoptees develop early. But the point is that adopted children, whether told their parents are literally or symbolically dead, are cut off from any way of dealing with it. There is no ritual ceremony, like lighting candles or sitting shivah, to mourn parents who are *as if* dead, while never having been *as if* legitimately alive.

Norman Paul, a psychiatrist who prefers to be called a physician interested in family problems, believes that the inability to mourn one's loss is the psychological clue to schizophrenia, as well as to the adopted person's repressed personality. "There is a need to mourn that is denied the adopted child," he told me. "I found in my practice that if you look back in time with adoptees, it is like being on the edge of a cliff—there is nothing beyond it."

John Brown also believes in the importance of allowing a child to mourn, and bringing to the process a sense of dignity and pride about the person who is gone. Consider here that the adopted child can have little pride in parents whose worth, or worthlessness, can only be inferred from the way in which they are, or are not, presented by others. The real messages about those lost parents are nonverbal. If the adoptive parents regard them as nonpeople, as lowlife, as immoral, the child perceives this, and some part of him becomes a nonperson or immoral. The child is then a survivor without honor, not understanding why he exists at all, or what it is his life must prove, justify, or vindicate. Either he is an accident or a creature of destiny. But which he does not know.

He cannot look to his adoptive parents for the answer.

8

Adolescent Baggage

It was found that the adopted child can encounter
problems in adolescence which are peculiar to such
children and do not enter into the experience of
adolescents growing up within their own biological family.
ALEXINA M. MCWHINNIE

The adolescent Adoptee is the child now struggling to form a
mature identity, a task he or she finds difficult because there
is no way of integrating the past with the present. There is
no adolescent myth to replace the chosen-baby story. The lack
of communication that has become a way of life for them has
taken its toll. The teenager disappears even further into that
private space that "has no name." Overloaded with excess baggage
of repression, separation anxiety, denial, and guilt, he or she is
unable to cope. Trust is nonexistent when secrets are being kept,
reality-testing impossible when you are always confronted with
half-truths. Confusion about the credibility of the parents becomes compounded by the usual adolescent uncertainties. It is like
a split screen: These are my parents/but they're not. As a result
the authenticity of *any* feelings the adolescent has toward the
parents comes into question.

The adult Adoptees we've met so far were not part of a clinical
population, but they still described adolescence as an unbearable
turmoil of deep depressions, even suicide attempts. They said

things like "I felt I was an orphan, even though I had two sets of parents"; "I felt I didn't have a name, not the adopted one or the one I sneaked a look at on the adoption papers. You could have called me anything, and I'd have answered."

Many relied on liquor and drugs to get through. Some had babies out of wedlock and put them up for adoption, unconsciously acting out their birth mother's role. Many of the men had joined the military by the age of seventeen as a means of getting away, while the women had entered into early, disastrous marriages as a way of "being adopted by someone else." Their actions were not so much solutions as flight from a confusion they could not articulate.

We are reminded of Florence Clothier's warning that "no matter how lost to him his natural parents may be, the adopted child carries stamped in every cell of his body genes derived from his forebearers."[1] If, as she wrote, neither geneticists nor psychologists know enough to disentangle the mosaic weave of the personality to be able to say "this trait is hereditary" or "that is purely the result of identification," then how could adopted adolescents possibly understand the conflicting desires that were propelling their seemingly headlong rush into chaos?

They couldn't. The consequences of the Adoption Game were coming to the surface.

We shouldn't be surprised. In the early 1960s, child psychiatrist Marshall Schecter received a lot of criticism from colleagues and mental health professionals for observing that there was a disproportionate number of young Adoptees in his clinic, and that they seemed more prone to emotional difficulties than nonadopted children.[2] Social workers in particular were up in arms at him: "If I wasn't baldheaded by the time I went into one meeting with them, I would have been scalped totally," he recalls. "At least seventy-five of them shook their fists at me for daring to suggest their practice needed looking into. 'Adoptees do not have special problems!' they shouted at me. 'You are wrong.' "[3]

Schecter was struck by the emotionality in the adoption field, the inference that his observations should not have been published because they might discourage people from adopting. As a scientist, he had been recommending that the institution of adoption be reexamined, but he was being accused of trying to sabotage it.

Over the next few years Schecter gathered statistics from other clinics and residential treatment centers that corroborated his own.[4] His findings that adopted children showed a high incidence of aggression and sexual acting out was an impetus to other investigators to prove or disprove that Adoptees have special problems not experienced by those growing up in their own families. There is still no consensus on this issue. But many journal articles describe adopted children as having a tendency toward learning disability and underachievement, exhibiting a lack of self-identity, dependency, and fearfulness, and showing a propensity for stealing, running away, and destroying property.[5]

A growing number of prominent researchers like Alexina McWhinnie[6] and John Triseliotis[7] of Scotland are coming to the conclusion that Adoptees have additional problems beyond the usual ones that plague everyone in adolescence. This would seem to be common sense when we consider that it is hard to know where you are going when you don't know where you came from—and hard to become an autonomous person when your parents and society control the basic facts of your heritage. Still, it is alarming to come across findings that nonrelative adoption carries a higher risk for psychiatric illness than adoption by a relative,[8] and that children of parents with prison records often repeat this antisocial behavior.[9] One doesn't know how reassured to be by other studies which indicate that Adoptees are no more prone to psychopathology and delinquency than others.[10] Certainly the truth lies somewhere in between. Most Adoptees, like everyone else, manage to make it through adolescence intact, but it is the purpose of this book to call attention to the unnecessary suffering they experience.

The number of Adoptees in the adolescent and young-adult clinics and residential treatment centers is strikingly high. Doctors from the Yale Psychiatric Institute and other hospitals that take very sick adolescents have told me they are discovering that from one-quarter to one-third of their patients are adopted. A great many of these young people are in serious trouble with the law and are drug addicted. The girls show an added history of nymphomania and out-of-wedlock pregnancy, almost as if they were acting out the role of the "whore" mother. In fact, both sexes are experimenting with a series of identities that seem to be related to their fantasies about the biological parents.

The debate continues on the source of these maladjustments—

the strain of being adopted, the adoptive parents' unresolved conflicts about infertility, the mismatching of parents and child, genetic factors, or intrauterine disturbances—and doctors now admit the need for long-term studies.[11] It is encouraging that research is beginning to take place in various clinics around the country.

A few years ago I participated in an American Psychiatric Association panel with Barney Greenspan, a doctor at the Bellefaire Residential Treatment Center in Cleveland, Ohio. He and a colleague had decided to look into the effect that not knowing one's biological parents had on adolescent development, after they noticed that 16 percent of their patients were adopted. Singling out twenty-six boys and thirteen girls adopted in infancy, they found that although the reasons for referral did not differ markedly from others, these adolescents did show a higher incidence of stealing than the general population, that the boys characteristically showed more aggressive outbursts than the girls, while the girls tended toward sexual acting out and pathological lying. All had severe problems with the parents.

In their interviews with the caseworkers, most of the parents had shown a great deal of denial. They felt adoption played no part in the disturbance, although a few were highly rejecting of the child, blaming his heredity. Moreover, the fact that the child was adopted almost never came up spontaneously—sometimes it surfaced only accidentally. Greenspan was also aware that he had difficulty getting material from the children about their feelings about being adopted. A defensiveness, denial, and repression pervaded the whole area, although some children wondered why they did not think about it.

Greenspan said: "It appeared to us that the added piece of identity, *the state of being adopted,* had difficulty becoming integrated into the personality because of lack of factual material about the natural parents, conflicting stories about one's origins, and the knowledge of adoption as a forbidding subject, so that questions and feelings about the state of not knowing could not be raised and discussed."[12]

Since there was a reluctance on the part of the adoptive parents to think about adoption, the children's feelings about it either remained in their unspoken fantasy life, were repressed, or were acted out. Greenspan felt the major finding was that lack of material available to the kids made it difficult for them to work through their adoption fantasies.

The most active researcher on adoption in the psychiatric field is Arthur Sorosky on the West Coast. Sorosky became concerned in the early 1970s when, like Greenspan, he noticed that few of the adolescent Adoptees in his practice had received enough background material to incorporate into their developing ego and, as a result, could not build a strong sense of identity. There was a shadow over their emerging sexuality as they became aware that their adoptive parents were watching them suspiciously, as if suspecting that something of the illicit tendencies of those missing parents might turn up in them. The suggestion of "bad seed" was there, as well as an embarrassment about sex in general.

Together with two social-work colleagues, Annette Baran and Reuben Pannor, Sorosky set up the Adoption Research Project, whose first undertaking was to collate all the material in the field.[13] There was an amazing number of articles scattered throughout the Western world by now, each detailing some fragment of the problem, but it took the Sorosky team to dredge them up from obscurity.

Genealogical Bewilderment

In 1952 there appeared in *Mental Health* magazine a short letter entitled, "Children without Genealogy—A problem of adoption." It began, "May I draw attention to the observation that lack of knowledge of their real parents and ancestors can be a cause of maladjustment in children."[14] It was signed by a British psychiatrist, E. Wellisch, who went on to note that in questioning whether it matters if a child has such knowledge, it should be remembered that most people accept their own genealogy as a matter of fact, and are no more aware of it than one is of one's shadow or mirror image.

Expanding this analogy, Wellisch pointed out that the shadow and mirror image of a person have a considerable psychological significance in that they are extensions of the *body image*—a concept he borrowed from Paul Schilder to describe a picture of our own body which also extends beyond its confines. Wellisch reminded his readers that the shadow was regarded by primitive people as an actual part of the body, and the mirror was used in witchcraft—in Gothic tales heroes sold their shadows and mirror images to the devil with disastrous results.

We see Wellisch groping for that phantom part of the Adoptee, as present as the "phantom limb" is in amputees. (Reading his words took me back to a recurring childhood nightmare I had after hearing a radio drama in which a woman had her ear cut off. Every night she roamed her rooftop as a ghost, crying: "Give me back what you have taken from me," and every night I heard her wail and trembled with terror, as if her loss was connected with some part of me that had been ripped away.)

The deeper he went into his study, the more Wellisch was struck by the Adoptee's loss. He noted how everyone, including himself, took the presence of others with similar physical characteristics for granted, because they had grown up surrounded by relatives who resembled them:

> As a matter of fact persons outside ourselves are essential for the development of our complete body-image. The most important persons in this respect are our real parents and other members of our family. Knowledge of and definite relationship to his genealogy is therefore necessary for a child to build up his complete body image and world picture. It is an inalienable and entitled right of every person. There is an urge, a call in everybody to follow and fulfill the tradition of his family, race, nation, and the religious community into which he was born. The loss of this tradition is a deprivation which may result in the stunting of emotional development.

Wellisch closed his letter with the observation that being deprived of knowledge of their heritage could lead children to irrational rebellion against their adoptive parents and the world as a whole, and eventually to delinquency. "The problem deserves special studies and attention."

Adoption Stress

It was H. J. Sants, working in the same clinic with Wellisch, who suggested that adopted children have, in addition to the general causes of maladjustment, the burden of *adoption stress*—the stress to which they are subjected as a result of their particular status. He found "genealogical bewilderment" to be a large factor in their condition.[15]

According to Sants, a genealogically bewildered child is one who has no knowledge of his natural parents or only uncertain knowledge of them. It is not just Adoptees who fall into this category, but also any child who has at least one unknown parent. The resulting confusion undermines the child's security and affects his mental health and may send him on a relentless pursuit of the facts of his origins from adolescence on. But having said this, Sants found himself as puzzled as Wellisch about why these children had such a desperate need for genetic information.

Looking to literature for insights, he saw an analogy in Hans Christian Andersen's tale of the ugly duckling, who by being hatched in the nest of another was deprived of knowledge of his true genealogy as a swan:

> The swan is rejected because he cannot do what the others in his family can do as a result of his different genetic endowment. Persecution leads to depression and wandering (symptoms found so often in the genealogically bewildered child). At one time the young swan is fostered by an old woman who already had two other foster-children, a cat and a hen. The cat despises him because he cannot curve his back and purr and the hen because he cannot lay eggs. The ugly duckling's heredity at this stage of his development allows him only to claim swimming as one of his abilities. He ventures to say, as many foster-children have done, that his foster-family do not understand him and is told, by the hen, "You've got nothing to do, that's why you get these whimsies. You try laying eggs or purring, and you'll get over it. . . ." The ugly duckling then does what other foster-children have done before, he runs away "out into the wide world." One afternoon he sees some birds which strangely inspire him. They are swans but he does not know that. He has never seen such beautiful birds but is not jealous of them. . . . He fears they may kill him but he does not care; he must join them. "Please kill me," said the poor little creature, and meekly stretched his neck along the water and waited for death. But what do you suppose he saw in the clear water? He saw his own image. But it was no longer that of a clumsy, dirty, grey bird, ugly and awkward, but of a lovely swan.

One of the ugly duckling's difficulties, according to Sants, was that none of his foster parents knew that he was a swan. "They did not know his genealogy. Consequently they could not understand the significance of his skills nor envisage his potentials. The ugly duckling showed his need to identify with others in order to feel that he belonged, but he could not identify with animals differing so much from himself in appearance and performance."

Sants decided that differences in appearance can severely hamper a child's capacity to identify with his parents so that any feelings he might have of belonging as the result of loving care would fail to be reinforced. What the ugly duckling had experienced was not unlike the research results of some of Sants's colleagues who were studying how physical resemblances between fathers and sons and mothers and daughters affected their closeness. In one experiment with nine hundred male students, it was found that 70 percent of those who got on well with their fathers had physiques similar to them. In relating this to his questions around adoption, Sants concluded, "If differences in genetic structure between natural father and son hamper identifications, it seems likely that identification will be even more hampered when there is no hereditary link between father and child."

Seeking out cultural examples, Sants noted that the practice of ancestor worship in some societies revealed man's emotional need to identify with biologically linked predecessors—even if one could go back no further than grandparents. He decided that most people are more aware than they realize that they contain the germ plasm of their parents and more remote ancestors, and that intellectual and emotional characteristics are in part genetically determined. *Not* knowing, then, would appear to be incompatible with a secure self-image.

Sants concluded that although adoption was an attempt to "transplant" the child from his natural family into his substitute family, such a graft could never be carried out completely because "roots in the natural family can never be severed without a trace." In other words, children need to know their natural origins.

Hereditary Ghosts

Looking at genealogical bewilderment from another perspective and adding another dimension, Max Frisk noticed that because his patients felt they were adopted, rather than born, they did not have the "genetic ego" which was essential for the formation of identity. Rather, they had what he called a "hereditary ghost,"

similar to the ones he had found in people with mental disturbance, suicide, and the like in their family. In order to rid themselves of this ghost, they felt the need to see their real parents and
discover what their true character was.

Frisk felt that this need led to a symbolic search for the parents,
which could express itself in restless wandering: "Some sought
company in fundamentally different social groups, on a lower
social level than that of their families. Their pursuit was in some
ways instinctive and seemed to be an effort to find a group identity,
corresponding to the predestined group the child imagined he
should have belonged to."

Frisk concurred with Sants that to be able to integrate those
aspects of themselves connected with heredity, Adoptees "must get
to know their biological parents."[16]

One's Own Kind

Another way of approaching genealogical bewilderment is to see
it in Erikson's sense of feeling alienated from people who are not
one's own kind.[17] This can happen in blood-related families, too,
when, for instance, the father looks at his own son who resembles
a hated brother and feels that this child is not his own kind. But
how much more likely it is to occur in the adoptive situation
where, genetically and historically, parent and child may have
little in common.[18]

One psychiatrist, himself an adoptive father, expressed it like
this:

> When your kid is acting up, when he's demonstrating all of
> his least appealing traits, you tend to be a lot more tolerant
> and forgiving if you can recognize those traits as your own,
> if you can grin and think—just like his old man. Hell! How
> can I blame *him* if he got it from *me?* But when you're *not*
> the old man, and the faults are alien and unrecognizable,
> you're going to be a lot tougher. You're going to wonder—
> where did the little bastard pick *that* up?[19]

Conversely, he goes on to say, the adoptive parent is never
free of the fear that the child will feel you don't love him because
he's being punished, or that you'd act differently if he were your
own flesh.

Marshall Schecter, who conducted his adoption studies over the past twenty years, was aware of this problem. He believed that the tendency for Adoptees to run away or gravitate to people on an economic level lower than that of their adoptive parents was a way of seeking *their own people.* He pointed out that their fantasies about those unknown parents had become so real that they actually believed their identity lay in where they came from, rather than in what they had become with the parents who were raising them. "Adoptees must learn to say: 'Yes, I may have come from that, but this is what I am now.' They have to learn that there's a difference between being related and developing a relationship."[20]

Today, when so many children are adopted from overseas, we can expect that by adolescence they will be overwhelmed by the biological feeling of being separated from their own kind. Unlike previous generations of Adoptees who were the products of illegitimacy in this country, these children are the victims of social upheavals, war and poverty. Their sense of mystification will be as deep as ours, but more complex, because it has the added dimension of cultural and racial dislocation.

And something else. It is hard for parents of children from overseas to tell them pretty chosen baby stories. Many of those babies arrived with the word *Abandoned* on their records, but their adoptive parents were not told that this was only a legal euphemism, and not literally true. Hearing the word, the children feel abandoned, not only by their mother, but by their mother country. No wonder many of them do not want to see picture books about their country of origin or to talk about it. They are flooded by conflicting emotions: I belong there/I do not belong there. I belong here/I do not belong here. Try as they might to pass as American, the country they would gladly forget has stamped its image, like a brand, on their features: there is no escaping that they came from somewhere else. Yet they also feel a longing for this mother country, just as there is some deep yearning in American Adoptees for the mothers who have "abandoned" them.

I think of Kim, a Vietnamese teenager, who came to the United States from an orphanage when she was three. Instead of being able to pass, as Caucasian Adoptees do, she is stared at on the streets and has only to look in the mirror to be reminded that she comes from a place not only alien to her parents but also to her whole community. Like the ugly duckling, she is obsessed with those features which do not resemble the people around her—in her case "an ugly flat nose and short legs." When she was younger, she would follow Oriental children around the supermarket as if she were trailing her own body image. As a preteen she began retreating into a secret life, disappearing for hours at a time and seeking out friends from a different social and racial group than that of her adoptive family. When she is upset, her mother feels as if she brings a "bamboo curtain" down between herself and those who love her. She talks of returning to Vietnam some day to find a husband with whom she can have children who will look like her. Her parents are concerned about the constant challenge of helping her gain confidence about her appearance. It all seemed so simple when she was a cuddly toddler. No one foresaw the difficulties she would have as she developed into an adolescent searching for some sense of self.

In their study of the adopted, the Sorosky team found that adolescent Adoptees have a greater difficulty working through the psychosexual, psychosocial, and psychohistorical phases of their personality development than their nonadopted peers—that the existing block to their past might create a feeling that there was a block to their future as well.[21] Like most other researchers, the Sorosky team acknowledges that it is working with a specific sampling of Adoptees—those who turn up in psychological clinics or those who have surfaced in the adoption liberation movement. But I suggest that the Adoptees who go about their lives seemingly untouched by their adopted status will not have an easier time in the long run than those who did not have the temperament or inclination to play the Adoption Game. When you stifle curiosity about yourself, you stifle many other things as well. You shrink your area of perception. You live in a smaller space.

9

Good Adoptee– Bad Adoptee

We have seen that Adoptees played the Adoption Game in various ways during childhood and adolescence, depending on the chemistry of the relationship with the adoptive parents and on their own constitutional make-up. Like the girl in the nursery rhyme, "When they were good, they were very, very good, and when they were bad they were horrid." Some were aware that they were trying to be the Good Adoptee, while it seemed to others, in retrospect, that they were always trying to be the Bad Adoptee.

The Good Adoptee was placid, obedient, didn't ask too many questions, was sensitive to his parents' needs to make believe he wasn't adopted.[1] The Bad Adoptee was rebellious and continually acting out at home and in school.

The Japanese speak of the "debt that can never be paid." Obviously, no one could be perfect enough to repay the debt of having been saved from the terrible fate of orphanhood: the seemingly Good Adoptee might be miserable because of the thoughts and fantasies he is secretly withholding from the adoptive parents; he feels he cannot play the game well enough no matter how hard he tries. And the Bad Adoptee, who acted out early, sometimes reforms and becomes overly solicitous to the adoptive parents in young adulthood.

There is another Japanese saying: "Scratch a Japanese and you will find a samurai." In the same spirit, we may say that if you

54

scratch a seemingly Good Adoptee, such as one who doesn't want to search, you will usually find a former Bad Adoptee, or a future one in the making. For in all Adoptees there resides simultaneously the responsible child along with the one who, being magical, is not accountable, the legitimate, law-abiding citizen alongside the outlaw.

The Good Adoptee

Mark, a professional man in his mid-thirties, has always thought of himself as the Good Adoptee, the model child. "I was grateful," he says. "Grateful to have been adopted, grateful not to have died in a concentration camp like my adoptive mother's relatives." Although he was born in New York in the early 1940s, he had nightmares about that, but also feelings of good fortune.

"I bought the *chosen-baby* bit. I still buy it. I considered myself special, still do. Bragged about it. Still do. Enjoyed the fact that I'm adopted."

When Mark was three, his five-year-old sister, also adopted, died of leukemia. His parents went into mourning for her, and the agency suggested a replacement—something that experts would think twice about doing today. A sister, two years younger, joined the family, but Mark feels he was still the special child. He went to an Ivy League college and now has a position in a prestigious firm.

Mark does not remember having any fantasies about his birth parents, whom he thought died in a car crash. He never said things like "You're not my real parents" when he was a teenager, or "I hate you." In fact, he showed no temper at all. He still has difficulty expressing anger and is beginning to understand that he used passive-aggressive means to achieve his ends instead.

When he was eighteen, Mark's parents succumbed to their daughter's pressure to talk about adoption. He then learned the truth about his background. His mother was an unmarried German Jewish refugee who was sixteen when she came alone to the United States during the war. She lived in a series of foster homes provided by a Jewish organization, and became pregnant with him at nineteen. His Irish Catholic father was married and could not get a divorce. His mother wanted to raise him but was persuaded that it was better to put him up for adoption with a Jewish family.

Mark remembers feeling stunned when he heard all this and closing the subject immediately. "A lucky person shouldn't push to find things out," he told himself. Now he understands that he never felt he had a right to be depressed, even to seek therapy when he was older, because he was alive and adopted by these people who cared about him.

At thirty-five, Mark is now in therapy, exploring for the first time the forces that shaped his character.

"My mother was a saint and sacrificing," he says. "I'm still her baby. But I always had a hard time feeling close to her."

His father was a large man who towered over him physically, gave him everything, but never seemed to take him seriously. His style was cynical—belittling what Mark said. Now Mark realizes that he used adoption as a way of feeling different from his parents as he was growing up. He asserted himself against his father's values in indirect ways. For instance, his father was adamant that Mark join a firm with Jewish contacts. Mark made a point of joining a WASP one. At the same time, he became more religious than his family by joining a synagogue and observing the dietary laws. "I must have felt unconsciously that Judaism was the one thing I could hold onto," he says. "The only tie with the heritage I came from."

This feeling of being grateful still permeates Mark's vocabulary, but how "good" is Mark now? This is what he is going over with his therapist. A few years ago he left his wife and the two children to whom he was extremely attached, to marry a woman he fell in love with shortly after his adoptive father died. He went into a deep depression after the marriage—which is why he sought psychiatric help. He worries that he had some need to act out his birth father's role in abandoning a child, especially after his adoptive father was no longer there to judge him. "I felt devastated when Dad died," he admits. "I kept thinking 'that's my daddy lying there.' It had nothing to do with being adopted then."

But how "good" would his father consider him if he could see him now, not only divorced, but also searching. This is the dilemma of the Good Adoptee who keeps all feelings repressed until he finally begins acting out in middle life. "Since I didn't express my true feelings to my parents while I was growing up, I am afraid I still don't know how to express my feelings," he says.

"I had so much fear of irrational behavior, and now I've been acting so irrationally. I guess there was a lot of anger I didn't understand—until now."

Mark's feelings about his birth mother are essentially positive. The agency told him that she was beautiful and intelligent. "I never had a negative fantasy," he asserts, then adds, as if thinking about it for the first time, "Well, I once worried she might not want to see me."

In spite of his outward self-assurance, Mark has always been sensitive to rejection. A few years ago, when he was being considered for a top job with a large firm on the West Coast, he received a letter explaining that the fact of his adoption—which he had himself brought up in one of the interviews—was worrisome to the organization because adopted people had many problems not yet understood. He was filled with rage at this discriminatory excuse for not giving him the job, but instead of protesting, he tore up the letter and promptly forgot about it—until now.

Today Mark fears the "biggest rejection," that his mother may not want to meet him. He realizes that he has resisted searching for her because of this fear, and because he knows that he will be giving up his status as the Good Adoptee. However, he is in the process of the Search because he can no longer fool himself.

The Bad Adoptee

Perhaps it takes an Adoptee to give us a classic portrait of the Bad Adoptee and his ultimate fate. Edward Albee does this brilliantly in his play *The American Dream.*

We learn that twenty years before, Mommy and Daddy had been informed by a "dear lady" named Mrs. Barker of the Bye Bye Adoption Service that she had a "bumble" for them. Now, senile old Grandma is telling a woman who looks very much like Mrs. Barker, and indeed is, that things didn't work out too well after they "bought" that bumble:

> GRANDMA: Weeeeelllll . . . in the first place, it turned out the bumble didn't look like either one of its parents. That was enough of a blow, but things got worse. One night, it cried its heart out, if you can imagine such a thing.
>
> MRS. BARKER: Cried its heart out! Well!

GRANDMA: But that was only the beginning. Then it turned out it had eyes only for its Daddy.

MRS. BARKER: For its Daddy! Why, any self-respecting woman would have gouged those eyes right out of its head.

GRANDMA: Well she did. That's exactly what she did. But then it kept its nose up in the air.

MRS. BARKER: Ufggh! How disgusting!

GRANDMA: That's what they thought. But *then,* it began to develop an interest in its you-know-what.

MRS. BARKER: In its you-know-what! Well! I hope they cut its hands off at the wrists!

GRANDMA: Well, yes, they did that eventually. But first, they cut off its you-know-what.

MRS. BARKER: A much better idea!

GRANDMA: That's what they thought. But after they cut off its you-know-what, it *still* put its hands under the covers, looking for its you-know-what. So finally they *had* to cut off its hands at the wrists.

MRS. BARKER: Naturally!

GRANDMA: Of course. And then as it got bigger, they found out all sorts of terrible things about it, like it didn't have a head on its shoulders, it had no guts, it was spineless, its feet were made of clay . . . just dreadful things.

MRS. BARKER: Dreadful!

GRANDMA: So you can understand how they became discouraged.

MRS. BARKER: I certainly can! And what did they do?

GRANDMA: What did they do? Well, for the last straw, it finally up and died; and you can imagine how *that* made them feel, their having paid for it and all. So, they called up the lady who sold them the bumble in the first place and told her to come right over to their apartment. They wanted satisfaction; they wanted their money back. That's what they wanted.

MRS. BARKER: My, my, my.

Bad Adoptees don't literally undergo the trials of the baby in Albee's play, but they could be said to do so metaphorically at various stages of their development.[2]

Karla remembers being told in effect that she was a bad baby. She couldn't eat for the first six months, even though she had been brought by her parents directly from the hospital. "I cried every time my mother tried to feed me. I was difficult. I made her feel bad. I wouldn't accept her mothering. When she'd tell me this, I would feel guilty. Occasionally while she was talking about all she went through with me, the word *gratitude* would come spilling out, and then later she would deny that she really expected it."

As they grow older Adoptees live in a repressed state of confusion about the strength of their bond with the adoptive parents, who, like all parents, are subject to outbreaks of uncontrolled rage. The child broods: "If I was adopted, could I be disadopted?" "Was I really adopted, or are my parents just saying this because they are ashamed of me?"

As if testing their own doubts and confusions, adopted children resort at stress times to tactics that immediately throw them into the category of the Bad Adoptee, a role they have a hard time shaking, even though they know it is one that is against the rules of the Game. For while Good Adoptees sustain themselves with the reminder that their parents' home is a shelter from a dangerous world in which they have already once been lost, Bad Adoptees resent being imprisoned in this house—like Rapunzel in the tower—and imagine that their true parents might be out looking for them.

Resentment leads to anger, anger leads to outbursts of fury at the adoptive parents, since there is no other target. They cannot win: if they express anger, they feel guilt. If they are forced to feel guilty, they become angry. Indeed, it is safe to say that at one time or another all Adoptees waver back and forth between these two conditions.

The Bad Adoptees are the ones who cannot adequately repress their sense of lack of connection. They cannot tolerate it. They act out as a way of feeling alive. To prove that they exist. *He* goes in for stealing, setting fires, smashing up the family car, taking drugs, and running away. *She* may pop pills, steal, or run away, but she also acts out sexually by becoming pregnant.

Daphne's parents often threatened to commit her to a home for girls, but the furthest they went was to put her under custody of the family court when she was in her teens. It was a shame because she had been so cuddly when she arrived as a baby from Greece, her adoption having been arranged privately through a Greek lawyer. Her parents hoped she would be company for their two-year-old daughter. That she would complete their family.

Daphne, who is now twenty-five, remembers playing the clown as a child—the blond, blue-eyed scatterbrained jester, to the dark-complexioned, disapproving parents who scolded and fretted continually with her and each other. It was a bad marriage, often verging on divorce, but she, rather than their biological child, became the focus of her parents' discontent.

Gradually the clown's role lost its innocence, became demonic. She became destructive of her clothes, deliberately tearing them, and remembers cutting up a pair of shoes, her mother screaming that she was a bad child. From the age of thirteen it was downhill all the way. She failed at school, ran away from home and hid at friends' houses, began taking drugs.

All that Daphne had been told about her background was that her mother was a farmgirl. She imagined her like a creature out of Tobacco Road—poor, uneducated, whorish—for her parents did not give her all the information they had: that her mother came from a devout family on a prosperous farm and trained as a nurse in Athens where she was born, or that her father was French, a student of architecture who was studying abroad when they met.

Daphne got pregnant at seventeen, the first time she slept with her high-school boyfriend. Her outraged family moved to another city and arranged an abortion. Daphne took an overdose of sleeping pills and slept for three days after her stomach was pumped. "I remember waking up laughing," she says. "My parents were horrible. Mother kept saying 'How could you embarrass us like this?' I hated her at that moment. She didn't care that I had almost died."

The communication lines seemed to be permanently down by then. Daphne left home without finishing high school and moved in with a working-class man she met in New York. Once again, like so many adopted women, she was seeking the level she thought she was from. Soon she was pregnant once more.

"I guess I really wanted a baby I could keep," she says now. "Of course, my mother wanted me to get an abortion again, or get married. But I didn't want to do either. She'd scream things at me like 'See, he doesn't want to marry you. You're nothing but a piece of ass to him!' Once she said 'You're just like your mother!' That's how I found out I was illegitimate."

Daphne did marry the baby's father, but the discrepancies in their backgrounds eventually defeated them. "I was scared when he left. Everything seemed impossible," she says. "My mother said I should put my daughter up for adoption—I realize now she wanted to punish me. And actually I did consider it. But I was lucky to have a wonderful social worker at the day-care center where I kept her. She said, 'Don't do it. You don't know how frightened you are. You need her desperately.' And she was right. When I finally got a job and put my life together, I realized that she was the only one related to me in the world."

Recently Daphne's adoptive father gave in to her pressure and admitted he had a sheaf of adoption papers in his office safe. As he turned them over to her, he said bitterly: "I've completed all my obligations to you now," as if her wanting to have this information about herself was the final betrayal by the Bad Adoptee.

In the packet was a picture of her mother, a beautiful young woman in a nurse's uniform, holding her tenderly. Letters to the adoptive parents revealed that because her parents had disowned her, she felt she had no choice but to give up her baby. Had Daphne known this while she was growing up, her story might have been different—she would have had a chance to have some pride in her heritage, and in herself. And had her parents known that it might enable their daughter to have some peace in her turbulent life, and that the adoptive relationship is stronger than it seems in times of crisis, they might have shared everything with her much earlier.

Of course, most Adoptees live somewhere between the Good Adoptee and the Bad Adoptee, without the complete repression that Mark employed or the complete acting out that Daphne resorted to. At some point Good Adoptees, like Mark, may find that their denial hinders rather than serves them, when depression suddenly sets in; and Bad Adoptees may lose the need to rebel once they gain some information about themselves.

10

The Adoptee as Adult

The adopted adult is the child now grown, although it is hard to know where one ends and the other begins.

Until their liberation movement, Adoptees were isolated within their adoptive families, desperately trying to pass as one of the clan. Now that they recognize their dislocation as a unique part of their existential condition, they are feeling the excitement of asserting their differences. Their lack of connectedness to others connects and holds them to each other.

"I wonder if we could speak of adopted people like a new species," Erik Erikson once mused aloud as I was describing all this to him.

"Do you mean a pseudo-species?" I asked, referring to his term for groups outside the accepted norm who take on a cosmology different from others.

"I guess I was thinking of that," he said thoughtfully, still not committing himself. "It happens when there is a new discovery. New loyalties are developed. People recognize each other. There is a newborn feeling in everyone who goes through it."

I considered this.

More than one analyst had already suggested to me that Adoptees might fall into Freud's category of the *exception,* meaning those people who because of early childhood deprivation do not feel themselves held to the same reality principles as other people. Freud's examples had included the deformed Richard III, and others who suffered congenital injuries they felt were unjust.[1]

I had considered this, too, and decided that the condition of being cut off from knowledge of the blood tie is *more* exceptional than the exception—aware, of course, that the main characteristic of all exceptions is to feel just that.

Call them what you will—a pseudo-species, survivors, exceptions—adopted adults insist they feel outside the mainstream of human existence. Instead of asking "Who am I?" they ask "Who are we?" Speaking an emotional shorthand, they compare common traits in their adoptive parents as if they had emerged from a communal womb. They sound like brothers and sisters reminiscing about the family. The gravitational pull of their shared experience holds them together in their own private galaxy. Just as society has kept secrets from them, so they kept secrets from society. It is this private world of tribal secrets that binds them together in a new kind of kinship. Together they have a chance of discovering who they are.

Most psychological studies of the Adoptee have been done on children, not adults. Perhaps this reflects society's difficulty in thinking of the Adoptee as someone who actually grows up. (Jackie, who became pregnant with her second child at the age of thirty-five, was warned by her doctor that she was an "old" mother, but he introduced her to his colleague as an "adopted child.")

When I first met William Reynolds, an adoptive father who was a psychologist at Queen's College, he had just completed a study on adopted adults. Using a battery of tests in which he compared Adoptees to norm populations, Reynolds came up with this profile:

> The adoptee is inclined to be a rather shy and personally wary individual who is ill at ease in dealing with others. Impulsive in decision making style, whose self-image tends to be remote and untrusting, who has real difficulty persisting at tasks without immediate rewards, and whose tolerance for frustration and delay is minimal.[2]

Reynolds concluded from his data that there may be "personally debilitating facts in the status of being adopted itself, which may be far more complex and basic than current discussions of the significance of the Search would imply."

There are, of course, great variables in Adoptees, but I've found that both men and women recognize aspects of themselves in

Reynolds's profile. Regardless of their professional or social success, they see themselves as shy and withdrawn, loners, afraid of rejection or conflict, anxious to please, submissive but filled with rage. We must keep in mind that though these basic feelings which they have about themselves may never surface in actuality, they are there. We might call them the hidden phenomenology of the Adoptee.

During interviews I was to hear from both men and women whose lives on the surface seemed stable and productive: "I feel my life is in transition." "I have the sense that everything is temporary, that I must keep moving on." "I've never felt rooted, doubt if I ever will." "Roots attract and terrify me at the same time." "I don't know if I have the capacity to feel connected to anyone."

They described experiencing a lifelong depression, feeling empty inside—empty and helpless—as if all they had was their own skin. One woman said: "We are a held-back people—inhibited, tentative, dreamers not doers. Holding back curiosity about oneself for the sake of others makes one hold back in other things too."

In our rap groups everyone spoke of a persisting guilt toward their adoptive parents; of a recurring fear of abandonment that permeates their friendships and marriages; of a sense of taint from the early secrecy around their illegitimate origins; of not being able to free themselves emotionally from overly domineering adoptive mothers; of symptoms of claustrophobia in crowded places; of fear of choking and strangulation; of problems around the issues of leadership and authority.

The Murdered Self

It is as if each Adoptee carries within him "the murdered self," which William James saw as the self one must not be. That self, the one born to another clan, with all the genetic pulls involved, must not be acknowledged. By being forced out of the natural flow of generational continuity, as others know it, it is as if one has been forced out of nature itself.

Seen in these terms, Adoptees become impotent creatures who have been denied free will. Everything has been determined either before or just after they were born. They are pawns moved by others and forced to live by the definition of reality which others give them. That deadness within them, which they call "emptiness," seems to hinder their ability to give or receive love.

Adam, the psychotherapist, spoke of sharing a low intimacy tolerance with his adoptive patients. "I think we Adoptees have trouble making and sustaining relationships. We share a vulnerability to the stresses and strains of everyday interactions, have real difficulty forming ties and connections. We need security and dependency, but try to escape from it. We seem to need freedom. We don't trust people. We suffer from what I call survival paranoia."

Intergenerational Continuity

Many Adoptees, both men and women, have ambivalence about having children—becoming parents themselves. "I don't mean to pun," a man told me, "but in society one is not apparent and substantial until one becomes a parent."

But how can the adopted child, who never fully grew up, become a parent? This is the quandary they all face, cut off as they have been from full autonomy over their lives. Writing of adopted children as well as children separated from one parent by divorce proceedings, Norman Paul observed that ignorance of their true story can lead to crucial defects in their capacity to function adequately as parents:

> The question is what are the experiences this child requires, needs, has a right to have so that he or she will not be rendered dysfunctional when both adulthood and parenthood are achieved. Because parenthood in part includes a reactivation of unresolved feelings and attitudes about oneself when one was a child, it is incumbent upon society to review and evolve more effective techniques that are not going to disable children.[3]

Sometimes when Adoptees are confiding in each other, they summon forth those repressed children they once were. "Perhaps the child in me needs to be brought to light and understood before she can grow in peace," said a woman who was in the throes of "sifting and sorting" and being "rooted and unrooted." These vulnerable children have much about them that is magical. Their specialness gives them a sense of omnipotence, makes them feel at times indestructible. But this lack of reality also has a negative, demonic force—it makes them feel unconnected, always in a fog, not alert, suffocated by emotional blankets, mere sojourners, lost in a black hole.

Norman Paul tells us that adopted children who are not able to resolve their feelings about themselves will transmit their sense of unreality to the next generation. I think of the teenager who wrote me: "When my children ask me someday about their roots, what do I say, 'You're one-half English, one-half mongrel!?'"

In his book *Wanderers All,* Gregory Armstrong speaks as the child of two adopted parents (*secret orphans,* he calls them) who acted as if they were carriers of a deadly virus which they would pass on to him:

> Both of them lived as if they believed that other people were always better. People with parents. They took so little for themselves. The little they did take they took so apologetically. So deferentially. Despite his great talent, my father was never able to succeed in the world. It was almost as if he believed that orphans had no right to worldly success. . . . In spite of their best efforts the sense of their orphan's stigma was passed on to me. Somewhere deep inside myself, I believed that the most I could do for my children, the biggest gift that I could give to them, was to withhold myself from them. That was why I took such a small part in their lives. Why, in some sense I made orphans out of them just the same way I had been orphaned by my own parents. To protect them from myself.

Because Armstrong equated his lovelessness with the sense of rootlessness he had inherited from his birth parents, he took a "pilgrimage" to find their families, as a way of learning how to love.

Erikson has already told us that the person who does not learn intimacy in his adolescence will be isolated, a loner, unable to have a relationship that will lead to what he calls *generativity*.[4] Perhaps it is no coincidence that many Adoptees, isolated as they have been from a sense of true relatedness, choose homosexuality or bisexuality as an alternative lifestyle. We could say that not being rooted or connected to others gives one the freedom to experiment, to be many things. Not being real, one does not have to be responsible to the social norm.

Molly, an Adoptee, who chooses lesbianism in *Rubyfruit Jungle,* says it like this:

I never thought I had much in common with anybody. I had no mother, no father, no roots, no biological similarities called sisters and brothers. And for a future I didn't want a split level home with a station wagon, pastel refrigerator, and a houseful of blonde children evenly spaced through the years. I didn't even want to walk into the pages of *McCall's* magazine and become the model housewife. I didn't even want a husband or any man for that matter. I wanted to go my own way. That's all I think I ever wanted, to go my own way and maybe find some love here and there. Love, but not the now and forever kind with chains around your vagina and short circuit in your brain. I'd rather be alone.

Erica, a poet whose reunion story we will go into later, felt that her lesbianism was an affirmation of women:

This longing toward the female, I think is a part of me. When I told a friend of mine about the frustrations of my search, she said "My God, it's as if you were tracking a lover!" She may have a point. And it could be the abrupt separation from my natural mother at birth. I mean nursing for a few weeks and being wrested away. And my love for my adoptive mother, a feeling of protection toward her. She was very strong, but I think as a child I sensed that she didn't have children in the usual way, that somehow she couldn't, and I should protect her from possible accusations that she's not a true mother. So I've been closely in touch with women, and have a great empathy about the role of women.

A lot of these women speak of feeling hostile to men because they imagine their fathers deserted their mothers. Erica said: "At times I think that adoption, I mean the whole concept of the *bastard,* is really a patriarchal attitude to insure men that they know who their children are."

Another lesbian, Gail, feels she might not have been put up for adoption if her father had taken responsibility: "I always felt he was some creep after his jollies." Her adoptive mother fainted when Gail told her she was gay. "I said, 'Mother, get up.' She said, 'You didn't get that from me.'"

Many of the adopted men I've interviewed are gay. A number of those who are not described themselves as bisexual or having problems with the male role model. Brian, whose reunion story we will follow, speaks of fighting a potential for bisexuality.

"I don't want to develop it. I have to learn to make commitments, overcome my anxiety and reluctance to form close relationships." Adam has a pattern of ending marriages and affairs after two years. "I am not gay, but I don't have a need to prove my masculinity," he said. "I feel comfortable accompanying gay friends to bars and dancing, without the hangups most men would feel in those circumstances."

Both Brian and Adam happen to be psychologists. They speak of not being able to sustain a relationship, not being able to tolerate long periods of intimacy with women. In order to attract them, a woman must be independent, both professionally and emotionally. Once she is made vulnerable by love, they move away from her. They are both aware and troubled that something in them cannot give nurture, or take responsibility for another's life. I have the impression that many male Adoptees have difficulty identifying with their adoptive fathers, and they often have unacknowledged rage toward that mother who rejected them. But there needs to be much more research in this area, especially on interactions with the adoptive father, about whom almost nothing has been written.

No matter what their lifestyle—heterosexual, homosexual, or bisexual—or their occupations—artists, housewives, professionals, business people—all these Adoptees managed to reach the place where they could acknowledge their need to know their heritage.

Looking back now they all wonder how they could have so blindly and unquestioningly played the Adoption Game.

They wonder why it took them so long to wake up.

Part Two

FOUND

The world of dew
Is the world of dew,
And yet . . .
And yet . . .
ISSA

11

Waking Up from the Great Sleep

The idea of the sleeper, of somebody hidden from mortal
eye, waiting until the time shall ripen has always been
dear to the folkly mind—Snow White asleep in her
glass coffin, Brynhild behind her wall of fire, Charlemagne
in the heart of France, King Arthur in the Isle of Avalon,
Frederic Barbarossa under his mountain in Thuringia.
P. T. TRAVERS, *About the Sleeping Beauty*

I like to think of Adoptees as being in the great tradition of
sleepers. It is as if the act of adoption put us under a spell
that numbed our consciousness. When we awaken it startles
us to realize we might have slept our lives away, floating and up-
rooted.

The Adoptee is just beginning to raise questions that Travers
explores in the Sleeping Beauty legend: "What is it in us that at a
certain moment suddenly falls asleep? What lies hidden deep
within us? And who will come at last to wake us, what aspects of
ourselves?"

Put psychologically, Adoptees are asking how they managed to
repress so much as children, to numb the natural curiosity within
them, to accept society's mandate that they should not know something as primal as who gave birth to them. At what point did they
give up and go along with the prevailing system, as if sensing intuitively that acquiescence meant emotional survival, and struggle
meant disintegration? Even as they try to penetrate these mysteries,

71

they sometimes long to fall back into that former delicious sleep, so free of conflict and ambivalence. But it is too late. They know by now that the prince who placed the kiss on Sleeping Beauty's brow was but that aspect of herself which was ready to awaken. She had no choice but to arise and fulfill herself as an adult in the real world.

And neither do they.

The Adoptee awakens when he or she realizes that not to know would be to live without meaning. The curiosity has always been there, waiting to be released. Putting it in mythic terms, Travers tells us "things long unknowingly known have suddenly been remembered." Like streams, they had disappeared underground, become lost to us temporarily while we went about the process of living.

We could say that Adoptees have been searching consciously or unconsciously all of their lives. From the moment she is told she is adopted. From the moment he looks in the mirror and wonders whose eyes are looking back at him. From the moment she asks that first question: "Why did that other lady give me away?" From that moment he shouts in anger: "You're not my real mother!" From the moment she makes that first futile visit for information to the family doctor. From the moment he is informed by the hospital where he was born that everything he wants to know is on microfilm which he, being adopted, is not allowed to see.

And yet to awaken does not necessarily mean to begin the Search. There is still a lot of psychological work to be done before one is ready to pack and set out on that "mere" search for beginnings, which according to Erik Erikson harbors for us all some vision of an innocence lost or a hidden curse to be dealt with—and both with some sense of inescapable predestination.[1]

12

Who Searches?

In the past it was believed that only the psychologically disturbed, or those who were unhappy in their adoptive families, had the need to search. However, it is not that simple. Comparing those who search with those who do not, William Reynolds came to the conclusion that there are no conclusions—those who were happy in their adoptive homes might search because they felt confident in themselves, while those who were unhappy might be restrained from searching through angry guilt.[1] In the end he fell back on folk wisdom: some Adoptees just have more curiosity than others, and some were "luckier in the draw."[2]

The Sorosky team sees the Search as resulting from both a sociological and a biological need. "The need to have a sense of one's genealogy is probably a basic biological one, whereas the feeling of alienation created by adoption can also cause it," Sorosky told me.

Margaret Lawrence, an Adoptee with her own adoption research project, believes that the Search has nothing to do with the adoptive relationship or the need to find "real" parents. Rather, it is the need to be free to be oneself and to have the power to choose for oneself.[3]

However, most adoptive parents continue to be threatened by the phenomenon of Adoptees searching—fearful that they will somehow lose their children. In the same period that millions of her countrymen were rushing to genealogical libraries in response to Alex Haley's *Roots*, Eda LeShan, an adoptive mother, used her authority as a family therapist to compare the Adoptee's need to search with giving in to the impulse to lie or steal. "Maturity comes when we learn to control such impulses," declared LeShan, thereby suggesting that it is aberrant for the adopted to seek out their heritage.[4]

No wonder many Adoptees feel constrained about carrying out the Search—not only do they get the message that they are being untrue to their adoptive parents, but also that there is something immoral, even criminal, in the act.

There are other reasons, of course, why some people do not search. A few will admit that they are afraid of what they will find—afraid of rejection, afraid of disturbing the birth mother's life, afraid of their own lives changing, afraid of losing whatever identity they have, afraid they may be saddled with responsibility for an aging, indigent parent.

Some Adoptees are overwhelmed by disappointment after their first unsuccessful probe. However, getting information too quickly, before one is psychologically ready, can be an immobilizing rather than an energizing experience, as one woman found out:

> The problem is that I feel a good deal of anxiety associated with thinking over the whole childhood experience. In a dream my adopted parents and my natural parents became the same, and both were abandoning me. Knowing names has made me more curious than before, but because of the anxiety, I have put the whole thing aside for a while.

This woman may let the subject lie dormant for years before making another cautious attempt of one kind or another. Or she may become a permanent nonsearcher. Such primal anxiety is caused not only by breaking the taboo, but by the fear that if one ventures too deeply into this forbidden terrain, one might disappear into the abyss.

"Opening a dark and frightening tunnel which might have no end," is the way another woman put it. She wanted her birth mother to know of her existence, but even after locating the address, she was unable to take the final steps:

> Perhaps the day will come, maybe after my adoptive parents pass on, that I will again come to wonder "Who am I?" and whether my hangups are a result of being adopted, being an only child, or being me—or maybe a combination of everything. But for the moment, I am quite content to be the person I am today. The fact that I cannot put a face to the name is not nearly as important as it once was.

Such fears as those expressed by these nonsearchers have been felt by all Adoptees, even the most militant, at one time or another. There are moments when all of us have been tempted to leave those "hereditary ghosts" undefined—out there. When we have admitted to ourselves in the darkness of the night, "I'm not sure what I want from this."

The Militant Nonsearcher

I've found that nonsearchers often feel threatened by searchers. The clamor of militant Adoptees on radio and TV has the effect of loud music under the windows of those who are trying to sleep. It makes them react belligerently, like the woman who wrote this to me:

> I resent the melodrama attached to adoption and all of its aftereffects. It is passing from womb to home that is undeniably natural. Whether or not there is an exchange of hands is irrelevant. Spare me, then, the histrionics! I feel sorry for those who are beset by imaginary monsters; please, however, don't try to set them on those of us who are busy with the reality of living in the present.

It seems that militant nonsearchers have absorbed society's negative image of what they might find if they searched. One hears them say: "I don't want to rock the boat," or "Why should I open a can of worms?" They accept the position that it is an act of disloyalty to the adoptive parents. It becomes a moral issue, in which they see the searcher as an ingrate, just as the searcher sees them as an Uncle Tom. "Our adoptive parents accepted us for what we were with no questions asked," they might say, or "Meeting my natural mother would be an unnecessary trauma in my life as well as hers. I don't think there could be a more selfish quest than this."

Nonsearchers, for all their sense of righteousness and loyalty, have always seemed to me self-denigrating. There is the implication that they don't have a right to rock their own boat, to open their own can of worms. They seem to accept that they don't have a right to their own heritage. We see such internalized guilt in them that even if their adoptive parents should sanction a search, it would be hard for them to follow through. It is as if they have a will not to know.

Regardless of their personal biases, searchers and nonsearchers should not allow themselves to be put into adversary positions with each other, as sometimes happens when both are invited to debate on a TV panel or at an adoptive parent meeting. I made the mistake of accepting the latter only once.

Alfred, the nonsearcher, was a business executive and an adoptive father of a three-year-old daughter. I realized somewhere in the evening as we lashed out at each other that we were not unlike two gladiators putting on a spectacle in the coliseum before a bloodthirsty crowd. (In this case it was my blood they were after.) Wearing his hat as an adoptive father, which made him one of them, Alfred could placate the audience, make them feel that their child would never want to know, because he himself hadn't. "My adoptive parents were straightforward, told me everything," he said, "so why should I want to search? It was a simple enough story: two college kids got into trouble, and didn't want to interrupt their studies. I can understand."

Under Alfred's cool tone was the abandoned baby screaming: "They didn't want me then, I don't want them now." I've heard many nonsearchers declare that they wouldn't go out of their way to find their parents, but if they happened to hear they were across the street, they might glance over to see what they looked like. Alfred admitted, in response to a question, that if his birth mother contacted him, he would invite her up for a drink, just to see what she looked like.

"The child has the right to ask, but not to know," Alfred concluded. "He has the debt of life to the birth mother, but this is not paid back by invading her privacy, by seeking roots in a quasi-infantile way."

In such a situation, the searcher (who was me) is tempted to lash back (and I did) that anyone who has any curiosity about the origins of the universe he lives in—(the implication being that all superior people do)—would want to know his own origins; that Alfred has let those student birth parents remain stick figures on a frieze, forever poring over their schoolbooks; whereas in reality his young mother might have tried to keep him, and even now might be yearning to know what happened to him.

But the searcher should gain control of herself (which I finally did) and remember that the goal is not to make Alfred into a searcher, but to convince the audience that the records should be open for those who want to know. Alfred could do as he pleased, but he should have a choice. Of course, because Alfred is an adoptive father he may never wake up to this need, since he will never see his genetic mysteries reflected in his children.

Still, the fact that Adoptees like Alfred are not searching now does not mean that they will not be searching in the future. It is just that for the present they are raising their psychological defenses like barricades around their inner trepidations. And they are wise. Although one is never *totally* prepared, one should not tamper with the Search until one cannot do otherwise. I know a woman who had to wait seventeen years after seeing both her mother's and father's names on the adoption papers before she could say: "I am finally ready. I feel strong enough inside myself to do it without fearing I'll be destroyed in the process."

13

The Decision to Search

Black parental mysteries
groan and mingle in the night.
Something will be born of this.
MURIEL RUKEYSER, "Double Ode"

We see that although the desire to search has always been there, buried and seemingly lost except for the occasional thought, daydream, or outburst, the actual commitment to search is a special stage in itself. It is arrived at over a period of time, as the self gradually evolves from one level of consciousness to another, striving for authenticity and self-autonomy.

It is the moment of choosing yourself.

R. D. Laing once told me that in dealing with any difficult decision there comes a critical point when one either retreats or makes an aggressive charge into it. This is the moment of clarity of which one Adoptee said: "I think the decision to search and the acknowledgment of lost parents as every bit important psychologically as whatever turns up at the end of the search."

Of course, the timing of any internal decision is influenced by what has been happening in one's life. "There is nothing like shocks in the real world to jar loose repressions," the anthropologist Ernest Becker tells us.[1] The "shocks" that seem to trigger the need to search, according to the Sorosky team, can be anything from the death of an adoptive parent, divorce, the need for medical history, to the birth of a baby.[2]

Many of the Adoptees in my sample did not begin searching until their late twenties or early thirties, although I did hear from an octogenarian:

> I am 81 years young. I would like to know who my mother and father were. I been adopted when I was four years. Well, I guess by now they're up there in God sky. I wonder if I had any brothers or sisters. Wouldn't that be wonderful to hear. I suppose they're all dead. I hope you can help me. If not, maybe we'll meet in heaven, or in the sky. Please let me know good or bad news.

The majority of searchers have proven to be women. This would seem logical when we remember that it is the girls who ply their adoptive mothers with questions while growing up, as if concerned even then with the problems around biological continuity. Women are closer to their feelings. They are the ones who face becoming mothers themselves, and who yearn for some knowledge of that woman who went before them into the rites of childbirth—an experience they cannot share with their adoptive mothers.

Men, as we have seen from their inability to recall their childhood feelings and fantasies, continue to suppress their conscious need to know more about themselves and are reluctant to approach the rage they feel toward the woman who gave them up.

Adam, who didn't search until he was turning thirty, feels that a man's reluctance to open himself to this subject goes back to those earlier days of repressing one's feelings. He remembers being told by his parents that little boys don't cry and, when he did, being ridiculed and humiliated and told to act like a man: "I think the decision to search requires a man to get in touch with feelings that are difficult, and that he is not used to being in touch with. The concerns of men are in the world of material things. They don't derive identity from their relationships. They're not as interested in defining and looking at biological and social ties."

Brian

Brian did not awaken to his feelings about being adopted until he was twenty-nine, but like most Adoptees, he had made stabs at getting information before that.

"As a child I asked few questions. My parents had told me I

was adopted at three months, but it never occurred to me to wonder where I was born, or the reasons I was given up. Any time I did ask anything, I sensed anxiety and discomfort. I don't think I even tried to imagine those other parents until I was at least sixteen. I realize now I was practicing the same denial my parents had in dealing with the adoption."

Brian's mother was an extroverted, smothering person who was the dominant one in raising him. His father was quiet, introverted, and withdrawn. When he was sixteen Brian became overwhelmed with the turbulence of adolescence, dropped out of school, and even attempted suicide with an overdose of aspirin. All that happened was that he woke the next day with a terrible headache and thoughts about who his birth parents were.

One afternoon shortly after that, when he was alone in the house, Brian did what many Adoptees have done: he went through his parents' drawers searching for clues to the mystery of his life, what William James calls "the worm at the core." It was then that he found his adoption paper with his birth mother's name on it.

"I was excited and fearful of what it might mean. I put the paper away and didn't pursue it further. I didn't want to go into it any deeper at sixteen. I was so involved in my own turmoil and troubles, I put the whole thing out of my mind. I felt I had to get away, so I enlisted in the Air Force. I told my parents I never wanted to see them again. I know now I wanted to hurt them. For a few years we were out of touch, but now that I feel better about myself, we have become friends again."

When he got out of the Air Force, Brian married precipitously —something many Adoptees do—divorced, started college, dropped out, reenrolled, and then finally got interested in studying psychology when he was twenty-four. As an undergraduate he was stimulated by his reading to let himself think once again about his origins. He wrote the adoption agency, asking for information on his own life as a means of developing his knowledge of the psychology of adopted people. He was granted an interview and learned that his mother had been twenty-three and single, his father married to someone else.

"Getting that information was exciting, intriguing, and I wanted to follow it up. But I didn't know how. So I dropped it and went on with my life."

Then at twenty-nine, Brian, now a graduate student, discovered an article by Arthur Sorosky on Adoptees searching. He wrote to him and was referred to an Adoptee group. He didn't go to a meeting, but the realization that it was possible to search helped him remember the name he had seen on that piece of paper when he was sixteen. He went to the library to look it up in an old directory.

"At first I was afraid to tell my adoptive parents I was starting to search," he said. "I thought my mother would be upset, shaken by it. I was amazed when she said it was fine with her, and she would give me the papers to help. I couldn't believe she was so unresistant. I gradually told her more and more as it developed, being careful to reassure her that I cared about her and father."

After Brian's mother gave him the paper he had glimpsed so long ago, it took him only two weeks to find his birth mother.

Jackie

Jackie, who replaced the dead baby, probably would not have searched if she hadn't gone into what she thought was an ordinary postpartum depression after the birth of her first baby.

"All during my pregnancy I had been terrified about whose genes I was carrying," she said. "I cried in the taxi on the way to the hospital and cried coming home. I'd look at the baby and cry. I had never thought of myself as having children. Never thought of myself as a mother."

The concept of motherhood is difficult for female Adoptees. Even the word *mother* is loaded. The woman who has never been born does not imagine giving birth. The woman who has never known her biological mother does not imagine becoming one. Her role model is the infertile mother. Her role is the eternal child.

Still, Jackie had thought about that *other* mother a lot. "Every birthday I used to wonder if my mother was thinking of me. And I wondered what my body would look like as I got older. I had no one to look at to see who I'd resemble. My cousin told me recently that when I was thirteen I told her that I wanted to search, and she had replied that I couldn't because records are burned every seven years. Strange, I don't remember that. But I do remember as a teenager going to the library and looking through microfilm copies of the birth lists in the newspaper. I thought I would mystically know if I saw my name. Then when I became a dancer, I would fantasize that my mother would recognize me from the audience and come backstage. But I did nothing about trying to find her."

When her depression didn't lift during a summer at the seashore, Jackie found herself receptive to a neighbor's description of an Adoptee search group she'd seen on TV. Without understanding what she was doing, she looked up the group in the fall and went to a meeting. She found herself sobbing as one Adoptee after another got up to tell about their searches and reunions. She knew that what had been troubling her would not be resolved until she too had searched.

Warren

Warren, who describes himself as a loner, did not begin to think seriously of searching until his adoptive mother, with whom he was very close, died. He was twenty-seven, without even a father to turn to. The man who was married to his mother when he was adopted left when he was three, and the man who adopted him after that stayed married to his mother for only four years. He had three fathers (counting his birth father), and none. And even though he had enjoyed being Mama's boy, much of her energy had gone into fighting alcoholism with the help of Alcoholics Anonymous.

Although Warren had fleeting thoughts about his birth mother while growing up, he stopped asking questions because his adoptive mother always became teary. It wasn't until he was a junior in college and needed a passport for travel that he saw his amended birth certificate with a doctor's name on it. "It made me wonder who my mother was. It was not a constant thought, but not buried either."

At that time he went to the reference room in the library and got out the telephone book for his place of birth. He wrote down the address of the attending physician and put the information away. "I thought, what should I do now? It took me a while to act on that. I was scared. Finally I wrote a long letter that began, 'According to my birth certificate you delivered me.' I had to be careful with the wording. If my mother came from a well-to-do family, I didn't want him to think I was after anything.

I told him I was in college studying to be a lawyer, though I was really studying music. I wanted to impress him. But he never answered.

"Then I wrote to the Legal Aid Society asking for advice. They sent their position paper on adoption records which discouraged me. Then a little later I saw a show on TV about Adoptee search groups. I wrote the station for information about how to contact them, but I got no answer. So I let the whole thing go for a few more years."

Within a year after his adoptive mother died, Warren's short-lived marriage broke up. Not having a mother to turn to, he began thinking of his birth mother again. "I found myself looking toward older women about the age she would be. I felt a connection with that generation. I was searching in other people for my mother."

Then he turned the symbolic search into an actual one. When he saw a listing for an Adoptee group in the phone book under *A*, he went to the next meeting. "I felt I belonged there. It was the first time I had gone into a group and felt the warmth of people like me. I knew I could relax. Mostly at a meeting I won't strike up a conversation, will listen or look around. But here I felt teary, even started to cry, had to wipe my eyes. It's nice to be with all these people, I thought. They told me how to go about my search."

Karla

Karla, whose mother supposedly gave birth to her before dying in the car crash, made her decision to search at twenty-eight. It happened at a friend's dinner party: "Two other people there turned out to be adopted, and we began talking about the circumstances. We each said our parents were killed in a car crash. Suddenly the absurdity of it hit us. We burst out laughing. It was then I knew I had to learn the truth of what happened."

Karla remembers vaguely wanting to check on the car crash story when she was in her teens. "I thought I would go out West, look up the newspaper clips, and contact the family doctor who was retired out there. But when I was passing through on a trip, I did nothing. I just gave up before I started. I guess I had to grow into it gradually."

All through her adolescence Karla never thought about whether her parents had been married. "I was a good student in high school, started dating at fourteen, and had good relationships with boys. On the surface, mother was excellent regarding sexuality. I believed what she discussed with me—that sex was beautiful and natural, although she stressed that it should be between two people who loved each other and were *married*. I did not realize this had any bearings on my origins. She sanctioned 'making out' in the living room as opposed to having to worry about me in parked cars. And gave me the confidence to stop any sexual experimenting if I was not comfortable.

"But on the negative and mixed-message side, she told me to come to her if I was going to need birth control devices, but that she would send me to a home for unwed mothers if I got pregnant. She warned me that men/boys will always leave a girl 'holding the bag,' and that 'sex was like a good sneeze for a man.' "

Now that Karla looks back on it, the crack in the car crash story really came when she was twenty-two. She had just graduated from college and was living at home with her mother, who had been suffering from various psychosomatic diseases ever since her husband died. One night shortly after she met Donald, who was to become her husband, Karla called her mother to say that she wouldn't be coming home and not to worry. Her mother became furious, but she stayed out anyway.

When Karla returned at 5:00 in the morning, she was stunned to find her mother waiting up. "She jumped on my back, pulled my hair, clawed my face. She was hysterical. 'Now you've become what you came from!' she shouted." It was the first time Karla realized she was illegitimate.

"I protected myself with my hands as she thrashed at me, but I did not hit back. The Vietnam war was on and I considered myself a pacifist. But she hurt my pride and I fled back to Donald's. I moved in and did not contact my mother again for two years."

Karla's mother wrote her a few letters during their estrangement, not to apologize for attacking her, but to accuse her of being responsible for her continuing bad health. "I felt guilty for quite some time, but my strings didn't respond anymore. I stayed away."

Karla and her mother had been reunited by the time of that

fateful evening when she met those two other Adoptees, and so she called her the next day to test her. She said she was going to write to California for newspaper clippings on the car crash that had killed her parents; since it was such a dramatic event, surely it must have gotten a lot of press coverage. Her mother was obviously nervous and got off the phone quickly, saying she couldn't discuss it with her then.

The next morning Karla's mother called and asked her to drop by. It was then that she leveled with her for the first time. There had been no car crash; she had found her through the family doctor.

"Her revelation of the truth to me was a beautiful experience. For a few hours—before the conversation disintegrated into anger and tears—I felt closer to her than ever before. It was truly shared fate."

14

Stages of the Search

Odysseus' erratic journey homeward after the sack of Troy
to his own kingdom in Ithaca consumed ten years.
There is a sense in which this sea-battered wanderer,
who at one point in concealment calls himself 'Nobody,'
represents the human journey toward eternity.
LOREN EISELEY, *The Unexpected Universe*

E very search has a life of its own.

Once the decision has been made there is a hazardous journey ahead—be it ten days or ten years. I have known Adoptees at various stages of the journey: at the threshold, when one is just beginning; in the throes of obsession, when one can think of nothing else; in the state of limbo, when all leads seem futile or when the terror of what is on the other side of the veil is immobilizing. I have watched Adoptees tremble on the brink of what we call *Reunion,* but what could also be called *Redemption.*

I have seen Adoptees go through all these stages as if some law, as inexorable as the laws of physical science, were driving them home to the blood connection. One's spirits alternately soar and dive as one makes progress and then hits a seeming dead end, as one feels positive about what one is doing and then is overwhelmed with guilt, as one believes that everything is possible and then is overcome with frustration. Up and down on this emotional roller coaster—elated/depressed, courageous/fearful,

86

mature/childlike, confident/hopeless. A drunken ride. Some jump off, but most try to hold on until it arrives at its predestined last stop, which was also its starting point.

We cannot call that station *home*, since we will see that it never had a place on the map. But we can call it *origins, reality, roots.*

Crossing the Threshold

Roots. Even the process of uncovering them is different for Adoptees than for the others. Mass market books on the subject advise anyone wanting to climb his family tree to write down everything he knows about himself, including his mother's and father's names, as well as mother's maiden name, and proceed from there.

Already the Adoptees are stalemated. They do not know their birth parents' names.

Alex Haley, who started the "roots" fever, recommends the "oldest means of historical record"—word-of-mouth interviewing of family members, or just plain overhearing what they have to say about each other in unguarded moments of revelation.[1]

But there is no word of mouth for Adoptees. Lips are sealed in the adoptive family network as tightly as the records. And while it is true that all families have secrets that are guarded down through the generations—nymphomaniacal aunts, drunken uncles, bootlegging grandfathers—the secrets in the Adoptees' family are about them. Everyone else knows. These secrets are the gap in their lifeline.

How can they get through the conspiracy of silence?

If the Adoptee is lucky, his adoptive parents not only will have his mother's maiden name but will give it to him. Or it will be on her baptismal papers. Or he will discover it hidden away in the adoptive parents' drawers, as Brian did. Or some clerk will make the mistake of sending her the original birth certificate instead of the amended one.

Some Adoptees who do not want to confront their adoptive parents, for fear of hurting them, petition the courts for their original papers. According to most state statutes, the judge can break the seal if "good cause" is shown. Until now, "good cause" was left hanging loosely for the individual judge to define, depending on the condition of his gout that day, his own prejudices, or the largess of his spirit. There were some judges who found inheritance or property rights good enough reason, while others would accept psychiatric affidavits attesting to the petitioner's need. But a recent backlash around the Search phenomenon, which we'll discuss in the last chapter, has caused some states to place so many restrictions on "good cause" that Adoptees who could prove they had one would be worthy of Ripley's "Believe It or Not."

Petitioning the court, then, can be a costly procedure, both emotionally and financially, and does not guarantee success. A fifty-year-old Navy man, who was refused his records in Oklahoma in spite of the fact that he had three children with complicated medical problems, wrote me: "Neither the agency nor the court was willing to open their records. I am being treated like a fifty-year-old infant who lacks the good sense or sensitivity to handle his own affairs or those of others. They are saying I would bungle it like an idiot."

A few intrepid Adoptees hire detectives, who often are more adroit at escalating their fees than at tracing the missing parents.

Those who are fortunate enough to be in a city that has an Adoptee search group can learn the underground tricks of the trade—how to find one's original name if one has the date and place of birth, or the name of the doctor who was in attendance, or the lawyer who finalized the transaction. These organizations have acquired professional genealogical skills over the years and also supply much-needed emotional support.

But no matter what method one employs, the Search requires not only courage but cunning and persistence. It entails long, arduous sifting through old directories, hospital records, birth and death certificates, newspaper morgues, cemetery lists. Even the most law-abiding Adoptee, who is mortified by a traffic violation, soon finds himself sneaking about surreptitiously for information, often lying and impersonating others to achieve his goals.

The most difficult searches are those where the Adoptee was left as a foundling on some doorstep, placed privately by a mother using a fictitious name or by a black-marketeer who forged the documents. The Adoptee spends years in a fruitless quest for clues, and in the process becomes a chronic victim.

Those Adoptees placed by agencies, whose role, according to one disenchanted social worker, has always been "somewhere in between playing God and a complete hands-off policy," have a different kind of stress. They are put into the demeaning position of having to plead for their birthright. As the Sorosky team has pointed out: "When adopted adults, seeking background information, return to agencies, it is viewed as evidence of family failure and/or personal pathology. No one assumes they have a right to know. They are made to feel sick and abnormal for asking."[2]

In all but a few agencies throughout the country, some version of Mrs. Barker of the Bye Bye Adoption Service sits waiting for the Adoptee with her smug smile, her supercilious manner, her condescending tone, and her diabolically intimidating question, "But *why* do you want to know?" which, as one woman said, has the effect of "stopping all conscious wondering."[3]

The Adoptee puts out a wet, clammy hand, not sure whether to shake or salute with it. Mrs. Barker is still the official Scorekeeper of the Adoption Game, the Talleyrand of Taboos, the *sine qua non* of Confidentiality. One curl of her lip has the power to reduce the Adoptee to the helpless waif who was her original client.

When Brian went to see his Mrs. Barker, he took a list of written questions to make it easier for both of them: "She studied the list carefully," he said, "then took them one by one. She would go out of the room, look into the file, come back and answer that question. She did this over and over again until I suggested that she might want to bring the file into the room. She clearly had no intention of doing this. And I noticed she got more and more uncomfortable and ill at ease as she went down the list. She didn't answer the specific questions, only gave me descriptions. No names or addresses."

Warren took on his Mrs. Barker the way he took on much of the search—with relish. This was the project of his life. He enjoyed the drama of it, felt like a detective on a case. It was both personal and life-enhancing, since it involved him and allowed him to delay those other decisions he eventually had to face. He went back to the agency in the spirit of going back to the navel of the world.

With more hope than trepidation, then, he suggested the appointment with his Mrs. Barker. "I made a point of preparing how to behave with her before I went. I wrote it down on a piece of paper I carried in my pocket: 'Be sincere, but inquisitive; don't put pressure on her; make her seem important, right; let her start, nod a lot; make her feel my adoptive mother always wanted me to know, but didn't know enough to tell me; try different wordings for questions.'

"I was a half-hour early, she was a half-hour late. She had a legal pad with transcript from microfilm when she arrived. At the beginning of the interview she wanted to know what had happened to my life. It was maddening for the first forty-five minutes —having her make me talk about myself, interviewing me like I was up for a job. I kept waiting for her to get to the point where she'd give me something. Then at last she did. She looked at the pad, and the first thing she said was incorrect. 'You were born on May 18, 1950, at 9:30 A.M.'

"Now on the baptismal paper I had, it said May 16, so I told her and she put on her glasses and realized she had read it wrong. Then she told me my height and weight. I was nodding, like tell me more. That my mother was twenty-one, my father twenty-five. She said she had never met my mother, but another social worker who had taken care of her described her as being brunette with green eyes and about 5'4''. For a while I felt ecstatic. She was giving me the first facts I've ever had about myself. I felt I was receiving the foundations for my identity."

Warren himself has similar coloring and is not much taller. He has a handlebar mustache that seems to center his fragile body and even more fragile sensibility. Like many sensitive people, he is surprisingly tough—and this toughness enabled him to survive during the long period of his adoptive mother's bout with alcoholism, and it now gives him the tenacity to move into this painful journey.

"Just to be told her appearance is a sobering thing," he said. "I can almost see her outline. There is no face. At first I see her from the back. And after a while see her from the front. But no face. I see, of course, an idealistic stereotype—with no face."

Mrs. Barker said that his mother had completed two years of college. Home economics. Her parents were of Danish descent. "I pressed her on this. 'Was the name Danish?' I asked.

" 'Yes,' she admitted.

" 'Does it mean anything in Danish?' I persisted. She didn't know. 'Then how many syllables?' I had the feeling it was like 'twenty questions.' But I kept trying to make her feel good. I kept saying things like: 'I know I am fortunate you're talking to me at all. I know other social workers might not.' But I felt myself becoming angry. I didn't want to accuse her or let myself get too excited.

" 'This must be frustrating for you,' she said.

"I was thinking I could have picked up that piece of paper and read it, and then just put it back down on that desk and said, 'I'm sorry, Mrs. Barker, I had to do that.' Or I could have picked it up and run. But I couldn't do that either. She was such a sweet, little-old-librarian kind of lady. And she had me. She had the goods. I had to play the role she wanted. I noticed that when she got upset she would roll her chair a little back and away from me.

"She was trying in her way to be helpful. She said she wished my mother would call her tomorrow, for then she could arrange things. She also said that I wouldn't want to disturb my mother's life, would I?"

Obsession

At some point the Search becomes an obsession. A game to be played for its own sake. Although they may have entered the Search dispassionately, Adoptees now speak of wanting to solve the riddle of their lives, and they become obsessed with piecing together the puzzle, finding the missing parts. This riddle-solving, puzzle-making, becomes so attractive, so externalized, that they do not necessarily want this stage to end. It is a safe area, a zone of retreat from the reality that lies around the next bend. Ahead is the abyss. They are playing in the valley just above. They enjoy the lingering, the dawdling, the leisurely pace of posting things, going to the mailbox each day to see if there is a reply. They need this period to gather psychic strength for the moment they will penetrate the veil. They do not act hastily because unconsciously they know that to plunge forward too quickly might be to plunge into nothingness.

Warren became more and more fascinated as he got into the Search. "I have a thing about doing puzzles right. I like to know how it will fit first, not to have to erase it. I think of it as a piece of art. But it's like the last piece of the puzzle must be set in blood."

He likened his obsession now to his interest in antiques, which he was thinking of making into a career. "Handling old things makes me feel connected. Like a phrenologist's skull I saw in a show recently. I thought of the graveyard scene in Hamlet. It gave me some comfort to see that old skull. I wanted to touch it. But I didn't."

Still Warren knew that he was not in control of what was happening to him now—that he didn't necessarily know how things were going to fit. "I worry that if I keep thinking about this it can become an obsession. Am I taking it too far? The other night my roommate asked me if I didn't know how to talk about anything else. Are other things in my life falling behind? I don't know if it is a sane thing to do sometimes. Other times I think it is a useless waste of energy. 'This is crazy,' I tell myself. 'I have to forget it.'"

But it was exhilarating, too. "I never looked at people before I got those facts from the agency. I knew that we're all related from the Neolithic Age, but now that I know I have a mother and father somewhere, I've started really looking at everyone. On subways I stare at people. I could be classified as a weirdo. I wonder if they're looking at me for the same reason. I think, 'That woman could be my mother.' And now that I know she had a brother and sister I think that woman or man could be my aunt or uncle. I want to go up to people and ask them how old they are, to see if they fit into the right age range. You see, I was always a piece of pollen floating around before. Everyone else had trees with seeds on them. Now I had relatives, something I could never imagine in my floating on the wind experience. It's like something real, a fact. I'm not only looking for *her*, but there will be other people. And if she doesn't want me, they will be there."

Jackie found that looking for her mother now was as absorbing as being a new mother. The Adoptee group had convinced her that she must ask her adoptive parents the unaskable the next time they came to visit. She was astonished when her father said:

"We kept your papers for you, but never offered them because we didn't want to hurt your feelings. They're not destroyed. We'll even take you to the vault the next time you come down South."

Meanwhile they told her that the family name as they remembered it was something like Beck or Becker, they couldn't be sure. As soon as they left, she wrote to the records office, writing the name indistinctly, hoping it could be interpreted any which way. And shortly after, she was amazed to receive the long form of her birth certificate with her mother's name on it. Through some clerical error, her record had never been sealed. Within six months, during which she worked actively with the Adoptee group and researched every lead, she managed to find the phone number of her mother's brother. In the meantime everything had been subsumed to the Search, including her dancing career. Instead of making rounds, she went to the records office or Adoptee meetings. All of life as she had known it had stopped, waiting for the Search to be resolved.

As Karla got deeper and deeper into the Search, she was alternately wrenched with worry about possibly hurting her mother by bringing up new questions, and angry with herself that she was feeling so protective of her. "Still I was determined to get straight answers and documents, since at this point she was my only real source. My father had been dead for some years, and his brother was nice, but couldn't or wouldn't give any information except one tiny clue.

"During this time I read everything I could about adoption, and was creatively trying to deal with it in drawings and cartoons, before dealing directly with it in searching. I was really using this time to assimilate the new story, and, I guess, fantasizing, meditating, sublimating, procrastinating, while researching how to search. I ended up studying the question for six months. After that it took another four months to break through bureaucracies, to get my natural mother's date and place of birth, and the non-identifying social service report."

In the interim Karla finally got up the courage to contact the retired family doctor who had delivered her. She hoped for support from him, although she knew that his loyalty might be to her adoptive mother, who had arranged everything. Her fears were confirmed when he wrote her that although "any intelli-

gent person with a similar nebulous background would want to
know the answers," she should not let this become a pathological
obsession:

> I have absolutely no recollection as to how your biological
> mother got into my care. I remember why. She was pregnant.
> I do not recall her name. Naturally I was curious to know her
> story. As I recall, she was living with brothers and sisters and
> stepmother somewhere in the Northwest. Following an alter-
> cation with her stepmother, in which the woman threw a
> butcher knife at her, she ran out of the house, never to return.
> By the time she reached my office, she was pregnant. She had
> a normal birth. . . . When she was on the delivery table and
> under the influence of "twilight sleep," I heard her muttering
> what I thought was a prayer. She was petitioning blessing for
> the "very nice people who had been so kind to her"—your
> parents.

The good doctor continued to warn Karla of the consequences
of her obsessive actions:

> What if nature has finally smiled upon her, and that she has
> made a good life for herself with a fine husband and children
> who know absolutely nothing of her past. Now you show up.
> Would that make her, her family, or even you, any happier?
> On the other hand, suppose that she has sunk even lower on
> the social scale—that she has become a lifetime tramp, which I
> had no reason to think that she was at the time that I knew
> her. Possibly she might see you as a potential for blackmail
> benefits. . . . I do not deprecate her for this unsavory history.
> It has always been a pattern of life ever since man first stood
> on his hind legs, is now, and probably always will be.

Limbo

With such dire warnings it is no wonder that Karla spent a long
time in Limbo Land—that state of being where one has some
information and yet hesitates to contact the birth mother or anyone in the family who may have information as to her whereabouts.

Karla put it this way: "At first the time between asking for
and receiving 'news' and acting on it was enormous, but gradu-

ally it has evolved to a matter of minutes. Also, the manic-depressive moods of the initial raised consciousness I experienced have eased off into a quiet, slow glow. It's actually very close now. I'm in Limbo Land, with enough concrete information to generate the leads to the current life of my natural mother. But I'm waiting for final clues to come back in the mail, preparing as best I can beforehand for whatever might occur, trying not to be absorbed every hour."

By then Karla actually had the telephone number of her maternal grandfather in a small Western town. All she had to do was dial it, and she could probably learn her mother's as well. But she could not pick up the phone. She said it was because she'd like to contact her mother directly, without going through anyone. She spent a lot of time imagining taking a trip there and setting up a painting easel in front of her grandfather's house. "Maybe he would be out on the porch and invite me in. And then I could ask him about his family, and learn where my mother was in a casual way." Such a trip, she told herself, would be easier than calling. But she made no plans for that journey. She was unable to act.

Many Adoptees fear that if they find their birth mother and father, they will no longer be a member of the adoptive family. One woman, whose adoptive parents are both dead, even fears telling her relatives she is searching. "This is my family and very important to me, and I don't want to hurt them or have them think I'm ungrateful, especially to my dead parents. Also I have difficulty understanding how our relationship will go on. Does my search and possible meeting of my natural parents make me not a part of my adoptive family?"

Warren wandered about Limbo Land for many months in a daze, seeking advice from everyone, but unable to do anything concrete. It seemed so simple to his nonadopted friends. All he had to do was to go back to the town of his birth, contact the doctor whose name was on his birth certificate, and check in the local vital statistics for the *first* names of babies born on his birthdate, since the agency had given him his own.

But he could make neither the phone call nor the trip.

"I've been having a good deal of ambivalence about knowing," he told me. "It's almost safer to have this dream. Maybe I don't want to know."

All his life he had been cautious, ambivalent, but this was worse than anything he had experienced. "I say, why do I have to see the roots? I think, you don't have to know how a plane works to fly in one. I know I'm connected to a past. Why dwell on it? I go back and forth like this. Wanting to know, not wanting to know. I'm wallowing in confusion. I have a way of procrastinating on things, numbing myself. I'm so confused, I don't know what day it is."

Another time he said, "I'm worried. I put myself in this position that finding my mother will change my life. I know it's an illusion. I say, 'When I find her, then I can start living.' I know this may not happen.

"Or I say, 'I know I had two parents. Two people who conceived me. What difference does it make if you know who they are?' I have cycles of depression and elation. Sometimes up and down within a minute. People tell me I must stop fantasizing about a relationship with my mother since I never had one. But I say the three weeks with her before she gave me up *was* a relationship—one that we can build on."

When Warren finally did decide to phone the doctor who delivered him, he plotted it like one might a business venture, or a murder. He would call him on the right day of the week—Sunday—at the right time, at night, when he had had a good weekend and would be rested. The time would be one minute to ten when the show he might be watching on TV was over and just the commercial was on. The secret was not to interrupt him or annoy him—to contact him at the optimal moment. But as it happened, at the moment when he did call—years of ambivalence dialed into the number—the doctor's wife answered. He wasn't home. So Warren had to go through the whole ritual the following Sunday night. The doctor proved to be cordial, but guarded. He offered no information but said Warren could come in to see him.

Still Warren could not bring himself to make that trip. There was a lot of depression now. "Will I freak out when I find the truth? I wonder. But it must be better to know than not to know. I guess I'm holding onto the hidden fantasy until the last minute

—savoring it. I know I should go, but there's something awesome about it. I like to keep it hidden—awhile. I like the fantasy of an ideal mother. I don't know—it's almost like I'm afraid of what I'll find. It's safer to have this dream. Maybe I don't want to know. If I was told my mother was in the next room I don't know what I'd do. I like to control things—don't like things done to me."

Adult Fantasies

Fantasy and fear make up the landscape of Limbo Land. But unlike the fantasies of the Adoptee's childhood, which we have seen as undefined and dreamlike, they now take on tantalizing form and substance. Parents now have personalities and identities in the real world. Adoptees conjure up wondrous possibilities, and not so wondrous ones. The yin and the yang, the eternal dualities, are still at play. Like people in a Robert Frost poem, Adoptees are still bewitched by the mysteries: "We dance around in a ring and suppose, / But the Secret sits in the middle and knows."

Warren said: "My fantasies take me everywhere. Like she may have died in childbirth. Or she's a prostitute. Or they were young, unmarried lovers forced to give up the child because of social pressure. Or I was lost and they're deliberately trying to find me. Or she's looking for me—watching for me. A paranoid thing, isn't it"—this is said with an uneasy laugh—"that she's watching me."

His fantasies did not include the father. "It doesn't matter if I find him. I'm not prepared for him. I suppose it's possible he could be with her. I hope not. I wouldn't know how to handle a father. I've nothing to model one on. I have a preference that she'll be all alone. Since I'm not connected, I feel she's not connected. I don't see her with people around her. I'd love it if she's looking for me and welcomes me with open arms."

Mark got to the point where he enjoyed willing his fantasies. "I'll have a fantasy, I tell myself. I consciously get into it—like meeting my mother. I see her very much like a woman I know who came from Austria. She'd have the same coloring and mannerisms. Every time I run into someone from Europe, I think maybe she'd be like that. I also imagine meeting my mother on an airplane on the way to L.A. I would happen to be sitting next to her. She has a German accent, and I ask her a few questions, and sure enough she turns out to be the one."

By now Mark had learned from the agency that his mother had come alone to America as a Jewish refugee child. The records described her as "attractive, intelligent, vivacious, charming," but included a notation that she had a problem letting people get close to her. She had moved from one assigned home to another.

"The social worker told me that her problems were probably the result of being separated from her parents. I felt like pointing out to her that I understood that problem. That's the trauma of being adopted too. It made me feel a kinship with my mother, the fantasy that she had the same kind of independence and bravado that I do, and a lot of the same feelings that are nurtured by the adopted."

Mark does not fantasize about the father. "I think the reason is that my mother is German-Jewish, and I can relate to that since my adoptive family is. But my birth father is Irish Protestant and that's alien to me. I have a hard time trying to develop my fantasies of what that's about."

Trudy had fantasies on many occasions about meeting her mother, but they were most intense during the Search. "She was different types of persons each time—some much better off than my adoptive parents, others much worse. Sometimes I would reject her, and other times she would reject me. I felt hurt most of the time while growing up, but then I started feeling anger and resentment that she gave me away. I felt that no reason was good enough to give up your child. My biggest fear was that she wouldn't want to see me. I was really afraid of being rejected again. In all of this, my desire was to find my mother. In fact, I did not think of my father at all."

Norman has been searching unsuccessfully for the past year. He has a recurring dream of a young woman, though he never sees her face. Sometimes he has the feeling he might marry her, and at other times that she might be his mother. He was in late adolescence when he realized that his birth mother was probably not married to that Naval officer his parents had told him about, that she might even be a whore. He wonders if it is related to his reluctance to marry, to take responsibility for a wife, and for his dividing women into the "good" and "bad" ones.

"I don't think too much about my father," he says, "although sometimes I imagine she has been raped by her stepfather. Or that she was a working girl knocked up by a black who lived in her boarding house. But I feel sorry for her, whoever she is, because it must have been traumatic."

Sometimes one gets so comfortable in Limbo Land one doesn't want to move on. Searching becomes a way of life, a reason for postponing other things. I've had men tell me they were not going to get a job until the Search was completed, and women say they were delaying marriage or having children. Sometimes their friends suspect that they are not doing everything they could, that they are resisting leads they might follow. Such Adoptees become known as "perpetual searchers." It seems that in spite of their protestations, they share with the nonsearcher a reluctance to pass through the veil.

We cannot overemphasize the terror that the Adoptees feel as they near that veil. Our mythology is filled with stories about those who were punished for daring to eat of the tree of knowledge, to seek out the unknown, to break a taboo. On this side of the veil one may be miserable, but at least one is still intact. One does not know what will happen if one tampers with the only reality one has—fragmented though it be. One fears complete annihilation, as if one were helpless before the dark forces of the universe. It is a time of nightmares—dreams about the death of loved ones—and oneself.

Penetrating the Veil

There comes a moment, after a few months, or a few years— perhaps when neither the Adoptees nor their friends can stand the indecision any longer—when they move out of limbo. It is as if the myth of the hero emerging triumphantly out of the dark woods takes over now. At last we see them mustering up the psychic energy to make contact between the past and the present, the living and the dead. One part of them is still terrified, but the other part drives determinedly on.

Now there is no turning back.

Having made the *big* decision, only the mundane ones remain —such as method of approach. How do you, the adult, contact the woman who gave you up as a baby? Should you write a letter? Telephone? Knock on the door? Use an intermediary to pave the way?

The letter takes longer, and now that you are ready for action it is difficult to wait. There is also the risk that someone else will open it, or that she will never answer. The phone call is more direct, but scarier. She might not be able to talk if someone else is in the room, or on an extension line. Going to the door is also precarious, since other family members could be at home. You want to make the initial contact as private as possible, for your sake as well as hers. You may or may not know a good intermediary.

Somehow, you manage to decide which method is the best one for you, and take action. As one woman put it: "It is like wakening the dead."

15

Varieties of Reunion Experience

"How are things going with your mother?"
"We're still getting to know each other. After all, could
you suddenly get to know any of twelve strangers you
might meet on the street? This is no different."
"Is she married?"
"Never married."
"You mean the only one is the illegitimate one?"
"What's legitimate?"
OVERHEARD AT AN ADOPTEE MEETING

We cannot speak of reunions as successful or unsuccessful. All of them, no matter whom one finds, are successful in that Adoptees are given a feeling of being grounded in the human condition, of becoming autonomous people in control of their own lives. But all reunions, no matter how positive, bring a tidal wave of emotions with them, and Adoptees ride these with varying degrees of skill. Jackie said: "You can't tell anyone it's going to be wonderful or terrible. It's going to be *everything*. And different for different people."

The types of reunion experiences are as varied as the types of people who search. No two are alike, and yet in a sense everyone finds the same mother—a woman who has survived the trauma of giving up a baby. The way the mother perceives the Adoptee's return is directly related to how she handled that original ordeal.

For the most part, Adoptees find that their mothers are now married, with children a few years younger than themselves. A good many have kept the Adoptees' existence a secret from their present families; in other words, they are leading double lives.

In a few instances, Adoptees discover that their parents were married at the time of the relinquishment, or shortly afterward. Occasionally one finds the mother still unmarried.

If the mother has told her husband and children, she will be able to open her door, as well as her heart, to the Adoptee. But if it is still a secret, she may back off for a while until she gets the psychic strength to handle it. Even mothers who have remained unmarried or are presently divorced may feel some reluctance to reveal this part of their lives to others. A mother's ambivalence often causes Adoptees to pull back from their initial enthusiasm and may even plunge them into a deep depression.

However, whether the Adoptee is received warmly at first, or with ambivalence, there is a period of jockeying for a tenable position on both sides.

We can say that in most reunions there is an intense first meeting, often in a public place, which has the advantage of allowing both parties to meet anonymously, and without interruption. This is usually followed up by one or two brief meetings at the mother's home, if the distances are not too great, and if the mother has told the rest of her family. Often the relationship settles into little more than occasional phone calls and an exchange of holiday cards—although I know a divorced Adoptee who shares an apartment, as well as a talent for music, with her unmarried birth mother.

Some Adoptees are amazed to find how little they have in common with their birth parents, and others are equally amazed at the physical and emotional similarities. But the majority come to understand that time has moved on for their mothers and fathers as well as for themselves since that early separation.

We will look into the complexities of what happens after one has penetrated the veil, for as one Adoptee said: "Reunion is just the first step of a very long journey."

BRIAN—A Close Relationship

"It changed my life"

It is rare for an Adoptee to have as open a relationship with the mother as Brian did at first. It may be that because his mother's husband welcomed him as a surrogate son a close relationship with her was possible.

Brian was very nervous before he contacted his mother. His search had taken only two weeks, and he was moving with the initial momentum.

"I knew I had to learn the circumstances of my birth and relinquishment from the horse's mouth, so to speak. To know what kind of people I had come from, the social history of my parents, to have contact with birth relatives. I always wanted more of a family and hoped to find a large one which would supplement my adoptive one. And I was interested in having siblings. Knowing facts would not have been enough. I wanted to *meet* my family."

Still Brian's hand was trembling when he picked up the phone. "I feared she would not want to see me, but I told her right out I was her son. She said she couldn't talk then, she'd call back later. I was worried I'd never hear from her. But she phoned the next day. She said she had talked it over with her husband and he was agreeable to her seeing me. As a result she was relieved and positive about inviting me to visit her. Since I couldn't afford the plane ticket, she sent one.

"I was very apprehensive in the plane at the prospect of this first face-to-face meeting. We had exchanged pictures so I recognized her standing with her husband, Lou, just inside the airport as I walked toward them. She was smiling nervously. They told me later that I looked just terrified.

"As I walked up, Lou said, 'How are you, Brian?' He took my bag and shook my hand. And . . . let's see, did my mother and I embrace? I believe we did right there, yeah, I'm pretty sure we did. We hugged and kissed and said hello. It's hard to remember because it was very emotional for me. I was doing my best not to show it, but I was very upset and concerned about what she would think of me, what I would think of her, how we would get along, what we would do, you know. If in five minutes we decided we didn't like each other, what were we going to do for the next four days? And she told me later she was nervous about the same things, afraid I wouldn't be pleased with her, that I might reject her.

"Lou left us to ourselves, and we talked late that first night ... about her experiences, being pregnant with me, where she lived and how she lived, and me talking about my childhood and reassuring her that I had been happy and well cared for and all that. And in the course of all this we really discovered that we liked each other, that we genuinely had good feelings for each other. Before we went up to bed, we embraced, and I felt very caring for her.

"We did a lot of staring at each other during those four days ... the physical resemblance was absolutely striking. She is a wonderful person, what you would call a truly good person. So kind and warm and giving. The strain that she felt about how it would be was enough to make her lose her voice by the fourth day. She became hoarse, couldn't talk but in a whisper. And it was funny, it was laughable. But still she decided she would take me down to southern Oregon to meet the rest of the family. They were all waiting at the airport for us, and I felt like a kind of celebrity coming into this family, and everyone paying such a great deal of attention to me. They were all very polite and friendly, a little nervous about meeting me. We had dinner in a restaurant, and someone remarked it was like having grandpa alive again because I was the only man at the table. There I was, sitting at the head of the table being the father of this family in which there were no men. There was my grandmother, my aunt, and my three female cousins, and, of course, my mother. I was told there was a physical resemblance between my grandfather and myself. We were both large men, and I think that their identifying me with him sped my acceptance into the family. I liked everyone and keep up contact with them even now."

Brian has seen his mother a few times since then, once for a week in Mexico. "At first we had to maneuver to find out what roles to play together. She seemed to feel some responsibility to mother me, but I said right off that it was not the kind of relationship I wanted. I had my adoptive mother."

Brian's birth mother was very honest about why she had to give him up. "I approached her directly and she replied equally directly, enumerating the reasons why she had seen fit to do that. She seemed to have worked it through, given it a lot of thought, and to have absolved herself of any guilt. She presented it to me very matter-of-factly. But not in such a way that she could be said to be repressing feelings about it or defensively presenting it to me. She seemed to feel she had done the right thing. And that seems right to me, although I continue to have a feeling, 'Gee, wouldn't it have been nice if she'd kept me.'

"She didn't seem to have loved my father. They had a very brief affair. Apparently they had gotten drunk and had a sexual encounter in his automobile. They hadn't really gotten to know one another. She broke off with him after that, feeling that he was just not her type."

Brian has allowed Lou, who always wanted a son, to play the father role with him. They go fishing and riding together. But he has not been able to get close to his half-sister, who lives away from home. She obviously resents his upstaging her in the family. He hopes that with time this will change.

As for his birth father, Brian's mother was not reluctant—as many are—to give him the name. But when he called his father's relatives, he learned that his father had been killed in a plane crash a few years before. "There was some disbelief on the part of his family as to who I was. They were reluctant to believe I was his child because he had no children in his two marriages and was thought to be infertile. He had even adopted a son who strangely enough was given my same name, Brian. He was described as a flamboyant man who had made millions in the lumber business. I think his widow was afraid I might come fortune hunting and demand a share of her inheritance. But though I admit I thought about it, I would not try to push something like that. It would be a negative, emotionally unsatisfying experience. Not something I'd want to do."

Brian learned that he had his father's height and receding hairline; but otherwise they did not have too much in common. "I fault my father for being irresponsible, unwilling to acknowledge paternity or give financial support. But in some ways I feel positive toward him. I learned that he actually offered to adopt me, but my mother said absolutely not."

Brian is glad that he searched. He feels that it has been a catalyst in his life, galvanizing him into correcting unsatisfying ways of doing things, especially in his career. He has since decided on the direction he wants to take in psychology and is at present writing a dissertation on Adoptees and their searches.

"Before I searched I felt at loose ends in my career. I was not motivated. I feel better toward myself, pleased that I could effect the relationship I have and handle the whole situation successfully. I think I can say it changed my life. It has made me think in terms of family relationships in general. I consider myself a success now. My career is taking off; I am doing well. And I would advise others to search. It is a wonderful thing, an enriching experience. I respect the preference of those who choose not to, but I believe they are denying their feelings for their biological relatives, or are unwilling to recognize their fears and uncertainty about searching, or about adversely affecting the relationship with their adoptive parents."

As for the relationship with his own adoptive parents—"I feel closer to them now. The fact that I feel more trust and have a willingness to divulge different things and confide in them has brought us closer. It opened up our relationship, which was superficial before. I know now that I acquired some things from my adoptive family and inherited others from my birth family. Knowing this affects my personality, my make-up, my sense of who I am.

"Of course I've never told my adoptive parents *all* that's happened. Even though they are positive about things, they seem vulnerable from time to time. Mother saw the pictures of my birth mother's parents in my office when she stopped by at the university one day. She was hurt I didn't have pictures of her parents up. It is a sensitive issue, but by and large they have been positive. My adoptive father doesn't talk about it much, but then we don't talk about psychological things. He's not comfortable with his feelings. My adoptive mother took it best, and I discuss it mostly with her."

Brian feels there are no *real* parents now. "All four of my parents are my parents. But my adoptive parents are the people I relate to as parents in the most full and complete sense. Right now they're concerned about my having children. They want to be grandparents and I hope they will be."

When I last heard from him, Brian described moving away some from his birth mother. The intense need for her had subsided. "I need time and space now on my own to sort things out," he wrote. "But we're still in touch, and, of course, still very fond of each other."

KARLA—Mother in a Mental Institution

"My story is everyone's nightmare,
but it hasn't been a nightmare."

Although finding the mother institutionalized is the greatest fear Adoptees have, some, like Karla, find consolation in the warm acceptance of other family members.

While she was searching, Karla had only the most optimistic fantasies. "I imagine finding the kind of woman I will be twenty years from now," she told me. "A role model, I suppose, an intellectual like Doris Lessing who will reach out her arms to me. I need to hear my mother's voice. I want to find my father someday too, but emotionally I feel a stronger bond to my mother— the nine-month connection."

Then things began happening faster than she intended, taking them out of her control. A male Adoptee in the South, who had been helping her do research, made a series of phone calls on his own, including one to her grandfather's house. Speaking with the stepmother (to whom the retired doctor had referred in his letter), he learned that the old man had died two years before. The stepmother did not know where Karla's mother was, possibly in a hospital. She suggested he call one of the brothers, which he did, again without notifying Karla. He learned that the mother was in a mental institution, had been there on and off for the past twenty years. Only then did he call Karla with this information.

"I was shocked at first," Karla told me. "The fear of heredity was my first thought. But when I woke the next morning I felt a great sense of relief that the search was over. I didn't have to go out to the mailbox. Instead, I decided to call the hospital to find out about her condition."

Talking long distance to the social worker at the hospital gave her the story: her mother was extremely degenerated, psychologically and physically. Subject to violent outbursts, she was no longer communicating with anyone, just drinking coffee, smoking cigarettes, and pacing her room. Also, she was incontinent and had no teeth. Hardly the role model she had dreamed of, but Karla was now very decisive. She made plans to go out to see this woman who had given her life. "I think I can take it," she said. "Just knowing the truth gives me a fine, solid feeling. I no longer feel like Superman coming to earth on a rocket just as Krypton exploded. I know I'm of woman born."

It helped that Donald, whom she had been with for eight years, had been able to go with her. I talked with her just after she returned.

"I was relieved to find that the hospital was sunny with palm trees and flowering bushes everywhere. Inside it was clean with lots of activity, patients ranging from late teens through old age, most there for a short stay. My mother had been there for the past eighteen years because her husband, who was collecting her checks, would not allow her to be moved to smaller, more appropriate facilities. He was living with another woman and putting their two daughters out with relatives to raise.

"As we walked through the corridor I was, of course, looking everywhere to see my mother—sure that I would know her in some way. The caseworker knocked on the door to one of the wards. It opened, slowly, outwardly. My eyes, seeming to work independently, swept the room: windows, shades down; two desks, one on each wall; young fellow with beard sitting with desk lamp, papers; old woman across from him—this couldn't be my mother —very tiny, deep red-brown hair cut bowl-style—lower face collapsed, Gabby Hayes-style—spindly legs—blue wool dress—gray wool socks—a feeling of revulsion as I realized this was my mother.

" 'So that's her,' I thought. 'Goodness, she looks like a troll.' But soon the feeling passed. She stood up as the social worker called to her, somewhat mechanically and with a stiffness that suggested exercise was missing. I noticed her dress was wet on the seat and little droplets of urine were trickling to the floor. As she approached the door the odor hit my nose—warm and like no other—and we walked up the hall.

"My mother stopped at one point and turned to me. For the first time she lifted her head, and I stared into her face trying to reconstruct it prior to her toothlessness—her skin was lightly freckled, her eyes were clear, large, blue—her nose was not unlike mine—actually from her upper lip up she was just fine looking, not particularly elderly. The aged look came from her posture, stooped, her imploded mouth, and her institutional haircut. She was only fifty years old. She presented her full face and stared for what seemed a very long time into my eyes. It seemed that something was passing back and forth. She began walking. . . . I took her arm, it was all second nature. Her appearance and the faint but distinct odor triggered every ounce of discipline I could muster—but the long stare removed my repulsion.

"When we sat down, I explained I had come three thousand miles to see her. 'I'm really pleased to meet you,' I said. 'I've looked for you a long time. We knew each other once in a special way.' She listened, she looked, she asked for a cigarette by extending her hand and then two fingers held together. She squintingly eyeballed Donald. I explained he was my husband and that he was a very nice guy. I took out photos—first my adoptive father, did she recognize him? It was a long time ago, over thirty years—he worked in the shipyards during the war. Was he familiar? I knew she used to have a lunch concession which serviced yard workers. I showed her a picture of my adoptive mother. Eyes went down to two slits. Did she know her? She and her husband had adopted a baby. I showed her a picture of my mother holding me at two weeks. 'This is me when I was a baby. These are the people who raised me. See here they are with the child they raised.' It was hard for me to refer to my parents so dispassionately, but it seemed the only way to get through somehow.

"Then I said it directly, 'The special way we knew each other is that you are my mother. You gave birth to me.' She began to hunch in on herself.

"The caseworker turned to her: 'Are you angry at me for bringing your daughter to see you? For knowing your secret and not keeping it?'

"I continued, 'I've come all this way to see you, to tell you it is okay. You made a good decision.'

"She was by now physically withdrawn in on herself, and I found my head tilted almost perpendicular to my neck in order to keep eye contact. At that point I became aware of the body language and tried to get us out of it. 'I'd really like you to respond to me,' I said. 'It's very important. You did a good thing. My life has turned out fine. And I thank you for giving birth to me.'

"She pulled up her body at this. I told her I was going to visit her sister that evening. She is very fond of this sister, who has been visiting every two weeks for years, even though she no longer talks to her, either. She was listening, her eyes going.

"I gave her a large pad and asked her to write or draw something for me to remember her by. Anything. I put a felt-tip pen in her open hand. She grasped it and began to write—in script that dribbled off into a series of parallel lines that formed a curve, to which she added two branches, each line being made with great care, but monotonously repetitive. When she was done, she put the pen down. I gave her the summer duster I'd brought for her. She touched it. I explained that this was to remember me, so that when I was gone she would know it really happened. I said it was hard for me to believe I'd finally found her, and I was very glad about that.

"The social worker said, 'You can really be proud. You have a very beautiful daughter.'

"I said, 'I don't want to keep you from lunch,' for I had been told that she has always been totally food oriented. However, she sat rooted to her chair. She wouldn't get up. The social worker had to say, 'Come to lunch now.' She finally began to stir. And again with physical stiffness she uprighted herself. She was a bit unsteady, got her balance and toddled out numbly. As we passed the dining room, a little later, I could see her sitting at a table, sitting up very straight, hands folded, waiting."

Karla concluded, "I'm feeling very good about that visit. Overwhelmed, emotional, satisfied. It's hard to assess what she understood. Was it *me* or me as a nice person whose visit she was comfortable with? The social worker felt her lack of negative response was positive, though I think it's probably that she knew me on several levels. Mostly I needed to see her. I would have liked a verbal response, but the visit was enough. She is a victim-type person. I was rushed with empathy, but did not feel that she was me or I her. I tried to imagine how I would be if I were in her shoes. At one point I told her what beautiful eyes she had, and what a gorgeous color her hair was, and how when it was longer it must have been spectacular. She allowed me to touch and stroke her hand, but she did not return the gesture."

Although it was too late for her to be reunited with her mother in a meaningful way, Karla did get a sense of belonging from her aunt, who greeted her warmly and welcomed her into the family. She had not known about Karla, but had heard rumors about a baby who had been given up. Now she was thrilled to have Karla back with them. "She said I resemble the family—my face and my body were indeed proof; yes, I looked like her sisters and many of my cousins. I had Sally Jane's mouth, someone else's coloring, the freckles, and so on. I loved it. Silly as it is, it meant a lot."

Karla has not attempted to meet her two half-sisters because her aunt warned her against their father—who may possibly be her father. She wants to absorb what she has learned so far without pursuing this further. In fact, she is luxuriating in her invitation to the family's yearly reunion of fishing and relaxing together in a state park. "I can't even imagine what such an experience will be like. I do feel a small tingle like the call of the wild, an intense curiosity."

For now, she is working through her feelings about coming from a family so different in religious and cultural background. Karla's mother grew up in a farm family which, being Baptist, allowed no smoking, drinking, or dancing, while she was brought up in the Jewish faith in a large city. "It fascinates me, this peek into the life that might have been. It's really fine to know. To have seen. To have some answers. And I don't feel very different. Just stronger and better, like someone sprinkled Accent all over my psyche. I feel delicious. Not soaring, but very much grounded. From all I've heard I see my mother realistically. She was too sensitive. She lost her own mother when she was four. Things never went right for her after that. I am glad that I know—it helps me understand."

A few months after our last talk, Karla sent me an invitation to her wedding with Donald.

WARREN—Mother Is Ambivalent
"She's torn between me and her family."

Often a mother may be genuinely happy to be reunited with the Adoptee but too filled with guilt toward her husband and other children to encourage a deep tie.

Warren didn't know what to expect when he found himself on a train to the city where he had been born. The clerk at the town hall let him go into the vital-statistics file when he explained he was looking for a lost cousin. There he discovered that only three babies had been born on his birthday, and one had his first name. Then he went to see the doctor whom he l.ad so much trouble phoning, and learned from him that the other boy born that day was the doctor's own son. The doctor had even offered to adopt Warren to raise with him. However, Warren's mother had already made arrangements with an agency in another state.

"It gave me a strange feeling to think that this doctor's children could have been my brothers and sisters," Warren told me, "and that he could have been my father." Before he left town, Warren even visited the boarding house where his mother had stayed before having him. The woman there remembered her as a sweet, young girl, all alone while her husband was overseas.

Now that he had his mother's maiden name and hometown from the birth certificate, it was easy for Warren to look up his grandfather's phone number. But he found he didn't have the courage to dial it. An Adoptee friend had to do it for him, pretending to be a distant cousin researching the family tree. She was able to find out that his mother was married, had three children, and was living in Peoria, Illinois. She even got the phone number.

Once again, Warren found it difficult to act. He swung back and forth between writing and calling. "If you write, you can say all the things you want to," he told himself, but he was finally persuaded to call by the friend who had been helping him. "You're putting yourself through a lot of misery," she said. "Why write a letter? You'll only have to make more decisions, like what kind of stationery to use, what to say. A phone call is over quickly."

And so Warren planned the call to his mother as carefully as he had planned that earlier one to the doctor. This one he would make at ten o'clock in the morning when her husband would probably be at work, her kids at school. If her husband happened to answer, he would pretend it was the wrong number. "In some ways, it was not as difficult as calling the doctor," he said. "That was like breaking through the barrier. This was scary, but not so much as the time approached. I thought, I *want* to make this call."

As it happened, a young child, home sick from school, answered. "I thought of hanging up, but I heard myself saying, 'Is your mother there?'

" 'Yes,' she said, and went to get her. I heard a voice say 'Hello.'

" 'Is this Marilyn Alyward?'

" 'Yes.'

" 'This is your *son*.' I put the ball into motion. It was out of me now.

" 'It is?'

" 'Yes.' I could hear her working through it.

" 'How old are you?' she asked.

" 'Twenty-six.' She was sniffing and gasping. 'Are you all right?' I said.

" 'Yes,' she replied.

" 'I've been looking for you a long time,' I said.

" 'Thank God. I always prayed this would happen. You sound beautiful.'

"In the course of the conversation, it came out that she had become very religious in the past few years. 'Do you know Jesus Christ?' she asked. 'Do you believe in God?'

"I said yes. That made her happy. It wasn't such a lie since I have taken courses in religion and philosophy.

"She said her children didn't know about me. Her husband did because he married her shortly after my birth, but they hadn't talked about me since. In fact, her husband had been a friend of my father. She had broken the engagement with my father when she learned she was pregnant. Still she had thought about me for years. She said she always wanted to find me and was afraid I wouldn't want to look. Then she asked how I found her. I told her. She said she always feared I had been killed in Vietnam, or become a hippie or a drug addict. I kept saying, 'I'm alive.' I think my happiness was as amazing to her as hers was to me. She wanted to see me. I said I'd like to meet everyone and have them know who I am. She said that in her newfound religion she could justify telling them.

"I think we could have talked for hours, but she said to call back at two o'clock because she had to take her daughter to the doctor. Then we talked for an hour till the other kids were due back from school. She laughed a lot. She said things like, 'Oh wow!' 'Weird.' It must be her children's language. That made me feel good.

" 'Do you want to know about your father?' she asked me. 'I won't tell you his name now. I don't want you to contact him.'

"I said, 'You don't have to talk about it. Just tell me, is he alive?'

" 'Yes, and married.'

"After that second call I sent pictures. I wanted to get on a plane, but she asked for time to tell the family. I'm so grateful for this little bit of pleasure, I don't mind not seeing her right away. I like to dole out happiness. I feel high."

A few weeks later, after she had told her family about him, Warren flew down to Peoria. His mother was waiting alone for him at her house. "It was incredible to see this person who looked like me, and to touch her," he said. "It was like a mirror. I couldn't believe it was happening. Her eyes and nose and the upper half of the face are identical to mine. We both have green eyes flecked with blue. I didn't blink, couldn't keep my eyes off her. We talked and talked but I don't know what we said. She kept saying, 'I'm so happy you found me.'

"When her kids came home from school, they got introduced, but didn't hang around. The oldest boy said, 'Well, how are you doing? Want to buy a car?' Things like that. It will take a while to know them as people. I didn't stay to meet her husband. I felt overloaded. I had to get out, couldn't handle it all."

Warren has been talking to his mother a few times a week on the phone since then. "I'm running up twenty-dollar phone bills. It's so unreal. I'm glad she's there now. I've got somebody. I see her as a friend, not like a mother/son relationship. We don't have to go through that. She says I'm her secret confidant, her outlet for things she can't share with her family. They're so familiar, they just take her for granted, while for me every little thing has meaning. I sent her flowers on Mother's Day. She said she'd like to take me back to her hometown someday. I'd like to go alone with her, not have to share her with the others."

The last time I saw Warren he was down from his high. His mother seemed to be withdrawing again. When she and her friend made a two-day trip to his vicinity with her religious group, she insisted she could not get away to meet him. "I have a feeling she doesn't know how to handle it with the family. They may feel jealous. Right now it's still like a clandestine relationship in the closet. She hasn't invited me back down."

In the meantime, Warren has his father's name and phone number, which he has been sitting on for three weeks. "I don't have the same intensity about finding him," he said, "but I can't decide if I should write or call. What do you think?"

TONY—Mother Tries to Deny Relationship at First

"She had her phone number changed and
unlisted to avoid me."

It is not uncommon for a woman to deny that she is the right person when first contacted. Taken by surprise, she needs time to work through her emotions before she is able to reopen this painful and often secret part of her life.

On one level, Tony could understand this. He had seen his mother's name on his adoption papers when he was sixteen, but it had taken him fifteen years to get the "guts" to search for her. Still, on another level, it hurt.

Tony's childhood had been like something out of Dickens— the worst Adoptee story I heard. The adoptive father, to whom he was deeply attached, died when he was nine. His mother then became an alcoholic, under the influence of a tailor with whom she began living. This man was a sadist and obviously jealous of Tony and his brother, also adopted. As a punishment for not behaving satisfactorily, he packed up all the boys' possessions, many of them presents from their adoptive father, and sent them off to the Salvation Army. There were continual beatings, and many nights the two boys went to bed without supper. There were even a few years when the tailor wouldn't have them in the house, and the mother had to put them out to board. Yet when this man died, Tony took his mother into his home with his wife and children. He was grateful that she took a grandmotherly interest in his three children. "I guess I loved her, but she didn't deserve it," he is able to say now.

After her death, Tony still did not think of looking for his birth parents. Completely self-made, he had a good job, owned a few houses, and was putting himself through college at night. "I was too hung up with other things in my life, but my wife started saying 'You've got three children, you've got to find out what your heredity is all about.' My adoptive brother was urging me, too, though he won't search himself. He's been in trouble with the law and is not very proud of himself. It's like the rich man/poor man syndrome. I've been successful, and he hasn't. He's gay and leads a kind of hippie life, in and out of jail.

"I was going to hire a detective, but my wife found this adoptee group, and they advised us to do the easy things first. Call the name you have, they said. Call on anyone in that town with the same name and see if you can get information. You might be talking to your mother, but it doesn't matter. At least you're not going to have to go crazy looking at records.

"So I called the first number in the phone book with that last name, and it turned out to be my mother's former sister-in-law. I got the whole story from her. My mother already had a child when she got pregnant with me. Her husband was away in the service. She was convinced that if she got rid of me, everything would be all right with her marriage. So she did, but still they got divorced. Now she's remarried and has a few kids."

This woman gave Tony his mother's phone number.

"I had my wife call for me. We used a different last name which I'm sorry for now because I think it made my mother suspicious of me for a while. My wife got her on the phone and said, 'Are you alone? Can you talk? I have something personal to tell you.' She wasn't alone, but she said, 'Like what?' My wife said, 'I have someone who would like to speak with you.'

"Then I got on the phone. I was very nervous at first but afterwards I got mad. Because she started to deny me. I started to interrogate her like Perry Mason. Finally there were just these incredible long pauses where she could have hung up but didn't."

Tony played the tape he had made of the call, commenting as it went along. It is an interesting example of how the birth mother's first instinct is to pretend she is not the person being sought:

"Hello. My name is ———— (and I gave her a false name)."

"Yes?"

"I have recently been doing some checking on records and I have . . ."

"Yes?"

"I know this is an odd call. If you are my mother, I'm not calling to screw up your life or anything. I just have to find out who my natural mother is. It seems very right to me. I have three children and I'm concerned about my heredity. It's very important to me."

"Umhm."

"Am I on the wrong track? I mean . . ."

"I believe you are."

"Is that true?"

"Yes."

"You have never had a child?"

"No" (*shaky voice*).

"You haven't?"

"No."

"You didn't?"

"Where are you calling from?"

"My home."

"Where's that?"

("I gave her a fictitious town in New Hampshire.) I've done some extensive checking and you are the only one that meets that description."

"Umhm."

"Your name was ———?"

"No."

"You were Mrs. ———?"

"No."

"You weren't married to ———?"

"No. You're a little confused."

"You are ———?"

"No."

"I do have this fouled up then?"

"Yeah."

"What was your maiden name?"

"I think that's personal."

"I don't understand. All the records I have point to you. Did you ever live on Broad Street?"

"No."

"You have two children?"

"No."

"This is very confusing to me."

"Yes, it is."

"Then you don't know anything about this?"

"No."

"Gee, I'm really at a dead end now."

"Yes, you are."

"You're not interested in seeing this person I'm talking about?"

"What person?"

"Me. I mean, you really aren't my mother?"

"No (*laughs*). Not really that I know of."

"I must have an awful . . . Your husband's name is ———?"

"No."

"What's his name?"

"You have the wrong number, I think."

"You lived on Pound Road once."

"No."

"My wife just asked you if your name was ———."

"No, it isn't."

(Long pause.) "It isn't? I think it is. It's obvious you don't want to tell me anything now."

"No. I have nothing to say."

"Can I call you some other time—when your husband's not home?"

"Yes."

(*Relief.*) "That'd be great. When can I do that?"

"Any time in a couple of weeks."

("I didn't understand that she was moving then and she'd be out of there in a couple of weeks.")

"Within a couple of weeks?"

"A couple of weeks."

"He won't be home? But he's home now and you can't talk to me?"

("I told her I'd call soon and hung up.")

Second call: Two weeks later. Mother admits identity.

"I'd like to talk to you. I'm sorry the way I called."

"I'll tell you what's happening. We're moving. We sold our big beautiful house. (She's trying to impress me.) Going to a small apartment. (She sounded relaxed.) And I discussed this with my husband."

"You discussed what—my call?"

"He said it would be all right. He'd like to see you."

"He'd like to see me?"

"If you want to see me."

"Do you admit you're my mother?"

"Yes."

("I groaned with relief. She laughed.")

"I'm so happy."

"I told one of my daughters."

"I'd love to see you."

"We're not settled."

"Can I see you before you move?"

"We're moving today."

"How can I find you? (*No answer.*) This is wonderful. I have so many questions. Do you know who my father is?"

"I don't. Well, I mean I do, but I don't know his name."

"It's important for me, for my heredity and everything."

"If I find him, I'll let you know."

"You have three grandchildren."

"No, I have only one."

"I mean *I* have three children."

("She didn't comment on her grandchildren. I was like an old friend—not mother/son.")

"I tried to call a couple of days later but discovered that when she moved she had a different unlisted phone number. She changed it because she was trying to avoid me. Even though she accepted me on the phone, she must have thought, Still I can avoid him. Maybe I won't have to see him. So for six weeks there was silence. Then I wrote her at the old address and had it forwarded. In the meantime I was in touch with Mrs. R., her former sister-in-law, who had given me the information. She took me on a tour of the town, showed me where I was born, where I would have grown up. She also showed me where my mother had moved. There I was outside my mother's house. I could hardly fight off the urge to walk up to the door, but, you know, this was a Sunday afternoon, the whole family was home, cars all over the place. I knew that would be disastrous. So I fought the urge, and I came back.

"Mrs. R. went to see my mother for me, which I found out later made her angry because she didn't speak to the family anymore. But she gave Mrs. R. my sister's phone number for me to contact. She had told all of her children and her husband about me, but she still wasn't willing to meet me. So I called my sister and we discussed ways to get my mother to come around. My sister said, 'I don't think she's ever going to meet you because she's nervous. She wouldn't mind seeing you in a public place where you couldn't see her.' But I wouldn't agree to that. I wanted to meet her face-to-face, and I wanted her to be brave enough to do it. Finally I said to my sister: 'Look, I know where she lives. Call her and tell her I'm going there tomorrow.' My sister called back to say my mother had said 'No, I'm not prepared' at first. Then she said she'd call me in the morning.

"I was so happy. I took the day off work, but she didn't call. So I phoned my sister and said 'Look, she didn't call and tell me *not* to come, so I'm going there.' When my sister called her again, she agreed to see me.

"Well, I was really nervous and anxious. I was speeding all the way there. I realized I was not as objectively cold about all this as I thought I was. I was really getting emotional about it. I finally got to the house. I was late. The main door was open, and I started to walk up the walk. My mother came to the doorway and that's when I saw her for the first time. We stared at each other. We didn't kiss or anything at first. As I stared at her she said, 'Are you disappointed?' I said no. In fact, I was impressed. I thought she was going to be older. I thought she was going to be a witch. I didn't know. I had this horrible feeling about what she was going to look like. On the phone she was not well-spoken. I thought she was going to be an incredible dumbbell. And I met this woman and she was very nice. She told me everything, just like I had heard it from Mrs. R., except she put the blame on her first husband. Anyway, we hit it off very well, you know. I didn't feel love right away. We did kiss eventually, like I would kiss an aunt I was just meeting for the first time. I expected just to stay there for a little while because I didn't think she wanted me to meet her husband right away. But she did. She invited me to dinner and I met her husband and children. It was a great thing. I left about ten o'clock that night. I had been there for ten hours.

"On the way home I cried. Forty-five minutes of crying. And I don't do that very often. That kind of thing never happened to me. I am cold and objective about most things. There's been a big change in me because of all this. I was crying for a lot of reasons. Because she looked so beautiful when she accepted me. I was crying because I didn't have her for my whole life, and I felt that I should have. Because I thought of different times in my life which were so terrible that I wished she was around, and I could have gone to her. At a later time I had the feeling I was cheated, but not then.

"We've met twice since that day. Once when I took my wife and children to her house. And when she came to visit us.

"She showed me pictures of the house where I was born, even the bed I was born in. The fact that she was looking through those pictures—I felt, oh man, she's not emotional about it. But I learned she's not a real emotional person—to her other children either. I have to keep holding myself back—my wife holds me back, too. I'd like to call her every couple of days. I want to bring her close to me. I haven't gotten close enough to know whether I want the relationship or not. It's not like I finally found my mommy, or that I'm looking for a grandmother for my kids. I want to know more and more. The closer our relationship, the more information I'm going to get. I do think that after a while I could learn to love her—you know, as a mother. I don't think it would ever bother me, the fact that she gave me up. Because I understand the circumstances. I can really be objective about that and sympathize with the feeling she had at that time. I know it was a hard thing for her to meet me because she didn't know what I wanted. She and her husband had had difficulty in the past, and she didn't want her life all messed up with me coming back. She didn't know how he'd react to it. That's what she said.

"But recently I've had the feeling the relationship is not going so well. She doesn't seem particularly interested if I come down or not. And my wife is closer to Mrs. R. She's totally different from my mother, very emotional, very loving, very interested. My wife compares her to my mother. I tell her Mrs. R. wouldn't be Mrs. R. if she went through what my mother went through. I said my mother's probably got some scars.

"Sometimes I think my wife is sorry I searched after all. She didn't know I'd get so carried away, so obsessed."

Four months passed before I spoke with Tony again. By that time the relationship with his mother was over. Upset that he had sent Christmas cards to her sisters, she had accused him of tormenting her.

"I'm not really your mother," she told him. "Your mother's in the grave. I'm going to have a nervous breakdown if you don't stop abusing me."

"You're putting me up for adoption twice," Tony said. "I came back and you were nice, but now you're sending me away again."

"You're not the product of a love relationship, but of rape," she said. "I could never love you because you remind me of that bad time. What do you want from me? If I give you $10,000, would you leave me again?"

"That hurt most of all. I said I never wanted anything from her. After all, I came to her in pretty good shape. I wanted nothing more than to be acknowledged. I don't like being put aside."

Tony still is not sorry he searched. "I would do it over again," he said. "I know now that the family I came from is healthy. There's no cancer or heart trouble. It puts my mind to rest for my children and my children's children."

ALICE and FAY—Mother a Suicide

"It's too late now, she
wears the ground as a coat."
ALICE, AN ADOPTEE

The novelist Peter Handke called the book about his mother's suicide *The Sorrow beyond Tears*. It best describes the emotion felt by Adoptees who find their mothers dead of self-inflicted wounds. Like Handke, they continue the search for this woman out of personal need and as outside investigators. Some, like Alice, are turned away by their mother's relatives, who are reluctant to revive the pain of the past. As a result, she has never been able to resolve the reality of her mother's death or life. "I have such a sense of emptiness and loss," Alice wrote me. "I must ask, Why do I dream of her? I have images of what I believe she would have looked like. Strange, even when I'm awake, I see her, and go deep into thought about how things might have been. I blame my mother's death on society for condemning the unwed mother."

Alice continued to send me notes and poems as she tried unsuccessfully to persuade her mother's family to see her. "I have been told 'You must put the past behind you and live in the future,'" she said in her last letter, "but how can I live in the future when I have no past? How do I go about finding this peace of mind I want and need?"

Fay was more fortunate in securing such peace because she was received by her mother's brother, slept under the roof of her grandfather's house, where her mother had been raised, and visited the grave.

Like so many searchers I have met, Fay was the Good Adoptee. Although she smarted under the rigid regime of her elderly Southern Baptist father, who occasionally called her "a child of sin" and allowed no smoking, drinking, or dancing, she tried to comply as best she could without offending him or her more permissive mother, whom she adored. She married another Adoptee whom she met in boarding school, and picked up the cue from him that it was disloyal to their adoptive parents to even speculate about their origins.

Fay would probably never have thought of searching if she hadn't taken a part-time job as a companion for the children of a divorced man in her community. Her employer, Ira Denberg, had been through marriage counseling that stressed analyzing one's past behavior with parents and siblings in order to understand one's present behavior patterns. Like a convert to a new religion, he prodded Fay when she refused to talk about her adoption.

"Wasn't I curious to know where I came from? he kept asking. It made me mad. I said it was impossible to know anything more than I did. I had my mother's name on the adoption papers my parents had given me when I was sixteen.

" 'You cannot know the future until you know the past,' he kept saying. 'You wouldn't react so strongly if it wasn't bothering you. Make a game of it. Let's get a phone book for Kansas City.'

"Now I guess I really was curious, because when my son was born a few years before I couldn't help thinking how little we knew about his heritage, neither of us knowing our own. And so I let Ira do the research, and he came up with a name that matched my mother's. I wrote her a letter, vaguely pretending to be a friend, but requesting that she call me. Her son phoned soon after that.

" 'I think my mother, Barbara, is your mother,' I told him. He was stunned. His mother was a very religious person. 'I don't want to confront her until I'm certain,' I added quickly. 'I'd be happy to accept you,' he said.

"But as it turned out, when I wrote away for my birth certificate, I discovered that my mother had put her former married name, not her maiden name, on the adoption paper. I had the wrong woman. It was very embarrassing, but I had to write her son that I wasn't his sister. It took a few more months of searching before Ira managed to locate a woman with my mother's last name in her hometown in the West. I called saying I was a friend trying to locate Barbara. She said Barbara had died twenty years before. She didn't know how, but suggested I call Barbara's brother, which I did. His wife answered. She said Barbara had had two children, and a baby who died.

"'I think I'm that baby,' I said.

"'Oh, my goodness,' she gasped. And we both laughed.

"And then I said, 'What did she die from?'

"'She shot herself.'

"I started bawling.

"'Are you all right?'

"'Yes, I am . . .'

"But I couldn't stop crying. The disappointment was overwhelming. My greatest mistake in all those months of searching was that I never seriously considered the possibility that she might no longer be alive. I kept crying through those next few days. I cried for my mother who had found living unbearable by the age of twenty-seven, and I cried for myself, as I was twice-cheated of knowing her.

"Fortunately, my mother's sister-in-law was a wonderful, sensitive person who never threw anything away. She sent me old letters and pictures of my mother and compiled a ten-page biography of her life, everything from medical records to her taste in music. She also invited me to visit her and my uncle."

Fay learned that Barbara had not only been married and divorced, but had two other daughters before she gave birth to her. Her own mother had died of pneumonia at the age of twenty-seven, the exact year that she took her life. By a strange coincidence, Fay was twenty-seven when she stood at her mother's grave. "I felt so empty. I realized that I didn't just want facts when I began the search. I wanted to talk to her, to have real communication."

The picture that Fay got of Barbara was of a shy, withdrawn girl growing up without a mother. She didn't talk about her problems, according to her brother. She never swore, smoked, or drank, and didn't laugh often; she liked opera, always had a job or two, especially waitressing, which she did even after her children were born. There was a period of a few years, after her divorce, when she put her children out to board and was a waitress in another town. It was during that period that Fay was born. Her brother remembered rumors that she had had a child who died then. No one knew who the father was.

Four years after that, Barbara, who was still a waitress, put a bullet through her brain as she lay alone in her rooming house. The only letter she left was to the couple who were boarding her two girls. She instructed them how to get some money owed her by a man at work and apologized that she couldn't leave anything more. She asked them to raise her daughters. What was clear about the letter was that it had a sense of authority in it, as if the act of dying enabled her to put matters into place more effectively than she had been able to do while living.

At the time she first began her search, Fay had been afraid to tell her husband what she was doing. When she finally confessed, he admitted that he had always wanted to know too, but was reluctant to say so. Now he began his own search. She was also nervous about telling her adoptive parents, but finally did when she came back from visiting her mother's grave. Her devout Baptist father was even more shocked that her mother had committed suicide than he was that she was an unwed mother. However, his love for Fay now overcame his moral judgments—he offered to make the 150-mile trip back to the agency to learn what he could about her birth father. "If your parents were living I'd drive to the end of the earth," he told her.

When Fay's parents met the agency director, an old woman in a wheelchair, she informed them that Fay was the last child she had placed. She still had her files intact and managed to uncover the name of Fay's father, as well as a note from her mother written a few weeks after she had relinquished her. It read:

DEAR MADAME,
I left my daughter for adoption. I now find it possible to keep her. If you have not already released her, please let me know.

Fay had been placed just three days before. There was no further word from her mother in the records. But Fay's aunt was to recall that Barbara had visited them during that time and had lain for eight months in their guest room like someone who was already dead. They guessed it was grief over the "dead" baby. Then she had gotten up one day and returned to her waitress job in that town.

Ira helped Fay trace her father now. It turned out that he, too, was dead, having died of a heart attack in his early fifties. Ira managed to see the widow while on a business trip out West, and learned she had been a bedridden invalid for two years in the period Fay was born. She knew nothing about the affair, but was kind enough to give Ira pictures. She said her husband was the finest man she ever knew.

"I was mad when I learned he was dead," Fay said, "that I couldn't know him either. For a while it was hard to hear other people talk about their reunion stories. But now when I talk about my natural mother, I often forget that I did not know her before her death. There was a reunion between us, perhaps not in the way I expected when I began looking for her, but a good one just the same. I still see the grassy slope of the mountain where she is buried. All the stones in this cemetery must be flat against the earth to preserve the natural beauty of the view. There are no houses anywhere in sight. One looks out only on the snow-capped peaks of the Black Hills.

"But my life is not built around this," she added. "It's been a year. I don't dwell on it. I can accept her sordid life, and her suicide, and still like her. If I met her today I would realize she was a weak person, but feel affection for her. Ira was right. It is better for me to know the truth as I do. If your life was good, you can take it. I had my adoptive parents' love and now I have my husband's and child's."

MARTHA—Mother Refuses to See Her

"She asked if my adoptive parents knew
what I was doing."

One of the most devastating experiences for the Adoptee is when the mother—because of shame, guilt, or pride—refuses to meet with the child she once gave up. She has so effectively sealed the wall around that original loss that she cannot respond when the child returns—as if all of her defenses would crumble in the process.

Martha had thought of her mother all her life. She had looked for her on buses, fantasized what she might be like. She had never felt close to her adoptive mother, who was prone to explosive anger during frequent bouts of drinking. "You're as bad as where you came from!" she would scream at such times, or "If it wasn't for me, where would you be?"

"I used to think I'd rather be somewhere else," Martha told me. "I guess I used adoption as a cop-out, because I kept telling myself they weren't my *real* family."

In spite of their wealth and high social standing, her adoptive parents had had their lumps. Her younger adoptive brother had died of leukemia when she was seven. It was after that that her father had an extramarital affair and her mother began drinking. The boy they adopted as a replacement was a problem from the beginning, has had a few nervous breakdowns, and, when last heard of, was on heroin. Martha herself rebelled by running off to live with someone of a different religious faith, and was told not to come near the house as long as they were together.

"My father had groomed me to be somebody," she said, "and there I was kicking him in the teeth instead of paying dues."

When she was twenty-two, Martha went back to the adoption agency to get the hour of her birth so that she could make an astrological chart. Her ardor was dampened when the social worker, misunderstanding her purpose, informed her: "They didn't want you then, they wouldn't want you now."

She did no more thinking on the subject until she was married and was about to have her first child. "I was so happy when I was pregnant. I wanted to tell my birth mother how I felt for her, that she had done the right thing."

After the child was born, Martha decided that since she had her mother's name on her adoption papers, she would search for her. But, like Fay, she spent the first year tracking the wrong woman. When she finally did find the right one, she discovered that she had recently moved to another part of the country.

It was with great hope that she made that first call. It went like this:

"I'm looking for ———"

"Why?"

"I was born March 10, 1941."

"Do you know we're talking on a country party line?"

"I'm sorry."

"I hope you understand, I can't talk now. Give me your address and I'll write you."

"I was so happy when I hung up," Martha said. "That is, until I got the letter. It referred to me as Mrs. ———, and went, 'This matter has been private between two young people and attorneys. It is a secret and should remain one. I beg you not to pursue this further. My life is all set. Do you want to destroy it?"

"I wrote her that I only wanted information about myself, nothing else. When I didn't get a reply, I called her a few months later. This time she said she had nothing to say. She asked me if my adoptive parents knew what I was doing, and demanded their address. I said I wouldn't give it to her, that I was thirty-four, not a child anymore. Then she hung up.

"That got me angry, her hanging up on me. I'm a battler. So I called her daughter, who is my half-sister. She sounded nice on the phone. She didn't know anything about me. We talked for an hour and a half. I didn't learn too much about my mother except that she is stubborn.

"My sister must have told my mother she heard from me, because I got a letter from her lawyer the next week. He accused me of harassment and invasion of privacy. He said he represented both my mother and her husband.

"I had my lawyer call him to say that I just wanted information. But her lawyer demanded a declaration from me that I wouldn't bother his client again. He offered a bribe. Can you imagine, offering me money to go away?

"After this exchange I went into a decline. I was so depressed I could hardly function. I thought of suicide. But a few months later, I phoned my sister on her birthday. She was very nervous and wouldn't talk."

Somehow, the birth mother's lawyer managed to trace Martha's adoptive parents and notified them of what she was doing. He accused her of extortion, and even hinted that the recent break-in of her mother's home might be connected to her activity. Martha's adoptive parents were appalled and told her they wanted to see her immediately. "It was like I was a child again," she remembers. "My father saying, 'Come into the den, I want to talk to you.' "

Still, Martha's adoptive parents were more conciliatory than she would have expected. If anything, they started making overtures to her. Her mother brought out the family silver and heir-looms as a kind of offering. They said they would take her child for part of the summer, so that she could travel. In return, Martha promised them that she would not make any more contact with her birth mother. She wrote a note to the lawyer to that effect.

She was still depressed, but determined to rise above it this time. We talked about how the refusal of the birth mother to recognize you is a devastating blow. It is as if only she can confirm or deny your existence—her rejection consigns you to the realm of the dead.

"I can deal with it now," Martha insisted. "I know I have to give birth to myself."

However, over the next year she began putting on weight, and when we met again, I hardly recognized her.

JACKIE—No Shock of Recognition
"I didn't like her at first."

An Adoptee may be disappointed to find that she shares no physical resemblances or similar interests with the mother she has dreamed of all her life. She may not even like her at first. It takes time to give up the fantasies and accept the actual person. Jackie was to learn that you need more than one meeting to fully understand the story of the past—and the person who is telling it.

Jackie had located her mother by first calling the brother, who was listed in the phone book. She pretended to be a friend of his sister's from out of town, and was overwhelmed when he gave her the number. But it took her six months before she could get the courage to dial it.

"I told her my name and birthdate and said, 'I've been searching for you.' 'Yes, you called my brother,' she snapped. 'What took you so long to call?'

"I thought she meant until this time in my life, but later I realized she meant after calling her brother. It was a dumb comment when I thought about it. After that her next words were 'I had nothing to do with it.' I was stunned, disappointed. Then she said, 'Do you love to shop?'

"I found myself getting angry at her for not being what I wanted her to be. She didn't even remember my birthday. She said things like 'I almost died giving birth to you' and 'I had to leave school to go to work afterwards,' as if I was the reminder of a bad experience. At another point she said, 'What do you have to complain about? You're lucky. My past is coming back to haunt me.'

"Then she told me that she was married for the second time, and had an adopted daughter since she couldn't have more children. She'd told her daughter that her parents were killed in a car crash because she doesn't want her to search.

"We agreed to send each other pictures and arrange for a time when we could meet. I sent her a picture right away and was appalled when she sent one with her adoptive daughter taken a few years before. I thought that was pretty insensitive."

A month later Jackie flew up to her hometown to meet her mother at noon in a restaurant.

"I sat there for twenty minutes waiting. I noticed an older woman waiting too, but she didn't look anything like what I imagined my mother would be. I went to the ladies room and came back, but still she was the only one there. Then she turned to me and said, 'Are you Jackie?' I was shocked. It was her. She hadn't recognized me either.

"As soon as we were seated at the table, she said, 'I suppose you want to know what happened?' I nodded yes. Then she went into a long, involved story about how she married young, but her brother didn't think her husband was good enough for her, and forced her to get an annulment. When she discovered she was pregnant, it was too late, and she had to give up the child. It sounded implausible to me then. I was sure she was lying. I thought, Yeah, tell me another one.

"I noticed she seemed defensive, almost angry at me a good deal of the time. When I told her I had had my nose altered, she was insulted. 'What's wrong with that nose?' she asked, and I realized it had been just like hers. Then I found myself resenting it when she asked about my child. I thought I had a right to pry into her life, and get explanations, but she had no right to mine. I think we were both relieved when the lunch was over."

For some months after the meeting, Jackie could not get herself to write a note to Helen, as she called her. "I wanted to say I was glad I met her, but I didn't know how honest I could be. I knew I was annoyed that she wasn't going to tell her adopted daughter about me, and that she hadn't leveled with me about what happened. I felt guilty about feeling this way. I wished I didn't have to deal with it. I even found myself wishing I could forget the search, forget it ever happened, although I knew I didn't mean it. I was happy I'd done it, but I knew I didn't like the results. I wanted to go back to my old fantasies."

DEAN—The Foundling

LADY BRACKNELL: Now to minor matters. Are your
  parents living?
JACK: I have lost both my parents.
LADY B: To lose one parent, Mr. Worthing, may be
  regarded as a misfortune; to lose both looks
  like carelessness. Who was your father? . . .
JACK: I am afraid I really don't know. The fact is,
  Lady Bracknell, I said I had lost my parents.
  It would be nearer the truth to say that my parents
  seem to have lost me. . . . I don't actually know who
  I am by birth. I was . . . well, I was found . . .
LADY B: Found!
OSCAR WILDE, *The Importance of Being Earnest*

Writers from ancient times have been fascinated with the role of the foundling. The mystery of the lost child lends itself to endless possibilities. In Wilde's play, Ernest, who was abandoned in a handbag in Victoria Station, for reasons which Lady Bracknell surmises were to "conceal a social indiscretion," learns that he is really Lady Bracknell's nephew. It seems the absent-minded nursemaid left *him* instead of her manuscript in the cloakroom at the station. Before all this is unraveled, Lady Bracknell advises Ernest to "try to acquire some relations as soon as possible, and to make a definite effort to produce at any rate one parent, of either sex, before the season is quite over."

In what we call "real life," the endings are not so humorous or fortunate. The foundling, of all the searchers, has the fewest leads—if any—and usually can uncover no clues. Having not even a hint as to nationality, religion, or the circumstances of his parents, the foundling is the most susceptible to fantasy and despair.

I knew Dean for several years before I learned he was adopted.

I thought of him as a talented actor who always had a beautiful woman in love with him. Just about the time she became serious, he would phase out the relationship.

It was from one of his former women friends that I learned the secret of his adoption. "You too?" he asked when I confessed that not only did I know about him, I shared the condition. And then we talked, really talked, for the first time.

So much of his adoption experience was like mine—overly protective Jewish parents, mother slightly hysterical, father sweet but conservative, playing life "close to the vest." But while I must have taken sustenance from knowing that one Jewish clan had passed me on to another through a Jewish agency, Dean knew only that he had been found on the steps of an orphanage about eight hours after birth. His parents said that they knew nothing about his past, and he both believed and didn't believe this while he was growing up.

"I tried to think about it as little as possible," he says now. "Adoption was like a fact of life, neither positive nor negative— it just existed like a scar on the lip. The story was so closed— abandoned. There was nowhere to go for information, not much to ask."

Dean remembers being morbidly shy in his early years, but his parents always told him he was a rebellious baby, screaming if his demands weren't met. He was extremely bright in elementary school, even skipping a grade, but just before puberty, from the age of twelve, he began losing interest in his subjects, copping out. "Everything went downhill after that. From a brilliant child, I went to a nonperformer."

The rules of the household were laid down primarily by Dean's mother. "When I was fifteen, if I came home late, mother would be in the living room crying, while my father slept unconcerned. She would say that I was worrying them both to an early grave. I had a feeling she thought of me as a sexual being. Once she found condoms in my drawer and asked, 'What are you doing with this?' When I replied, 'What can you imagine?' she said my behavior was disgusting. She made some comment about *bad blood* then, too. I remember wondering if it was communicable.

"There was resistance from both parents if I asked anything about my adoption. I used to say I didn't care who they were as long as I could know."

When he was expelled from school for having a bottle of liquor in his car, Dean's mother took him to a psychiatrist. "He asked about my sex life with my mother sitting right there. I thought he was a moron. My adoption was not mentioned. But I remember thinking that my friends were just as outrageous in their behavior and didn't get into awful trouble with their parents."

Dean left home at seventeen to attend the local college, but after a half year, he dropped out. For the next few years he was in and out of schools.

One memory stays with him. "When I was nineteen I was in a coffee shop and a woman came up to me. 'Where's your father?' she asked. I just sat there thunderstruck. 'Isn't your father a faith healer?' When I still couldn't answer, she got nervous and left. I didn't ask her anything, but I would now."

Dean's parents were not pleased when he became involved in theater. "My father looked on actors as bums. He maintained that the important things in the cosmos were security, respectability, and fitting in. I was imbued with a different nature. I was a loner, getting satisfaction from listening to music and reading Shakespeare. I couldn't help wondering where I came from. Acting was the only thing that could engage both my body and mind. I thought, 'I don't belong in this family, something's wrong. I'm not fitting into the scheme.' I never broke with them completely, but the communication never improved."

It did not occur to Dean to pursue his origins until an actress friend remarked casually that he looked like his adoptive father. "I thought, Could he be my real father? Maybe he had me by another woman. I decided to check it out. My mother got very upset when I began asking questions. She said I didn't love her, that I was ungrateful. I accused her of lying to me. I figured they wouldn't pick a kid they knew *nothing* about. My father told me I could call the children's home if I wanted to.

"In the end I wrote. I received a letter back that it was true, I was a foundling. I had been left there unwashed, with my umbilical cord still untied. They sent me a Xerox copy of the note that had been pinned on my blanket. 'Please take care of this laddie. He was not wanted in the house to which he was born. He is some part Jewish.'

"When I read the letter, I thought, 'I was born. There was a time they were together, married or not. Whatever reason, they couldn't keep the baby.' But I had a curious feeling of sadness, poignancy, of being somewhat alone."

Dean and I talked about what the note could mean. The word "laddie" sounded as if it was written by someone Scottish. We conjured up a nursemaid, much like that of Shakespeare's Juliet, who secretly delivered the baby and then carried it away to protect her young mistress.

But do such nursemaids know how to type?

"Still, no matter how mysterious, the letter was something solid, real," Dean said. "For that moment I did have a feeling of reality. Now when I ask myself who I am, I say 'Everybody is everything. Nothing is foreign to the life of the imagination.'

"I know the place that adoption occupies in my mind is awesome. It's a part of me. Something that's always there that other people don't have. But there is nothing more for me to find out. All I can do is translate the experience into my work, create other worlds. Sometimes when I'm acting, I think, 'There's no me here. I'm just playing the part of the Other.' "

Recently he's tried meditation, hoping it would give him some insight. "I thought if I concentrated, I might have access spiritually to my parents. If my father really was a faith healer, maybe I have inherited some of his ESP. I even went to a psychic and told her I was adopted. She said, 'Your father is dead, and if you want to see your mother's face, look in the mirror.'

"Sometimes I think I may be descended from Edmund Kean, a famous actor. He had been an orphan too. Or Jack London. I look like his father, who was an itinerant astrologer. Since his mother was a faith healer, maybe there is a relationship there."

When I last saw Dean he was fretting over turning forty, drinking heavily, and breaking up with yet another woman. It was as if being unable to attach himself to his past, he was unable to attach himself to anyone, rejecting each woman before she had a chance to reject him.

"Something in myself, in my life and career, keeps me away from the things I think I want," he said. "I can't blame my adoptive parents. They did what they could. They were playing out their roles. But my script has no ending."

After Dean's father died, his mother raged at him in her grief: "You're not married, you have no children, no real life. You're hopeless!" But he cherishes the memory of that adoptive father, so different in temperament, loyally attending his performances. On his deathbed he had looked up at him and said with resignation, not untinged with admiration: "You are a free spirit, aren't you?"

HARRY, JOAN, LUCY—The Myth of the Missing Parent

"Be, damn it, be."

In the past it was not unusual for one branch of a family to adopt the illegitimate offspring of another and make a pact of secrecy around this. When Adoptees learn the truth, they feel humiliated and enraged by the deception.

Unlike the true foundling, who must eventually come to terms with not being able to know the past, the Adoptee who suspects that the missing parent is really masquerading as an aunt or uncle gets double messages that may become unbearable at some stage of life. Dr. E. Mansell Pattison calls this kind of situation "family mystification."[1]

Harry

Harry, one of Mansell's cases, had been told he was found on the doorstep of his two maiden aunts while they were living together. When he was five, the gentle aunt, Millie, married, leaving the stern spinster aunt to raise him. At the age of forty, unable to fight the depression that overcame him upon marrying his deceased's wife's best friend, he turned to alcohol, and then therapy. He began to realize that he was associating the personalities of the two wives with the two aunts, and that he had to solve his feelings around all the relationships.

Mansell recorded the last session they had together, just before Harry was to confront his aunts about whether one of them was his mother:

Where, oh where is my mother? If my mother is dead, then let her be dead. But maybe she is alive ... but just to know that I came from somewhere, that I belong to somebody ... that I'm not just a nothing. Mother, mother, mother, where are you? Dead? All right. Give me your grave. Let me put flowers on it. But be, damn it, be! You know, sometimes I think Millie is my mother. I don't want anything from her. I just want to know. I have to have a mother! God, O God, have mercy on me.

When the two sisters once again denied knowing anything, Harry committed suicide. Only after his death did they finally reveal to his wife what could not be told while he was alive. Millie was indeed his mother. They had made a pact to protect her reputation, as well as that of the father, by never telling anyone. And they had been true to that pact. The secret had taken on a life of its own, superseding the lives of anyone involved in it.

Joan

Joan was also a victim of family deceptions that were played behind her back for the convenience of the adults involved.

When she was eight, Joan's adoptive mother admitted that her real mother was her Aunt Mary, her adoptive father's sister. However, Joan was sworn to secrecy, and did not tell her birth mother she knew the truth until she was seventeen. By that time her mother was married with three children and could not muster the courage to admit to her double life.

Joan did not feel close to her adoptive mother, who was domineering and abusive, nor to her rather weak adoptive father, who died of alcoholism when she was nineteen.

"But the biggest problem in my life was being connected to two families and yet not really being a part of either one," she said. When she had tried to press her birth mother to tell her two sisters, her mother had countered: "But I am *not* your mother."

"It was an impossible situation," Joan said. "Growing up with two mothers, and two families, was a form of hell on earth. To make it worse, my two mothers hated each other, although they tried to hide it. When I watched the two of them together, I wanted to scream with rage. I felt like a pawn, used and manipulated for their own ends."

The other members of Joan's family—the aunts, uncles, cousins—also played the game, pretending that Joan's mother was not her mother. "It was like living in an Alice-in-Wonderland world or some futuristic society where nothing is as it seems. After a while I came to feel that this attitude was a denial of my very existence."

When she realized that her birth mother had no intention of admitting their relationship, Joan took her younger sister aside and told her. "She was quite surprised, and said that she always thought she would hear something like this one day, only that it would be she who was adopted." She said it explained a lot of things about her mother, but she felt she would have to digest it for a while before discussing it further. That time never came, and the sister seems to be avoiding her.

Joan's birth mother has also been avoiding her. "I know now that I let my family cram a situation down my throat without any thought as to what was best for me or what I wanted. I can say with authority that when a person suppresses their feelings and thoughts for thirty years, an enormous slush fund is built up, a slush fund of tremendous anger."

Lucy

Lucy, on the other hand, never suspected anything when the poor Jewish family into which she had been adopted was visited once a year by a wealthy friend she called Aunt Nettie. She remembers feeling awkward and badly dressed when she was sent alone by train to visit Aunt Nettie in her large house in a nearby city on holidays—especially when they sat at the long dining table surrounded by Nettie's husband and her two grown daughters, Martha and Jacqueline. Martha, a housewife, was always friendly, but Jacqueline, a successful career woman, seemed to go out of her way to ignore her. None of them gave her presents, not even a book, or took her to plays or concerts during those tense visits. She was just here, another place at the table until it was time to be sent back on the train home.

It wasn't until she was a married woman with teenage children that Lucy looked up an Adoptee group she had read about in the newspaper. It had never occurred to her to search. She had no clues, but one member of the group suggested she call Aunt Nettie, whom she still saw occasionally, and ask her what she knew. Lucy was amazed when Nettie began gasping and stuttering on the other end of the line and finally turned the phone over to Martha, who happened to be there. Martha offered to meet Lucy for lunch that week. She then revealed that Nettie was her grandmother, and Jacqueline, who had died the year before, her mother. Her father had been just a casual acquaintance who had died a long time ago.

Lucy fled the restaurant and did not contact Nettie again for years. She felt enraged that they had all duped her, but did not tell her adoptive mother what she had learned.

By the time Lucy was ready to probe into the reasons *why*, Nettie was in a nursing home. Lucy began visiting her and gradually overcame the old woman's crafty lapses into forgetfulness, which were a way of avoiding the subject. She learned that when Jacqueline refused to keep her, Nettie had taken her with a nurse into her own home, hoping her daughter would change her mind. By the end of Lucy's first year, Jacqueline remained adamant, and Nettie was exhausted. Remembering the childless wife of a truck driver from a nearby mining town who had been in the hospital for an operation at the time of Lucy's birth, Nettie devised an adoption plan. She would give this woman the baby in return for visiting rights. She, herself, promised she would not reveal her true identity or try to influence Lucy's development.

Lucy has begun to forgive the old woman, even to appreciate the early struggle she put up to keep her, and then not lose track of her. Her visits to the nursing home are now out of genuine concern for Aunt Nettie, once the mystery figure in her life.

16

The Journey after Reunion

how to go on
from the moment that
changed our life,

the moment of revelation

proceeding from the crisis,
from the dream,
and not from the moment
of sleep before it?
MURIEL RUKEYSER, "Searching/Not Searching"

The hero, according to Ernest Becker, was the person who could go into the spirit world, the world of the dead, and return alive. The Adoptee returns from his phantom world only to discover that the journey is not over—only one stage of it has passed. There are others still ahead.

There is the shock of that initial encounter with the mother when one feels so deeply affected one can hardly remember what was said.

There are the subsequent meetings in which one begins to see the birth mother as a real person rather than a blown-up illusion.

There is the period of adjusting to who she is, and deciding what one thinks of her.

There is the moment when the Adoptee must deal honestly

with his or her expectations. Was he only looking for his origins, or was he unconsciously hoping for a relationship? Was she the rational adult researching the past, or the deprived baby trying to return to the womb?

In that period of soul-searching there are all the human entanglements to be solved. As a birth mother who was reunited with her son wrote me: "Can anyone *not* involved hope to sort out two incredibly complex family orbits that have collided, shear some sort of constructive individual path through the tangle of circumstances and emotions?"

It is important to stress here again that, until now, both mother and child have been frozen in time. Just as the Adoptee expected to find that young, vibrant fantasy mother who existed at the moment of separation, so does the mother respond to the *lost baby* there on the other end of the telephone line. The return of the lost one seems possible to both. It is only as the days pass that reality sets in for the mother—it is not the baby who will appear at the door but some unknown adult whom she must not only cope with but explain to her other children, her husband, and the neighbors. It is then that she experiences the panic which may make her hesitate or withdraw completely.

So, too, the Adoptee, faced with a mortal, vulnerable woman who is shrunken in size from that all-powerful fantasy goddess, must accommodate to the reality that the answer does not lie with her.

Robert Jay Lifton believes that the myth is broken for both Adoptee and birth mother when they find each other. There is a partial compulsion to retreat back to myth. To de-realize the actuality of it.

Who Owes What to Whom?

As yet, relationships after reunion have no precedents in our society—each is an uncharted course.

What do you do if the birth mother wants more of a relationship than you do? Wants to play grandmother to your children as well as mother to you?

Even as I write these words an Adoptee drops by with this problem. "I wish I had been more cautious after contacting my mother," she says. "If I had it to do over again, I would not have rushed in so quickly. I would have told her not to share this with her family for a while—not until we got to know each other better. She doesn't understand she is making demands I can't meet—like calling her 'Mother.' "

The tension is mounting. She cannot tell her adoptive parents, for fear of hurting them, and cannot tell her two young sons for fear they'll blurt it out to their grandparents. One of them is always asking when she's going to find her mother. Meanwhile, her birth mother keeps appearing at the house disguised as a friend. And her husband is getting tired of all the intrigue.

"I'm trying to consider everyone," she concludes, "but I'm getting confused. I wonder if I'm being fair to my husband and my children."

There are other equally complicated scenarios. One Adoptee was stunned to find a sick and incapacitated mother who had lost interest in life. "What is our responsibility to our mothers?" she asks me. "For example, do we owe them financial assistance? I learned she never had any interest in me. I don't want to go near her, but I'm haunted by negative fantasies about her."

Conversely, there are situations where the Adoptee wants more of a relationship than the mother is willing to give. What do you do if she is reluctant to introduce you to her family or incorporate you into her life?

I think of the birth mother who once took me aside at a gathering to admit that she would only want to see the son she gave up if he were successful. "I wouldn't want some down-and-out derelict knocking on my door," she said. "Someone I'd have to take care of. My life is too active. My husband doesn't know a thing. I wouldn't want that kind of responsibility now."

Adoptees are learning that with rights come responsibilities, as they struggle to find their own way. Certainly we can say that the birth mother owes the Adoptee, whether a success or failure, at least one meeting to hear her story. Certainly the Adoptee owes the mother the courtesy of respecting her privacy, and not disappearing the moment the story is told.

I remember the mother who complained: "My daughter used me like an encyclopedia, for facts, and then took off."

However, beyond the initial human considerations, both parties must try to be sensitive to the needs of the other. This is difficult, especially in the case of Adoptees, who may feel that the mother, as the one who abandoned them, owes more than she is offering—though they may not be clear themselves as to what it is they really want from her.

Tony was in this situation.

Well, it's almost like two animals that are wary of each other, you know. I hadn't thought "She owed you, so you don't owe her anything"—because you can say, well, a business deal was made, a property transferred. That's us, you know. And then they don't owe us anything any more. That's all. It's in the courts, it's legal. And then if that piece of property comes back and says, "Well, here I am," what obligations are in the relationship? I don't know. Certainly you don't owe her anything, that's for sure.

But as he thought about it more, Tony decided that maybe she did owe him something after all:

Well, I never did anything bad to her. But she's done something bad to me. Or what she didn't do was bad. If you look at it from that point of view, she was the only one who could possibly owe anything in the relationship. You know, she did give me away. So she owes me. I felt she owed me the chance to meet her. But whether she really owes me more than that— I guess sometimes you lose track of what you went in for.

Paradoxically, when the birth mother is dead, or immobilized in an institution, one is spared many of these questions. The parameters are defined. One is not plagued by all the untidy emotions that wreak their own havoc as the new relationship is worked out. One begins to suspect that perhaps our business is best conducted with the dead, or those who have checked out from life.

Karla found that, far from being desolated when she discovered her mother in a mental institution, she was somehow freed to marry the man she had been living with for eight years. And Fay felt enormous relief at being able to visit her mother's grave. There was the sense of completion which those who must come to terms with functioning parents are not granted until much later.

Everyone finds different solutions to these problems, but the degree of fantasy or illusion one brought to the reunion (and everyone brings some) will influence the degree of accommodation as time passes.

The Letdown

I made a note of something John Le Carré once wrote—I no longer remember where—that seemed to me to apply to Adoptees at the end of their search: "Coming home from very lonely places, all of us go a little mad: whether from great personal success, or just an all-night drive, we are the sole survivors of a world no one else has ever seen."

It is important for everyone to be aware of the possibility of some kind of reaction so that he or she is not taken by surprise. Those of us who write glowingly about the Search as a means of finding self-autonomy have the obligation to give warning of the dangers inherent in the process of self-discovery. For while the Search promises to make us free, it also stirs up previously repressed material that has lain dormant until now. I am reminded of Ernest Becker criticizing psychotherapists for promising their patients unadulterated joy:

> I have never seen or heard them communicate the dangers of total liberation that they claim to offer; say to put up a small sign next to the one advertising joy, carrying some inscription like "Danger: real probability of the awakening of terror and dread, from which there is no turning back."[1]

The searchers I have been in touch with are only too ready to warn their fellow Adoptees of "the demon of confusion and helplessness that is inflicted on you," as a woman in her late twenties put it. "No matter how high you may think the price, it is still higher," she said. A seventeen-year-old, who found her mother on her own, advised other teenagers not to search unless they were ready for shocks. "Make sure you can handle it. Don't stay in a dream world."

How does one know when one is ready? Or just how debilitating the "shocks" can be? In other words, how does one know one's own emotional threshold?

For some Adoptees the letdown after reunion with the mother is greater than for others. I've talked with both men and women who have walked away seemingly unscathed by the experience, and others who spoke of reactions that left them temporarily "immobilized," "catatonic," "fearful," "filled with rage."

One woman believed that the severe mononucleosis which sent her to the hospital at the age of thirty-five (where she retreated like a passive infant) was a direct result of her mother's refusal to acknowledge her.

What is so frightening about these violent reactions is that they descend upon one suddenly, like a sneak attack.

I remember being so overwhelmed with anxiety on a trip abroad shortly after meeting my mother that I had to hibernate in my room, as if only in a dormant state would I be safe from the furies that threatened to devour me. The woman I had found was like a defeated star, no more fire or passion banked in her. I couldn't accept that my mother could be anything but strong. Was this what was devastating me? Or her refusal to introduce me to her husband and son? Or was it my guilt that I had broken society's taboo against looking for the woman who had given birth to me?

Gradually over time my depression lifted, even receded in my memory, until years later, when talking with Adoptees who were experiencing similar attacks, I could say, "So that's what that was." They all seemed to be going through that same period of depression once the euphoria of the reunion wore off. They, too, were unprepared for it. Jackie said, "I thought when I found my mother everything would fall into place. But I still don't know who I am. I am falling apart, rather than getting put together."

There seems to be a period where one has to disintegrate, become immobilized, as if connecting with those early primal anxieties that all people experience. One relives the fears of the infant struggling with basic trust and mistrust—a battle that most Adoptees lost with the *actual* loss of the mother. Erikson tells us that these fears of alienation are a mixture of anxiety and rage which persist into all later phases of life. As one struggles to become a person, that early panic is recapitulated: one feels abandoned by what has become familiar and fears "being left a victim to crushing forces; the terror of the evil eye and the dread of being alone in a universe without a supreme counterplayer, without charity."[2]

Many Adoptees described agonizing feelings of worthlessness

at this time. One woman spoke of the pain as being located in the solar plexus area:

> The pain was like a sob, yet much lower. There may be a term for this but I am unaware of it. I began talking to my husband about it, then I just started saying whatever would fit the soblike pain in my abdomen, and then it became like screaming. The words were like "I am nothing. There is nothing to me." Even while doing this, a part of me kept saying, no, that isn't true, but the other part kept on with its nothingness.

Fay found that she was feeling acute anxiety during the Search, even before learning that her mother had committed suicide:

> I was sick to my stomach a lot, had headaches. I even had the fear I was going to die. Once in a supermarket I had an overwhelming feeling of terror. I couldn't remember what I was buying. And in the car on the way home, I was sure the brakes wouldn't hold. I had to pull over to the side for a while, stop the car.

Jackie also felt overwhelmed by death imagery:

> When I was searching, I had dreams I was uncovering death. Now I dream of running downstairs pursued by people in masks, like the Arabs wore when they were attacking the Israeli compound at the Olympics. I feel I'm being chased by death.

During this initial stage of depression, Jackie, like many others, found a free-floating anger merging with her anxiety. She remembers screaming at taxi drivers, being impatient with her young son, intolerant of her husband. She seemed to hate everything and everyone, but most of all, herself.

At times when I come across a moving reunion picture in the paper—mother and daughter clutching each other with seemingly unambivalent joy—I want to believe that nothing will ever change for them. I latch onto anyone who looks as if he or she might be immune to what the rest of us have been through.

That's why I tried to keep in touch with Erica (the lesbian poet) who had stood up in the audience to tell her story when I was on the Phil Donahue TV show in Chicago. "I'm on an upper," she declared breathlessly. "I've just come back from meeting my mother this weekend. It was the greatest thing that ever happened to me. We share the same artistic interests—we are soul mates!"

Erica had been searching for years. In her first letter she sent me one of the poems she had written during that period:

I looked for you
spinning the wheel of my horoscope
I lied for you in court chambers
I performed for your benefit in catholic charities.

But you were always with me,
every time I loved and left
each time I put my life in suitcases
as I watch the coupling of friends
and know I can not follow
envying the simple faith of the world's majority
with the clairvoyance of daughters
I wrote you five years ago
knowing even then
I was writing myself.

However, a few months after meeting this mother, Erica informed me that she was struggling out of a deep depression. She had precipitously quit her job and left her lover—the woman she had been living with the past year.

The disillusionment set in after Erica's mother had flown out to visit her for a week. Erica realized that this bohemian artist mother of her fantasy was on drugs the moment she stepped off the plane, and she was unprepared for the revelations she was to hear: her mother had given still another girl up for adoption, had aborted a baby by an Arab lover in North Africa, but kept the two boys she had with the man who was to become her husband.

The bohemian style which Erica had romanticized until now was not as tidy and manageable as the disciplined life she had led with her staid adoptive parents. There were no boundaries, no supports here. She felt threatened in spite of herself, felt that she would be swept away in this torrent of emotions emanating from her mother.

This, too, she expressed in a poem:

No wonder you wear watches
synchronize every clock
panic when someone seems unconcerned.

We are all fleshed out pivots of your time
I am here
but only because discreet phone numbers
were not yet published in underground papers

My sister you sold to Miami Jews
for red shoes and a purse to match

The boys you kept
hoping it would be easier
not to raise your own incarnation

and the nameless one
decomposing somewhere in North Africa

the final ticking under your heart
before your racing timepiece
was disconnected.

Freud aside, all our fathers
do not matter
A woman bleeds through her mother
I love you for trying to stop the flow.

"When she left I was in a rather devastated state," Erica wrote. "I had drawn closer to her, and yet battled with a feeling of anger at the carelessness of her life—primarily in regard to her offspring."

I have come to accept that depression, with its handmaidens of anger and rage, may be a natural aftermath of the reunion process, the "slush fund" of emotions which can be contained no longer. It seems to be a transitional stage between reunion and integration, between lost and found. As T. S. Eliot says: "We all of us have to adapt ourselves/To the wish that is granted. That can be a painful process."[3]

Oedipus, My Brother

Perhaps it is force of habit in repressing their feelings, but men seem to be prone to less severe depressions after reunion than women. A number of men, like Tony, insisted that because they had entered the search in a detached way, they were not really emotionally involved. When his mother seemed disinclined to invite him over, Tony shrugged and said, "My life is so complicated beyond her, I don't have time to dwell on it. I see she is not strong enough to deal with it. I've decided I don't really like her anyway. I was never comfortable with her."

But a few months later he was saying, "I'm not going to give her the benefit of my going away. I won't let her stop me from sending her Christmas cards or turning up at family funerals. She'll know I'm around till the day she dies."

Adam told me that he felt no severe reaction because he didn't have a fantasy of finding a goddess at the airport. "And I was right, a goddess did not meet me at the plane, just a simple, ordinary woman." Adam seems to have successfully rationalized the outcome—for the time being anyway.

However, many women who also had thought they had little involvement and no great expectations found themselves profoundly depressed, letting their true feelings wash over them to the point of drowning.

Is it that men are just as depressed but have a need to cover over their feelings? And that their rage is of such an order that to release it, as David Berkowitz, the "Son of Sam," did, would have the same disastrous effects?

I think of the phone call my husband received one night from an acquaintance asking for advice. His friend's son—the one she had given up for adoption twenty years before—had recently knocked on her door. She had admitted her identity, and since he had traveled a long way, invited him to stay with her for a while. The night of the call the son had supposedly "raped" his mother. The acquaintance wanted to know how to find psychiatric help for him, and for her. And what it all meant.

Perhaps the meaning is in the Oedipus myth, not as Freud interpreted it, but as an Adoptee might. Perhaps Oedipus recognized Laius as his father in those flickering moments before he killed him in the chariot. Perhaps he had a flash of recognition as he merged with Jocasta on the marital bed. Perhaps he knew what he was doing—he was getting revenge.

In the Heart or in the Head?

It would be satisfying to locate that exact place where rage comes from—to be able to draw an anatomical diagram of the Adoptee, and say the anger is centered here—in the right hemisphere of the brain, in the left ventricle of the heart, or squarely in the gut. But perhaps it is easier to find the answer in metaphor. In his *Uses of Enchantment,* Bruno Bettelheim tells us that when the genie in the bottle was asked why he was threatening to kill the man who had just released him from hundreds of years of imprisonment, the genie explained that for a while he thought he would reward his liberator. But as he waited and waited over the centuries his anger and frustration built up. By the time his rescue came, he was in a state of murderous rage.

So, too, the Adoptee thinks he will be overjoyed, but the anger, submerged all his life, eventually overtakes him. Jackie was amazed that something as simple as finding her parents' names in the phone book could set it off. There, on that printed page, was proof that they had been going on with their everyday lives, while she had been trapped like the genie in a world of fantasy and pain. "It was as if there was no meaning to anything," she said. "I was just an accident, not a person. My being here was nothing more than a great mistake."

Over and over we try to trace the source of this mysterious depression so intermixed with rage, a sickness unto death that seems not to be part of the ordinary human condition—that seems so undeserved. We try to capture it with words, to domesticate its wild course. To believe that it must be something more than disappointment over what we have found. One woman said:

> People don't realize, regardless of what they say, what it's like to think and dream for twenty-three years about a person you've never known, and then suddenly discover she's not at all what you dreamed of. Pop! The illusion is gone, and cold unrelenting reality swarms over like a flock of vultures that preys on your dreams.

It keeps coming back to that Ideal Mother. The mother who should have been. For although we have been mothered, usually by devoted *psychological* parents, we cannot be sure it was legitimate, because it was not by the mother who conceived us. We are not even sure we know what true mothering is, for we have not experienced the mothering that natural children take for granted. Like the changeling, we received the alien mothering that the child who never was should have had, just as we missed the biological mothering we should have had.

Because we are adopted, one part of us will always perceive our mothering as inauthentic—for in a literal sense it was. It is hard for us to understand that even those who are raised by their own mothers have a sense of frustration, a feeling that they too have missed something. Something that existed back in the Platonic Ideal of an era long lost to all of us.

In her book *Of Woman Born*, Adrienne Rich reminds us that many people have been mothered in ways they cannot yet perceive:

> ... if a mother had deserted us, by dying, or putting us up for adoption, or because life had driven her into alcohol or drugs, chronic depression or madness, if she had been forced to leave us with indifferent, uncaring strangers in order to earn our food money, because institutional motherhood makes no provisions for the wage-earning mother; if she had tried to be a "good mother" according to the demands of the institution and had thereby turned into an anxious, worrying, puritanical keeper of our virginity; or if she had simply left us because she needed to live without a child—whatever our rational forgiveness, whatever the individual mother's love and strength, the child in us, the small female who grew up in a male-controlled world, still feels, at moments, wildly unmothered.

I would add here that under such circumstances the male, too, feels "wildly unmothered." Freud told us that a man who has been cherished by his mother will not fail, but he did not say what happens to the man who has been abandoned by the mother. (According to one male Adoptee, he will not trust another woman until he is lowered into the ground.)

For all Adoptees there is the paradox of having not one mother, but two—and often feeling one has none. After reunion there is the task of separating out one's feelings for the birth mother from those for the adoptive mother. There are times when the two merge into each other, as Jackie pointed out:

> I find myself tangled up in the myth of motherhood. I made a myth of what the reality of a mother is from the ideal mother I had fantasized. But she turned out to be not like either my adoptive mother or my fantasy. I felt angry at her for not being what I wanted her to be. And I realized that much of

the anger I had directed at my adoptive mother had come from the rage I felt for having been deserted by her.

In sorting these mothers out, one has to accept that the adoptive one cannot be everything, and the birth one cannot fill the void. Erik Erikson believes that Adoptees panic during this period because they have destroyed both the exclusive bond with the adoptive parent and the ideal fantasy of the biological parent.[4]

It is like being between the two worlds of Matthew Arnold, the one dead, the other powerless to be born.

Forgiveness

The psychiatrist Norman Paul told me that reunion is healthy if for no other reason than that it gives the Adoptee a chance to forgive the parent, and the parent a chance to overcome his or her guilt at relinquishing the child.

Yet I have found that it takes time, this working through to the point of forgiveness. Jackie, who went into therapy, says: "I can't forgive until I can sort out who I am angry at for what. Half of the anger is absurd, but I have to reorganize myself intellectually. I know rationally that I wouldn't have wanted to be raised by her—I might not have gone to college, or even survived in such a household—but part of me would like to have grown up with blood relatives. So I still feel some anger at my mother for messing up her life in such a way that she couldn't keep me."

Erica also went back into therapy for a while. "Now I'm evolving very positive growing, and in touch with results following that initial catatonic state. I feel I have permission for being my entire self. Heady, scary, challenging and strengthening. I take a great joy in my mother as a human being. She's no longer the terrible mythical figure that she was before I met her, and after. I see her, I can place her in context, it fits much better. Considering the climate of the times, I probably would have done a similar thing. I came to understand, after taking a trip with her back to her hometown, that giving up the girls and keeping the boys had something to do with her sense of worthlessness from her own mother."

17

Father—
The Mini-Search

And which of us shall find his father, know his face ...
THOMAS WOLFE

To say that man has a mother is not to
deny that he has a father.
AFRICAN PROVERB

I met my father and he denied it.
Said he was in the navy at the time.
So what else is new?
AMERICAN ADOPTEES

Tracking down father is the last stage of the Search, but one does not usually embark on it until one has absorbed the reunion with the mother. Having expended so much energy on this first quest, the Adoptee does not have the psychic energy to pursue the father too quickly. Once again, time is a factor. It varies for everyone, but Adoptees seem to have a slower internal clock than others. Their friends often marvel that they can let months, even years, pass between one stage of a Search and another. Adam said that even his adoptive father was wondering why five years after finding his mother he had done nothing about tracing his birth father. It took me ten years before I could ask my mother who my father was. Yet I know of others who were ready for the hunt after a few months.

I call the quest for the father the Mini-Search.

One is ready to take on father when one realizes that to be whole one needs the *whole* family tree. Also, if one has been disappointed in Mom, one may have more luck with Dad. He may still live up to the fantasies. But it's a big risk too. If he denies responsibility, it can be a bitter disappointment—a confirmation that one is really cut off from one's origins.

It is the last chance.

The name of the birth father is seldom on the birth certificate, or even in the agency record. Only one person knows, the birth mother, and often she will not tell the Adoptee. Either she is bitter about the past, or does not want to reexperience the pain of his rejection. She behaves as if her uttering the name of the man who was the cause of everything—the loss of her reputation, the loss of the baby, the subsequent depression—might resurrect him on the spot.

In his autobiography, *Because I Was Flesh*, Edward Dahlberg describes his mother's recalcitrance when he asks his father's name:

> She sat immovable. No grave was more silent than she, and no matter what words and sounds I made, she did not move. I stared at her helplessly, for she was a terrible headstone, without an epitaph, from which no secret could be wrung.

A mother's reticence about the birth father often depends upon the degree of resentment she harbors toward him. It is rare for her to still be in touch with him, but Jackie learned that her mother and her mother's husband had been playing poker with her father and his wife every Saturday night for the past twenty years. When her mother invited her to lunch with him at her apartment, Jackie flew up for the occasion. It proved to be a much more rewarding luncheon than that first one when she and her mother had not even recognized each other:

> I was nervous as we waited for him. I was sitting on the couch when he sauntered in and sat down. I really liked the way he looked. He's slim and wiry, with pixie features. The kind of person I'm always attracted to. I said, "I'm Jackie." He and my mother started talking about me—Who does she look like? "She's got my chin," Helen said. "My eyes," he said. "Isn't she cute!" Helen added. "Hey, yeah, if she was a stranger, she'd be the kind I'd go for."
>
> That made me laugh. He was actually shy, but he had a

gentle, appealing way of talking. At lunch I toasted them, and thanked them for bringing me into the world. I felt seven years old. I felt they liked me. It was strange to meet your parents at thirty-five and find they approve of you. But more important, I learned that my mother had been telling the truth after all: not only had they been married, they had actually had a baby who died. Her parents forced her to annul the marriage after that, since they had never approved. But she continued to see him over the years. By the time she knew she was pregnant with me, he was already married to someone else.

I realized that theirs was a love story. "If we had lived in a different time, we'd still be married," Helen said. And he nodded in agreement. I got a different picture of her when he was there. She seemed soft now, and I realized that the toughness I had recoiled from before had been a defense for her pain. She had somehow confused the date of my birth with that of the first baby. When you think of it, giving me up was like having to bury two children. My coming back must have been both a joyous and a difficult thing. I was like the aveng-ing angel, reminding her of what she'd done, and raising the possibilities of what might have been. I feel better about *her,* having met him. She was witty and ironic a good deal of the time, as if he still turned her on, made her feel alive. They even joked about their former marriage. "A shotgun wedding," my mother said merrily. "And a shotgun annulment," he added.

Jackie cannot visit her father's home, because he doesn't want his third wife to know about her. Nor can she visit Helen, whose adopted daughter has still not been told about her existence. But none of this bothers Jackie now. "I know the full story, and I feel better," she says. "It was unrealistic of me to expect Helen to tell me everything at that first meeting. You don't spill out such things to a total stranger. Everyone has to get over the shock of that initial encounter. Then you get to know each other as people."

A father's acceptance of the Adoptee often depends upon his past relationship with the mother. If they had once loved each other, even been married, as in Jackie's case, the father will probably respond warmly to the reunion. A woman whose father had hoped to marry her mother was overwhelmed by his eagerness to welcome her into his family of five sons. In fact, she worried he was only remembering her mother, and not seeing the real "me":

> He apologized for any anguish I had suffered due to the adoption. I can see that he wants to make up for any of that. I am amazed at his perception of the situation. If it is possible to have inherited parts of someone's personality, I think I have some proof. We have so many similarities that I am astounded. It is marvelous.

However, if the father hardly knew the mother, and was badgered by her family into making some kind of financial settlement, as Tony was to learn happened in his case, the reunion may not be a very warm one.

Tony found himself filled with ambivalance when he set out on the Mini-Search. For although it would seem that men might be more eager than women to find the father, it often proves to be quite the opposite. Perhaps it is male pride. For if it is true that every father wants to pass his life onto his children, particularly the son, then the male Adoptee must be painfully aware that his father opted out on this. Furthermore, he has been chosen to continue the adoptive family line.

Tony hesitated even after he had located his father's address in the neighboring town:

> I'm afraid of rejection from him more than my mother. I didn't expect to be rejected by her because I came from her womb and, you know, how can you reject something like that. But with my father ... I think I see it from his position—a one night stand, maybe. Or maybe he did love her, maybe they courted for a while. But maybe she was just running around. I mean, I don't know. This guy probably has no feelings about it at all. I was just another one of those things he left behind. He may have three or four other children. So I really fear rejection from him on the one hand, and on the other, I have no love feelings for him. I really think of him as the biological parent. He was just like the part of the experiment that was necessary for it to happen. She's the one that had to have me, had to arrange for everything. He didn't have to go through any part of that, so in a way, I don't think he's as guilty. I know that's terrible, but you see, he didn't make the *decision*. She made it. But yet I'm afraid of him. If he rejects me, I'll be angry—but I won't be emotionally hurt.

Tony's father neither rejected nor accepted him. On the phone he admitted he was the man involved in the affair, and agreed to meet Tony at his garage:

We drove around for forty-five minutes. I never did get to see him standing up. Right away he began shedding doubt: "I don't want to say it, but your mother was running around." Still he seemed friendly when he realized I didn't want anything, almost emotional. He answered questions, but didn't offer any information. I gave him my phone number, but he hasn't called these few months. I've really been down on this whole thing. That was the last straw, to have him not call back. Both my mother and father seem to feel the issue was settled thirty years before. I'm not a person. I don't exist. I wasn't angry before for them giving me up—my anger is for *now*.

The Macho Father

In the days before DNA testing, Margaret Mead reminded me that human fatherhood is a social invention, while motherhood is a palpable fact. What she meant was that paternity had convenient loopholes—while it could be proven who the father was *not*, it could not be proven who he was.

Not a few men take advantage of nature's ambiguities by denying their paternity. My father was one genre of this macho species —what we used to call a bounder, a cad, a heel. He had been turned on quickly during a date with my mother—he twenty-one, she sixteen—but turned off even more quickly when informed by her aunt that she was pregnant. He refused to marry her, even with the promise that it would be annulled immediately after.

If one wanted to be generous, one could say that men like my father are victims of their biology, too—in that they cannot control their prodigal sperm, sent forth in a moment of vacuous ardor—in that nature has not endowed them with enough imagination to project nine months hence when that impulsive union will emerge metamorphosed into a real live baby girl or boy, perhaps an exact replica of themselves.

I see my macho father and his type in the chimpanzee male who, having had his sport, is off to other parts of the forest.

I see my macho father in the irresponsible soldiers who spawned and are still spawning millions of babies in Japan, Korea, Thailand, Vietnam, Germany, wherever our troops are stationed throughout the world—babies they will leave and have left without names, without support, without caring, and without their families or governments holding them accountable.

And yet—I have sympathy for my father, too. He is dead, so I will never know how he would have received me. Those who were close to him say that his guilt may have accounted for the rage he carried within him all his life, and for his devotion to other people's children. In spite of myself, the part of me that yearned to see my father's face grieves for the macho father I will never know.

It should not be surprising that some macho fathers who denied both paternity and responsibility at the time of birth will still deny it when contacted by the Adoptee years later. A call to him could prove like the one Donna and her husband, Conrad, made after sleuthing around his hometown for his present whereabouts:

CONRAD: I am calling because I believe you are my wife's father.

FATHER: I expected your call. I received three calls from my friends back home yesterday.

CONRAD: I'm sorry if I have caused you any embarrassment.

FATHER: Don't worry. I couldn't get their attention while I lived there. I am delighted if they are standing around on street corners discussing me now.

CONRAD: In any case, I hope it doesn't shock you after all these years to find that you have a daughter.

FATHER: I've never been shocked by anything in my life. I've had paternity suits against me in Korea and Europe. What's the story?

CONRAD: My wife was born in Lima, Ohio, on February fourth. . . . I guess you know the year.

FATHER: Why should I know the year? I didn't know anything about this until yesterday.

CONRAD: Do you want to talk to her?

FATHER: Maybe I'll call her tomorrow. Oh, well, if she's there, put her on.

DONNA: Hello.

FATHER: Well . . . I guess you have found a father.

DONNA: I guess I have.

FATHER: You sound relieved.

DONNA: I am. Do you remember my mother?

FATHER: My lawyer wouldn't want me to answer that.

DONNA: Tell me something about yourself.

FATHER: I was in the Army. I was a speechwriter for General Van Fleet in Korea. I got the Purple Heart when the poker table collapsed on me. Anything else you want to know?

The Father Who Cares

There are, of course, situations where the relationships were so brief, the father did not even know about the pregnancy.

In his short story "The Child," Arturo Vivante writes about a man who has just made the discovery:

> He couldn't get over it. A daughter, fifteen months, whose existence he had never heard of or suspected. And he thought he was telepathic. No, it had never entered his mind, never occurred to him. The pregnancy, the delivery, all had happened without his being even remotely aware of it. . . . The diaper was moist on his forearm, and soon she was so heavy his arm began to ache, but he didn't mind. She sat heavily now, comfortably, sensing his strength. He wondered if she had ever seen such hairy arms or such black hair. Probably not, not so close at any rate. She looked at him, kept looking at him. And he, he felt one with her, part of the same substance.

Erica had not expected that her father would fall into this category:

> After the years it took me to find my mother, it seems ironic that only a few hours were required to find him. But best of all, his response. He couldn't be more thrilled, even though, or perhaps because, he never knew I existed before. He lives in Boise, has five children, and was in the Navy for twenty years. He's called me almost every day. He's very warm and open about the whole thing, even called my mother, which flipped her back to the summer of '46.

Research studies are beginning to show that the birth father is a much maligned figure. Far from being a "swinger," or the older man who seduced the young girl, he was usually the same age and social level—sometimes he was the boy next door.[1] His dependency on his own family often made it difficult for him to accept responsibility. He may have been advised by his parents to deny paternity rather than risk a large financial settlement. Or it might have been the girl who refused marriage, even when the boy was willing, because she was not ready to settle down. In that case, she might have been the one who insisted on adoption as the solution for the baby to have a family life, while she had her freedom.

There are some instances where the "putative" father, as he is called, has actually gone to court to gain custody of a baby born out of wedlock. Because one such father, Peter Stanley, took his case all the way to the Supreme Court to gain custody of his children after his common-law wife died, an unwed father, like other fathers, is now entitled to a hearing on his fitness before his children can be taken away from him.[2]

However, some fathers have tried to take the law into their own hands. On February 12, 1977, a man with a sawed-off shotgun made the headlines when he barged into a home for unwed mothers in Cincinnati, Ohio, and demanded the whereabouts of the son he and his wife had given up twenty-three years before. He was finally tricked into letting his pregnant hostages go fifteen hours later when a police officer, impersonating the son, spoke to him outside the barricaded door. One could not help feeling relieved for this man's hostages, but the lie about the lost son seemed but one more callous deception in the adoption system.

The Missing Father

A birth father's disappearance does not always indicate his indifference. There are some who have suffered psychic wounds from the experience, just as the woman did.

When Jean learned that her father had left town before she was born, and had never been heard of since, she spent a year-and-a-half blanketing the country with tracers, while researching his origins "all the way back to the Norman Conquest." One of her letters, to a motor vehicle department in the South, finally paid off with his present address.

Her father acknowledged her written request to visit by return mail, but just before she was to leave, his wife called to warn her not to be disturbed by his appearance. He had been an alcoholic for thirty-four years, that is, from the time of her birth.

In the airport when I saw him and shook hands, I felt shock waves rolling over me. Although he was only 54, he looked more like 70. His face was lined and leathery. He had white hair, but since he didn't like that, he shaved it, making him seem bald. But when I looked into his eyes, there I was. I was looking in my mirror. His eyes were all that I could establish connection with, since the years of drinking had obviously ravaged him. Still, over the next few days he reached back through the alcohol-fogged years and dredged things up for me out of the past. He said that he had not thought about these things in many, many years. I felt like I was waking up Rip Van Winkle. Later I heard from his wife that he is now writing his relatives for the first time in over thirty years and is talking about visiting some of them. I apparently had some effect on him.

Fathers, too, it seems, can find catharsis when the past is laid to rest.

The Ambivalent Father

Some men, like some birth mothers, may deny at first, admit later, but behave ambivalently, as if they would like to forget it ever happened.

When Susan contacted her father by phone in the Midwest, his first words were "I am not your father." Still he agreed to meet with her when he came East on a business trip the next month. He was charming then, a dapper man in an expensive business suit, leather briefcase, and all. He handed her the letter he had not mailed, which admitted knowing about her. He promised to tell his wife and two sons when he returned home, and to send her a present.

As it turned out, he did none of these. She wrote him. No answer. She called him at his office, and always he promised things which he never delivered. And always she kept coming back for more rejections, as if she believed that he would begin behaving as a *real* father should. The last excuse he gave her for not telling his family was that his sister had just died after a long illness, and he was making preparations for the funeral.

When I met Susan she had just bought a ticket for that small town. She was going to go "incognito" to the funeral. Did I think it was a good idea? I didn't. I worried that she would be spotted as the "outsider" there, and if her identity were revealed, it would be as the "bastard." There was the danger her father might never forgive her for exposing him on such an occasion. I suggested that the funeral was her aunt's moment of tribute, and she should wait for another, hopefully more felicitous, occasion, to meet the family.

For the next twenty-four hours Susan agonized over this decision. "They are my relatives, too," she argued, more with herself than with me. "I want to see them, share this with them."

It was as if her father's mercurial charm had captivated Susan, as it once had her mother. Her adoptive experience as an only child had been a difficult one, mainly because of that mother's recurring mental breakdowns. Her birth mother, divorced, a loner, had showed little initiative in establishing a relationship. Susan needed to believe that her father might still supply what was missing.

At the last minute she did not fly out to the funeral, but spoke of going out "unannounced" another time. During this period she left her job, spoke vaguely of future plans, but remained immobilized, as if deferring life itself.

> I can't come to terms with it. I keep feeling I am an orphan. I feel sadness first, and then rage. When rage takes over, I get migraine headaches. All I want to do is eat, sleep, and read children's books. I know I've got to grow up, handle my own life, even if it means going through this. But last night I felt I was going to die. I felt it was the end of all things. I felt I was going crazy. My mind was slipping from me. I can't help believing that the natural mother and father are the most important people in your life. A tie that cannot be broken— that's what life is all about—life and death.

Perhaps hoping to break the impasse with her father, Susan picked up the phone one night and called his oldest son, whose number she found through information. He refused to believe that she was his sister, and hung up on her.

That too was devastating.

"I'm still not sorry I did it," she told me later. "I have a right to meet my half-brothers. They are blood relatives, aren't they?"

18

Siblings

They locked into each other
like brother & sister,
long-lost relations,
orphans divided by time.
ERICA JONG, "The Puzzle"

One of the unexpected bonuses of the Search is the acquisition of brothers and sisters, especially when the relationship with the parents has proven disappointing. It is possible that Susan's brother would have responded to her call had she been acknowledged by the father. When the Adoptee is introduced by a parent, siblings usually welcome having a new member of the family. Being closer in age, they often have much in common. The relationship can be simpler, too, uncomplicated by past history.

Here is a letter from an Adoptee's nineteen-year-old half-sister, received shortly after she had contacted their mother:

> I just found out about you a few weeks ago. And Mama told me the story of you, and how she would have given anything to have kept you. Mama told me when she was fifteen she fell in love with a man older than her, got pregnant, wanted to marry the man, but my grandmother and grandfather wouldn't see it. They made her give you up. She told me while she was pregnant if someone came to the house they would make her hide under beds, in closets, etc. Mama said that grandma and grandpa got the man on statutory rape. And he was driven from the county. I believe everything my mother told me because I knew my grandparents and what they were like. My grandmother was a stubborn woman, everything went her way

or no way at all. She never showed anybody any love. And she didn't care about anyone's feelings but her own. Mama's had a hard life. I think you are her dream come true. I want you to know you will be welcome in Mama's home until the day she dies. She told me that in the last thirty-seven years you've been in most of her dreams and always in her heart. Please write.

Your found sister

Occasionally the sibling resents the Adoptee as an intruder, a competitor for the mother's affections. Brian learned that his sister was angry at her mother for not having confided in her, and at him for upstaging her in the family circle. Another woman was shunned by her half-sister, who complained to the mother: "Why does she need you? She has a husband and four children while I have no one but you."

It is usually a great relief to the birth mother when her children welcome the Adoptee. It is an acceptance of her, too, as well as a forgiveness. However, when the siblings show their jealousy, the mother often becomes torn in her allegiances, and may feel more comfortable excluding the Adoptee from her everyday life.

Adoptees who find that the birth parents were married to each other at the time of the relinquishment or shortly afterward are usually upset. They cannot help but resent that they were the one given up while the other children were kept. Why me? they ask themselves. On the other hand, the mother's children may envy the Adoptee for being better educated and having gotten a better start in life.

Sometimes the birth mother refuses to tell her other children about the Adoptee. It is somehow embarrassing to have to admit this sexual role to them, as well as reveal the fact that she has surrendered a child.

What is the Adoptee who has been yearning for brothers and sisters to do? Many, like Susan, insist they have a right to know their siblings, whether the mother approves or not. Everything in them resists being pushed back to the other side of the veil— treated as if they are once again the invader they were in her womb. Their insistence on being admitted into the family circle is a cry of "I exist! I exist!"

Does the Adoptee have a moral right to defy the birth mother's wishes?

This is a question to which there may be no moral answer. We can say that the birth parents owe us our story, but not necessarily entrance into the life they have made for themselves—just as they do not have a right to intrude against our wishes into our adoptive family relationships. But the right to meet one's siblings may depend upon each individual circumstance.

In my case, my unmarried half-brother still lives with my mother, and to interject myself into his life would be to disturb hers. And so I have not. However, I do not know what I would do were he living down the block from me, or if I felt that because of similar professions, we had a lot in common.

Ideally, we might hope that the birth mother could be persuaded over time that it would enrich her children's lives for them to know each other. But once she digs into her position, this seldom happens.

I know one woman who has managed to become a friend of her half-sister's without revealing their relationship. "It would serve no purpose to tell her now," she says. "It might cause conflict between them. But I will tell her when our mother dies."

Many Adoptees speak of looking up their siblings after the mother's death. But considering that often not too many years separate them from the birth parents, everyone may be a geriatric basket case by the time these sibling meetings take place.

Genetic Sexual Attraction

> Of such, one may almost say, that the world is
> not theirs, nor the world's laws.
> JANE AUSTEN, *Emma*

The fear of incest is something that many Adoptees have experienced while growing up. Like Freud's *exceptions*, they feel outside the mainstream of society—as if they were throwaways for whom it didn't matter. Some of them fear they will unknowingly commit incest with a brother or sister. A few reported engaging in sexual relations with adopted siblings in early adolescence, using the justification that they were not really related.

I've heard Adoptees wonder if they would be physically attracted to their mothers or fathers when they found them. Both men and women expressed the wish to see the naked bodies of those original parents, almost in the spirit of scientific investigation. But something else is also at play in this voyeuristic desire. Shades of Oedipus (the most magnificent of all exceptions) hang over us. Not having worked through incestuous feelings that blood-related people deal with in their everyday contacts, Adoptees worry that they will be overwhelmed by the mere physical presence of someone who shares their genes.

None of the Adoptees I've interviewed reported physical attraction to the adoptive parents, although a few women were aware of the father's seductive manner toward them.

But siblings of either sex often seem drawn to each other physically, like magnets. One sees them holding hands, embracing, or hugging each other frequently. Usually there is an innocence about it—like children clutching each other, so as not to become lost again. Yet sometimes the intensity of the attraction can be so strong that they can be overwhelmed by it.

Jackie was astounded at the attraction she felt toward her father's son when she looked him up, even though she had heard through mutual friends that he was gay. It was not only her imagination that an electricity seemed to be passing between them. Her husband, present at that meeting, admitted later that he felt jealous of the mutuality and enjoyment they were finding in one another.

"I felt irresistibly, magnetically drawn," Jackie told me. "My body reaction was to move toward him. I wanted eye contact. I liked what I saw. Because he was like me. We made ribald jokes like 'We'll go to Florida and tell our father we're going to get married!' At the time I felt exhilarated, like we're going to get revenge on our birth parents."

Jackie will never know what that meeting meant to her brother. It must have frightened him in some way he found impossible to deal with. Although he promised to come for Thanksgiving dinner, he never showed up. And when she rang his number a few days later, a voice she recognized as his snapped "wrong number." She was positive he knew who it was. For a while her passion turned to fury toward this brother who was deserting her by withdrawing, just as his father had once done with her mother.

Trudy reported feeling the same attraction to her half-brother, Leonard, four years older than she. Both of them are unmarried and confess to never before having been able to find anyone they felt totally satisfied with—intellectually, emotionally, sexually. Leonard had experimented with some bisexuality, but was living alone when they met.

"I felt attracted to him as a man," Trudy said. "He was articulate, assertive, everything I admired. He told me that he felt more like a lover than a brother, and asked me if I had ever thought about incest. We talked about it a lot, how it operates in families when kids are growing up, but that we hadn't grown up together. And we discussed the danger of trying a physical relationship, that it could damage what we had together now."

Nevertheless, Trudy agreed to meet with Leonard in the South on their spring vacation.

"This time I noticed he seemed to be avoiding me," she said. "We didn't discuss incest openly, though there was some innuendo in our speech. For instance, Leonard said things like 'With our luck, if we made love, you'd get pregnant.'

"I knew he'd been thinking a lot about it, and that he didn't touch me because of the social taboo. But my feelings were somewhat different. Socially, I don't give a damn. The reason I am resisting making love to Leonard is because I think that I would fall in love with him completely, and it would be too frustrating knowing we couldn't have children. I guess it just couldn't be a healthy relationship."

Still she added, "Incest is very romantic. Like making love to yourself. You know, flesh of my flesh."

Greg, now in his mid-thirties, has known his full sister for one year. Right after he was born his father divorced their mother, and in desperation she put him up for adoption, while keeping her two-year-old daughter. "If we had met under other circumstances, we would have been lovers," he told me. "I am deeply in love with her. The only thing that prevents our having relations is the fact that it would be incest. Intellectually, emotionally, it's like we're stamped out of the same cookie cutter. The same taste in dressing, cooking, the same pictures on the wall. She starts a sentence, I finish it. We live in different parts of the country, but I'm in touch with her all the time through telepathy. I called her this morning and said, 'You're not feeling well, are you?' She wasn't."

What are we to make of this magnetic pull—which has come to be known as genetic sexual attraction—that Adoptees have to blood relatives? Can we say that it is the attraction toward the *double*, each seeing the sibling or parent as some extension of the self? I think of Narcissus falling in love with his reflection in the stream. And of Lord Byron's passion for his half-sister Augusta.

Can we say that, having been cast out of the natural flow of generativity, Adoptees as outsiders feel less bound by the taboos that inhibit others? That having broken the taboo of searching, the fear of other taboos no longer intimidates them?

Or is it that the romanticism Adoptees feel toward the blood tie is eroticized when they meet the sibling of the opposite sex or a birth parent? Perhaps it is that need for physical bonding, a yearning to merge, to belong completely, in a way that one does not feel toward one's adoptive siblings or parents.

19

The Unsuspecting Spouse

Sometimes I feel sorry for the men and women who unwittingly marry Adoptees. How can they know that locked within this winsome partner is the waif who can never completely trust, and perhaps not even love—the *searcher* who may one day wake up to his or her need. Even the Adoptee does not know, until it is too late.

I was fortunate in that my husband had empathy for my need to know my origins and shared every stage of the Search with me. However, I have heard of husbands and wives who feel threatened by their mate's sudden self-absorption, their disappearing alone into a territory where they cannot follow. The phantom parent can even assume the dimensions of a rival since he or she is draining off so much of the Adoptee's emotions.

Some marriage partners identify with their in-laws and believe the Adoptee is being ungrateful to them. Others, not close to their own families, may try to belittle the quest. A few get tired of the subject upstaging them for so long and take lovers as a way of reasserting their own needs.

Adoptees who get support from their spouses find that their marriages are strengthened. It is liberating to be able to express their dreams and fears without guilt. The spouse becomes a protector, who goes into battle for the Adoptee, righting past wrongs. As one husband said, "How can I not be involved? I'm in the fallout area."

In his book *Jody*, Jerry Hulse describes searching for the mother of his wife as she lay desperately ill in the hospital—her life depending on the medical information he would find. During this difficult time, Hulse thinks of his original attraction to Jody: "She was different from other girls I'd known. She was quiet and withdrawn with an innocence that was rare even in the winter of '41. I promised myself that someday I would marry her."

Adoptees often have an innocence and fragility that non-adopted people are attracted to, without understanding the source. Jerry did note that Jody's folks thought she was the kind of girl who needed a lot of protection, who needed parents, not boyfriends—or a husband. The irony was perfect—yes, Jody needed parents—more than anyone could have guessed.

> Later, after we were married, I would hear her beside me at night, sobbing softly, and I knew what it was. The old nightmare. Everyone had run away and left her alone again. Occasionally she'd dream a happy dream in which her mother held her in her arms and she felt warm and loved and wanted. But when she waked it was always the same, a vague melancholy, a longing.

Husbands and wives may rise to heroic dimensions in trying to ease the pain of their spouse's suffering. We have already seen what happened when Conrad contacted Donna's macho father, but that was nothing compared to the ordeal he went through trying to devise a strategy to get her mother to acknowledge her. After their letters went unanswered, Conrad thought he and Donna might try to confront her outside her husband's medical office, where they had reason to believe she worked part-time. The problem was to learn her schedule.

Conrad did this part of the sleuthing alone, to spare Donna the tension:

> The two vigils at his office yielded only the sight of *him*, getting out of his car. Now I thought I would wait for my wife's mother to leave her home. I saw his car and two others parked in front of their house. I followed a man who drove off in one

of the cars, saw in passing that he was young, and returned
to the house. Soon the husband came out, made a U-turn in
his car. I waited a while, did the same. My wife's mother was
standing in the door: taller and of bigger frame than I had
thought, and quite gray. After my U-turn, I passed the house
again. She was gazing at me, I looked squarely at her for a
brief moment; I thought, "she knows." Rare opportunity. I
needed only to press a bell, she's there, probably no one else
in the house, why not go up to her. But I felt it would be
wrong. I only wanted to see her—it was Donna's turn to face
her.

My mission accomplished, I meant to drive home. On the
highway, I saw the husband's now-familiar car in front of me.
I had not looked at him. I passed him several times, had the
best look yet at him. He had come without a jacket, a fact I
had instantly registered, but ignored. He never looked left or
right. He took a turnoff. I thought he knew a shortcut, so I
turned too. We were now on country roads. Before I knew it,
he drove into the state police station, parked and went in. A
sign said "DEAD END." I knew what was up, so I turned around
and stepped on the gas. Not fast enough. I was stopped by a
trooper. "The attorney thinks you were following him. Do
you know him?" "No." "You want to explain to me?" "No."
"Then I have to take you to the station." On the steps I saw
him. "Good morning," I said. We went inside and sat on
benches in the hall.

I began like this: "I believe my wife is the daughter of
your wife." He said: "That does not make a difference to me,
or to my wife." He did not seem to know of such a daughter,
but he showed no excitement. I, however, with the police
stoppage, had butterflies in the stomach. He did not even
dispute, or examine. The only slight reaction he showed was
when I mentioned his wife's name: that seemed to clinch it
for him. He said quietly: "I shall not permit an upset to my
wife nor her children." He reiterated this, stressing the *permit*,
and I said I would not permit that either. He took down my
name, address, telephone number, name of Donna's father.
He also said: "For any further talk, you call me, and nobody
else."

He said he would live with this, and let me know in a few
weeks. He offered to show me the way back to New Jersey,
and I followed him.

A few days later Donna called him to say she was sorry

if she had caused him any trouble. Apparently he had been ready to call me, for he read her a statement—to stop her fantasies and hallucinations. He had spoken with his wife. To desist from further contacts. Donna was so upset. As for myself, I was totally exhausted when I heard. I knew the time had come to look into the future and not to manipulate the past anymore. We couldn't go on like this. It was self-preservation. Well, at least we had to stop for now.

As we have seen, it is often the wife who awakens the husband to his need to know the heritage of their children. She is amazed that he has so little curiosity on the subject, and finds herself stirring him up whenever she gets the chance. She may do the necessary research while he is at work, and even attend Adoptee search meetings for him.

However, some women, like Tony's wife, may begin to regret the quest once their husbands become obsessed with it. They had not suspected the depths of emotions that would be released, and the endless preoccupation with it—that it would cause their husbands to relive the repressed childhood pain and fury. At times it seems they have been dropped for another woman—a woman they resent for failing their husbands twice, as babies and now—a woman whose mystery is too deep to compete with, and whose influence they will have to wait out, but for how long?

20

Aftermath: The Restless Pulse

After ten years of terror in searching the way home to
Ithaca, Odysseus found that it did not calm the
restless Pulse within him.
LOREN EISELEY

Just as it is hard to pinpoint that moment when a search actually begins, so it is hard to know when it ends. Is it over after one finds one's mother or father? After one is united with siblings? After one has met grandparents, more distant relatives? Is it ever over? Or is it as Robert Lowell once said of life: "In the end there is no end, the thread frays rather than being cut."

Many Adoptees find that the Search has become a way of life, a compulsion, a habit that can't be broken, as if the repressed energies, once unleashed, cannot be reharnessed. They behave like runners who have overshot the goal: the momentum cannot be turned off.

Anticipating this, Tony had told me, "I'm concerned that when I find my father, it's the end. The search has been an exciting thing for me. I don't want it to be over."

Some Adoptees busy themselves by searching for relatives of relatives. Brian spoke of possibly searching for other illegitimate children his father *might* have had. Many throw themselves into the searches of others as a way of reliving the excitement of their own quest. Searching has become a metaphor for a life of explora-

172

tion. It may be desperate and compulsive, but it is a time when one feels totally alive, liberated from the mundane concerns of everyday existence.

None of the Adoptees I interviewed were sorry they had searched, no matter how difficult their journey. Erica might have been speaking for them all when she said: "It has been the most liberating experience of my life." And Ernest Becker's words are applicable here: "If there is tragic limitation in life there is also possibility. What we call maturity is the ability to see the two in some kind of balance into which we can fit creatively."[1]

We might say the tragic limitation is that Adoptees have become mortal. One who was never born need never die—but once they have traced their birth, even held the certificate, Adoptees know they must die like everyone else. They are cast down from mythic heights; they are no longer magical.

But the possibilities are there, too. One realizes that, as in fairy tales, one has to give up something for the privilege of becoming human. Just as the little mermaid had to experience pain and accept dying in order to become a mortal whom the prince might love, the Adoptee has to take on mortality when he or she finds the birth parent.

For all the suffering, Adoptees find that it is a relief to be part of the human condition. Those who, until now, felt bypassed and abandoned, can now allow themselves, in Erikson's terms, to be *chosen* and *confirmed*. They can dare to give love, and to receive it in turn. Having actively mastered what they had passively suffered, they are resurrected as their own person. They can know their strengths are of their own making, rather than deriving from that phantom mother and father.

We can say that maturity comes when we can accept the complexities and ambiguities of our situation and make them work for us, rather than against us—and go on.

It comes when we can enjoy the positive side of being adopted —not being entrapped by roots as others are. When we realize that our sense of not belonging has given us the freedom to move easily from one world to another, rather than being "nailed down to a life without escape," as a nonadopted friend expressed it. We have the satisfaction of knowing that we have mastered our fate on both the immediate and ultimate levels. The immediate— what Lionel Tiger calls the Little Optimism (you'll make the bus), and the ultimate—the Big Optimism (you'll get to heaven).[2] Now the Adoptee knows he'll make the bus and get to heaven, too.

It comes when we can see our quest as but another of the many searches for meaning that all people must take: it is the search of the artist for images; of the scientist for the possible; of the philosopher for meaning; of the astronomer for infinity. Its lack of conclusiveness is its universality. It is the painter Raphael Soyer writing in his journal at the age of seventy-six, "I'm still trying to understand . . . to what purpose is the journey." It is Blanche DuBois's last line in *A Streetcar Named Desire*: "Whoever you are—I have always depended on the kindness of strangers." It is Edward Lear[3] converting tragedy to so-called nonsense:

> *Calico Pie,*
> *The little Birds fly*
> *Down to the calico tree,*
> *Their wings were blue,*
> *And they sang "Tilly-loo!"*
> *Till away they flew, —*
> *And they never came back to me!*
> *They never came back!*
> *They never came back!*
> *They never came back to me!*

It is knowing how to laugh at yourself:

ADOPTEE: I finally feel at peace.

HUSBAND: You just lost your status as an orphan.

ME: Why don't we know who we are after we find them?

HUSBAND: Even the nonadopted don't know who they are. You Adoptees ask for the moon.

Part Three

ROOTS and WINGS

There are only two lasting bequests we
can give our children—one is roots,
the other wings.
POPULAR SAYING

Adoptees need both sets of parents if
they are to have roots and wings.
A BIRTH MOTHER

21

Taking Wing

Adoptees who have taken the journey through Search and Reunion know that what is lost can be found, but never fully recovered. It comes back to us in new forms, but never in the shape of what might have been. And though we feel complete in knowing our story, in being grounded, we cannot say that the integrating process is ever concluded. It may take the lifetime left to absorb. Additional insights will catch us at unexpected moments, like light throwing new patterns on a familiar water view. Flashes of the old depression will repossess us when we least expect it. The childhood weeping, of which Proust speaks, remains with us "like those convent bells which are so well masked by the town noises during the day that one thinks they have stopped, but begin to sound again in the silence of the evening."

Not until death claims all the characters, and not even then, will the impact of our drama be over. It will live on in our sons and daughters because it influences their heritage. The children I leave behind are the offspring of a woman who bequeathed them not one, but two family trees, neither of which she could fully claim as her own.

But she left them *roots*, without which they could not have wings.

22

Telling the Adoptive Parents

Some Adoptees feel that they cannot truly have wings until they tell their adoptive parents about their reunion experience and receive their sanction. But this is sometimes more difficult than the decision to search. Where the message has always been: "We are your only parents," how do you confess that you have found those others?

Obviously such news could be devastating, or the adoptive parents would not have turned off the communication channels years before. Their terror of such a confrontation is akin to the Adoptee's terror. The irony is that just as the adoptive parents once had to steel themselves to tell the child he was adopted, the child now has to steel himself to tell the adoptive parents what he has done.

Adoptees differ on how best to do this.

"Adoptive parents should be led gently to the disclosure that their child has decided to search," one woman advised. Another said, "I eased into the discussion on the broad topic of adoption over a period of a few months. I think they were prepared for it. They knew I was loyal. And though they didn't quite understand, they knew I had to do it."

Many Adoptees put off telling the adoptive parents for some indeterminate future time. Some never tell, fearing that their parents could not possibly understand. I was one of these. It seems a kindness to keep silent. But others may not tell out of deep resentment about the secrecy of their parents while they were growing up. They do not want to lose the autonomy they have so painfully worked for by sharing this with them now.

Those who can confide this secret usually find that it is a great relief to their parents to realize that their children are still around, that they haven't deserted the ship. The parents are also surprised to see how relaxed the Adoptee is. "If I had known how happy it would make him, I would have insisted that he search years before," said one mother who had been through a difficult adolescence with her son.

The Adoptee is also relieved. Brian does not believe he could have handled the guilt if he had not told his parents. "One should delay the Search if necessary to give the adoptive parents time to come to terms with their feelings," he said. "In the long run, it's easier for everyone. It takes a lot to get through to the realization that there is life after the Search—that the parents won't lose the child, and the child won't lose the adoptive relationship."

Jackie's parents had reacted with predictable panic when she informed them she was searching. Her mother made remarks like "She may want to reclaim you," even though Jackie was in her mid-thirties. But after Jackie called to tell them that she had met her mother, it was her turn to feel panic: "My adoptive mother was so different on her next visit with me. Instead of being critical and competing with me for my son's attention, she was almost formal—as if she respected me. She said nice things, like how well I looked. Even my husband noticed her change."

Jackie found that instead of enjoying the shift, she feared the direction it was taking. However stormy the former relationship, at least it was familiar. Now it was almost as if her critical mother had withdrawn from her, and a kindly stranger had taken her place—as if her mother had a new kind of secret to hold over her. What was she really thinking? Had she forgiven her for searching? Did she still look upon her as her daughter? This overly possessive mother, now defused, lacked the passion of any kind of caring, even the negative kind, and Jackie felt rejected. "I think maybe it's better not to tell the adoptive parents," she told me at that time. "It's like telling your husband you have a lover. You can't expect them to accept it. Something has to change."

And yet, in the long run, things do not really change that much. Nor do people. Adoptees are discovering that after an initial outburst of anger or hysteria, adoptive parents often revert back to that same denial mechanism that has been operating all along. Many never refer to the incident again. If they don't talk about it, they can believe it never happened.

On her next visit, Jackie's mother did not mention anything about what they had been through, and was her old critical self. Jackie was so relieved, she didn't even mind.

Karla, on the other hand, is bothered that her mother never refers to the fact that she has found her birth mother. She feels her mother's silence as a flaw in the relationship. "By not talking about the Search, she is denying a part of me—like she is disenfranchising me. As if she's saying she doesn't think my search had value. It's a carryover from adolescence, keeping a part of yourself to yourself. I cannot accept that it's back in the closet."

Many Adoptees feel closer to their adoptive parents after reunion. One woman found her adoptive mother was the only one she could turn to in the midst of her turmoil:

> For years I couldn't decide whether to search or not because I wanted to wait until my adoptive parents died. But now I'm glad I've done it. It's a tremendous relief knowing that my adoptive mother is still around. That she's always there. If I had waited for her to die, then I wouldn't have had her now when I need her.

Much of the tension that has been in the adoptive relationship falls away if the Adoptee can share the experience with the parents. One woman, who never felt close to them while growing up because she was aware of their physical differences, could now see both her mother and father in a positive light.

> I was able to accept them for themselves, and I could accept myself as being different. It was okay for it to be that way. I realized how glad I was to have had them as parents. They gave me music lessons from the age of six and the discipline to practice. I learned that it is because of them, and not an inheritance from my birth parents, that my life is entirely involved with music.

Another woman felt that this improvement in the adoptive relationship was worth the whole effort of the search.

> Once my parents broke down and gave me the information, they were on my team, and I kept them abreast of all the events leading to my reunion with my natural family. They were thrilled with the results. They are closer to me than ever—in fact, my father is warm and approving of me now, where he was always cold and sarcastic before. This was the biggest unexpected reward I got from the search.

No matter how they receive the news of the search, most adoptive parents do not want to meet the birth parents. Even the adoptive father who wrote his son, "We shared you when you got married, we can share you again," could not do the sharing in person. Adoptees understand this reluctance on their parents' part, but a few, like John, are disappointed. "A reunion isn't a reunion until *everyone* meets," he told me. He has a close relationship with his birth mother, who has no other children, but feels guilty when he is with her. "I feel split this way," he said. "I'd feel better if my adoptive parents knew her."

Those adoptive parents who also have biological children seem less threatened by the Search, and sometimes agree to visit the birth parents.

Trudy, whose parents had three children after adopting her, feels she would have searched much earlier if she had known how secure her parents would be.

> I was willing to sacrifice finding my biological mother rather than risk hurting my parents. That's where therapy really helped. I learned I was treating myself like a child. I had always discussed problems with my mother, so why not this problem? And my mother was delighted with the idea of my search. She called the agency to get background information for me, and even petitioned the court. Together with Dad she went to dinner at my birth mother's house. It went very well. "Thank you for doing a wonderful job," my birth mother said. "It was our pleasure," replied my adoptive mother. And then she told her what I was like as a child, fussy eater and all that. And my birth mother said, "My second son was, too." They kept on like that all evening.

By sharing her search, Trudy's parents were also able to share her struggle to integrate the birth mother into her life. For although the found parents prove not to be *strangers,* as they've often been called, neither are they parents in the nurturing sense of that word. As yet the relationship has no name and, like a vestigial organ, no function. The birth mother or father is more than a friend, less than a parent. As Trudy put it:

> I feel they're not my family, but *special.* I did feel guilty about seeing my bio mother at first. I felt if I saw one, I had to see the other. My adoptive mother said it was natural I would seek my birth mother out, since I didn't know her well. But I don't visit her so much now that I'm beginning to know her as a person. I had wanted someone educated, doing interesting work, and I had to admit she disappointed me; that I must accept her for what she is. My adoptive mother is independent and assertive, while she's passive and dependent on her husband for everything.

We see that the birth mother often has little more in common with the Adoptee than that shared moment of birth and separation, and that adoptive parents who can take the journey back to that moment and connect with their child's reconnection will reenforce their own parental relationship. For Adoptees cannot truly claim their adoptive mothers and fathers until they have claimed themselves and the people from whom they spring.

23

The Chosen Parents

If we are to understand why it has been so hard for adoptive parents to accept their children's need to know, we must go back in time, back to those people making up the chosen-baby stories, and see the difficulty they had in admitting they were not the *real* or *blood* parents.

For in the days before they were chosen by the birth mother, adoptive parents were chosen by the same social workers, doctors, and lawyers who decided the baby's fate. Contrary to their stories about that "cast of thousands," they took the solitary baby chosen for them by those go-betweens. They had no more choice in matching than the baby. In fact, they had spent years of frustration trying to conceive their own, years measured by monthly cycles and temperature charts.

In his tragicomedy *Ashes*, David Rudkin records the tribulations of one such English couple:

> (*In darkness, loud* ALARM CLOCK *on speakers. Screen fully drawn. Sounds of walking, shifting,* CUT ALARM.)
> ANNE (*Yawning, unseen beyond screen*): God, what an hour. Why so early?
> COLIN (*Yawning, unseen there*): Specimen, love.
> ANNE: Mm?
> COLIN: Specimen. We have to provide a characteristic sample of our mixture. Fresh.
> ANNE (*Miserable, tired*): Oh, fuck—
> COLIN: Something like that.

ANNE: I'll have to have a pee. (*Anne heard stumbling away off beyond screen.*) Put 'fire on, love.

COLIN (*Grumbles, moving*): Mouth like a bloody parrot cage . . . (*Slow* DIM GLOW *as of electric barfire beyond screen: form of* COLIN *before it.* LOUD ON SPEAKERS: *urine trickling into water; rip, scuff of tissue paper; chain pulled.*) Romantic.

The couple manage to conceive, only to lose the baby in a miscarriage. Now they are bona fide candidates for a trip to the adoption agency where they, like all prospective parents, are put through grueling interviews in which they must reveal financial, psychological, and sexual intimacies. In the play, Anne and Colin encounter the English equivalent of our Mrs. Barker.

SOCIAL SERVICES OFFICER (*Gentle, absolute, enshrining a hardness: He must prepare his hearers for the worst.*): We, in the Authority, realize you come to us as a last resort. We accept that. You have discovered for yourselves, there is no "host of unwanted children" awaiting adoption: This application you have lodged with us is thus virtually your last chance for parenthood of any kind. If then, as I speak, you are furtively assessing these other couples' chances against us as against your own, that is only understandable. For you know this is not a rivalry so much between you; and yet you know also—if not, you are not ready for adoption—to adopt means, not to find a child you think suits you, but for us the County to find a home we think right for the child. Thus in the nature of things we can never say yes to you all. . . . You must be prepared, for prolonged and deep investigation: medical, professional, financial, marital. You will flinch from this inquisition; at times feel laid out on our slab just once too often. Appreciate our reasons. Nor is it pleasant for us, submitting a man's or woman's deepest motives to dissection.

That there are always ways to beat any game—even this one— we learn in Rael Jean Isaac's *Adopting a Child Today*, which gives prospective parents twenty-eight suggestions on how to outwit the social worker—a tip sheet worthy of a satirical novel, if not a musical comedy. To mention just a few of the ways to avoid "The Major Sources of Danger": use the pronoun "we" instead of "I," for it means you are a team; say you get on well with parents and relatives, but not so well that you arouse her suspicions; speak of a happy childhood, but not too happy; an active social life, but not too active; be reconciled to your infertility, but regret it a little; admit to intercourse twice a week, a wholesome amount, but not excessive; do not indicate too much preference for a boy or girl, nor any desperate need for a child. And this above all—be "relaxed, self-searching, and unguarded."[1]

Those couples who went through the ordeal and were fortunate enough to pass bore the social-work stamp of approval—"super parents." The adoption papers were their diploma.

But something in these couples must have suspected that they were not so "super," that in some way they were still defective. They had to take the child they were offered, rather than choose one, and they had to accept the limited family background they were given, rather than all the facts they might have wanted. Adoptive applicants were never supplied with information that might be considered too damaging for them to know. Those who were too curious were in danger of being considered "anxious, narcissistic and unconsciously sadistic," good candidates for psychiatric treatment rather than parenthood.[2]

John Brown feels there is something even more vital that these couples were not given by the agencies—a realistic assessment of the true nature of the adoptive relationship:

A fraud is perpetrated on adopting parents when they're led to believe that they're going to have the relatedness of birth with this child because there's no way they can get that no matter how much they love him, or how well they take care of him. They anticipate a relationship they would have to a child born to them and this anticipation can never be fulfilled, so there's always going to be some disappointment or bitterness.[3]

Once the adoption papers were signed, the social worker's responsibility disappeared along with her autonomy. Just as she could not police what the parents were telling the child, or how many times a week they were actually sleeping together, she could not control the attitudes of their neighbors. She may have declared them super parents, but she could not make their various communities look on them as being exactly like everyone else, let alone superior. Two levels were always at play simultaneously: on one, adoptive parents were seen as perfect, golden people who had rescued an unwanted child from the gutter; on the other, they were viewed as unfortunate people who were not able to bear a child of their own. Perhaps as a reaction to the latter, adopters often tell their children: "Other parents had to take what they got, but we were able to choose you."

In his classic book *Shared Fate,* sociologist David Kirk, himself an adoptive father, speaks of the reluctance of adopters to admit their marginality in a society where kinship is measured by blood relationship. He defines them as falling into two groups: those who "reject the difference," by trying to maintain the myth that the child is really theirs and that they are no different from biological parents; and those who, by showing empathy for the child's special situation, "acknowledge the difference." His own conviction is that there is more communication and trust in a family where the difference is admitted.[4]

Kirk was ahead of his time. Only now is it being recognized by other professionals that there are inherent stresses in an adoptive family that other families do not have. No matter how close or antagonistic blood relatives are, they are secure in their biological tie. The very certainty of their relatedness gives them a sense of belonging that they take as much for granted as the air they breathe. But deep in the psyche of both Adoptees and adoptive parents is the knowledge that "they're not mine."

Many psychiatrists believe that, as a group, adoptive parents bear the scar of infertility and its psychological aftermaths. Enid, who has two young adopted children, was one of the few women who was able to discuss this openly:

> It never occurred to me that I would be an adoptive parent. I imagined that I would get married and have two girls and one boy—the boy in the middle. Then I had to go through the infertility thing. It is done so coldly. And we had to come to the decision to adopt. It was hard since we both came from Irish Catholic families who had plenty of kids. The social worker kept saying, "You'll get over it. You'll accept your infertility." She said the pain would break like a boil, and be over. All the while I felt I was playing a game, this getting instant motherhood. When the call came into my office that a child was available, the operator congratulated me. I went out immediately and picked up the baby, but I felt like I was playing dolls. I was happy but I had terrible dreams. I would

go to the store and when I came home, she would be gone. "What am I going to tell my husband," I would think. "That I left her?"

I love my two children very much, but I have an inner fantasy I would never admit to other adoptive parents. They'd think I was disloyal. I would like to see the face and body of the biological child I couldn't have. We have gorgeous people in our family, and bright people with brilliant minds. I'm sure it would have been a wonderful child.

By being honest with herself, Enid has been able to work through her very natural disappointment about not having been able to raise her own children. Not facing this ambivalence can prevent a woman from feeling secure in the mothering role, making her overanxious and overprotective as she compensates for fears of inadequacy. Adoptive parents who can be frank about their uncertainties have a better chance of overcoming the problems. For although blood relationships may not be perfect, they do not have to be explained.

24

Telling the Child

Telling the child that he or she is adopted is often an ordeal for the adoptive parents: having been advised by the professionals "to make the child your own," they must somehow inform him he isn't. Most do not want to admit this, even to themselves. It's known as the *double bind*.

Enid remembers her daughter at the age of seven looking at a pregnant relative and saying: "Did I grow in your tummy?" "It was painful having to say no, having to admit that no babies could grow in my womb. It didn't seem to bother her. But it bothered me."

Adoptive parents have always placed great emphasis on *when* to tell, as if there were a magic moment, as in fairy tales, when one could safely reveal such loaded information with no consequences. How nice the adoption tale would be if, right after the Wicked Fairy approached the crib with the disgruntled curse, "Someday you will learn you are adopted," the Good Fairy could always be counted on to step forward with, "But it will never trouble you!"

Until now, the word the social workers passed on was that it would never bother the children if they were told *early*. They would simply digest the news along with their orange juice and pablum. As one parent who took this advice seriously told me: "We introduced the word adoption at the age of one, along with Mommy, Daddy, cat, and dog." And another: "In our house everything was adopted—we had an adopted turtle, an adopted rabbit, and an adopted dog."

This "tell early" school flourished after World War II, apparently inspired by psychiatrist Robert Knight, who said that it would relieve the parents of "continuous dread" that the child might hear it from a third party, with "the resultant loss of faith in their word." He also assured everyone that the child would "very likely think little of it and forget about it."[1]

However, professionals continue to differ about the wisdom of telling early. The "tell later" school believes the Adoptee does not have the ego strength to master this information until he is over six. Analysts like Herbert Weider say that when a child asks about conception at the age of four or five, he is asking about a piece of general information, and not necessarily about his own origin. He believes that children who are told carry a burden of knowing, which may turn them off knowing other things as well and cause them to expend a great deal of energy in fantasy. Underachievement in school and learning difficulties could be the result.[2]

At a conference I attended with Weider at Hofstra University in the spring of 1977, adoptive parents felt deceived on hearing this "tell later" view. There were moments when their anger at the "experts" resembled that of a lynch mob. One parent shouted, "Now the advice is changed, I feel everything we've put into the child is down the drain." A father, reflecting the underlying despair of the group, said, "Most of us feel we're floundering. Can't we develop a philosophy to follow through on?" A few parents argued that the adopted child was being undervalued, that he could cope with more than the "tell later" doctors were giving him credit for.

Trying to calm the group, Jules Glenn, who chaired the panel with Weider, conceded: "No one knows the exact age that is best—there is danger either way. There are no rules. You can only figure out the problems as they come up when you raise a kid." Trying to clarify the opinion he shares with Weider, he went on: "If you tell a child at a half-year, he won't understand. It may ease the parents' mind, but it won't influence the child. At a year and a half, or two, the child won't get the message you're trying to give; in fact, there's the danger that he may misunderstand. He may get the message he was not *taken in,* but *sent away*. At four he may have the cognitive ability to understand, but still find it hard to get the message right."

A woman interrupted here: "But at six he's just starting school.

Won't telling then interfere with his learning?" She was raising a point that the adoptive parents could identify with—that any stage has its problems, no matter how long one delayed.

One of the few women who could relate to what Weider and Glenn were saying took the floor then. "I'm grateful to this panel," she announced. "No one has said before that maybe the problems we're having are because the child is adopted. I'm glad to be hearing about the vulnerability of the adoptive parent. When my son was three, our social worker told us we couldn't have another child unless we told the first one. We told because we had to. Then our child had fears about being kidnapped. He was not ready for this information. It made him fearful. As he got older, he was reluctant to make relationships out of the home. He is still isolated."

There were assents as she spoke, as if those parents wanted to believe it might have been different had they done it differently. This need to see the age at which they told as the source of their child's problem is shared by many adoptive parents.

I remember a woman in New Mexico telling me how sorry she was that she told her son so early. "Everyone said 'make it natural, you're our darling adopted baby.' But it wasn't natural to me telling Alex at the age of three. I didn't think he could handle it. He was bright and asked a lot of questions, but I noticed a change in his personality afterwards. He just wasn't the happy boy he had been. I felt he had bad feelings about the fact that he was adopted. I could tell by the questions he asked, like 'Why did my *mother* . . .' I'd interrupt him and say 'I'm your mother,' so he'd change it to 'Why did the lady who birthed me give me away?'

"It was tense the first few times he did this. He was so young. My husband and I just looked at each other. At five he asked, 'Where's the lady who had me?' Then another year would go by, and out of the clear blue sky, when we weren't talking about adoption, he would just suddenly work something in. How come we couldn't have children? We never lied. I told him that our twins had died at birth. Or he'd say, 'Where does she live?' and I'd answer 'I don't know,' because I didn't.

"I can't say definitely it's because we told him, but after that he began sucking his thumb, and he's immature for his age now, does poorly in school."

When this woman and her husband adopted a girl privately, they were determined not to make the same mistake.

"We agreed not to tell her until later—much later," she said. "But we arranged to have Alex there the afternoon she was brought home from the hospital by the lawyer and his secretary. We thought it would be terrific to have our son share his sister's arrival with us."

This second child, Judy, whom they didn't tell, seemed to confirm their suspicion about early telling. She was an easy, cheerful child, according to her mother. However, when she was seven, she blurted out one night at dinner: "Did you have me in your tummy?" Her mother, taken by surprise, admitted she hadn't, and Alex came to the rescue by saying he hadn't come out that way either.

"I was pleased with how well things had gone," the mother said, "but shortly afterwards Alex confessed to me that all those years he had been suffering over the fear that he would be given up. When I asked him why, he replied, 'Well, Judy's mother and father gave her up that afternoon.' We realized he thought the lawyer and his secretary were her real parents. I explained who they were, and it seemed to make him feel better. But I don't know."

Nor does this mother really know what her daughter had been feeling all this time. If Judy suspected that Alex was in on a family secret she was not part of, she could have had a sense of being excluded. And all those years that Alex was keeping the family secret about Judy, he was being forced to hold in his own questions and fears, which he had been able to express openly when he was the only child.

It is because of situations like Alex and Judy—where one evasion leads but to another pitfall, when communication is turned off—that we can see the dangers inherent in the "tell later" system.

Marshall Schecter, one of the earliest advocates of telling later, was always careful to qualify that each family constellation is different. "Some parents come to me and say, 'I have four older kids and there's no way for the three-year-old not to know.' They're right, they obviously have no choice. But otherwise, I see it as a question of *timing* and by *whom*. I would prefer children being told by parents at a time when the communication system is open and good feelings abound. This is usually between seven and ten. But we have to admit that even then the adoption factor is a constant, a time bomb that may show its effects earlier on some, later on others."

Some psychiatrists, like Thomas Harris of *I'm OK—You're OK* fame, would try to avoid that time bomb altogether by lying to the very young child:

> I honestly believe that it would be better for the child to be told "yes, you grew in mommy's tummy" even with the implications of dishonesty, than to go into great detail about growing in some other mommy's tummy. If the little person is made to feel he truly belongs, he will have a strong enough Adult a little later in life to comprehend why his parents may have lied to him: out of love for him, to avoid burdening him with confusing and troubling truth.[3]

What Harris did not understand is that he will not be around to signal when the truth switch should be pulled. It usually gets jammed for life.

Karla feels very strongly about this. "Asking the child to forgive the parents' lies later is like asking him to be another version of Christ," she said. "I think my parents' falsifications account for the real pits of depression I had while growing up. I was told one thing, but I was feeling something else. I never questioned their story, but now I wonder what was going on unconsciously in me. I was too smart in too many other places to have accepted it so blandly."

Alas, it seems there is no magic age for telling, and no consensus among therapists as to the best time. There are the few professionals who believe the child should *never* be told; those who would lie until they felt the child was old enough to know; those who would tell from the beginning; those who would delay telling until the child asked; and those who would tell the child by age five if he or she had not asked.

I tend to agree with this latter position. Parents should obviously tell when they themselves feel most comfortable about it, but if the child has not brought up anything about how babies are born by the age of five or six, they might broach the subject along with how babies are adopted. By initiating the discussion, the parents are demonstrating that, although being adopted may be different, it is also natural in this society, and not something to be ashamed of.

What is important is that there not be a dogmatic attitude about the age the child is told. One should belong to neither the "tell early" or the "tell later" school, but should decide what is best for the needs of one's own family. Robert Jay Lifton feels that the whole subject of telling should be defused. "Telling does not have to be flaunted or pressed upon the child. In fact, parents should take the pressure off the issue of *when,* so as not to falsify by not telling, or find themselves confessing to a toddler out of guilt or ostensibly expert opinion. By being more relaxed about telling, the parent will be able to tell in the most natural way possible according to the child's curiosity and need."[4]

Knowing Too Little

Some adoptive parents feel they do not have sufficient information to give their child. Many who were afraid to ask the social worker for more than was offered, for fear of losing the baby, are now genuinely distressed that they cannot give their children satisfying answers to their questions.

One woman who prided herself in giving "nice answers" still remembers her feeling of inadequacy when her daughter Anna was five:

We had a little girl staying with us for a few days while her mother was away. The child must have been feeling anxious because soon she was leading Anna into a situation with me that I had no control over. I was painting in the back room when Anna came running in. "Mommy, did I have a bracelet when I was born?"

I said, "Yes, all babies do, I think."

She ran back to her friend, and then came back to me. "What was the name on the bracelet?"

I said as calmly as I could: "They put Baby Girl on it, and then the last name of your mother."

Anna ran back to her friend and then again came racing to me. "What was that name?"

I said as carefully as I could, "I don't know what it was."

Then the little girl, she must have been about six, joined us. "Why didn't her mother keep her?" she asked me. I got down from the ladder and said: "We don't know. For the same reason she couldn't bring up a baby."

"I know why she didn't keep her," the child said to me. "Because she didn't want her."

"Not everyone can keep their child," I said lamely. And meanwhile I was thinking this is a terrible story, that a mother can't keep her child. So I said, "She wanted the baby to have a home, to do the best she could for the child." But I was thinking it's not very satisfying for a mother to say this about another mother. I couldn't turn it into something wonderful. I was in anguish. I felt I had to round it out and make it a good story. So I brought them into the living room with me and had them sit down, like for a story. "Would you like to hear about the day we got Anna?" I asked them.

They both nodded yes.

I went back and got the little dress she had worn, and the announcements we had sent out. And I told the story like a fairy tale—how we wanted a baby, and we were waiting and waiting, and then we heard about a baby in Chicago. And we went there, and we found Anna.

Anna was beaming, as she always did, when I told the story. It was, after all, a nice story, as I intended it to be. But from the point of view of the child, I was thinking, this should be a story with two sides. I felt inadequate. I wasn't able to solve everything. It was not satisfying to say I don't know some things. Like about her birth mother. And I really do know just a little about her.

The social worker felt it was best for us not to know, that it would avoid her building fantasies. Without the facts, the child won't fantasize, she told us.

Such were the fantasies social workers projected onto adoptive parents just a few years ago.

I was amazed at the number of adoptive parents who seemed relieved to know as little as possible. One woman said, "I deliberately learned *nothing*, so I won't be lying to my daughter when I say I don't know the answers to her questions."

I was to discover from my questionnaires and interviews with adoptive parents how prevalent this *know as little as possible* attitude is. The adoptive parents' reluctance to know and the adoptive agencies' reluctance to tell come together here in perfect collusion.

Here are some of the statements from parents on their attitudes about knowing:

> The agency told us everything they felt we would benefit from knowing. Nothing definite about backgrounds, no serious illnesses. To be frank, I didn't want to know.

> We know very little—that her parents weren't married— that her mother went to college. But I would never want to tell her those things because it would make the mother more real, and I guess I would never want to do that.

> We were afraid to ask. We just wanted to please the agency so they'd give us the baby, and not do anything that would make them take it away. I guess it's too late now.

> I had the fear that I would find out too much. I wanted it to be an anonymous thing. I wanted to know enough to be assured the baby would be relatively healthy. Just knowing she had Jewish parents was enough for me.

In answer to a later question—what they hoped for their children—these same parents were unanimous in replying that they wanted them to lead happy lives, be successful in their work and secure in themselves. They did not understand that the lack of knowledge of their heritage might be the very stumbling block to their children's becoming those mature, trusting, well-adjusted adults in the future; that if their past was an "anonymous thing," their children could well become anonymous people.

Parents who have adopted from overseas often feel less threatened by their children's questions, since they cannot emotionally or physically pass as the *real* parents. Many of them have expressed a desire to get more information but don't know how to go about it.

No one can say for certain that, even if they were to take a trip to those countries, they would be able to trace their children's origins. It's difficult, but it has been done. I think of the journalist Ruth Gruber, who went to Korea and Vietnam to locate the families of TV newscaster Marjorie Margolies's adopted daughters.

Her success is recorded in the probing book on which she and Margolies collaborated, *They Came to Stay*.

Of course, most adoptive parents are not experienced investigative reporters and hesitate to make such a journey into unknown terrain. Still I would advise them to consider it where possible, for the more time that passes, the more difficult it will be to learn anything. Adoptive parents might even consider traveling with their children back to their mother country. It would give the children a chance to experience their original culture, to make it real, and in the process to feel real themselves.[5]

Knowing Too Much

Sometimes adoptive parents tell me that they feel they know too much, things so negative that they would dread ever having to reveal them to their child.

A woman called to ask me: "How can I tell her she's illegitimate, that her mother was only fourteen?"

A father wrote me:

> What causes us particular pain for Audrey is that her natural mother, for all practical purposes, abandoned her. She was 17 or 18, adopted herself, lived in a kind of commune, and had no idea who the father was. Audrey was premature, seriously ill at birth. Her mother neglected her shamefully, keeping her in a dresser drawer, diapered her in rags, and never talked to her or played with her. At six months, when the social worker asked if she was really interested in keeping her, she answered no. We are told that at that time Audrey was listless, neither laughed, smiled, or cried. Our problem is, how much to tell her about all of this?

As we have already seen, Adoptees are able to pick up the anxiety that parents have in telling them about the past. There is no reason to burden a very young child with difficult information, but the parents should be guided by the child's need as to when to tell. If they are able to overcome their own revulsion, to accept what happened as the "shared fate" that David Kirk speaks of, the parents will be able to present the birth mother in a compassionate way, depicting her as someone who was unable to cope at that time, rather than as a rejecting figure. The child will learn to accept what happened as she accepts being too tall or too short because of those "other" parents, and will have a feeling of reality about the past.

One can never know *too* much about the past—if it is the truth. The information that parents have is usually secondhand, relayed as it is through a social worker or a lawyer. From what I have observed, adoptive parents would benefit from at least one meeting with the birth mother. It would give them a chance to empathize with her and understand their child's heritage.

Enid is now glad she met her son's mother when she picked him up at the hospital. The mother was a pretty woman in her twenties, separated from her husband. Her two other young children were being cared for by the grandmother, who refused to take in another one. Either the mother would have to return to her husband and care for all the children, or give up this baby. "I don't know who I am or where I'm going," she told Enid from her hospital bed. "I want to have time to find myself."

Enid reassured her that she would take loving care of her son. But after that day she blocked the memory of the scene from her mind. "I tried to forget her, so that I could make the baby mine," she said. "But now I realize that meeting her has given me a sense of reality about where my son comes from. It makes him real, with a real background."

Not Telling

There are still some parents who try to avoid the whole issue of *when* by not telling at all. I was reminded of this recently when a woman with a two-and-a-half-year-old boy told me, "I'm not going to tell my child—ever." Her rationale was that many mothers lie to their children about who their fathers are, and since no one can be positive of their parentage, why should she have to tell? This same reasoning is often expressed by parents of children born of reproductive technology.

I know that such people sincerely believe that they can spare their children pain, but it is wishful thinking on their part. And no one, not even a parent, should have the right to tamper with a child's history.

But aside from the moral issue, we must ask if such secrets

can ever be kept. In the past, a married woman might disappear from the scene for a few months and come back with a bundle that she claimed as her own. I have heard of cases where women actually stuffed their skirts with pillows to make themselves look pregnant before bringing someone else's baby home from the hospital. Most people to this day trust the discretion of their friends and relatives not to talk. However, it is not so easy to impose those restrictions on children.

I think of the letter I received from a seventeen-year-old girl telling me how she found out about her adoption when she was in the fourth grade:

> One day I was across the street playing "kick the can" with a bunch of friends and one of them said, "Hey, I got a big secret to tell you that you're not supposed to know about." Of course, I wanted to know what it was, so then she said, "No, I better not tell you. It's sad. You'll leave home—you'll cry the rest of your life." And I said, "Well, tell me anyway." She goes: "You were adopted." Me: "So?" Her: "Your dad told my dad and my dad told my mom and my mom told me and now I'm telling you. You and your brother were adopted." Me: "So?" Her: "I just thought you'd like to know. Aren't you gonna cry?"

William Reynolds believed it is incredibly "naive" to think that children won't find out about their adoption. "It assumes that kids are dumb," he said, "that if you don't tell them, they don't know. Many adoptees tell me they always knew before anyone told them. It is typical of how little adults know about kids that they would try to get away with this."[6]

Of course, it is probable that some adopted people have gone through life, and to the grave, not knowing (or half-knowing) that they were not flesh of their parents' flesh. But in most cases, if they do not discover it in childhood, they will learn through some slip in the course of time, or while going through their deceased parents' papers.

One morning I got a phone call from a woman I shall call Harriet, who had seen me on a TV talk show. "I'm thirty-four," she blurted out, "and have just learned I'm adopted."

It seems that she had stumbled onto this alarming news a half-year before, when a neighbor from her hometown called to extend very belated condolences for her mother's death. In the course of reminiscing about her mother, the neighbor said: "Yes, she tried to have children so hard, and loved you so much."

Astonished at this statement, Harriet had managed to say, "You mean I didn't come from my mother?"

"Didn't you know?" the neighbor sputtered, and hung up in embarrassment.

"I didn't," Harriet told me. "I called my cousin, who said it wasn't the truth and that the family loved me. And then I called my adoptive father in Florida, and he said, 'Harriet, it's *not* true.'

"Well, I guess I had the need to believe them so I tried to forget about it, although it was always in the back of my mind. When I went south to visit my father and his new wife, Rose, later that year, she gave a luncheon for me. The subject of one of the women's adopted children came up, and a distant cousin of mine blurted out, 'Oh yes, Harriet is adopted too.'

"The conversation moved on to other subjects, but I sat there completely frozen. I didn't hear anything else that was said. When we got home, Rose said, 'Daddy never wanted you to know.'

" 'But why didn't they tell me?' I asked.

" 'They went through so much, I guess,' Rose said.

"That night I had the shakes and cried for hours. On the day I was leaving, Rose asked me if I wanted to talk to my father about it. 'He loves you,' she said. 'He remembers how hard your mother tried to have children. On her deathbed, she asked him never to tell you.'

"So I went into where he was sitting, and said, 'Look Daddy, I know.' He started to cry, and I tried to reassure him: 'Look, I love you—my feelings will never change.' "

But something has changed. Harriet finds herself obsessed with this knowledge. "I've had a wonderful life. I love my parents, but what do you do? Do you just forget about it?"

An aunt has told her: "Harriet, what does it matter? It's not the one who squeezed the baby through who is the mother, but the one who raises you." And her best friend keeps saying: "Hey, you are who you are! You're a wonderful mother and person."

But Harriet says to me, "I know no one can change me, I am the way I am. But when I found this out—I can't explain it—it was a shock. It hit my nervous system. It's in the back of my head. It won't leave. What do you do? Do you just forget it?"

She knew the answer just needed the sanction from someone who understood. And then she gave it words: "I can't forget it. I must know. If the woman is alive, I want to see her and meet her. If she doesn't want me, all right. I can understand. I'm a mother. I have my own life."

Finding out late seems to assure that the Adoptee will want to search for the truth. My friend Gordon Livingston, a psychiatrist and adoptive father, knows firsthand how one feels on learning as an adult. When he was thirty-eight, he was sitting with a cousin explaining the need to search of some Adoptees who had invited him as a professional to their meeting.

"What would you do if you were adopted?" his cousin asked.

When Gordon said, "I would start a search for my natural parents," the cousin replied, "Start looking."

Gordon did search, after confronting his adoptive father, now a widower. And though he understood that his father's reasons were those of love, he still felt a great deal of resentment toward him. "I think that understanding the need which produced the denial only partially alters the angry response," he told me. "I have had to struggle with a tremendous amount of rage at my adoptive parents for their misconstruction of the past. I've stopped apologizing to myself about this and accept it as a natural reaction to a real betrayal of trust. This is a long way from rejecting them as parents, but it is an important component to my feelings. My father has, needless to say, had a great deal of difficulty accepting or understanding this part of my response."

It took Gordon only three months to find his birth mother, since he had guidance in search techniques from his Adoptee contacts. "She proved to be a schoolteacher who never married, and never told anyone of her experience," he said. "For the first ten years after giving me up she taught children who were the same age as I would have been so that she could share vicariously in my development. Her open and relieved acceptance of my finding her, after breaking through her reserve, has been the best consequence of the whole experience."

What happens to one's identity when one learns late? Looking back, Gordon says that what jarred him most was that far from being the man he thought he was, secure in the knowledge of his heritage and his roots, he suddenly did not know anything about himself.

Over the six years since then I have struggled in a number of ways to define what it means to be adopted, to have been given up by the persons who gave one life, to have no biological connections with the family that one grows up in. It is a different experience for both parent and child—this much I could feel. I could also see the energy that seems to go into denying that difference in many adopted families. Assertions by parents that one loves an adopted child just like one's biological children came increasingly to seem attempts at self-reassurance and denial, and were not consistent with my own experience as an adoptee.

By not telling, the adoptive parents hope to escape the consequences of the Adoption Game, but no one can do this. They are actually retreating from the most important area of parenting —helping the child master the truth about his reality. There is pain in life for everyone, and not to acknowledge it only lays the child open to being ambushed by revelations for which he will be unprepared. There is also the danger that the pressure of keeping such an unnatural secret over the years can erupt in ways beyond the parents' control, with devastating effects.

When Greg was seventeen, his younger brother, born to his parents late in life, threw his hi-fi set on the floor. Greg raised his arm to strike him, when his grandmother screamed: "Don't touch that child! He's theirs! You're not!" "It was like waking up one day after walking around with amnesia and realizing that what I thought was me wasn't. Everything that I thought was mine was suddenly not mine anymore. I was there by someone else's grace, but not rightfully there. I became an emotional basket case after that. A pathological liar, a cheat, a drug addict. It took years for me to sort things out, to shed my feelings of rejection."

Ellen had much the same experience. At the age of twenty-eight, she was standing at her father's deathbed in the hospital when he ordered her to get his clothes and take him home. While she was trying to explain that he needed more care than her mother could give, he became enraged and snapped, "She's not your mother! You were adopted, and you're no good, just like your real mother!"

A few hours later he had a massive stroke and died. For a while Ellen did not know which had devastated her more, her father's death or his revelation. She then developed a rare blood disease that was suspected of being fatal. It took years of analysis to purge her psyche, and perhaps her blood, for the disease gradually vanished as mysteriously as it had appeared. She is now in the process of searching: "As soon as I learned that things I thought were true, weren't, I wanted to know what was true."

Ellen, and others who were not told while growing up, must sort out all the false cues and signals they were given through childhood and adolescence to understand how this influenced what they have become. It is as if the center has fallen out of an existence which until then they had taken for granted.

What to Tell—The True Story

The more one examines the intense focus on when and how much to tell the child, the more one realizes that it has served to cover up the basic reality of the child's life—that he has been separated from the people to whom he was born. The wishful thinking on the part of many professionals that denying the child the truth of his heritage would help solidify his bond with the adoptive parents has been proven wrong. It is now time to consider a whole new way of approaching the adopted child.

It is time to break the taboo against the adopted knowing where they come from.

The whole subject of telling should be faced squarely. There is nothing parents can ever say that will erase the child's existential fate. It is not so much the timing of their disclosure as the way they present it. No matter what the age, the child will sense the parents' discomfort or ease with the topic. If they are tight and secretive, he will be too; if they are open and accepting, so will he. If they act as if it is a disaster area, he will regard it as one; if they act as if it is a natural condition, which they can accept and deal with, he will feel more at home in his own skin, and in their family.

It gets down to a basic attitude of honesty that should run through the parent/child relationship at all times. Children are aware when something is being withheld. There are indirect messages, such as family members never commenting on the child's physical relatedness to others—like eyes resembling Aunt Lucy's or a chin like Grandpa's—while making these casual associations with each other. Blood-related people do not realize the frequency of these biological references, but Adoptees do.

The Adoptees I spoke with did not underestimate the difficulty of trying to help a child understand why he was adopted. Being put up for adoption, for whatever reason, means being given up, and being given up is synonymous with rejection. It is not a "lucky" or a "happy" thing, as one of the latest of the chosen-baby books would have us believe.[7] It is the primal reality of the child's life, and if given a chance he can learn to accept it—just as kids learn to accept that their parents are getting divorced or that a loved one is terminally ill. Children would rather have the difficult truth than the evasions they're given. By not speaking candidly, parents begin a pattern of falseness in the relationship that allows for future deceptions. Those lies, which seem to protect the child/parent relationship, will undermine the adult/parent one.

A few child psychiatrists are coming to this view. In California, Barry Grundland perceives telling the child as a process that should evolve in rhythm with his development. He sees the child's very early questions as an attempt to absorb information about himself and believes the parents should listen carefully to what is being asked. Grundland says: "When the four-year-old asks, 'Did I grow in your tummy?', you answer truthfully 'No,' but you do not add whose tummy he grew in. When he is ready to ask that question, he will, and that's when you deal with it."[8]

Grundland is the first one I've heard suggest that the parent should not even use the word *adoption* at the beginning because it is too abstract. He sees the term as a social symbol which the child will not understand until he is able to think conceptually, which occurs about the age of seven. It is then that the child becomes aware that something unusual has happened to him and will break his questions around adoption into their individual parts—his birth, why he was separated, what happened to that mother and father.

"It is important to get the child thinking in this process from the beginning, absorbing the information as he goes along," Grundland told me. "Then there will not be a traumatic moment of revelation at a later age."

I'm not sure the word *adoption* can or should be bypassed, as if you could get rid of the problem by getting rid of the word. But I do agree that this continual honesty over time will help the child have a sense of belonging with the adoptive parents, and the parents with the child, a bonding that has been sadly lacking in the guilt-ridden, secretive adoptive relationships of the past.

Putting this philosophy of openness into practice, we are replacing the inadequate chosen-baby story with open dialogue about what happened. Over the years the adoptive parents listen carefully to what it is the child is actually asking, and give the age-appropriate response. The answer to a three-year-old is not the same as the answer to a nine-year-old. As Jackie said, "The main thing is, if the child keeps asking questions, keep answering. Adoption is not so horrible if you can grow with it. The child can learn to take life for what it is, roll with it, and deal with it. You have to level or the kid will feel she's been had."

Of course, to be able to level, the adoptive parents must be able to accept the reality that they are not the biological parents. That as satisfying as their relationship is, it has points of difference from a natural family. They should be honest about their own inability to have a baby, about how they went about finding one. No more fake scenes of walking up and down rows of cribs until they spotted the perfect baby.

According to Jackie the *true* story, which she didn't hear until adulthood, was much more satisfying than the invented one. "The real story was beautiful—that they had waited a long time, a year, while being tested and accepted by the agency. The morning my mother was informed by the social worker that I was waiting to be picked up, she called my father at the store to come home immediately. And he *closed* the store—something he never did in all those years I was growing up. That was thrilling in itself, but she also transmitted to me how much they needed a baby, not just that the baby needed a home. The real story has heart and drama. The vibrations are good. It's as loving as the birth story that natural parents tell."

The actual details that the parents recount to the child will be determined by the individual circumstances, but even the murky area of why the child was given up can be handled straightforwardly. One should be careful to make it clear that the problem was not with the baby but with the relationship between the mother and father: because they were unable to make a home for the baby, they had to find someone who could.

Other difficult questions, such as why the parents have not come back for the child, should not be sloughed off, but explored thoroughly as just that—difficult questions. It might be wise for the parents to make clear that the adoption system prevents the birth parents from coming back, even if they wanted to.

If there has not been this kind of honest discourse in the family, there will be serious problems when the Adoptee reaches adolescence. Every week I came across the consequences of failed communication in letters from teenagers who had read my articles on adoption in *Seventeen* magazine and joined my Adoptee Pen Pal Club.[9] Their anguish reminded me that emotions on this subject are as charged now as they were when I was growing up. They wrote of feeling isolated in their adoptive families, unable to talk to their parents about the things that worry them. The very mention of adoption brings tears to the eyes of their adoptive mothers, just as it did to those of my mother's generation. Their questions revealed the same sense of loss and mystification that we felt: Who am I? Who are they? Why did they give me up?

One girl wrote: "I'm only fourteen, but I'm human too." And another: "I grew up knowing something was missing, like I had an empty spot, but I never could pinpoint what it was."

There were some who could verbalize it, like this sixteen-year-old:

One night last year before I fell asleep, I suddenly thought to myself, "I wonder if my real mother ever thinks of me and wonders if I'm happy." That event triggered off the steady stream of thoughts and questions I have about my heritage. I consciously realized that more than anything I want to find my mother as soon as I can. I feel it will be easier for both of us when we are younger. I can't fool myself. I realize she probably won't welcome me with open arms into her life. She could even reject me straight out. But I feel as prepared as I'll ever be. I'll be satisfying a real need inside of me.

And this seventeen-year-old:

I think that I have always wanted to know about my roots but pushed it out of my mind. I became aware of this about two years ago when my grandfather was visiting. We had one of those big family dinners and he kept talking about relatives that did great things. Everyone started to trace our ancestry.

It struck me then that I really needed to know about myself. I want to be able to tell my children and grandchildren about their ancestors. I don't want to leave my parents or go back to my natural parents. I just want to ask them a million questions.

Letters like these made me realize that even should records be opened to Adoptees when they reach legal age, it may be too late. Some kids need all the information about their heritage— their original name, the names of those other parents as well as their religious and ethnic background—at the beginning of adolescence, rather than at the end. And in some cases, much earlier. Phyllis Gurdin, a social worker who runs seminars with adoptive parents at Hofstra University in New York, told me about working with a mother who eventually told her very bright five-year-old everything. Both mother and child were relieved after that, but especially the mother, who was no longer tense when alone with her daughter, fearing the inevitable next question.

Most children will not be ready for *everything* at five, but whether overtly troubled or not, adolescents need the truth about themselves in order to separate out fact from fantasy while they are in these crucial years of development. Such information may be as essential to their psychological health as calcium to the bones of their bodies.

It is important to stress once again that the need to *know* is not the same as the need to *search*. As we have observed, Adoptees do not pack their things and rush out the door the minute they get a name and address—it takes time to move from one psychological stage to the next. In fact, being able to process the information gradually when young may take the obsessive intensity out of the whole subject. It may give young people time to integrate all those disparate parts of their identity into a workable whole. Later, when they have it all together, they can consider whether or not they want to meet those other parents.

Adoptive parents can help their children by returning to the agencies or professionals who arranged the adoption and requesting *all* missing information. By preparing in advance, they can give their children the feeling they are working on their side, not against them, that as parents they care about them in the deepest sense possible—which means having empathy for their needs.

25

Birth Mothers– Are They Baby Machines?

Now the other side to this question of origins is that
the kinds of injuries that have been done to the child in
the name of child welfare services have also been done
to the parents and other relatives. The mother has been led
to believe the kid is better off and has a better chance
because she isn't part of it. So every time her urge to
find her child surges up, she tells herself that it isn't fair
to look for him, he's better off without her.... These
people are the real moralists of our day. Very few people
in any strata of life have the morality of parents who
were forced to give up the child under duress and have
voluntarily restrained themselves from fighting and
saying, "I want to have that kid." They are the people
who sacrifice in a way that most of us don't know how
to sacrifice.
JOHN BROWN

Oh, to meet you once again! To pick up the thread that I
left dangling so long ago, to weave it into my life, to
finally emerge whole. Oh, the peace and wonder of it.
LEE CAMPBELL

Just as we have had to go back in time to understand where the adoptive parents were coming from, so must we go back with the birth mother. Until Adoptees have done this, they cannot come to terms with their feelings about her. Either they have managed to bury their resentment while growing up, or they have become increasingly bitter, like Gail, who wished she had been "an abortion": "I hated her because she dumped me. She shouldn't have had me if she was going to get rid of me."

Usually an Adoptee's emotions toward the mother are a compound of rage and resentment, love and forgiveness, but often one is not aware of this until after reunion, when all of one's repressed feelings come spilling out. As Trudy described it, "I got annoyed when all she talked about was why she gave me up and how she cried for years. I said, 'It wasn't exactly easy for me either.' I was amazed at how much anger I had."

It can come down to who suffered most.

When I met my mother she felt that I simply could not comprehend the trauma she had been through—that no one could. And in some sense she was right—no one but a birth mother who has been through the experience could possibly understand on the same visceral level. For even though we Adoptees try to empathize with our birth mother's dilemma at the time of our relinquishment, it is still hard for us to accept that any woman could give up her child, or that any clan could banish its offspring. It is only after getting to know a number of birth mothers as real people that we begin to perceive relinquishment not as a rejection but as the result of social and personal pressures that the young mother could not withstand.

Until recently, it was almost impossible to meet these birth mothers, for they have always been the silent partners in the Adoption Game. I was reminded of this when I received a letter from a woman who signed herself Eva, explaining that if she used her full name her career would be destroyed. "Sorry to be so mysterious," she wrote, "but there can be no 'natural-mothers-who-gave-their-babies-up-for-adoption' liberation groups." She suggested that if I wanted to reach her, I run an ad in the Personal column of the *Times* any Wednesday: "To Eva, call me."

I never placed the ad, but I thought of Eva when I met Lee Campbell, a young, energetic woman who was starting an organization of birth mothers in Boston—CUB (for Concerned United Birthparents). It was to be a support system for both men and women who had surrendered children, as well as a political vehicle to get the records updated and open to the child at the age of majority.

Lee was then married and had two small boys. She had tried for ten years to forget the baby she gave up as a frightened, unwed teenager. When she awakened to her need to know what happened to her son, she began awakening others. She had already opened three branches of CUB in other cities and had plans to make it nationwide.

"We're tired of being considered mere incubators or baby machines," Lee told me. "And we're grateful to you Adoptees for waking us up. If you hadn't come out of the closet, we birth mothers would be in pain forever. I'd still be a zombie, sleepwalking, not letting anyone get close, not trusting anyone—not even my husband."

Trust is something birth mothers talk about a lot. They lost it with their babies.

At that time, when social mores were supposedly more relaxed, it still took an act of courage and commitment to reveal one's identity. After an article on CUB came out in a Boston paper in the fall of 1977, Lee worried about how her husband's colleagues would react. She had to brace herself not to feel the old shame and panic that almost destroyed her as a teenager.

When I met Lee and some of the other CUB members, I felt I was peering through the veil to that forbidden side. I had entered the realm of the ghostly mysteries—who are our mothers?

The birth mothers I talked with cut across all segments of society, just as Adoptees do. In fact, studies show that there is virtually no evidence that unwed girls who gave up their babies for adoption have any special characteristics which distinguish them from girls who did not get pregnant. They were, for the most part, teenagers or young adults, trapped by their biology and ignorance of contraception at a time when abortion was illegal and dangerous.[1]

It was common to hear then of a girl's neurotic need to get attention to give a "gift" to her mother—as if it were her head, not her body, that caused her condition. Not many professionals could concede as J. D. Pauker did that "Out-of-wedlock babies are a result of neither the stork nor a desire for an out-of-wedlock child, but rather the result of sexual intercourse."[2]

And yet, in spite of the emphasis on the psychological cause of pregnancy, there has been little follow-up on the aftermath. What happened to those young women who were pressured into giving up their babies? Doctors such as John Bowlby who have studied the effects of maternal deprivation on the human infant have not been concerned with the effects on the mother deprived of her baby, as if the maternal instinct is limited in duration, or just disappears with the child, as seems to happen with animals.

Amnesia was the prescription of the day. A healthy dose of this sleeping potion, taken at the moment of relinquishment, was guaranteed to last through the mother's lifetime. Today we call it numbing—this necessity to forget—and we know that a lot of other emotions are arrested along with the pain, such as the ability to love or to trust again.

"It was like an emotional abortion," a former social worker told me. "We told them to trust us, that we would do the right thing for the baby. It's wild when you think of it—why should they have trusted us?"

The women I met were trying to understand that very question. And how they could have let themselves accept that Faustian bargain with society: your virtue for your baby. How they could have believed they could infiltrate back into their old lives as if nothing had happened.

Living as if reborn, without a past, many became extremely religious, or pillars of the community, or devoted wives and den mothers. But always there was the fear that someone might see the scarlet letter burning red in the darkness within them, branding them as the sinners they really were. For although the bargain included forgiveness and forgetfulness, they knew it wasn't true: they bore a new sin for which they could not forgive themselves— giving up their babies.

It is these things that CUB members talk about at their meetings. Now that they are awake, they wear the scarlet letter openly for everyone to see, much as Hester, the adulteress in Hawthorne's novel, did a few hundred years before. Like her, they realize it is their passport into regions where other women dare not tread. Shame, despair, solitude—these were their teachers too, which made them strong.

They need this strength now, for once the past is relived, old wounds are opened, and the grief they had suppressed lies undiminished, waiting for them. Once again there is the shock of rejection from lovers and parents, as if this biological fact made them into something less than human; once again the sudden trauma of changing from the *everyday you* in the family and community into the *tainted you* who must be hidden or cast out.

This is how they describe it:

Connie, now a housewife with teenage children, was fourteen at the time. She had been going for two years with the nineteen-year-old father:

> I loved him as only children can love, expected to marry him and live happily ever after. He was surprised, but seemed pleased. I didn't tell my parents for six months for fear they would make me have an abortion. They were ANGRY. They would have preferred me to abort, but since that was impossible, adoption was the only alternative they could see.

Laurel, who has become a recluse, had just turned twenty-one:

> I was so afraid of their reaction that I had a male friend come with me. Years earlier, a very good friend of mine became pregnant and her father beat her up. Although my father had never raised a hand to me, I had much apprehension. When I told them, their very first concern was my health, that I hadn't been to a doctor. Their next concern was that no one should know, not even my older brother, who was away at college.

Gwen was in her early twenties and in love with a student she had been dating for some time:

> My mother was hysterical, no help at all. My father was very angry and called his parents, demanding that they make their son take responsibility. But they conveyed the old-world attitude that it was all my fault, that I was a slut, and that their son had no responsibility toward my bastard child. They had seemed so fond of me before—we had dinner with them almost every week. When marriage was refused, my parents saw adoption as the only alternative.

Iris had been living for a year in Italy when she became pregnant by a fellow student. She had just turned twenty. He wanted to marry her, but she fled home:

My parents were tremendously hurt at first. My mother, after the initial shock, was wonderfully supportive, but my father turned sullen, bitter, uncommunicative. He was more concerned with what I had done to him than with my welfare. He refused to discuss the baby—never asked afterward whether it was a boy or girl, or where it was.

Linda, at twenty-one, managed to carry her baby to term without her parents ever noticing she was pregnant:

I didn't want to believe I was pregnant. Not until I felt movement did I feel the sadness, the loneliness, the fear—but also a sense of life within me that I felt was very precious, and probably feeling the same sadness and sorrow—yet wanting to be born.

Cora, who was seventeen, had been going steady with the father for three years:

He was speechless when I told him, then he disappeared. My parents were very upset. Mother wept and said, "Now I'll never see you in a white gown."

The words Cora's mother spoke were the very ones used by a Japanese mother in Hiroshima when she saw her daughter disfigured beyond recognition by the atomic bomb. Being pregnant out of wedlock was a disaster in our culture, one that threatened the well-ordered world of the girl's parents. Especially the mother's. Perceiving the daughter as an extension of her own body, she felt violated by this indiscretion. The illegitimate pregnancy acted as a self-accusation, as if she was to blame on some level. To relegitimize herself, her daughter, and her line, she had to take immediate radical action.

That action, in such cases where abortion was not possible, was to arrange for adoption. The baby was perceived as the enemy who had no rightful place on the family tree. Rather than the beloved grandchild who would perpetuate their line, the dark intruder would sully it. It threatened the mother's reputation and future prospects. It had to be exorcised.

Adoption is a form of exorcism.

Still, there was the problem of what to do with these daughters until their due date. The women I spoke with had been packed off to maternity homes, much in the spirit of those isolation huts provided by primitive societies to prevent menstruating women from contaminating the village. The community was concerned not so much with protecting the girls as with protecting itself from their negative influence.

The atmosphere in some of these maternity homes was much like reeducation camps: through individual counseling and group therapy the inmates learned to recognize the moral weakness that the baby growing within them represented. As a way of paying for room and board they were sent as domestics into "wage homes," or given work in the laundry and kitchen. In the process, everyone was stripped of whatever identity they had had as students or professional women, and reduced to "girls in trouble who had to learn a lesson." Lee Campbell, whose high-school sweetheart refused to marry her, recalls: "We felt worthless, degraded, useless before we arrived. Sometimes when a few of us relaxed together and actually laughed, I felt guilty. But it was the friendships we made that pulled us through."

Cora said:

> Mother came to visit me once a week. The care was good and the personnel sympathetic, but I don't think I was really prepared for anything. I just kind of drifted along with what was happening. Deep inside I was hoping that the baby's father would come back and marry me, and everything would be all right. I still loved him very much.

Eva, who had sent me the anonymous letter, referred to her Catholic maternity home as her "alma mater":

> I'm not Catholic, but I chose them over the Lutherans mainly because the Lutherans' way of helping was to farm you out as a hired girl, minus pay, of course. The staff went to great pains to protect the secrecy of the girls—ages thirteen through forty. False names and addresses were used. Often the girls, sweating it out in that scroungy town, wrote letters home from far-off exotic places. They were posted to a convent in the phony area from which they were mailed.

A journalist, who had signed herself into a home to prevent her elderly parents from learning of her condition, described it as something like a summer camp in that the experience was cut off from the rest of your life:

> You lost your former self when you went into the Home, and you wondered, "Am I the person I was, or this person I

am now living here?" I remember one night when the radio was playing "Sometimes I feel like a motherless child," everyone began to cry.

Labor and Delivery

When their time was up—"zero day" as it was called—the girls went alone into labor and the delivery room, either at the home or a nearby hospital. They went alone, without parents or anyone who cared at their side. It was the last stage of their journey into an exile from which they would emerge different people—mothers.

Iris, who had returned from Italy, was terrified:

I understood what was happening to me, but I've never felt more alone than when the aide from the maternity home left me at the hospital. It was the first time it occurred to me that women sometimes die in childbirth. I really panicked, fought the pain instead of going with it, and probably made things harder for myself.

Gwen, now in her thirties, feels bitter:

I had no preparation for labor, and was totally alone. I was left in a cold, bare room, and I could hear other women screaming as I screamed. I wanted to die, but I wanted my child to live. The nurses were sarcastic and unhelpful. I was finally wheeled into the delivery room and knocked out. I was terrified when I awoke from the anesthesia and asked to see my baby. A doctor, who had been informed I was not to see the baby, threatened to have me put into the state mental hospital "if I made any trouble." After that threat I stopped asking for anything. But I was still moved to the mental ward "for observation" twenty-four hours later.

Until she wrote me her anonymous letter, Eva had never shared this moment:

I was playing bridge with three other "pre-natals" (as we were called until that great day when we became "post-natals"), but my labor had already been going on for five hours. Every time a pain came, I would excuse myself (I tried to arrange it so that I was dummy) and lie down. On one of these trips I lay down and my water broke all over the bed. The nurse came in and screamed at me: "Don't you ever do that again!" "Have no fear, lady," I replied, and I never have. (It took me thirteen years to get up enough nerve to go to a gynecologist after the experience.) Well, I toddled over to the delivery room, never to make that three-no-trump contract, but rather to be delivered of a beautiful child (minus anesthesia, of course, so we'd remember the pain).

Cora remembers:

My water broke while I was asleep, and everything happened very fast after that. I was not in labor for very long. I really can't say what my first thoughts were or if I thought she looked like anyone. I can just remember opening the blanket and looking at her all over, noticing she had very little hair and she was very fair. I tried not to let myself feel anything because I knew what had to be. I saw her, held her, and fed her for the six days that I was in the hospital. I didn't see her again after I left.

Linda, whose parents still did not know, broke water around three o'clock in the morning:

I cleaned up the mess, and dressed, and paced the floor while I had labor pains till it seemed a decent hour to get up, get dressed, and tell my mom I was going to visit a friend for the day. I called my friend, and told her I was pregnant and about to deliver, and didn't know when or where or how. She immediately came home from work and rushed me to a hospital about thirty miles away. I looked so small, we had a hard time convincing the nurse I was going to have an actual birth, and not a miscarriage.

Some of the women had been advised by the social worker not to see their babies because it would only make relinquishment harder.

The journalist is now grateful that an intern read her chart wrong:

A voice at my feet asked, "Do you want to see your baby?"

I jerked my hands over my eyes. Didn't he know? It was supposed to be all clear.

He said, "Your baby is born. It's a girl. Don't you want to see her?" and I heard a tiny strange, hoarse little sound.

My hands flew away. My eyes opened. I did want to see my baby.

In the center of the blur there was a sharp vision. A beautiful, tiny baby, all white and clean. She hung from her heels, making that strange little sound again.

Within minutes she was handed to me. My baby seemed all big blue eyes, with a pretty face and blond hair, faintly red-blond.

I reached for her tiny hand. It clutched tightly around my little finger and would not let go. I was ecstatic, telling everyone what a delight she was. I had only six hospital days to be with my child, my whole lifetime to live with her in six days.

Surrender

Until now the actuality of the baby had not seemed real to many of the women—just an inconvenience that was forcing them to serve time. Quite a few changed their minds about giving up the babies once they saw them, but they were to learn that although *they* had changed, their parents and the social workers had not: there was still a stigma attached to an unwed mother keeping a baby.

Linda's parents came to the hospital as soon as her friend informed them she had given birth.

They were very kind and loving to me as they had always been. I had not seen the baby, but they told me it should be given away. Of course, my heart dropped at this point, but loving my parents as I did and not wanting to shame or harm them, I went along with their decision. When I saw my son later, I almost fell apart. My heart seemed as though it didn't want to work—and I fainted. For the next two days, I became as a child myself. The nurse brushed my hair. My parents forgave me, hugged me, loved me. When I left the hospital, I seemed to have left a part of me that no one could replace.

Phyllis, then a twenty-seven-year-old divorcée, still remembers the pain after twenty-five years:

My feelings changed as pregnancy progressed. I felt very protective of my unborn. I hated to have her come out. While she was inside me, she was mine. No one could get her then, and the way things were progressing outside, I wasn't so sure she would be mine very long. I had a social worker who was a nun. From the time a Catholic girl is very small, she is taught there is something special about "Sister." She demands unquestioning obedience. She is catered to, looking up to, god-like, mysterious, running around in a black and white costume like a giant Penguin, rattling with beads, eyes cast down, holy, awesome. Such a one you didn't cross. You were afraid. She had the idea I wasn't good enough for my own child, someone else could do better. So I surrendered her, but not in my heart. I just keep on loving her.

Eva never wavered in her decision at the time:

It was a most civilized action we took under very bad circumstances in giving our children to a legitimate agency. We did not leave them in a ladies' room or abandon them to a convent in the dead of night. At my Home they were kind in a condescending way, giving us messages from the adoptive parents like: "They love you very much." We were made to feel that we were doing the very best thing for our children. "Can you imagine anyone going through life illegitimate?" they would say. We solved that problem, and gave these children to what we were told were loving, religious homes. We went through hell to do it. I opted for a Catholic adoption because they had the process so streamlined. The priest who counseled me was also a notary public and, although I did not know it, probably a lawyer. The counseling at the thirty-day period was done with the papers already filled out and ready for signature. It didn't take more than ten minutes.

Foster Care

Those mothers who were adamant in their refusal to sign a relinquishment paper right away were permitted to put the baby "temporarily" into foster care—until they came to see the impossibility of their position. Which they did—sooner or later.

Iris, who had refused to marry the Italian student, was amazed at her own reaction:

After my daughter's birth, my feelings changed drastically and so suddenly that I thought I'd flipped out. What set it off, I think, was seeing her—and realizing she looked like me. I understood for the first time that I'd actually produced a child. I was tremendously proud of her. I'd planned all along to go back to graduate school right after her birth—and now the idea of writing research papers about some obscure poet seemed totally inane.

But she gave up after eight months:

Placing my daughter in foster care was mostly a stalling tactic and I think I knew it at the time. I was hoping, somewhat irrationally, that something would happen, change, allow me to keep her. Nothing did, of course. As the weeks went by the social worker's initial sympathy began to wear thin. The last session before surrender, she said that the baby wasn't being treated fairly. Either I should claim her or allow her to start living with an adoptive family. The idea that I was causing the baby to be hurt in any way was unbearable. I signed the next afternoon.

Nine years later, Gwen is still enraged about her foster-care attempt:

I deeply regret having tried it for a year. I might as well have surrendered him for adoption then because he was no longer mine emotionally. I was only allowed to visit him once a month at the agency. I was too scared and passive to ask for anything. I felt they were doing me a favor in letting me see my own child. I was never permitted to meet the foster parents. And all the while the social worker was counseling me to forget "my own selfish needs" and do what was best for the child. I was presented with a totally unrealistic picture of adoptive parents as incarnate gods, perfect parents handpicked by the agency to give my child everything I could not provide.

The event that precipitated my final signing was a visit to the lawyer to find out how to get my child out of foster care. He said I would have to prove in court that I was physically, emotionally, and financially able to care for my child—something I could not do. I would not have placed him in it if I had known I had to prove any of these things. As it was, I felt utterly beaten, defeated, worthless. I surrendered. I never heard from the agency again.

The Contract

The contract—also known as the surrender or relinquishment paper—was originally modeled after a property deed or bill of sale, especially in private adoptions.

The document below belongs to an Adoptee who has been searching unsuccessfully for years. Both of her birth parents signed it in the hospital in the presence of a notary public, but seem to have falsified their names and address. When contacted, the notary said he cannot remember them because in those days he was always at the hospital getting signatures on this form.

> The undersigned, residing at 562 Fox Street, Borough of Bronx, City of New York, does hereby transfer and set over unto _____ her right, possession and custody to a baby born to her on 9th day of March, 1937, at the _____ Hospital, in consideration of the sum of ONE ($1) DOLLAR and other good and valuable considerations, giving to the said _____ the right to feed said child, clothe child and to apply to any Court at the end of six (6) months from the transfer hereto to adopt said child as her own.
>
> It is hereby acknowledged and stated that the within transfer is the free act and deed of the undersigned.
>
> IN WITNESS WHEREOF, the undersigned has hereto unto subscribed her name this 16th day of March, 1937.
>
> *Signature* _____

The Adoptee, who is a lawyer, pointed out that the sum of one dollar (surely a bargain in these times, when black market babies are going for as high as sixty thousand) was a legal convenience: an amount had to be listed, but did not have to reflect the true market value of the commodity.

Agency contracts varied from state to state, but in essence they were all the same. The mother pledged that she would disappear from the scene, and the agency promised to care for the child and place it for adoption. There was no mention of confidentiality in any of them.

Connie had just turned fifteen when the social worker handed her the pen for her signature: "I was terrified of that cold, old bitch who really looked down on me. She had only one goal, and that was to get me to sign. There were no alternatives offered. My parents threatened to sign me away if I refused to release her for adoption. I can remember reading it before I signed and freaking out. I turned to my mother and asked her to read it, hoping I suppose that it would make her relent."

> THIS CERTIFIES THAT I, _____, formerly known as _____ am the mother of a child named _____ born in _____, on _____, and that this child is indigent, destitute and homeless. Feeling that the welfare of the said child will be promoted by placing her in a good home, I do hereby vol-

untarily and unconditionally surrender her to the care and custody of _____ SERVICE, with the understanding that the agent of the said organization is to provide her with a home in the United States until she shall reach the age of twenty-one years, unless prevented from doing so by some physical or moral disease, by the gross misconduct of the child or by her leaving the place provided for her without the knowledge or consent of the _____ SERVICE, and I pledge myself not to interfere with the custody or management of the said child in any way, or encourage or allow anyone else to do so, and I hereby expressly authorize and empower the _____ SERVICE, to consent to the adoption of said child, in the same manner and without notice to me, as if I personally gave such consent at time of such adoption and do hereby myself consent to the said adoption.

Signature _____

Recalling the moment when she signed this form, Connie said, "I think I will never feel so impotent in my life as I did then. I was being treated as if I was not old enough to love my own child."

The unfairness of all the surrender papers in refusing to notify the birth mother as to her child's placement or state of health still rankles CUB members. Lee Campbell says there has never been a contract devised which is so biased against one party as the one involving transfer of a child's parentage:

The birthparent has no options and, by implication, no feelings worthy of consideration. Her self-image is damaged severely at the most vulnerable time in her life. Feelings of worthlessness and guilt can remain within the core of her being for a lifetime. For in truth, a birthparent's feelings are not automatically obliterated upon her affixing a signature to a contract, however much society has been led to believe that.[3]

Linda Cannon Burgess, a former agency director who came out for open records, professed mixed feelings during those long years of guiding young women's signatures to the contract, in her recent book *The Art of Adoption:*

When the unmarried mother signs a relinquishment of parental rights for the child, the weight of the sober moment descends upon every witness to it. One can only react with silent reflection. I often found it necessary to allow myself several days of emotional adjustment between the sorrows of the unmarried mother in surrendering her baby and the elation of the adopting parents in adopting him.

We must note here that while it takes the social workers perhaps several days to make the adjustment, it takes the birth mother a lifetime. Still, most birth mothers do not perceive the social workers as heartless—just the system. They know the workers were doing the job that society had assigned them—making legitimate the illegitimate. At that time there seemed no alternative.

The Catholic divorcée, who has been hospitalized several times since surrendering her child, expressed the way most women felt: "I don't hate any of the people that I consider did me wrong. Sister was doing what she had been trained to do, and she was a nice person. She just didn't know what she was doing, I don't think."

Court Appeal

Some birth mothers still try to get their babies back shortly after signing the surrender paper, as if once the cloud has lifted they realize with horror what they have done. However, once the baby has been placed in its adoptive home, few judges will order it returned to its mother. I think of nineteen-year-old Sandy, who gave up her baby at birth because of parental pressure, and then changed her mind one month later. With the help of a legal aid lawyer she went to court, but the judge ruled that the baby would be better off with its new adoptive parents than with a young unmarried mother who had only a clerical job to support them both.

Sandy was devastated by the decision, and dreaded returning to her apartment, which by now she had filled with stuffed toys and baby clothes. Shortly afterward, I received a card from her marked "Fort Jackson, S.C."

HI,

Sorry I haven't written sooner. As you can see, I've joined the Army. Hope to keep in touch, but right now I'm in boot camp, and I need all my energy.

PRIVATE S. W.

P.S. The baby was adopted in June. I entered the Army the next day.

My last communication from Sandy was from an airport phone booth. She had been discharged from the army because of an allergy to the sun, had become an alcoholic during the year of trying to live at home again, and was now on her way down south to a halfway house. "I asked the social worker for a picture of my baby just before I left," she told me as the operator warned that our three minutes were up. "She said she'd look into the possibility, but I doubt if I'll ever hear from her."

Depression

Part of the rage that birth mothers feel now is that no one warned them of the severity of the depression that would follow relinquishment. The social worker had said it would hurt for a while, and then they would forget, as if they had experienced nothing more serious than a nine-month stomachache. But as the divorcée points out: "The maternal instinct is very strong in women, and when people monkey with it, it causes trouble—all kinds of trouble."

Some of the mothers managed to repress sufficiently well to avoid the letdown. It was almost as if they had allowed themselves to be hypnotized into believing the baby belonged to someone else—the adoptive parents who were waiting for it. "Brainwashing" is the term Gwen used.

Cora, whose search for her daughter we will follow later, can't remember struggling as the others did:

No alternative was ever suggested. No one mentioned foster care. I think the reason I didn't experience any deep depression at the time was that I became involved in a wonderful relationship with the man who was to become my husband. He was very good to me, even visited me in the maternity home, and helped bring me home from the hospital. The fact that he had been a friend of the baby's father didn't seem to make a difference. I was grateful to him, and didn't have time to dwell in the past.

Those who could not immediately master their emotions experienced a lot of pain. They found they could not go back to the life they had left behind because they had become different people in the process of becoming mothers. Since the "secret" was the one thing that had to be preserved out of the whole experience, many moved to other cities, or changed jobs, schools, and friends. But the feeling of worthlessness and despair continued. "Grief is an understatement," one told me. "It took months before I didn't break down daily and could think only fondly of my daughter."

Gwen recalls:

> They had won. I really surrendered in every sense of the word. I ceased to struggle. I almost ceased to exist. I never tried suicide directly, but I took chances while drunk or stoned, messing with drugs—things I would never have done before. Nobody who counseled me ever suggested that my depression was due to being separated from my child. I was even pressured by a psychiatrist to go out with other men long before I was ready for anything like that.

The recluse, who had also tried foster care unsuccessfully, found she could not "put it behind me" as she had been advised to do:

> For approximately four years I tried desperately to forget my daughter, but then I became almost frozen, unable to sleep, work, eat, or drink. I sought psychiatric help for a few months. I had been an administrative assistant in a department where three girls I supervised became pregnant. That depressed me. I got the flu and never left my parents' home after that. I think I'm punishing myself for everything—for giving her away. Each year that goes by I fantasize that I am the child at the age she becomes. Sometimes I act my age, but other times I may be ten or whatever age she is. I felt worthless until a year ago when I read about other birth mothers who felt like I do. Now I am trying to go out a little each week in the neighborhood.

The journalist, who never married, was still struggling to master her depression after seventeen years:

> "It" occurring some three weeks later and continuing with lessening intensity for some seven to thirteen years does not have an exact name. One psychiatrist calls it "panic"; it most fitted the descriptions I read in a book on grief reactions. There was something of slight amnesia for a while, since I could not remember what I had really been before—successful, community- and church-minded. "It" also included high blood pressure, anxiety attacks, headaches that made me check

for a brain tumor to be safe, excessive allergies followed by sinus infections, deep depression. One does not give up a child easily. I am a considerably different person from what I was before; such experiences do affect one's future course and, as Rodin says, the body is the chief recorder of an individual's history.

Eventually she went back to college, taking courses in psychology to better understand what she had been through:

Perhaps any therapist should reread Freud's *Mourning and Melancholy* each time he deals with a surrendering mother. I did learn the difficulty in a woman's animal life of distinguishing between surrendering a child for adoption and feeling she has killed her child—since she has killed the child unto herself. One therapist actually told me I was behaving as if I had a dead child upstairs. I realize now the mother's need for a ritual burial, since the living relationship is dead to her. For a healthy woman to have to undergo this to satisfy a social system is a remnant of cruelty in our society.

The Second/First Child

Some women acted out in their grief by becoming pregnant almost immediately, as if to repossess the baby they had been forced to give up.

Connie, by now sixteen, did this:

I got pregnant with my second child ten months after I surrendered my first. I was still not married, but I was determined to keep *this* baby. I made plans to move in with a woman I had met at the maternity home, but before the baby was born, I married her father.

Gwen believes that being rejected by the first man she had loved, and being unable to keep the child "he had rejected," permanently destroyed any trust she had in men:

After I lost my child, I didn't care what happened to me. I became promiscuous. I didn't think I had a right to say no to anyone since I was so low. I was not sure who the father was until after I gave birth to my second son. I know now it was a subconscious attempt to replace my lost child. Of course, this never works. Nobody is ever a real replacement for anyone else. Natural mothers who do not realize this cause deep problems in their families. I spent two years as a welfare mother, and then married my present husband, by whom I had another son.

Birthdays

For everyone, birthdays were a particularly difficult time, no matter how hard they tried to repress everything. Gwen always makes a "symbolic" gesture of giving to some charity or to another child, because she cannot give anything to her son. They all spoke of having a hard time getting through the day, and wondering if the child was thinking of them. One woman said: "On his first birthday I even went out, bought a cake, and then ate it myself. I want so much to be able to send a gift to him. It hurts me to know he may be thinking I don't care, when I really do."

Fears and Fantasies

Everyone spoke of having intermittent fears and fantasies about her surrendered child over the years. Some worried that the child had been killed in Vietnam or had become a drug addict.

Gwen, whose son is now nine, said:

I feared he had suffered emotional damage from being kept in foster care a year. When the Karen Ann Quinlan story came out, I kept thinking of what I would do if that had been a boy my son's age.

Connie's daughter, only a few pounds when born, had gone into an incubator.

For many years I believed my child was dead or very ill. Every time I heard of a ten-year-old girl killed or injured, I wondered if it was my daughter. I still look at children on the street and wonder.

A Canadian woman wrote me:

I used to read the paper and torture myself about every boy his age mentioned in the news. There was a boy two years old struck and killed by a train in 1966, the year he was two. I phoned the agency and they told me it wasn't him, but I never forgot it, and to tell the truth, I didn't believe them. I couldn't trust them after what I had been through with them before.

Another woman, whose son is eighteen now, said:

> I used to watch boys who would be my son's age on the street.
> I have even followed cars down the street and written down
> license numbers when I believed my son was in that car. Some-
> times I try to think deeply and send him some kind of mental
> message that will let him know I am trying to reach him.

Hearing birth mothers talk of their lost children, it occurred
to me that they have given them the same mythic quality that
Adoptees project onto their lost parents. The phantom child is
always more golden than the actual one; its very absence makes it
more desirable, and more *there*. It must be a hard sibling for the
legitimate children to rival, being a creature of myth as it is.

Iris, who has three other children by now, says of that first
daughter:

> She is, of course, more beautiful, gifted, and special than any
> other child ever born. I think of her being very sensitive,
> mature beyond her years. I suppose that's because I'd like to
> think she's already questioning her adoption and wondering
> about me.

Iris has fun conjuring up situations in which she and her
daughter are reunited. All of them, she admits, are highly improbable, maudlin, and melodramatic:

> I've imagined teaching in my daughter's school and helping
> her with her term paper (on adoption, naturally). All the time,
> of course, I know who she is, but she doesn't know me until
> after we've become great friends, at which time she's thrilled
> at the discovery.
>
> I've also imagined her, as a teenager, rebelling against her
> very respectable, religious, middle-class parents and finding
> a kindred spirit in her agnostic, pacifist, pot-smoking mother.
>
> I imagine her, upon discovering her heritage, being fasci-
> nated with her ancestry, traveling to Italy to meet her father
> and to the Netherlands to meet her grandparents.

Reborn

Like the Adoptees, birth mothers seem to have their consciousness
raised by becoming involved with others who have been through
their experience. The awakening, with its resultant pain, is the

most difficult, for it is as if they are returning to that original anguish. I think of Laura Chester's "Pavanne for the Passing of a Child":

> *And then she took her child*
> *and then she laid the child to rest*
> *and then she laid the cover*
> *on the child*
> *and then she closed her heart.*
> *And when she turned away*
> *it made a breakfast of her.*
> *It sucked   and made a vacant space inside her.*

After the ordeal of trying to close her heart and to live as if her child were dead, the birth mother must now have the courage to open it. Once having done this, she can never return to that other numbed state of being—it is as if she, too, has been reborn.

"I'm more angry than depressed now," Iris says. "But I'm channeling my anger into constructive action, working with CUB for social and legislative change on the adoption issue."

Gwen has been living for this day. "I feel as if a part of me that has been dead has come alive again. I have begun to see some goals in life, instead of just drifting, to develop aspects of my personality that I repressed after losing my son. I see myself as a beautiful woman with a lot to offer, rather than as something that was thrown out."

26

Birth Mothers Who Search

I assure you
There are many ways to have a child.
I bastard mother
Promise you
There are many ways to be born.
They all come forth
In their own grace.
MURIEL RUKEYSER, "Life: The Answer"

Now that her feelings have been reawakened, the birth mother is overwhelmed by her need to know if her child is still alive. What does he look like? she wonders. What kind of people was she raised by? What kind of person has he or she become?

Using the underground tricks that they learn from Adoptees who have searched, many women manage to find the name and address of their child. At first it is exhilarating just to have that knowledge. It is proof that their child exists. They tuck the information away as fondly as one might a pair of baby shoes one was preserving for posterity. They believe they can wait until the child is eighteen, but the knowledge of where their child is grows in them as relentlessly as the fetus once did. What began as a casual quest for information now becomes an obsession to see the child—an obsession as strong as the one that seizes the Adoptee during the Search.

However, the birth mother has a dilemma not experienced

by the Adoptee. It was *she* who signed the baby away. And even though she may now feel that she was coerced into it by her family and social worker, she wonders if she is entitled to be the searcher. It is one thing to be searched for, another to search.

If the child is now an adult, the decision is somewhat easier. Although she may worry how she will be received, she feels she has a right to make contact. And, of course, when she does, the situation is reversed: it is the Adoptee who needs time to respond because he or she is the one taken by surprise, with no emotional preparation.

Usually those Adoptees who are already awakened are thrilled to be found. One woman who discovered her birth mother waiting at her house when she returned home from the office, said, "This is the first thing that has happened in my life that I did not have to work for." (She was to learn that she still had to work through her feelings about this woman, and the nature of the relationship, but she was spared those frustrating years of search.)

However, Adoptees who are unprepared emotionally have to struggle with the guilt toward their adoptive parents, whom they feel they are betraying, before they can respond to the birth mother's overtures. They must also come to terms with their deeply ambivalent feelings toward this woman who, for whatever reasons, did give them up. I have heard stories of birth mothers who were turned away by their grown children—especially by sons.

A twenty-six-year-old man, still living at home with his adoptive parents, told his mother on the phone: "You don't mean shit to me! Where were you when I needed you?" Only after she persisted with letters and phone calls did he agree to meet her just once, at which time he revealed that he had himself sired a child which had been put up for adoption. When they parted, he warned her never to contact him again—as if he knew the subject of adoption, his own and his child's, was to remain taboo until he was strong enough to deal with it. And now his birth mother is filled with more anguish—for the young woman and the baby her son abandoned. It seemed her own drama was once more being reenacted, the pollution spreading to future generations.

For the birth mother who spends years searching without success for an adult child, there is another kind of pain. Take the situation of the divorcée who paid money she could ill afford to a private detective, who came up with nothing. After that she worked two years as a housekeeper for a woman who kept promising to find her twenty-three-year-old daughter if she would stay on the job. But she was to learn that her employer was only using this as an excuse to keep her there.

"It has been a terrible emotional drain," she said. "People have gotten money and work from me without it doing any good. It has been like giving her up twice."

Birth mothers with minor children have even greater turmoil, for they are faced with what they see as a moral decision. "Do I have a right to make contact before the child is eighteen?" they keep asking themselves. "Do I have a right to threaten the adoptive parents, maybe disrupt the household?"

While they are trying to resolve their mixed feelings, they may drive past the child's house hoping for a glimpse of him, or they may look up her picture in the school yearbook. Some subscribe to the adoptive family's local newspaper, hoping for an announcement of the child's activities.

This vacillation between the desire to make contact and the fear they will be rejected by the child or his parents is also similar to that state of limbo the Adoptee goes through. They go back and forth over the question of whether it would be better for the child to know the truth of his origins when he is young enough to integrate it. In the meantime, they get relief in just viewing the child from a distance, or as one mother said, "just seeing his jeans waving on a clothesline in the breeze."

Iris felt much better after driving past her daughter's house:

Now that I've seen her, I feel I can wait. She was standing there in the front yard chewing gum, looking like any other little girl that age. Until then I had pictured her like a princess from a fairy tale, but seeing her with that gum made it all real. I was glad to have seen her, but sad that it has to be this way. I didn't want to take her home with me. I would just like to be a neighbor who could have a casual relationship. It would be so much saner.

Gwen has seen her son twice:

Once I drove by his house with a friend, and asked him for

directions to his school. And another time I saw his Christmas play. The first thing I thought was—his front teeth have spaces just like mine did, and I'd like to tell his parents they'll grow together without braces. It was strange to see him—a mixture of regret and relief. I like the place where they live—a lower-middle-class suburb near the ocean and lakes. It looks like a fun, friendly place for a little boy to grow up.

Laurel, the recluse, was driven by her father past her daughter's house. Like so many parents who thought their daughters would forget, he wanted to make some amends.

My father was the person who did all the searching. He drove me and my mother through the whole neighborhood. It was some experience. I cried all the way home. The only concern my parents had was that I should not contact her until she is eighteen. She is only ten now.

I know many birth mothers who have had their children's addresses for years but are waiting patiently for that eighteenth birthday. Either they worry that their child might not be mature enough to handle their reappearance before then, or that the adoptive parents might turn the child against them if they made the move too early. However, it takes only a story like that of Karen Ann Quinlan[1] or the Son of Sam to throw these women into a state of panic and undo the firmest resolution to wait. "Will our children end up like this?" they ask. "Would knowing the truth of their origins now make their growing up easier and save them from such a fate?"

At the present time there are no research studies on young children who have been contacted by their birth mothers, no statistics on the state of their mental health after that. The few cases that I have heard of, however, have turned out well for everyone involved, especially when the adoptive parents do not feel threatened.

Not only do birth mothers fear for their children, they fear for themselves, as if they are racing death. What if they should be killed in a car crash before that reunion? What if something should happen to the child? Some have realistic cause for concern, like the woman who has been taking chemotherapy for lymphoma. "I have a right to know my eleven-year-old daughter before I die," she tells everyone who will listen, as if still trying to convince herself. "I am going to find her if it takes my last breath."

In the past, of course, birth mothers could never hope to see their children again, no matter what tragic circumstances befell them. Now, in an age when women's rights are being emphasized, they are able to speak out against what they consider a cruel injustice.

Listening to them, I am struck by their wistfulness. They do not talk of "snatching" the child away, but of merging with the parents, almost as if they want to be taken in by them too. They need their acceptance. It is as if only the adoptive parents can legitimatize them—give them the ultimate pardon. And although the rational side of them knows that society has deliberately polarized the two sets of parents, the irrational one envisions a large extended family, interchanging children, taking vacations together, with much of the casualness that exists in Polynesian societies where adoption is treated in a more open way.

The birth mothers dream of the adoptive parents having empathy for them, but it takes word of just one unsuccessful phone call to snap them back to reality. "How did you get this number?" is usually the first question they are asked. "How do you know this is your child?" "Why did you give him up?" "What do you want?" And always there is the ultimate question: "Why *now*?"

No matter how earnestly the birth mothers try to explain that they do not want to interfere with the parental relationship, that they only want to hear about the child, perhaps see a picture, that they are calling now because they have learned that their child might have the need to know he was given up out of love, not rejection, their words cannot penetrate the adoptive parents' defenses. They are told the child has no interest in them, is not asking questions, that they should wait until he is older. Often the adoptive parents will have their lawyer send the mother a letter warning her to cease and desist—in other words, to disappear.

When birth mothers hear of one negative experience after another, as those trying to make contact with the agency or family are rebuffed, they sometimes decide to wait until the adoptive parents may feel less threatened, even if that takes years. But there are others who become convinced they have no choice but to approach the children directly, and let them decide whether they want to include the parents.

What effect will a birth mother's sudden appearance have on an adolescent who is unprepared for it?

I find that even militant Adoptees have pulled back in alarm at this question, as if fearing the teenager within who yearned for light might have been blinded by it—as was Oedipus when he saw the forbidden. And yet one could postulate that if Oedipus had known the truth earlier, had Jocasta sought *him* out, the tragedy might have been averted.

We don't know about then—or now. We get back to the problem of not enough data. Older Adoptees who ponder this question were not stimulated by the media as are today's children. We must consider that they are in a different space from any we could have imagined, for they are not able to repress their feelings as easily as we could. I think again of Erik Erikson telling me that in periods of transition people must experiment. They must keep an eye on what is happening, and record it—that only time will tell how it will all work out.

With such thoughts in mind I interviewed Cora, whose earlier story we have followed, during the various stages of her search for her teenage daughter, Lisa. And then I was fortunate in being able to interview Lisa herself, and to learn how she perceived being found by Cora.

Cora and Lisa

Cory was now an attractive woman in her mid-thirties, with a house in the suburbs and three children by the man she married shortly after giving Lisa up. Although she experienced little depression at the time, she did wonder where and how her child was. She thought about Lisa on the child's birthday, and worried whenever she saw articles about children killed in accidents.

"I guess I always dreamed of finding her someday," Cora said, "even though I never spoke of it."

It seemed as if by chance that Cora came across a paperback book about an Adoptee's search for her mother. While she was reading the book, repressed feelings began to stir in her. She located an Adoptee group in her area and started attending their meetings. "It hurt me to hear how they had such a difficult time growing up, and how tortured they were not knowing about themselves. I didn't want to think of my daughter suffering that pain, becoming one of those sad young women all around me."

On her own, Cora managed to find her daughter's whereabouts. "At first I thought it would be enough just to know," she said, "but then I learned it is hard to have that information and not do anything about it. My daughter was only fifteen then, and I became very depressed that year. I cried a lot."

When Lisa turned sixteen, the pressure was too much for Cora. Fearing that the agency would not help her, she picked up the phone and called the adoptive mother directly.

"Her reaction was one of shock, but she was very kind and understanding toward me. I was feeling overwrought, and must have sounded very emotional and upset. She spoke to me for a long time, but her main point was that I should go back to the agency and ask to be referred for therapy."

Cora did this. For two months she tried to work out her feelings with a psychiatric social worker.

"This helped me to realize that the depression had been there all along, that I had suppressed it for sixteen years. I hadn't had a chance to mourn the loss of the boyfriend I loved, or the daughter I gave up. Now it was all surfacing."

Still, the therapist gave Cora the same message she had received sixteen years before—forget. Only now it was advice that her whole system rejected. She could not forget.

Knowing that it was fruitless to contact the adoptive mother again, and feeling that she should not contact Lisa until she was eighteen, Cora took an alternative measure. She mailed the adoption book she had read to Lisa at the summer camp she was attending. She was careful not to put a name or return address on the package. It was her silent message to her daughter that she was out there.

"Of course I worried that she wouldn't want to have anything to do with me, but I knew I would eventually contact her, no matter how it turned out. If I didn't, I would always wonder and never know. If it didn't go well, I felt I would have to accept it. But not knowing would be worse."

Cora was prepared to wait for Lisa's eighteenth birthday, but she couldn't resist the urge to see what her daughter looked like. She and her husband cruised past the apartment house occasionally, and once when they saw Lisa playing Frisbee with her friends, Cora sat in the car while he snapped pictures of the group. It seemed a harmless thing to do, and it made waiting bearable.

About a month before Lisa's eighteenth birthday, Cora was amazed to receive a letter from her. Her parents had obviously feared the birth mother's next move, and had taken the initiative by giving their daughter her address. Lisa's letter was friendly but worded with great caution. It said she had always wanted to search, but was not sure how she felt about a relationship. She included the number of her private phone.

Cora called immediately. Most of the time was spent planning a meeting—she was to park her car a block from Lisa's apartment at noon the following Saturday.

"That day was something I'll never forget. When I saw her coming toward the car, I got out and walked to meet her. We put our arms around each other and just stood there for a few seconds. Then we got into the car and talked for about two hours. I showed her pictures of her sisters and other relatives, and told her what had happened. She didn't ask many questions. She's quiet, like me. She seemed happy, in good shape. She said she knew the book was from me, and was glad that I looked her up."

Cora talked to Lisa a few times on the phone after that. Once, when Lisa was out, her mother answered it. "My first impulse was to hang up, and then I realized I didn't have to. 'This is Cora,' I said. 'I know,' she replied. 'You're her mother,' I told her. 'I can't be her mother. I just want to be a friend.' And then I added that I thought she did a terrific job, that if I couldn't have her, I was glad she did. 'I believe you mean that,' she said."

Lisa was busy preparing for college, but Cora saw her a few times that year. Once she came out to Cora's house and met her half-sisters, the youngest of whom had not been told who she was. Cora was not alarmed at Lisa's reserve with everyone, for she had learned from her Adoptee friends that such relationships take time.

"Lisa was friendly, but not too friendly," she recalled. "She talked casually, but never said what she was really feeling. She was guarded. Once I asked if her parents knew she was with me and she said, 'Yeah, I think so.' When I asked her how they felt about it, she said, 'I don't know. My mother was mad about something this morning, but I'm not sure if it was this, or that I hadn't cleaned my room.' I asked if her adoptive parents would like to meet me. 'Oh, no,' she said emphatically, 'they would never want to.'"

Cora has a sense of well-being now that she has been reunited with Lisa. "I feel free—as if a tremendous weight has been lifted. In fact, I'm feeling good about everything, and everybody. My husband has been very helpful and supporting. He was anxious to meet Lisa because he knew how much it meant to me. We're closer because of this."

But Cora feels that if she had it to do over again she would not have involved the adoptive parents. "Maybe Lisa wouldn't have wanted them to know. I put her in a position where she had no choice. It might have been better to let her decide."

The one thing that Cora has not yet told Lisa is that her father has no interest in seeing her. It was a difficult thing to do, but Cora contacted him at work and told him she had found their daughter. Married now, with young children, he obviously did not want to complicate his life. "I'll tell her someday," Cora said. "But in the meantime, I just want to enjoy our relationship."

Lisa

I met Lisa soon after the reunion. She showed no reluctance to share the experience with me.

"It feels good," she said with a shy grin when I asked her how it felt to be found by her birth mother. "It makes me feel different—lucky."

Lisa seemed as self-possessed as her mother had described her. She was cool, almost detached, as she told me that she had always known she was adopted. Her parents had told her early. "We're so glad we adopted you," they made a point of repeating over the years.

"I always thought about my mother while I was growing up," she said. "Even at six I used to ask every imaginable kind of question. When I got older I wanted to know what my mother looked like. I'm short, and I wondered if she was tall. As it turns out she's not, but my father is. I also worried about what diseases I might inherit, since my adoptive mother's family had diabetes."

Although she asked a lot of questions of her parents, Lisa did not share her private world with her friends. "I didn't tell anyone I was adopted. It wasn't any of their business. And I knew it was something different. In the first grade when I told the kids, it turned around on me. They used to make fun of me."

Lisa had been told that her parents were too poor to keep her, but she fantasized that her mother was someone very pretty who couldn't raise her because she was famous. Dual fantasies operated at the same time, and, we might speculate, were the reason she kept two sets of friends: the wealthy ones from the private school she attended, and the less privileged ones from the poor families on her city block.

When she was twelve, Lisa remembers getting into a big fight with her adoptive mother, a volatile, extroverted woman who always said what was on her mind.

" 'You're not my real mother!' I shouted at her. 'If I were with my real mother, things would be different!'

" 'That's a feeble excuse!' she shouted back. 'I used to say "If I were adopted, things would be different" to my mother too.'

"I guess even then I was fighting for my freedom," Lisa explained. "We used to quarrel all the time, but in some ways it was good. We got it all out."

When at sixteen Lisa insisted on knowing everything, her father took her to the adoption agency to talk to one of the social workers. "But I didn't want to hear all that crap they told me," she said. "They weren't really telling me anything. I knew I was being given the runaround."

It was shortly after the agency experience that Lisa received the mysterious book in the camp mail.

"I was really freaked out. I read the book right away. I got into trouble because this was a work camp, and I wouldn't do anything that day. I wouldn't even talk to anyone. Everyone was upset with me, but I didn't care. I guess I thought of it as a sign. My parents had given me articles to read on people who were searching, and even told me when there were TV shows on that subject, so I just guessed it must be *her*. Still I made a point of calling home and asking my parents if they had sent it. When they didn't know anything about it, I said, 'It must be from my mother then.' And my adoptive mother snapped: 'Don't get your hopes up.' "

Of course, Lisa had no way of knowing that her birth mother

had been in touch with her parents earlier that year and that news of the mysterious package would upset them. She felt really good about getting the book, even though she didn't have proof of its source. "I didn't change afterwards, but there's a difference when you *know* there's a person out there. She wasn't dead. But I thought I'd wait until I was eighteen before trying to find out more."

The next summer, when she was seventeen and going off to do museum work in another town, her parents made their own move. "We don't want you to get any more unsigned mail," they told her. "We know who your natural mother is. We have her address." They were trying to sound unthreatened, but they couldn't resist adding that her mother had been "spying" on the apartment house, and was sitting in a car in front of the building when Lisa came home from camp the past year. They said it was bad taste to have been hanging around like that, and Lisa understood how they felt.

"As they spoke, I remembered that two years before I was outside with some friends playing Frisbee when a man took pictures of us. He asked for my address to send them, and I said, 'If I give you mine, give me yours.' I thought that was pretty clever at the time. He did send the pictures, and I wrote a letter back thanking him. There was a woman sitting in the car, but I thought nothing of it.

"I was in shock after my parents told me everything. A million feelings were going through me. All I could think to do was run to my room and call my best friend in California. 'You won't believe this!' I shouted on the phone. 'Wow, listen to this. . . .'"

Still Lisa did not take her mother's address from her parents, even though they insisted on it. "So you won't be upset if she contacts you again," they said. When Lisa returned at the end of the summer, they asked if her mother had been in touch with her, or if she had written her.

"I said no to both, which was the truth. But I had thought of her all summer. And since my parents had pointedly told me the address was in a certain drawer anytime I wanted it, I finally did write a letter. But even then I didn't mail it. I needed more time to think."

Lisa waited six months before sending the letter. She was now almost eighteen. "I wrote that I was not looking for an ideal relationship, but I wanted to see what she looked like. I threw the cards on the table. I guess I was telling her that I wasn't going to reject her, but not to expect too much."

As we know, Cora called as soon as she received the letter. "We made plans to meet that Saturday, but I didn't tell anyone. It was *my* thing. I didn't want any encouragement from my adoptive parents. But I was very nervous—and curious."

Lisa said she felt "weird" when she saw her mother. "I thought she'd look like me. But she didn't look familiar, even though our eyes are alike. Her face is round, and mine is long and pointed. We just sat in the car and talked, and then her husband joined us, and the three of us talked. He said he had been my father's best friend when he was going with my mother. He was excited, kept saying things like 'She smokes a cigarette like him' or 'Her expression is like his.' We talked about everything, biological things, why I was put up for adoption, my school, my life."

Lisa learned that her father had disappeared after Cora got pregnant. She was told how eighteen years ago it was hard to keep a child when you weren't married. And she understood. When they parted, she agreed to meet again in a few weeks.

That evening Lisa told her adoptive parents where she had been. "They were upset that I hadn't told them I was going. I guess that's natural. I tried to reassure them. I said, 'Listen you guys, I'm not disowning you.' "

However, Lisa did not tell her parents the day she went to meet her half-sisters at her mother's house. "It was strange," she said. "We all sat stiffly around the table. I look a lot like the younger one. I think I'll get to know them gradually. I enjoy being with them, but I'm not trying to stick myself in a family. I don't feel I belong there. The only tie we have is a blood relationship. It's like a long-lost person is found. I know I'll keep in touch because Cora is a blood relation. It's a good feeling to have a blood relative."

Lisa has not told her adoptive brother, who is three years younger and has always had problems with discipline and school. "He's such a blabbermouth, he'd tell everyone I know," she said. But she added thoughtfully, "And it might make him feel bad to know I was sought out and he wasn't."

I noticed that "sought out" is the term she used for being found.

"My brother never talks about his adoption, or asks questions like I did. He just isn't ready. But age doesn't have anything to do with when you meet your mother. I think I would have been ready two years earlier. I had prepared myself. I thought about it thoroughly. A lot of kids say, 'Yeah, I would like to meet my mother,' but they don't think about the things that might happen. I knew I wasn't going to have a relationship. I've had a happy life. I used to be painfully shy and sensitive, but I've learned to overcome it. I'm very independent. I've always been my own person. I know who I am. Meeting my natural mother has only helped me to know myself biologically. I am myself."

Lisa felt that birth mothers of young children should wait, not "prowl" around their schools. "I would have felt freaked out if my mother had come up to me years ago. It's such a shock. And if you can't tell your adoptive parents, it sets up a conflict."

She seemed to be saying that it it could be done the right way, with the adoptive parents knowing, and if the Adoptee was thoughtful and prepared in advance, then it could be a good thing—being *"sought out."*

I asked how her adoptive parents were taking all this now.

"My father pretends it hasn't really happened. It's weird. And my mother says she does not want to meet Cora. I can under-stand. It's like coming face-to-face with your threat. But I keep telling her it is my life. It has nothing to do with how much I care about her and Dad. We've been together a long time, for eighteen years. I just don't tell her each time I meet them. It's not necessary. It would just keep hurting them. Like if someone has a defect, you don't keep talking about it—like 'you have a defect.' It's just something else that's happened. I'm not trying to be threatening to them."

Lisa is convinced that she would have searched if Cora hadn't found her first. "I think it's bad *not* to search," she said. "For biological reasons one should know. If a doctor asks if your family had cancer, you should be able to answer." She appreciates the risk Cora took—"I could easily have said I don't want to meet you."

Was it better to be sought after than to search?

She thought about this for a while. "It might be better to be sought out," she decided. "It's being magical. Being lucky. I guess

I am different now. I know I will make it as an actress. I know my mother, I've seen her. In my school there are other adopted kids, but I'm sure none of them were found. I'm more confident of myself now. I think my life is going to go well."

Lisa was already eighteen by the time her mother made contact. What happens when the children are even younger? It was to get further data on this that I followed up Connie's meeting with her fifteen-year-old daughter, Beth, and Julia and Jon's with their fourteen-year-old daughter, Debbie.

In both cases the birth parents had reached an obsessional stage where they could not turn back. And the adoptive parents were forced into the reunion process, because at some point they must have realized that not to participate would have endangered their relationship with their child. It would have meant being left out.

Connie and Beth

Connie, who had conceived Beth when she was fourteen, found herself thinking about her when her daughter reached that age. What was she like as a person? Did she ever wonder who her mother was? She returned to the agency and told the social worker that she would like to waive her right to confidentiality and put a letter to Beth in her file. She was informed that there was no way for her daughter's family to know about this unless they happened to contact the agency—something adoptive parents rarely do.

Hearing that an Adoptee group had just formed in her area, Connie went to a meeting. There she met other women like herself, who felt they had been forced to surrender their babies. A few of them had already begun searching for their whereabouts. It seemed impossible, but she was luckier than most. Within a few months she had Beth's adoptive name and address, but she was determined to wait until her daughter was eighteen before contacting her. "I can't be sure she knows she's adopted," she reasoned. "I wouldn't do anything to upset her at this stage of life."

Connie's daughter by her marriage was thrilled to learn she had an older sister. She kept urging her mother to write her. And

Connie found that though she wanted to forget Beth for the next few years, she was becoming obsessed with thoughts about her.

Eight months after she had located her daughter's address, Connie telephoned her, pretending to be a "roots" survey person for a national magazine that had carried an adoption article. The idea was to find out how she felt about not knowing her heritage. If possible, Connie wanted to learn if Beth had the need to meet her.

The ruse worked, but Beth didn't seem too interested in the subject. Loud music was blaring in the background. Connie, afraid to probe, asked a few general questions about heritage, but did not mention the subject of adoption. Reluctant to hang up, she asked Beth for the phone number of a teenage friend whom she might also contact for the survey.

It took Connie a few weeks to recover from the exhilaration of that conversation with Beth, but then she began brooding over the indignity of her position. "It was a shoddy thing for me to do," she said. "I shouldn't have to be talking to my daughter pretending to be someone else. I won't do it again. I'm going to wait until she's eighteen before making another move."

But a few months later, Connie picked up the phone as a roots survey person again. This time she called the friend whose number Beth had given her. She asked her if she knew any adopted people. "My best friend, Beth, is adopted," the girl said. "And does she want to know about her heritage?" Connie asked. "She always wonders about who her real parents were," came the reply. "Last year she asked the people she was living with to give her more information. But they didn't have any."

Connie was wild with joy after that call. She couldn't get over the friend referring to her daughter's adoptive parents as "the people she was living with." Now at last she knew Beth wanted to know about her. It convinced her that she had a right to enter her daughter's life. Certain that the agency wouldn't help, and afraid that the adoptive parents would resist her, she decided to call her directly. Beth would then have the choice of whether she wanted her parents to know.

Still, it took two months to muster up the courage. Then one afternoon Connie picked up the phone and called her daughter. "It was so easy dialing this time," she told me. "Such a normal, natural thing to do. I thought to myself, 'Why didn't I do this last year when I first got the number?' "

After some preparatory comments, Connie said, "This is your mother."

And Beth shrieked, "You're my mother? I can't believe it. I was just talking to my friend about you—only I didn't know it was you—saying I wanted to search for you someday. But I thought you were dead."

"I must have sounded like a voice from the grave," Connie told me. "I said I was very much alive, that she had a sister named Patty who wanted to see her. And I'd be glad to meet her parents if she wanted to share this with them."

Beth replied, "They have a right to know, because I'm so excited I won't be able to sleep for three days."

When Connie put down the phone her heart was pounding as if she had just robbed a bank or forged a check. She expected to hear from the authorities at any moment—the police, Beth's parents' lawyer, Beth's parents themselves, the social worker at her agency . . .

But she wasn't sorry she had done it. "It was too cruel a punishment, never knowing the end of your story," she said. "Now I know."

Although one might wish Connie had been able to have an intermediary to prepare her daughter's family for her sudden appearance, it seems to have worked out well for Beth. Two days after her phone call, Connie received a letter from her. She remembers feeling so faint when she saw the envelope in the post office that she had to run into her friend's delicatessen next door to sit down. The owner, who knew the story, hugged and kissed her, and then wept while stuffing the sausage, as she listened to Connie reading her daughter's words:

> I don't know where to start. I always wondered when walking down the street if the woman I'd pass was my mother. Thanks to you that wonder is gone, and the feeling I would never find you is gone, too. I was thinking all day and night about the things you said about always loving me, and it made me feel wanted for once. At one time I had a lot of problems. I thought no one cared. I once even tried to kill myself, then I realized that I never knew what tomorrow might bring.

"I've been going to a counselor about six months now, and she really helped me to straighten my head out. Most of the problem was me trying to find myself. I felt like I had an empty space, and I did until that day you called.

"My mother and father were surprised, and as shocked as I was. We are really closer now that I've found myself. My father said he would call you, but will tell me when he calls because it is about me. I hope he does but I know he's a stubborn man."

The rest of the letter was a description of her boyfriends and school activities.

"It was so mind-blowing to know she had my name and address," Connie told me. "And to see her handwriting—which was terrible!"

She could bring some humor to it all now. But she was serious about being sure she had done the right thing in contacting Beth. "I'm glad I did it, especially now that I've learned she was having problems. By the time she's sixteen or seventeen she won't have to work all of this out."

When they exchanged pictures, Beth wrote that it made her feel good, special, like she had another family. Yet Connie was aware of feeling depressed for a few days. "It was as if I were grieving for the baby I've been yearning for all this time. Babies don't write letters or have boyfriends."

Connie's mother had not wanted her to search for Beth, but now she was saying things like, "I hope I can see her before I die. After all, she's my granddaughter." At such moments Connie could not resist snapping back, "She wasn't your granddaughter then." Still she was glad that her mother wanted a copy of Beth's picture for her wallet, unlike her father, who said, "What can I do with it? I can't show it to anyone."

Connie knows that her mother feels guilty now. "I can forgive her," she said, "because she believed it was for the best at the time, that I would forget. But the child in me will never forgive her."

During the anxious period of waiting to hear from Beth's father, I received desperate calls from Connie: What did I think was going on in his mind? Were he and his wife seeking advice from the agency? Should she write and reassure them that she didn't want to take their daughter away? She didn't want to do this through Beth, for fear of using her as a battlefield. In the meantime, she kept rereading Beth's letters, especially the one that said, "I can hardly wait to see you in the flesh. I feel now that nothing is impossible."

Although the veil between life and death had separated them all those years, in reality Connie and Beth lived only a few hours apart. After a month had passed without a call from the adoptive father, Connie could stand it no longer. She picked up the phone once again and told Beth that she was coming in to shop in the large city between their two houses. Would she like to meet her there? Beth was excited by the idea, but wanted to ask her parents' permission. She called back shortly and said it was all right with them.

"I had three anxiety attacks on the way there," Connie told me. "I took my brother with me because even at thirty-one I couldn't have made it alone."

Beth must have felt the same way, for she arrived with her boyfriend. Later she said she was sure Connie would be late, and was surprised to see her waiting in the restaurant booth.

"I was amazed at how tall and striking she was," Connie recalls. "Her bone structure has an exotic cast. She's much slimmer than I ever was. I was wishing I had taken my diet more seriously, so she wouldn't be disappointed. It was awkward at first, but we laughed when we saw we each had a freckle at the tip of our nose. We didn't touch, but later when we were strolling through a park, we held onto each other crossing a narrow footbridge over the lake, because we each had a fear of heights. Our conversation was nothing special—just the things we liked to do. It seemed so natural. I alternated between feeling completely satisfied and cheated that I had been forced to give her up—but then she might not have been the same person if I had raised her. We hugged and kissed when we parted in the late afternoon. It was like letting air out of tires. 'This is the nicest day of my life,' she said. 'Let's do it again soon.'

"I gave her a tin of muffins I'd baked to give to her parents as a way of saying 'You were part of today.' I really appreciated their letting me see her alone the first time. Her father even gave her twenty dollars as she was leaving."

The next day Connie received an excited call from Beth that her parents were driving down to talk with her the next Saturday. They wanted to meet in a restaurant midway.

"I couldn't imagine what they'd say to me, but my daughter Patty was even more nervous than I was," Connie said. "Patty had started seeing a therapist shortly after I contacted Beth, and now she admitted that she was afraid that Beth would take me away from her, or that I would like Beth better. She even had a nightmare that Beth's father might come with a shotgun and shoot me, since Beth had written that he was a hunter. I had to assure her that my loyalties would always be with her, that nothing would change how I felt about her. And actually it's true—I have limits. I didn't want to take on too much."

Connie's husband was working that night so she took her brother with her to meet Beth's parents. They proved to be simple, straightforward people, genuinely concerned about their daughter's welfare. As soon as everyone had relaxed with a drink, they told Connie that their daughter had been so happy since first hearing from her that they would never take it away from her. In fact, they admitted, she had been a troubled, even angry kid until now. On her birthdays she often ran away, or stayed out overnight. Once in one of her uncontrollable rages she had put her fist through a glass window. In desperation they had put her into therapy.

Beth's mother did not appear threatened by Connie. "If I was adopted, I guess I'd want to know," she said. But she had taken no information from the agency except Connie's age and religion because, as she put it, it would have been "like having a fixed script."

Still both parents confessed to being shocked when Connie called. They said they would have felt less threatened if they had been contacted by the agency first. The only thing they asked of Connie was that she not get Beth too involved in "outside" activities such as adoption groups, because her school work was not too strong.

"I assured them they shouldn't worry," Connie said. "I told them that if there was ever anything out of line, to call or write me. We were feeling so good about each other by the end of the evening that they invited me to bring Patty and my husband to dinner at their house the following Sunday."

During that next week Connie was on the phone telling her

birth mother friends about this meeting with the parents. "My feelings toward them have really changed," she kept saying, as if she couldn't believe it herself. "They are real people. I can even call them Beth's parents without gagging. They've restored my faith in adoptive parents."

Dinner at Beth's house the next weekend was a real feast—baked scrod, fettuccine, blueberry tarts. Even Patty seemed to be enjoying herself, as if Beth was less threatening when seen in the context of her family life. "I could have been a neighbor or a distant aunt from Ohio the way we sat in the living room after dinner," Connie said. "But at one point when some of her friends dropped by, I heard Beth saying in the doorway, 'That's my real mother.'

"We spent a lot of time looking through old scrapbooks of Beth growing up, and her mother gave me a photo of her when she was three. I thought it was a sharing kind of thing. And I also thought how much Beth looked like both me and Patty at that age, but I didn't say so. It was a beautiful feeling to be sitting in that room with both my children. Once my eyes met Beth's, and we smiled. When we left that night, we all promised to get together soon, but I hope they'll let Beth come down alone to stay with us for a weekend. Patty wants that, too. She feels much better after our visit, especially after seeing Beth in her own house. I keep reminding her that right now it's like Hollywood—we're all fairy people—but after a while we'll be real. I'll be like an aunt or cousin, a relative who's always been there." There was a pause after this, as if she hadn't quite convinced herself. "But I also know I can never go away from Beth again. I can never reject her, not even by implication."

In her last letter Beth wrote that she would always feel special because her mother found her. Connie speculated. "Maybe kids who are acting out feel healed when contacted by us. Maybe searching redeems us."

Julia, Jon, and Debbie

It is still rare for the birth father to be involved with the Search, but when Julia first went to look for the daughter she had surrendered eleven years before, she had Jon with her. They were not married at the time of Debbie's birth and are not married now. They have always been, as they say, "independent, loyal friends," living together on and off over the years. Jon never wanted to be tied down, and certainly not when he learned that Julia had made a mistake about taking the birth-control pills. He still feels it was *her* mistake, and that there was no reason for him to change his lifestyle because of it. But, he admits, at that time the concept of a baby was unreal to him. It was only when he stood with Julia across the street from their child's house and saw a wonderful eleven-year-old girl climbing a tree in the yard that it became real, that he felt he was a father. That he wanted to meet her.

Julia was twenty-eight, Jon, thirty-one, when they first met. "I had high hopes of marriage then," Julia says, "but I was really frightened when I found out I was pregnant. I hid my predicament from everyone, feeling I would bring disgrace on my family, and that they would try to force Jon to marry me. Abortion was out since we were Catholic. And Jon was traveling in Europe. I told my mother that I was going to visit my sister for a few weeks in Seattle. I didn't tell her I was going to stay, for in those days, in traditional Italian families, even women of my age did not live outside their parents' home."

Julia got a job in Seattle, and her sister's doctor promised to arrange a private adoption. She told everyone at the office that her husband was finishing up his work in the Midwest and would join her later. When she had to leave work at the end of her sixth month, because of company policy, she managed to get through a baby shower, pretending to be thrilled with the lace dresses and bonnets, diapers and rattles.

It wasn't until her seventh month, while living alone in a bleak one-room, street-floor apartment, that Julia called Jon and told him her predicament. "I dared ask him the big question— would you marry me? I had no real hopes, but considered it an outside chance. He said no as gently as he could. He spoke from his heart. He was genuinely concerned for me and the baby, but feared he would become resentful if he had to take on family responsibilities. He was not coming from a rejection of me. He wanted to feel free, no harness, no corral."

Until now Julia was hoping she would not have to go through with the adoption plan. But knowing she could never return home to her mother with a baby, she consoled herself with the thought of her child growing up deeply wanted in a conventional family—one such as hers had been.

"I see now that the adoption process was a very stacked deck, still is," she says. "But I was too mixed up, embarrassed, and passive to even ask for counseling. I just knew that a state agency would be too remote and impersonal, and at least the doctor was telling me something about a few couples I could choose from."

During those last few months Julia had stayed hidden in her apartment so that no one would know her secret. The night she went into labor, the building superintendent and his wife, who lived below, heard her moaning and came up. She told them she had intestinal pains and asked to be taken to the hospital. Pretending to go along with her story, they got her there. She delivered Debbie the next morning, but because the doctor had advised her against seeing it, her baby was gone when she woke up. She had to content herself with descriptions that her sister gave when she came to take her back to the apartment.

"I couldn't go home to my parents, so I found another job," Julia said. "I told no one what I had been through, but I was really depressed. I felt I was a bad woman who had done a shameful thing. Not in having a baby, but in giving her up. I kept trying to hold onto the rationale that it was best for the baby, but my heart wouldn't accept what my head was saying. I didn't know why the pain wouldn't go away like everyone said it would. I felt so guilty. One day a kind of madness came over me. I closed all the windows in the kitchen, turned the gas jets on, and stuck my head in the oven. But I must have done something wrong, because after a while I was still conscious. I realized I didn't want to die after all. So I turned the jets off and opened the windows. I didn't tell anyone what I had done."

Six months later, when the time came to sign the adoption papers, the lawyer made a point of picking her up at the office and driving her to the courthouse. "I cried all the way back," she remembers. "He told me that if I had any questions I could always get in touch with him."

But all Julia wanted to do was forget. She moved back to the Midwest and, although her mother objected, took her own apartment. And continued seeing Jon. They never talked of the baby, but she found herself thinking about her constantly, and praying for her. She also began getting such severe migraine headaches that she went into therapy. "It helped me understand my heavy involvement with my mother, and to work out my guilt," she said. "I learned that I had given up the thing I had treasured most, but when I could face my own responsibility for what I had done, I felt better about it. I never imagined that I would go searching for Debbie."

On Debbie's tenth birthday, Julia and Jon found themselves talking about her, wondering what she was like. It was then that Julia confessed she had accidentally seen the name of the adoptive parents on the papers. "It's funny," she says, "I didn't know if I had a right to tell him the name. I had kept it to myself all this time."

The next year when they were passing through Seattle on a charter flight to the Far East, the plane was delayed for a few days. Jon surprised Julia by suggesting that they look in the phone book for the name she had seen. It was there. A short cab ride took them to the spot across the street where they saw her in the tree. That night, passing by once again, they glimpsed her silhouette in the window.

It was then that their obsession began. During the remaining days before the plane took off, they watched Debbie at her various activities, hung around the schoolyard where they took pictures of everyone, in order to get hers. They even managed to make friends with one of the teenage boys on her block. But still, they planned to wait until Debbie was eighteen before revealing who they were to anyone.

"Jon really changed after seeing Debbie. Before then he was always private, never shared his feelings with anyone. Detached, I guess you'd say. Now he became mellow, almost overnight. He couldn't talk about anything else all through the trip in the Far East."

When they returned to the Midwest, they began attending Adoptee meetings in their community and were moved by the vivid stories they heard of adult searches. What if their daughter had to go through the pain of not knowing her origins? They wanted to spare her. Updating her records seemed one solution. But how? Julia remembered that the nice lawyer who helped her at the time offered his services if she ever needed anything. She poured out her heart to him in a long letter, but there was no answer. A few months later she wrote again, this time to the adoptive parents, explaining that she and Jon were "good, decent folks" who did not want to steal their daughter away, but wanted to inform her about themselves, her grandparents, and "an assortment of other relatives."

We are not national flags or ethnic cultures, but living, unique persons. Our stories are genuinely positive, undamaging, and acceptable. Personal dialogue is our way. We're recommending a preventive health strategy now in Debbie's early teens. It'll be a lot harder later. Debbie always owns herself, as we all do, and is old enough now to have some voice in her personal affairs. Why risk the possibility of Debbie's confusion about her genetic origins becoming a problem?

This time they got a formal reply from the lawyer, informing them that "when Debbie is sufficiently mature, she will be told more about you, and if she wishes to follow up the matter, then her adoptive parents will welcome that fact, and give her every assistance."

Julia and Jon became furious with the lawyer's rebuff, and what they considered a lack of consideration for them on the part of the adoptive parents. They changed their minds about waiting until Debbie was eighteen. They would fly out to Seattle that spring and contact her directly. They held to this plan, even though the adult Adoptees and birth parents in their group had cautioned them to think everything through carefully before taking any rash action.

I saw them shortly after they returned from the spring trip. Events had taken a turn that no one could have foreseen.

After checking into their motel, they began staking out Debbie's house again. There was no sign of her. For a few days they staggered their hours, and combed the schoolyard, but still they couldn't spot her. Finally they contacted the teenage boy on the block, whom they hardly recognized, he had grown so tall, only to learn that Debbie had been sent to boarding school in another part of the state.

That evening they looked up Julia's sister and her husband, Arthur, whom they had not seen for some years, and confided their plan to fly to Debbie's school over the weekend. Arthur was indignant: "What do you think you're doing?" he challenged them. "Do you want your child back?"

The morning they were to leave they received a call from

Arthur. He had phoned Debbie's parents and informed them what was about to happen. Now it was Julia and Jon's turn to be incensed. They remembered that this sister and her husband had given up their first child for adoption before they were married, and were obviously playing the good burghers now, on the side of law and order. There was no choice but to rethink their plans. Speculating that Debbie's parents might bring her home immediately, they stayed at the motel through the week. Then Julia phoned the adoptive home and asked to speak to Debbie. The father answered that she was away at school and asked who was calling. He seemed pleased to hear that it was Julia, almost as if he had been waiting. He suggested they all meet.

The lawyer, acting as mediator, sent over a list of conditions that they were to agree to in advance. They had to promise not to "spy" on the house anymore, not to contact Debbie again, and so on. Although they felt insulted by the innuendoes of the provisions, Julia and Jon agreed to everything in order not to jeopardize their meeting with their daughter.

The session with the parents was held at the courthouse—on long hard benches. Frances, the adoptive mother, was in an angry, aggressive mood. She declared that she would speak first, with no interruptions. For the next half-hour she complained that no one had considered her feelings. While Julia and Jon were traveling around the world having a good time, she was home doing dirty dishes and being a baby-sitter. Finally Julia touched her arm gently. "But you got the best part," she said, with tears in her eyes. At this both women began weeping, and the meeting went smoothly after that.

It was agreed that Debbie would come to the motel the next Saturday, but that she would be accompanied by her two older brothers—who were the adoptive parents' natural children.

Julia and Jon waited anxiously for that knock on the door. As Julia opened it, she spontaneously planted a kiss on Debbie's cheek, recalling at the same moment that Frances had warned her Debbie didn't like physical affection. "She let me do it, though," Julia said. "And she seemed excited to see the golden retriever we had brought with us on the plane. We explained that we had named it Debbie, after her. Then we all got into our rented car to go to the horse show which her brothers thought she would enjoy.

"Debbie piled into the back seat with me as if I were a casual friend, not the mother she'd never known. She had her baby album with her and showed me some of the pictures. I felt a pang at her surprise that I did not know about the birthmark on her neck. I couldn't bring myself to tell her that everyone had advised me not to see her. Anyway, we had a great day at the show, and had some ice cream together before we dropped them off. When we gave her our address, we didn't expect to see her again on that trip.

"We were feeling let down the next morning when there was a knock on our door. It was Debbie with a girlfriend. 'This is the dog I was telling you about,' were her first words as she proudly showed off her namesake to this girl. Then we talked about things in general, nothing really personal, for about an hour until they had to go. She was returning to school that afternoon. Before she left, I gave her the antique earrings I had brought with me, even though Frances had asked me not to when I mentioned them at the courthouse. 'She's too irresponsible now,' Frances had said. But I found myself doing it anyhow."

The next day Frances surprised them by phoning and suggesting a walk. Her husband had taken off on a fishing trip to get away from it all, and she was alone.

"We really had a relaxed afternoon with her, strolling along the pier and talking about everything," Julia recalled. "I apologized for giving Debbie the earrings. 'It's all right,' Frances replied quickly. 'Debbie gave them to me to keep for her.' "

Julia and Jon met with Frances once more before leaving, this time seeing more pictures of Debbie, and hearing anecdotes about her growing up. They learned that Debbie had been asking about them since she was five. At seven she was particularly persistent, but at nine Frances had deliberately turned her off the subject and she had not asked any questions since. "I didn't feel it was good for her to know anything more then," Frances explained. "That's one reason I was so upset to get your letter. I knew I would be lying if I said I didn't have any more information."

"We had a good feeling about things," Julia said. "Frances seemed to accept and trust us. She spoke about having gone into therapy when our letter arrived, about trying to work through her feelings so she won't be threatened. She wants to be able to tell her elderly mother who lives with them that Debbie met her birth parents, but she can't. I told her that I still haven't told my mother I had Debbie, let alone found her. Frances suggested that maybe she and Debbie could visit my mother's house together and break the news that way. It made us feel very close talking like this."

And yet.

They did not hear from Frances after they returned home. An invitation to Debbie to stop by on her way to Europe with her class that summer was turned down. And when Julia called the house to wish her bon voyage, Frances' first response was "Julia who?" Debbie's voice sounded much more restrained than it had been over the phone at school, when she had told them how happy she was to have seen them and had asked many questions about her other relatives. Now she was monosyllabic, as if already she was sensing the pulls between these two sets of parents.

There was not even a postcard from her during the trip, which worried them. In the fall they received a short note that she was now living at home, instead of returning to the boarding school.

It seemed that the adoptive parents were retrenching their position, keeping their daughter close by their side.

Not until October did Frances forward the Italian postcard which Debbie had mistakenly sent to the Seattle address three months before. There was no apology for the delay, just the line, "Thanks for keeping it low-key."

They understood the message, but still at Christmas they couldn't resist sending Debbie stacks of presents through a friend who reported that he found her composed, but noncommittal. However, Debbie did say that she and her mother were planning a trip to visit Julia and Jon the next summer.

"Will they really come? Can we continue to be her friend?" Julia wonders. She admits she'd like to be more than a friend since meeting Debbie, to be available emotionally as a mother, should her daughter ever need her.

"Why does it all have to be so heavy?" Jon keeps asking. "Why can't we be in her life when we want, traveling and having good times with her?"

Still they are restraining their impulse to call or write Debbie for a while. They don't want to put her under any pressure.

How will it all work out in the long run? As Erikson has told us, "Only time will tell." But for now we can say that no one was hurt, and Debbie, like Lisa and Beth, seems genuinely happy to have been sought out. Although her adoptive parents resisted for a while, they finally accepted the situation and could appreciate that Julia and Jon had not burst into their house, but had made the effort to contact them first. Their fears had proven worse than the reality.

Frances and Julia, the two mothers, really enjoyed each other during their walks, each empathizing with how the other felt. As Frances said: "We both love the same child." And even though Frances has obviously decided to slow things down for the present, one has the feeling that over the years everyone will find some way of accommodating, for the child's sake.

Debbie's reunion with her birth parents shows that some teenagers can be helped by knowing their birth parents while they are struggling to form a cohesive identity. Such an early meeting might alleviate their anxieties and self-doubts and save them from the confusion of those later years. As we have seen, adoptive and birth parents cease to fear each other once they have actually met as real people, although everyone realizes there will be some tensions until the newness of such situations wears off.

The question of whether these birth mothers have a right to reenter their young children's lives is still a controversial one. Once their need has become an obsession, however, they cannot stop. As we have seen, they, too, agonize that the timing of their need may not coincide with the child's, but how can they know as long as there is no intermediary to help them? For the most part, agencies are unwilling to undertake the responsibility without a court order; religious and psychological intermediaries are reluctant to become involved. The birth mother will remain in the difficult position of having to find her own hit-and-miss method of getting through to either parents or child until society recognizes that it is in the child's interests that her needs should be respected and sets up authorized legal channels to assist her. The child needs the active participation of the adoptive parents if the reunion is to be successful: without it he or she will be torn apart in a conflict of loyalties.

27

Adoptive Parents– Are They Baby-Sitters?

It would appear that adoptive parents need to be more
mature and psychologically aware than biological parents
because of the special obstacles they face. They need
to know more about themselves and to be capable of
empathizing with their child's position.

SOROSKY TEAM

As we might expect, adoptive parents feel very anxious about
the birth mother's entrance into the search arena. They are
now faced with finding not only a workable strategy to cope
with their child's possible search but one to deal with the birth
mother's search as well. Like Lisa's parents, they can take the
offensive and act first by giving identifying information to their
child. Or like Debbie's, they can meet the nemesis straight on
and arrange a meeting among adults only. It is a big decision to
face the birth mothers—it makes them real. But adoptive parents
are learning they may have no choice. If a birth mother is determined to approach the child with or without their permission,
they may have to cooperate in order not to be excluded.

Of course, most birth mothers and fathers are not searching, but with every media story on the subject the adoptive parents' fear of losing their children is reinforced. They are catapulted back to the panic of that earlier childless state where things become polarized into either I have a child or I don't. Either I am a parent or a baby-sitter. Either/or.

Once again those earlier doubts are stimulated. Did they have a *legitimate* right to someone else's child? Are they impostors masquerading as authentic parents? Their own immortality is at stake if the child returns to that other family tree. They are overwhelmed with feelings of failure, separation, and loss.

I find that even the most hardy among them, those who had been determined to keep an open mind about reunion when their children were older, are apt to pull back in alarm.

Take Louise, whose daughter is now ten: "I have struggled for years around the issue of entitlement. When people say things like 'Are you still trying to have your own children?' and countless variations on this theme—which convey they don't think adoptive parents are real parents—that undermines the adoptive parents' feelings of legitimacy. I think some of the threatened feelings adoptive parents have stem from shaky feelings about their legitimacy as parents on the whole issue of 'Who are the *real* parents?' "

Louise has always tried to be honest with herself. A few years ago she and her husband started a small adoptive parent group, which held discussions on all the literature they could find. Louise said brave things like "When she is old enough to search, I hope I will be strong enough to help her."

She was thinking she had a lot of time—then. But now that her daughter is talking constantly about reunion with her *real* mother, Louise admits she does feel threatened. She's beginning to wonder if her talking so openly to her daughter over the past few years may not have had the effect of stimulating her into wanting to meet that mother. Now she's trying to put the lid on their discussions. "I did tell her some of my trepidations (since I don't want her to start repressing her feelings on my account), that though we love and support her and understand her need to search when she gets older, I personally do feel somewhat insecure and possessive about her and the search. She was very loving and reassuring when I told her that. It is very delicate—

I don't want her to feel guilty, but I think it is good for me to be more honest about my feelings than I was in the past."

Louise's fears are escalating with the escalation of birth mother activities. There is a large CUB group in her area, and it disturbs her to think her daughter's mother could be parked in front of the school, or even in front of their house. She's decided she does not like being part of a "social experiment." "I can't quite see the future of adoption as an extended-family situation in our culture. The point of view about being open about things is tempting, seems healthy, yet something in me says 'be cautious.' "

"What are you afraid of?" I ask Louise and other parents when we meet or correspond.

"That it will break up our family," Louise admits. She feels the birth mother who searches is unfair to both the child and the adoptive parents. "The child should have the *choice* of knowing or not knowing her birth parents. If the birth mother shows up, that takes away the choice."

It is this issue of *choice* that Erik Erikson was concerned about. He felt that the child should have a part in the decision about knowing, rather than either the adoptive or birth parent making it.

However, some adoptive parents rationalize that their fears are only for their children, rather than admitting that they also fear for themselves. As one father said: "I am really just worried about my son and daughter. I don't want them to be hurt."

For the adoptive parent, as for the Adoptee, it takes a long time to move from one psychological space to another—until one can cope with the full complexity of the emotions involved. One may think one will understand if the child ever talks about searching but feel devastated when it happens.

Many adoptive parents describe feeling angry before feeling threatened. One woman wrote:

> My eleven-year-old daughter has brought up four or five times this year her desire to know her *other parents*. My initial reaction was one of anger at her curiosity. I could see no reason, because we have always enjoyed a special closeness. I asked myself how we could not be enough. My next reaction was fear that her curiosity would somehow threaten our relationship.

When anger turns to fear, adoptive parents express it like this:

I fear I'll lose my children. That I'm not lovable. It's very scary.

You devote your whole life to them, and all of a sudden they're saying "Where's the mother who had me in her stomach for nine months?"

We've got our own family, and I hate to think of a whole other family getting involved, I guess. There could be half-brothers and sisters.

We fear separation. He might reject us.

Much of the adoptive parents' anxiety centers around that phantom birth mother whom, until now, they have been able to dismiss *as if* dead. She has been frozen in time for them, as for the Adoptee, and strangely enough they, too, fantasize about her—as if she is some eternally young Lucy in the sky with diamonds—rather than a mortal being like themselves, on whom the years have taken their toll. Although they have been protesting, too much, that they are the *real* parents, they often slip into the term *real* for her, exposing momentarily their darkest fear—that blood may after all be thicker than water:

What frightens me is that there'll be this real relationship that's recognized when our children meet those biological parents. Instant recognition I guess you'd call it.

My fantasy is that she's young and beautiful. It's scary. She'll steal them away.

They'll have things in common, the same attitudes. And then our relationship will be grafted onto that relationship.

Many parents try to delay the whole issue of the birth mother's identity by saying they'll wait to deal with it until the child is mature enough. And when is that? Some of them feel that eighteen, the legal age for everyone else, is too soon. A few suggest twenty-five as the earliest possible age. And, as we've seen, some believe the Adoptee could never be old enough. We must ask whether the adoptive parents, with their own bias, can judge when their child is ready, if they themselves are not; and if they have a moral or legal right to make that decision for a person who is considered by law to be enough of an adult to vote and to die for his country in war.

The late John Gregory Dunne, a writer married to the novelist Joan Didion, expressed their fears about their eleven-year-old daughter, Quintana, quite articulately in an *Esquire* magazine article. He admitted that although it was never an effort to say she was adopted, they were aware "that sometime in the not too distant future we face a moment that only those of us who are adoptive parents will ever have to face—our daughter's decision to search or not to search for her natural parents."

But while insisting that he saw his daughter's possible search for roots as an adventure, like life itself, with the possibility that it would be both painful and enriching, he added: "We would prefer she wait to make this decision until the Sturm and Drang of adolescence is over."

Like some other adoptive parents, Dunne was resistant to the fact that adoption might add much of the Sturm and Drang to his child's adolescence. He did not understand the innate wisdom of Quintana's response when he asked her what she would do if she met her natural mother. "I'd put one arm around Mom," she said, "and one arm around my other mommy, and I'd say 'Hello, mommies.' "[1]

We are reminded here that the young Adoptee, unlike the older one, is not fully aware of how polarized the two sets of parents are supposed to be. She wishes to do what comes naturally, which in this case is to be friendly with both. The child seems to be able to accept that duality, to reject the either/or.

We saw Lisa calling her parents from camp, asking if they had sent the book, although something in her knew they hadn't; and Debbie giving Julia's earrings to her adoptive mother to hold; and Beth wanting to share the excitement over the call from Connie with her adoptive parents. In just such a spirit, how nice it would be if all adoptive parents and birth parents could link arms when the need arises and say "Hi, child!"

Still, in sober reflection, we must ask how long it will be, given the strict taboos of the past, for many of these two sets of parents to link arms. We must ask if people can change radically all at once—or if it will take years for the adoptive parents and birth parents to approach each other in a spirit of reconciliation and confidence, rather than hostility and fear.

For now, there is the danger that the adoptive parents may lose the self-confidence that everyone needs to be a good parent, and collapse under the pressure. The mother of two young girls confessed to me, "I can't handle this. I'm beginning to feel I haven't got it in me to help my children grow into integrated people." However, after passing through this panic stage, and discussing her fears openly with groups of adult Adoptees and with other adoptive parents, she called to say she felt freer, that she was no longer in fear of what her kids will ask next.

She was on her way to becoming a *real* parent.

It is at the time when the adoptive parents feel most threatened and vulnerable that they must experience a kind of rebirth, not unlike the Adoptees', after they have accepted the limitations of rootedness along with its joys. The adoptive parents will regain their confidence when they understand that their problems with their children are special, but not insurmountable; that part of the process of raising adopted children is to give them the freedom to seek their origins, and to sanction the special identity that will develop out of this.

I am beginning to hear from some parents who are actively involved with their children in the Search. One mother of a fifteen-year-old wrote:

> I think you have to know your own child, how sincere she is. Whether she's asking out of a fit of anger or really wants to know. If it's weighing on her mind day in and day out, it's sincere. Then she would search at whatever age. She won't outgrow this feeling. A lot of my whole family thinks I'm nuts to be doing this. "Do you really know what you are doing?" they ask. I do. And I try to prepare her for it.

Another adoptive mother approached me after a workshop to tell me that she knew the identity of her six-year-old son's birth mother, and had been keeping track of her whereabouts in case he ever wanted to meet her. Still, she worried about the possibility that he would be rejected, and wondered how she could learn the birth mother's attitude without revealing her own identity. I suggested that she have the lawyer who arranged the adoption ask the birth mother if she would like to update her own file and have periodic news of her son's development. In this way she could find out how the birth mother felt about her son, and prepare him realistically for the future.

We see that, as adoptive parents gain confidence in themselves, a whole new concept of parenting will develop—one in which the parent does not have to claim "exclusive" rights and absolute loyalty at all times. The tie that binds parent and child becomes one of the heart, which is the only tie that holds.

An eighteen-year-old, whose parents helped her search, sent them this telegram during her reunion:

DEAR MOM AND DAD YOU ARE THE ONLY PARENTS I'LL EVER KNOW AND HAVE—NO ONE COULD TAKE YOUR PLACE

YOUR DAUGHTER ALWAYS AND FOREVER

28

The Right to Know

We have been concerned until now with the psychological complexities of the Adoption Game, not the legal ones. However, the former cannot be relieved until the law decrees a change. And this will not happen until the legislators and adoption professionals understand that for adoption to survive as a legitimate institution, it must be transfused with new imagery and language and new concepts of human dignity for both children and adults.

Confidentiality from Whom?

Already there is a strong trend in our society toward candor. Under the Freedom of Information Act, citizens have a right to request the files kept on them by government agencies. No such freedom of information is extended to the adopted in most states. Yet there is nothing in the state statutes to suggest that sealing the original birth certificates was intended to cut Adoptees off from knowledge of their heritage.[1] The initial intent of the few states that sealed their records in the 1930s was to conceal the child's illegitimacy, but from the 1940s on, states began to seal their records to protect the privacy of the adoptive family from the birth mother. This is the same birth mother whom proponents of sealed records claim to be protecting from her child. Advocates of sealed records argue that women will not give up their babies in the future without the guarantee of secrecy. They also maintain that birth mothers were promised "eternal anonymity" and could have their lives traumatically disrupted by the appearance of a child no one knew about. They are, in effect, pitting the right of the adult Adoptee to know against the right of the birth mother to confidentiality. Actually, in some states birth mothers never had confidentiality—their names were on the court papers handed over to the adoptive parents when the adoption was finalized. The birth mother, it should be noted, was not entitled to a legal document of any kind, not even the birth certificate of her baby or a receipt for giving it up.

As we have seen in previous chapters, birth mothers continue to worry about the fate and welfare of their children. As for the few birth mothers who seek anonymity, I believe that the right of the child takes precedence over the right of any dissenting adult. Especially since adopted children have no say in the adoption transaction. The psychologist William Reynolds, who was himself an adoptive parent, felt that the law was really protecting the adoptive parents' need for exclusive possession of the child—"our very own baby syndrome."[2] Norman Paul put it this way: "Kids—all kids—whether adopted or children of divorced or deceased parents, have a right to know their origins. They should not be penalized for the way they were conceived. The issue here is the child's right to know his own history."[3]

The Model State Adoption Act

Few people are aware that adoption records in the United States almost opened in the late 1970s after England opened its records in 1975. The sealed records controversy, which had never roused more than halfhearted debate in state legislatures, was suddenly catapulted into the national political arena. This came about when an independent panel of experts was convened by the Carter administration to draft model state adoption legislation for the benefit of older "special needs" children. The panel surprised liberals and conservatives alike by recommending open records for all Adoptees at the age of majority. In probing, the panel members had found that the adoption system was like a listing ship—patch one leak and another would spring up. Nothing would do but a complete overhaul.

Defining adoption as a "service to adoptees," the panel wrote into the original draft of the Model State Adoption Act that the Adoptee's rights should prevail when irreconcilable conflicts arise. "The adult adoptee is most capable of defining what is in his own welfare, including whether or not inspection of his original birth certificate would serve his interests." It instructed adoption agencies not only to give adult Adoptees identifying information but to act as go-betweens for birth parents who requested contact with their adult children.

Of course, a model state act of any kind is not mandatory in the state legislatures. It is just that—a model to follow. But archconservatives in the adoption field, such as the Edna Gladney Home in Fort Worth, Texas, were alarmed enough to rally other conservative agencies to raise big money for a lobbying organization to defeat the open records provision. The National Committee for Adoption (later to become the National Council for Adoption [NCFA]) was set up for that nefarious purpose, as its newsletters attested.[4] Its president, the late William Pierce, convinced right-wing senators such as John Tower of Texas and Jeremiah Denton of Alabama to go on the floor of the Senate to argue that open records would threaten the institution of adoption—which was analogous to saying that they would poison Mom's apple pie.

By now the Reagan administration was in the saddle. On October 8, 1981, a truncated version of the original Model State Adoption Act appeared in the *Federal Register*. Its original seventy-seven pages had been reduced to a mere seventeen: the open records recommendation and other reforms had been eliminated.[5] Since that victory, the NCFA, which would be joined by the Christian Coalition, the Mormon Church, and other conservative groups, has pushed for federal and state projects to restore maternity homes and has allied with Right to Life groups to eliminate abortion counseling in clinics that service pregnant teenagers.

In 2000, the NCFA was successful in convincing Congress to approve a program to promote infant adoption, which had reached an all time low of only 1 percent of young women with unplanned pregnancies relinquishing their babies for adoption. The NCFA also successfully lobbied the Department of Health and Human Services for funds to train pregnancy counselors at federally funded clinics to promote adoption as an option. The grants have also paid for public service ads.

When the movie *Juno*, about a seemingly cool teenager who

blithely chooses adoption over raising her baby, won popular acclaim, the NCFA ran a campaign that included radio and TV spots, as well as billboards, with the message "Sometimes choosing adoption is being a good mother." Available babies are big business for the agencies that the NCFA represents. It saw *Juno* as giving it a chance to convince young women that it is better to give up their babies than to raise them.

Reunion Registries

It is not widely known that the National Council for Adoption is responsible for what have come to be known as reunion registries— a clever ploy to prevent reunions. State legislators were told that these registries would replace the need for open records, in that they would facilitate contact between Adoptees and birth parents who wish to find each other. So many conditions were written into them, however, and so little funding was allocated for them, that they are virtually reunion proof. Another obstacle is that Adoptees and birth mothers don't necessarily know what state their records are in, and as Adam Pertman, the director of the liberal Evan B. Donaldson Adoption Institute, has pointed out, dead birth mothers can't register.

The reunion registries are unacceptable, then, as an alternative to open records. Until the records are unsealed, I recommend that Adoptees and birth mothers register with the International Soundex Reunion Registry (ISRR), which is free and is affiliated with the adoption reform movement. I also suggest going on the Internet to find search "angels" and support groups that can guide the way. (See listings in the Adoption Reform Network section.) Even after all state records are legally open (yes, that day will come), there will still be a need for a federally financed reunion registry such as the one that now exists in England. Senator Carl Levin of Michigan tried to get a similar one passed years ago. Under his proposed Adoption Identification Act, names and addresses that have become obsolete under seal could be updated by the parties involved, facilitating the searcher's task.

Intermediaries

What would life be without its paradoxes? Some diehard state legislatures that refuse to unseal their records have come up with a backdoor solution. Adult Adoptees can petition the court to allow them to pay a confidential intermediary (CI) to do a legal search for them. The CI, who has been trained and licensed for this work, is given access to the Adoptee's court records. After finding the birth mother and receiving her permission, the CI arranges the reunion. If the CI is searching at the request of a birth relative, the Adoptee must give his or her permission. In a few states, Adoptees can petition for a sibling search and adoptive parents for a search for their child's birth mother, and adoption agencies are licensed to act as intermediaries.

The intermediary system has provoked controversy. Some Adoptees feel that they have no control over how quickly a CI will search and what the CI will say to the birth mother, who might respond more positively to her child's voice. Although it is esti-mated that the majority of birth mothers want contact,[6] the issue for Adoptees remains one of their civil right to have direct access to their birth information rather than having to go through an intermediary.

The Adoption Reform Network

The adoption reform movement started in the 1950s when a social worker named Jean Paton, who happened to be adopted, discovered that she couldn't have her original birth certificate. Her book *The Adopted Break Silence* shattered the silence around sealed records permanently. Paton searched for and found her birth mother and then devoted the rest of her life to mothering the country's adopted. She founded the organization Orphan Voyage, which spawned chapters around the country. In the days before e-mail, she sent long handwritten letters to Adoptees who had questions or anxieties and printed a newsletter with her latest thoughts and activities.

For many years, Jean Paton could be found in a cabin on top of a mountain in Cedaredge, Colorado, surrounded by her library of orphan inspired books. At first I was resistant to her term *orphan*. I am not an orphan, I told myself. I am an Adoptee. But I came to realize that children who lose their birth families, for any reason, have the orphan spirit blowing through them. It was this spirit that kept Paton fighting for Adoptee rights into her nineties.

In the early 1970s another intrepid Adoptee appeared on the scene, Florence Fisher, with a memoir of her twenty-year search for her birth family. The organization she founded, the Adoptees' Liberty Movement Association (ALMA), also had chapters across the country, as well as an active reunion registry. Fisher was more strident than Paton, but she empowered Adoptees to express their anger and demand their rights.

In 1978, a few Adoptees and birth mothers met in Washington, D.C., to form the American Adoption Congress (AAC), which would become a nonprofit umbrella organization for support groups across the country. I attended its second meeting in 1981 and spent a few years serving on its board. Because it is a volunteer organization, the AAC still does not have the funds to hire a director or rent an office, but its committed members put on an annual conference, and sometimes regional ones, and publish a quarterly newsletter, the *Decree*. The AAC's original purpose was to work for open records and greater openness in adoption practice, but it has since expanded its goals to oppose surrogate contracts and unethical reproductive practices, as well as to support the rights of foster care children and international Adoptees.

In the mid-1990s the Bastards burst onto the scene. Yes, that's what they call themselves, mocking their illegitimate status but fiercely serious at the same time. The Bastards even created their own turf, which they call Bastard Nation, a kingdom unto itself, where only those who agree with their agenda are welcome. The adoption community was shocked at first not only by the Bastards' outrageous name but by their uncompromising stance and virtuoso pronouncements. They vowed not to back any legislation that offered anything but open records. And open meant open, with no provisions, such as contact vetoes, in which the birth mother could refuse to have her identity revealed to the Adoptee. The Bastards are also against using psychological excuses as the reason for Adoptees getting their original birth certificates. Adoptees have a civil right to them—period.

For a while, some Adoptee groups felt as though the Bastards were like embarrassing relatives whom one doesn't want to acknowledge. But it wasn't long before everyone began to notice how intelligent they were, how talented at PR and computer skills at a time when not many groups were computer literate. The Bastards barged into state legislators' offices and demanded to be heard. Their biggest coup was getting behind the Oregon initiative[7] to open records and being responsible for it being passed.

And though I don't think it should be either/or—psychological or civil rights—but both as reasons for Adoptees getting their birth certificates, I am glad the Bastards are with us in the fray.

It took a long time for Adoptees born in this country to notice that Asian Adoptees were not attending their conferences. As Korean Adoptees, the oldest group, came of age, they wanted an organization of their own that spoke to their specific needs. In 1996, Hollee McGinnis and a few friends formed Also-Known-As (AKA) in New York City. Its purpose was to create forums for Korean Adoptees to share their personal experiences of growing up in Caucasian families.[8] As AKA grew, it cosponsored International Gatherings of Adult Korean Adoptees in this country, in South Korea, and elsewhere. It also reached out to Adoptees from Vietnam, the Philippines, and Cambodia before they began forming their own groups. We can be sure that as the Adoptees from China and other parts of the world grow into adulthood, they will create their own organizations. The goals of all these international groups echo those of Jean Paton and the generations of American-born Adoptees who followed her: to find an authentic identity as Adoptees of which they can be proud.

Legacy

The writer J. R. R. Tolkien tells us that all fairy tales must have recovery and consolation at the end. The evildoer is punished and the hero's universe restored.

But in the adoption story there is no evil to be punished—for there is no villain. All the characters believe that they are acting in "the best interest" of the child at the time of adoption. And the Adoptee, the hero of our story, can never have order completely restored. The past can be recovered but not rewritten. And each Adoptee must find his or her own consolation.

It is endlessly fascinating, this journey of the adopted through the Dark Wood. As a writer, I have immersed myself in other subjects but have always returned to the adoption theme. Whether in fantasy or reality, it haunts us all, adopted and nonadopted alike. It is a metaphor for the human condition, sending us forth on that mythic quest that will prove that we are bonded to each other and to all the creatures in this world—and in the process, reveal to us who we are.

Afterword

As I began this updated afterword, I wondered if I should still write *adoptee* with a capital *A*. In the years since *Lost and Found* came out, adoptees have become more visible. Society has begun to recognize that adopted children have identity and self-esteem issues that are related to the loss of their birth families. Many adoptive parents accept that their children will one day search for their birth parents. One could not have imagined this in the past, but now we read about adoption reunions in newspapers and magazines and even watch them on TV shows. Adoptees are finally being seen in all their complexity. I decided to lower the *A*.

On being informed of my decision, my husband, who has kept his sense of humor despite being married to an adoptee for so long, joked: "Why not change the title of the book too? It could be called *Lost and Found—and Lost Again*." We both laughed. It seemed funny at the time. But later I thought, what does it mean to be lost again?

Does some part of adoptees remain lost, even after the reunion in which they expected to be found? Is it during that confusing period when you feel you are no longer the person you were and not yet the person you will become? It can be a frightening time when you fear you will disappear. For many it takes years of work, whether through therapy, support groups, or spiritual deepening, to sort through the parts of the adopted self you want to hold onto and experiment with those parts of the alternate self you might have been. But eventually it all comes together, and you are able to form an integrated self that feels authentic. I tell my husband that a better title would be *Lost and Found—and Lost and Found Again*.

I like that idea—being found again. You are found in a new way this second time around because you are finding yourself. You are paving a way to go forward with your life without lugging around the entrails of the old traumas. Each adoptee does this in his or her own way. I did it first by writing *Twice Born,* a memoir of growing up adopted; later by writing this book; and after that by writing *Journey of the Adopted Self.* Then, still trying to probe the psychological mysteries embedded in the state of being adopted, I earned a Ph.D. in counseling psychology and set up a practice as an adoption therapist. I found that many of the feelings members of the adoption triangle expressed in this book are still the same.

We have much more data on reunions in the years since *Lost and Found* first came out. Many adoptees have formed close relationships with someone in their birth family, usually the birth mother but sometimes the birth father, grandparents, siblings, or other birth relatives. Adoptees still experience emotional ups and downs that cause them to withdraw for periods of time from the birth mother as they try to recoup their psychic energy. And birth mothers are still overwhelmed with the unresolved grief that is waiting for them in even the best reunions. Reunion with the birth father is becoming more common but is still less frequent than reunion with the birth mother. The father is often in a marriage whose foundation he is reluctant to shake, especially if he has not told his wife of his earlier affair and baby. But some birth fathers welcome the adoptee and attempt to make him or her part of the family.

A Civil Right

Perhaps psychological change will remain difficult as long as some states keep the adoptee's original birth certificate sealed, as in a great societal sarcophagus. Secrecy not only perpetuates the stigma and shame associated with adoption but also the image of the adoptee as a bastard. The adoptee also feels like a second-class citizen having only an "amended" (falsified) birth certificate that substitutes the adoptive parents' names for the birth parents' instead of the original one that others have.

Proponents of sealed records, whom I identified in chapter 28, still argue that they are protecting what they now call the "implied" confidentiality promised to the birth mother at the time of relinquishment. They have added "implied" because there is nothing in writing to attest to such a promise. Indeed, as we saw in chapter 25, birth mothers were stripped of all their rights at the time of relinquishment, and it was they who were made to promise that they would not interfere in their child's life. We now know from reunion statistics in the states that are open that the majority of birth mothers welcome a reunion with the child they thought was lost to them forever. According to a major report issued by the Evan B. Donaldson Adoption Institute, birth mothers fare better when they have ongoing information about and/or contact with the children they place into new families.[1]

Even though at this writing only eight states grant adoptees access to their birth certificates, and most of those with restrictions,[2] there is an increasing number of articles in the media sympathetic to adoptees seeking their roots. There has been a societal shift toward giving the adoptees' right to their original birth certificates precedence over the birth mothers' right to privacy. The Donaldson Institute report found that "prohibiting adopted people from getting their personal information raises significant civil rights concerns and potentially serious, negative consequences for their physical and mental health." It refuted the contention by open records opponents that abortion rates will rise and adoption rates will fall if adoptees have access to their birth certificates. Just the opposite occurs, according to the report. It recommended that every state amend its laws to allow unrestricted access for adult adopted persons to their original birth certificates.[3] I think it is possible, even likely, that in the next few years we will see more states opening their records and that future generations will look back in amazement that they were ever sealed.

The Rise of the Internet

Although adoptees are still working for their right to their original birth certificates, the Internet has provided ways to find one's birth family without them. The Internet has revolutionized ways of finding and being found. Adoptees have become as adept as genealogists and detectives in pulling up data online. Rather than gathering in support groups in their communities, adoptees and birth mothers have only to turn on their computers each day and chat with others around the country without even leaving the house. They may never meet the people they share intimacies with, but they have a chance to give each other advice and empathy, as well as the latest search tips. In a time when it seems that everyone is going online to share their life stories, a birth mother located her teenage son's picture and interests on MySpace, and there are probably many more members of the adoption triad getting information this way. Reunions often begin on the Internet and may continue there for long periods before an actual meeting.

Good Adoptee/Bad Adoptee

Even as they work to open adoption records, adoptees are still struggling to come to terms with the difficulties they had growing up adopted. At conferences, they come up to me and say, almost with pride: "I was the Good Adoptee" or "I was the Bad Adoptee." It is a form of self-recognition. But while working on self theory, I changed the Good Adoptee, who wants to please, to the Artificial Self, and the Bad Adoptee, who acts out, to the Forbidden Self. Yet I notice that no one ever comes up to me using my new terms. *Good* and *Bad* seem to say it all about how adoptees viewed themselves or were viewed as they played the adoption game of *as if. Good* and *Bad* have become almost badges of honor, even though I have pointed out that the Good Adoptee may become the Bad Adoptee and the Bad Adoptee the Good Adoptee in role reversals that keep occurring over the years.

The terms *True Self* and *False Self* were used by D. W. Winnicott and R. D. Laing to describe this split in the psyche that many children make.[4] But I believe it is accurate to say that the split in the adopted child, whether Good/Artificial or Bad/Forbidden, is neither completely true nor completely false.

The Birth Mother Today

It is one of the peculiarities of the adoption system that while the records remain sealed in the majority of states, other parts of the structure are flying about unhinged.

I would never have believed when I was commiserating with Lee Campbell (the founder of Concerned United Birthparents [CUB]) in the mid-1970s about the powerlessness of birth mothers to ever know what happened to their children that just a decade later their situation would change. Now that there is a shortage of healthy white babies for adoption in this country, a birth mother is able to choose the adoptive parents and negotiate an adoption contract based on her needs. No longer a victim to be shunted out the back door in anonymity once she has signed away her baby, she has emerged as a royal personage, courted by adoption lawyers, who have taken over most of the domestic baby market; by adoption agencies; and by infertile couples who see her as their hope to become parents.

The birth mother's profile has changed too. Rather than being a hapless teenager who gets pregnant by accident and is hauled off to a maternity home, as my birth mother was, she is more often a married or divorced woman without the financial means to raise another child. Since a healthy white baby can go for as high as sixty thousand dollars, or more, a woman with an unplanned pregnancy is like the goose that laid the golden egg. The mother-to-be will get her medical expenses covered and some under-the-table benefits, although she will not get the big money paid to the lawyer by the adoptive parents. As one social worker put it: "We are seeing our rich taking babies from our poor like from a third world country."

Another change in the birth mother's situation is that she will usually have some communication with the adopting parents before the relinquishment is signed. They may speak by phone or meet during the pregnancy. The adopting parents are sometimes in the delivery room when the baby is born. If the adoption is completely open, they will continue contact and deepen their relationship as the child grows up.

How Open Is Open?

The term *open adoption* was first defined by Annette Baran and Reuben Pannor as a process in which the birth parents and adoptive parents meet and exchange identifying information. The birth parents relinquish legal and basic child-rearing rights to the adoptive parents but retain the right to continuing contact and access to knowledge of the child. In a fully open adoption, birth parents and adoptive parents write or visit according to their original agreement and improvise the rules as they go along. The frequency and meaning of the communication will vary during different times in the lives of the individuals involved, depending upon their needs and desires and the quality of the established relationship.[5]

Ruth McRoy, who has conducted an ongoing study of open adoption since the mid-1980s when adoption agencies began offering this option, points out that early debates on open adoption focused on whether contact was good or bad overall. Now, however, the dialogue has shifted to what kind of contact might be advisable, for whom, and when. She has found that successful relationships in these complex family arrangements hinge on the participants' flexibility, communication skills, and commitment to the relationship.[6]

The word *open* is deceptive, for in practice most adoption arrangements today are what are called "semiopen." Adoptive parents often make an agreement to send pictures through the lawyer or agency for the first year or two, after which there is no contact. Rather than seeing such adoption arrangements as semiopen, I see them as semiclosed. The adoptive parents may have met the birth mother, but the child has not. The adoptee then grows up with the same unsolved mystery about the lost mother as the child in the closed adoption system and has the same need to lead a double life for fear of hurting the adoptive parents with questions.

Paradoxically, the movement toward openness in adoption was brought about by the shortage of adoptable babies that in turn spurred the adoption of older ("special needs") children who were languishing in the foster care system. While infant adoptees had no say in their fate, these older children reacted with sorrow and anger over being legally separated from their families, even those in which they had been abused. Their rebellious acting out in their new homes brought frenzied calls to social workers and even disruption of the adoptions before or after they were finalized.

Psychologists began to speak of the foster children's need to mourn a permanent separation from their parents. Their loss, unlike that of those adopted as babies, was tangible: it could not be denied by mental health professionals or their new parents. One could say that these volatile children entered the adoption system like Trojan horses—and the walls began to crumble. Lawyers, and even the most conservative agencies, accepted that they had to offer some form of openness along with the closed option if they were to stay in business.

Some adoptive parents now have no choice but to make an

open arrangement if the birth mother insists. But there are still adoptive parents who fear they will not be able to bond with their babies if they know the birth mother. And there are birth mothers who agree to a closed arrangement because they are not counseled as to the grief they may feel in the future about not knowing how their child is faring.

Adult adoptees who grew up in the closed adoption system sometimes wonder how their adoptive mothers would have accepted the presence of another mother. The idea of two mothers, who both are and aren't the "real" one, can be mind boggling. Does a child bond partially with each—or with neither? Where does one put one's primal loyalty without feeling guilt? What new fantasies will replace the old ones? Will one have the need to play the two mothers against each other in adolescence? Will there be the old anger and rage at either or both? Will one have to separate from both when the time comes to individuate?

Despite the reservations that one might have—and even birth mothers wonder how they might have handled seeing their child with another mother—most adoptees agree that the movement toward openness that lets a child grow up with full knowledge of his or her name and heritage is a movement in a healthy direction. There are risks and gambles here as with any social reform, but the benefits far outweigh the disadvantages for everyone in the adoption triad. And we must remember that future generations of adoptees will take this openness for granted.

James Gritter, whose Michigan agency was a pioneer in open adoption, tells a story about his first open adoption placement, which he arranged between a birth mother and his best friends. When the child was seven, she was watching a television show with her father. It happened to be about an adoptee searching. She sat quietly for some time and then said to him in amazement: "Daddy, that lady is adopted and she doesn't know who her birth mother is—isn't that weird?"

International and Interracial Adoption

The face of adoption is also changing. It is as if the adoption field has split into two distinct parts. One is made up of older generations of Caucasian adoptees, who were born in this country, were raised in the closed adoption system, and are now preoccupied with finding their roots, while the other part is comprised of trans-racial children who have entered the domestic adoption pool, along with those international adoptees who are foreign born, and these adoptees are making their voices heard.

Korean adoptees were the first to come here in large numbers, arriving in the mid-1950s, after the Korean War, but now children are coming in from China, Russia, Latin and South America, Africa, and Southeast and Central Asia, many of which are areas that their adopting parents know little about. Most of these children, pulled up by their roots, are arriving without identifying information about their birth families and will face the same identity confusion as adoptees born in this country.

We are, however, seeing the increasing awareness of adoptive parents that their children will have identity issues, unlike the older generations of adoptive parents, who were advised to live as if their children shared their genes and ancestors. Adoptive parents are sending their children to "culture" camps, where they can learn the language and customs of their mother countries, and are accompanying them on Homeland Tours of their countries of origin. A few adult Korean adoptees who have gone on such tours have, against all odds, found their original families and have written books and made films about their experiences.[7] Adoptive parents of children from China and other countries are following the Korean adoptees' experience with great interest as a guide to what their own children may feel.

Postadoption Counseling

"Adoption is a lifelong process," is a phrase one hears often in the adoption field. That means that unlike their former practice of closing the ledger after placing a child in its adoptive home, most agencies now offer postadoption services in which they lay out the predictable crises in adoptive families. They encourage parents to return for ongoing consultations about their child's progress at the first sign of an emotional rash. Adoption hygiene has become a new field, to be taken as seriously as pediatric checkups.

Yet long before the professionals acknowledged that all was not well in the state of adoption, adult adoptees around the country were gathering in what have come to be known as search and support groups to share their feelings and to work for open records.

These groups served a much needed therapeutic function as adoptees gained insight and self-esteem from each other. "So I'm not crazy after all," many an adoptee has sighed with relief on hearing others voice his or her same fears and anxieties. But after their journey through search and reunion, after they have struggled to integrate the experience, the majority leave the adoption reform movement and go on with the concerns of their everyday lives. There are however, an increasing number who, like myself, feel a commitment to serve the adoption community in some healing capacity. You will find many of them listed in the "Adoption Reform Network" section at the back of this book.

I have a clinical practice in both Cambridge, Massachusetts, and New York City and do telephone counseling across the country. I work with adoptive parents whose children, like previous generations, are acting out in their struggles to form an authentic sense of self and with birth mothers who are overwhelmed with the unresolved grief that is released after reunion. My main practice, however, is with adoptees who are grappling with life issues that become intertwined with the fallout from search and reunion.

I have come to see that reunion gives the adoptee a chance to live what I call an "alternate life." On reuniting with one's original mother, one also reunites with one's original baby who was left behind and attempts to live the life that baby might have had. In so doing, one is experimenting with an alternate self, the self one might have been. This alternate self, with no lived past, is like the lost twin of the adopted self, with whom it is sometimes in competition. Who is more "real?" becomes the question as the two selves jockey for position. The original baby wants to start life anew without the adopted self but is glad to retreat to it when things don't go well with either birth parent or birth siblings. The task for adoptees who find a place in the birth mother's or birth father's family is to integrate their twin selves, for one cannot survive without the other.

Over the years, I have tried to find new language to make the adopted visible to others and to themselves. Another term I use for the adoptee's alternate self is the *ghost self.* I say that in order to see adoptees, one must see the ghosts that accompany them: the ghost of the child they might have been if they had stayed with their birth mother; the ghost of the child their adoptive parents might have had; and the ghost of the original mother, for whom they long. So, too, the birth mother is accompanied by the ghost of the baby she relinquished. In reunion, both adoptee and birth mother reunite with those ghosts, but it takes time before the ghosts materialize into real people, with whom they may, or may not, make a meaningful connection that will enable them to build an alternate life together.

I find it an advantage to be an adoptee when doing clinical work with adoptees, but not many therapists have that credential. It is a degree conferred early in life. Still, professionals who are sensitive to adoption issues will be able to help those who seek them out.

David Kirschner, a psychologist who is not a member of the triad, has done pioneering work with adopted children in Long Island, New York. He found that while parents and professionals all too often perceive adoption as a nonevent in the child's life, during therapy the adoptee reveals a preoccupation, in fact an obsession, with two sets of parents. Kirschner believes that it is important to sensitize parents to the continuing need to deal openly with feelings around adoption as the child is forming a sense of identity.

Kirschner believes that there is an adopted child syndrome.[8] He has observed a distinct pattern of behaviors in his young patients. It can include some but not all of the following—pathological lying, manipulativeness, shallowness of attachment, lack of meaningful relationships, stealing, truancy, threatened or actual running away, sexual problems, and academic underachievement. The pattern can also consist of a negative or grandiose self-image, impulsivity, a lack of goal orientation, a low tolerance for frustration, and an absence of normal guilt and anxiety. It is not unusual for those with extreme antisocial behavior to end up in trouble with the law.

The term *adopted child syndrome* has been controversial because in medical usage *syndrome* implies pathology. Yet the same behaviors have been described by other therapists. "I am not suggesting that all or most adoptees are disturbed," Kirschner says. "Those with severe disorders make up only a small clinical subgroup."

The adult adoptees I have queried do not feel threatened by the concept of an adoption syndrome but rather see it as an explanation for the problems they've had around self-esteem, lack of trust, and abandonment fears. They also see the positive side of an adoption syndrome. Not being bound by roots as others are, one can re-create oneself. And as children who have been forced to make an adaptation to losing their parents that very few nonadopted children have to make, they have acquired strength and maturity beyond their years. Adopted people often have deep empathy for suffering that helps them to reach out to others. They are drawn to the creative arts: not being bound to one identity, they can play many roles in theater and express their feelings through painting and other arts.

Yet it cannot be denied that adoptees have had a difficult struggle to put together an authentic self; many lead diminished or unfulfilled lives. Whether or not one wants to use the word *syndrome,* the dilemma of being adopted touches everyone. As Kirschner points out, only by recognizing the unique stresses that adopted children have do we have a chance of preventing the syndrome from developing and of effectively treating it when it occurs.

It is cause for hope that professionals are beginning to realize that adoption may be a child's core issue, rather than one to be looked at after working on his or her other problems. There is now a trend for mental health conferences to include workshops on members of the triad. Professional journals often have articles on some aspect of adoption, many of which focus on children of international and interracial adoption and the concerns of adoptive parents in raising them. In the past, adoptive parents, like mine, disappeared with their children into their communities and tried to live as if they were biological families. But now, with racial differences making this impossible and with the advent of more openness in society, adoptive parents are forming support groups to discuss their problems and questions and are attending conferences that address their issues. One of the largest of these is the annual Adoption Community of New England (ACONE) conference, which has as many as 119 workshops in one day, ranging from how to find a child and the complexities of raising one to the adult adoptee's experience in search and reunion. Another annual conference, covering the same agenda, is the Adoptive Parents Committee (APC), which meets in New York.

Rights and Responsibilities for Everyone in the Adoption Circle

I keep coming back to this issue of rights and responsibilities, for we cannot speak of one without the other. Whether we are bound by blood or social ties, by an adoption or marriage contract, there are unwritten moral laws for the way we relate to one another in society.

Now, while everyone is groping toward a new vision, it seems a good idea to reexamine the stresses in the adoption circle and to consider what we can do to mitigate some of them.

To this end I have drafted a preliminary list of our rights and responsibilities to each other.

I am aware of the pitfalls of such an undertaking: that everything will come out drastically oversimplified. It could be said that issues of the heart cannot be listed in such a pragmatic, utilitarian way. But having acknowledged many of the complexities involved in the preceding pages, I am presuming to do so.

I wanted to see what it would all look like, laid out bare like this, even knowing that under the best of circumstances it cannot solve all the problems. The human condition is far too complex for such illusions.

This is a small list, an optimist's list, a visionary's list, but I hope that others will shape and expand it over the years. Make it a working list.

Psychologically, this list affirms the need for an adoption system, but one that is more flexible and more humane. It also assumes that people can change.

Legally, it is predicated on the concept of open birth and adoption records for those parties directly concerned.

Practically, it is dependent on certain innovations—such as the establishment of a central bureau in each state where all adoption records can be kept and updated over the years. This would be, in effect, a uniform repository system that would not be subject to the ephemeral fortunes of adoption agencies or legal agents. Ideally, such a bureau could also be responsible for maintaining a reunion registry for those wishing to find each other, and an intermediary service for those requesting it.

Realistically, this list will take some time to happen.

However, we do not have to wait for everything suggested here to come to pass to relate to each other with empathy and honesty, which is, after all, the right and responsibility of all people who truly care for one another.

Adoptees have the right:

To know they are adopted.

To a birth certificate that has not been amended or sealed.

To adoption papers that have not been sealed.

To knowledge of their origins—the name they were given at birth, their ethnic and religious background, the complete medical and social history of their birth families.

To open and honest communication with their adoptive parents.

To updated medical and social history on the birth parents and their respective families.

To personal contact with each birth parent.

To live without guilt toward either set of parents when they explore questions about their heritage.

Adoptees have the responsibility:

To treat their adoptive parents as their "real" parents.

To help their adoptive parents understand their need to know their heritage.

To contact their birth parents in a discreet way that will not invade their privacy.

To be considerate of the birth parents after contact.

To be considerate of the adoptive parents during their Search and Reunion period.

Adoptive parents have the right:

To be regarded by the child and society as the "real" parents.

To raise the child according to their social and religious background, even when it differs from that of the birth family.

To expect the birth parents to respect the privacy and integrity of their family unit, and to make contact through them or an intermediary rather than through a minor child.

To full information about their child at the time of adoption, and updated information on the birth parents over the years.

Adoptive parents have the responsibility:

To explore open adoption.

To tell the child that he or she is adopted and to keep communication channels open after that.

To obtain all the information they can in writing about the child's background at the time of adoption.

To have empathy for the child's need for knowledge about his heritage and to help him integrate it over the years.

To avoid inflicting feelings of indebtedness or guilt on the child.

To give the social worker or legal agent updated material on the child's development should the birth parents request it.

To request updated information on the birth parents.

To acknowledge the possibility that the child may need to search for and meet the birth parents.

To have some kind of communication with a birth parent who has made contact either directly or through an intermediary.

To inform an Adoptee of such contact.

To avoid going through black marketeers to find a child, and to be certain the child's records are not falsified.

To lobby in their state legislature for open records.

Birth parents have the right:

To explore *open* adoption.

To privacy from the public, but not from their own child.

To put their own requirements into an adoption contract.

To waive their option of confidentiality at the time of adoption, or at any time afterward.

To updated information about the child's development while it is growing up in the adoptive family.

To determine the time and place for meeting with a child who has searched for them in such a way that will preserve their privacy.

To contact a child who has reached adulthood.

Birth parents have the responsibility:

To explore open adoption.

To work with professionals rather than baby brokers.

To supply the agency or legal go-between with a complete medical and social history and to update this over the years.

To balance their right to information about the child with respect for the adoptive family.

To find some way to contact the adoptive parents of a minor child, either directly or through an intermediary, rather than approaching the child.

To meet with their child if they are contacted, and to reveal any relevant information, especially the identity of the other birth parent, siblings, or half-siblings.

To lobby in their state legislature for open records.

Social workers and legal agents have the right:

To arrange legal adoptions.

To receive reasonable fees for their professional services.

To expect state legislators to clear up the present ambiguities in the adoption statutes.

Social workers and legal agents have the responsibility:

To offer open adoption to birth parents and adoptive parents.

To examine their own attitudes about adoption and to be trained in the psychology of the Adoptee, the adoptive parents, and the birth parents.

To choose adoptive parents who are able to understand the psychological needs of the adopted child.

To keep legal fees reasonable, and to itemize costs.

To have legal counsel representing the child at the time of the adoption procedures.

To consider the needs of all parties while writing the adoption contract.

To place twins and, if possible, siblings in the same family.

To get a full medical and social history from both birth parents, as well as their authentic names and addresses.

To give all information in writing to the adoptive parents.

To give updated material to all parties on request.

To treat Adoptees who contact them with courtesy, consideration, and honesty.

To act as an intermediary for any party requesting this service.

To get a full medical and social history on children of intercountry adoptions.

To lobby for controls on black market adoptions.

To lobby in state legislatures for open adoption records.

To help medical schools and schools of social work to devise courses on the adoption syndrome and the psychological complexity of the adoption circle.

The Adoption
Resource Network

The adoption support groups listed here are primarily made up of adoptees and birth parents, but some include all the members of the triad. They are working for a healthy adoption system that has open records and openness in adoption practice and that respects civil rights of the adopted person. They offer emotional support and search help. If you cannot find a group in your city, contact one of the national umbrella groups listed separately in this section. Birth parent and adoptive parent groups and therapists have their own listings. You can also go online to find Internet chat groups and adoption blogs.

Adoption Triad Support Group—USA

ARIZONA
Search Triad, Inc.
Phoenix
Contact: Karen Tinkham
E-mail: k.tink@att.net
Phone: 480-834-7417

CALIFORNIA
Adoptee/Birthparent Connections
Nipomo
E-mail: tpeddie@charter.net
Phone: 805-929-2930
Phone: 866-887-0918

Adoption Search and Reunion
Forestville
E-mail:
    toby@adoptionsearcher.com

Marin County Triad
Phone: 415-902-0769

Oakland Adoptees
Phone: 510-336-9284
Phone: 510-207-0142

PACER
Oakland
E-mail:
    president@pacer-adoption.org

Sacramento Triad
Phone: 916-359-6777
Phone: 916-653-8347

Triple Hearts Adoption Triangle
Riverside
Phone: 951-684-4099

COLORADO
Adoptees in Search
Denver
E-mail: aisdenver@yahoo.com
Phone: 303-232-6302

CONNECTICUT
Ties That Bind
Milford
E-mail: Janerino@optionline.net
Phone: 203-874-2023

DISTRICT OF COLUMBIA
*Adoptee-Birth Parent Support
   Network*
Alexandria, VA
E-mail: ABSNmail@verizon.net
Phone: 301-442-9106

DELAWARE
Finders Keepers
Bear
E-mail: SearchDE@aol.com
Phone: 302-834-8888

FLORIDA
Circle of Hope, FL Triad Support
Greenacres
E-mail: Circle92@bellsouth.net
E-mail: Circle92@juno.com
Phone: 561-967-7079

Triad Adoption Search and Support
Orlando
E-mail: Sherlock315@juno.com
Phone: 407-843-2760

GEORGIA
Heart in Hand
Lawrenceville
Contact: Denise Carroll
Phone: 707-682-8737

The Triad Connection
Atlanta
E-mail: clanmack@bellsouth.net
Phone: 404-603-5335

HAWAII
Adoption Circle of Hawaii
Honolulu
E-mail: adoptioncirclehawaii@
   hotmail.com
Phone: 808-591-3834

IDAHO
Search Finders of Idaho
Boise
E-mail: Iowight@msn.com
Phone: 208-375-9803

ILLINOIS
*Adoptees, Birth Parents and
   Adoptive Parents Together*
Naperville
E-mail:
   adoption@wideopenwest.com
Phone: 630-778-0636

Healing Hearts
Bloomington
E-mail: digger791@aol.com
Phone: 309-820-0230

Truth Seekers in Adoption
Batavia
E-mail: jkoptik@comcast.net
Phone: 630-434-8742
Web site:
   www.truthseekersinadoption.org

INDIANA
Double Heritage Search and
Support Group
Marion
E-mail: smile@cometeck.com
Phone: 765-384-5885

IOWA
Origins
Windsor Heights
E-mail: jim@originsinc.com
Phone: 515-274-4499

KANSAS
Adoption Concerns Triangle
of Topeka
Topeka
E-mail: waugh5@cox.net
Phone: 785-235-6122

Adoption Triad Support Network
Contact: Carolyn Pooler
E-mail: gapmother@aol.com
Phone: 816-505-0328

Stigma
(Support for those conceived by
rape or incest)
Bonner Springs
Phone: 913-441-0372
E-mail: stigma@kc.rr.com

LOUISIANA
LAAB Search and Reunion
Kenner
E-mail: linrwoods@aol.com
Phone: 504-443-1012

MAINE
ASCME
South Portland
E-mail: pjen@maine.rr.com
Phone: 207-799-3574
Web site: www.ascme.net

OBC for ME Triad Support Group
Portland
E-mail: cmrcmr@verizon.net
Phone: 207-781-6089
Web site: www.OBCforME.org

MARYLAND
Adoptee-Birth Parent Support
Network
Alexandria
E-mail: ABSNmail@verizon.net
Phone: 301-442-9106

P.A.S.S. of Delmarva
Salisbury
E-mail: wilmer@dmv.com
Phone: 410-742-2456

MASSACHUSETTS
Adoption Connection
Peabody
E-mail: suedarke@aol.com
Phone: 978-532-1261

Boston Korean Adoptees
Boston
E-mail: BKAdoptee@yahoo.com

MICHIGAN
Adoption Identity Movement
Hazel Park
E-mail: caudt@wideopenwest.com
Phone: 248-399-1290

Bonding by Blood
Vassar
E-mail: jfoess@sbcglobal.net
Phone: 989-823-4013

Open Adoption Insight
Royal Oak
E-mail:
    brenr@openadoptioninsight.org
Phone: 248-543-0997

MINNESOTA
Concerned United Birthparents
(CUB)
St. Louis Park
Phone: 952-930-9058
Birth parents and adoptees

First Nations Orphans Association
St. Paul
E-mail: sadoptee@yahoo.com
Phone: 651-330-1942

MISSOURI
Adoption Triad Support Network
Contact: Carolyn Pooler
E-mail: gapmother@aol.com
Phone: 816-505-0328

MO Open 2000 & Search, Support
& Reunion
E-mail: kurtz3@aol.com

NEW JERSEY
Adoptee/Birth Parent Support Group
of Central NJ
Hillsbourgh
E-mail: Randie_Zimmerman@
hotmail.com
Phone: 609-510-7504

CHATS Triad Support Group
North Plainfield
Phone: 908-561-9654
E-mail: Chatsnj@comcast.net

Full Circle Triad Post-Adoption
Support Group
Midland Park
E-mail:
cindilouwho@mindspring.com
Phone: 973-427-4521

Morristown Post-Adoption
Support Group
E-mail: Ginny_Bay@yahoo.com
Phone: 973-884-0120

NEW MEXICO
Operation Identity
Albuquerque
Phone: 505-293-3144

NEW YORK
Adoption Crossroads
Phone: 212-788-0110
Web site:
www.adoptioncrossroads.org

Adoption Triad Group in the Village
New York City
Phone: 212-867-6056

Also-Known-As (AKA)
New York City and Connecticut
Phone: 1-888-467-2183
Web site: www.alsoknownas.org
Korean adoptee education and
social organization

Angels Support Network
Rochester
E-mail: Anglersr5@aol.com
Phone: 716-594-9051

NORTH CAROLINA
Adoption Triad Dialogue Group
Greensboro
E-mail: fportnoy@bellsouth.net
Phone: 336-834-8222

OHIO
Adoption Network Cleveland
Cleveland
E-mail: Betsie.Norris@adoption
network.org
Phone: 216-881-7511

OKLAHOMA
Adoption Support Group
Tulsa
E-mail: ronna1959@aol.com
Phone: 918-342-3911

*OK Post-Adoption Triad
  Support Group*
Tulsa
Phone: 918-369-1279

OREGON
Adoptee/Birthparents Connections
Portland
E-mail: tpeddie@charter.net
Phone: 541-536-3650

Adoption Mosaic
Portland
Phone: 503-752-9982

PENNSYLVANIA
Adoption Forum
Lancaster
E-mail:
  adoptionforum.org@gmail.com
Phone: 215-238-1116

Adoption Forum
Pittsburgh
E-mail: Cadonganluv@aol.com
Phone: 412-856-1141

Berks County Adoption Forum
E-mail: jcotten@comcast.net
Phone: 610-777-9742

Lost Loved Ones
Edensburg
E-mail: bob621mul@adelphia.net
Phone: 814-471-7525

PA Adoption Connection
Canonsburg
E-mail: Sherel@verizon.net
Phone: 724-743-1992

PA Adoption Connection
Fort Hill, Western PA
E-mail: GShay@aol.com
Phone: 814-395-3938

Pittsburgh Adoption Lifeline
Pittsburgh
Phone: 724-443-3370

SOUTH CAROLINA
Adoption Search for Life
Anderson
E-mail: cpwalters@aol.com
Phone: 864-287-4328

TEXAS
Adoption Knowledge Affiliates
Austin
Phone: 512-442-8252

DFW Triad Support Group
Contact: Carol L. Demuth
Dallas
E-mail: dfwtriad@yahoo.com

Roots and Missing Links
Coppell
E-mail: glendalpi@aol.com
Phone: 972-471-0744
Phone: 214-282-3809

VIRGINIA
*Adoptee-Birth Parent Support
  Network*
Alexandria
E-mail: ABSNmail@verizon.net
Phone: 301-442-9106

WASHINGTON
Darlene Wilson Support Group
Vancouver
E-mail:
  darlenew@worldaccessnet.com
Phone: 360-256-8795

Given Right
Federal Way
E-mail: givenright@msn.com
Phone: 253-839-3666

A Loving Journey
Federal Way
E-mail: alovingjourney@aol.com
Phone: 253-952-6735

*WA Adoption Reunion Movement
(WARM)*
Seattle
E-mail: warm@warmsearch.org
Phone: 206-767-9510

WISCONSIN
Adoption Triad Outreach
Milwaukee
E-mail:
  searchteam@adoptiontriad.org

National Umbrella Groups

These groups service all of the members of the adoption triad.
Contact them for conference schedules, speakers, and newsletters.

*American Adoption Congress
(AAC)*
Washington, DC
E-mail:
  AmerAdoptionCong@aol.com
Phone: 202-483-3399
Web site: www.americanadoption
  congress.org
One of the oldest in adoption
reform. Annual conference and
newsletter, the *Decree.* See its Web
site for support groups and legisla-
tive activities.

Bastard Nation
Edmund, OK
Phone: 415-704-3166
Web site: www.bastards.org
Adoptee civil rights activism.
Works for legislative reform in
adoption.

*Child Welfare Information Gateway
(formerly National Adoption Infor-
mation Clearinghouse)*
Washington, DC
Phone: 888-251-0075
Web site: www.childwelfare.gov
Contact it for information on all
aspects of adoption.

*Child Welfare League of America
(CWLA)*
Arlington, VA
Phone: 703-412-2400

Web site: www.cwla.org/default.htm
Dedicated to adopted and foster
children

Concerned United Birthparents (CUB)
San Diego, CA
E-mail: info@cubirthparents.org
Phone: 800-822-2777
Oldest birth parent group working
for adoption reform. Contact it for
a CUB chapter in your area.

Evan B. Donaldson Adoption Institute
New York City
Phone: 212-925-4089
Phone: 617-332-8944
Web site: www.adoptioninstitute.org
Doing cutting edge work in adop-
tion reform and education. Invalu-
able research papers on a wide
range of issues relating to adop-
tion and foster care.

Family Equality
Boston, MA
E-mail: info@familyequality.org
Phone: 617-502-8700
Coalition of gay parenting groups.
Annual conference and newsletter.

*Korean American Adoptee
Adoptive Family Network*
El Dorado Hills, CA
E-mail: KAANet@aol.com
Phone: 916-933-1447
Web site: www.kaanet.com

North American Council on
  Adoptable Children (NACAC)
St. Paul, MN
E-mail: info@nacac.org
Phone: 651-644-3036
Web site: www.nacac.org
Facilitates information sharing
among parent groups. Holds
annual conferences.

Resolve
Somerville, MA
Phone: 617-623-0744
Support for infertility and adop-
tion issues

Birth Parent Support Groups

Contact Concerned United Birthparents (CUB) listed under National
Umbrella Groups for a chapter in your area.

CALIFORNIA
Bay Area Birthmothers Association
San Francisco
E-mail: sganz1@hotmail.com
Phone: 415-546-3691

Concerned United Birthparents (CUB)
Buena Park
E-mail: delayncurtis@juno.com
Phone: 714-994-1440

Concerned United Birthparents (CUB)
La Mirada
E-mail: mimijanes@earthlink.net

East Bay Birth Mothers
Phone: 925-528-9191

Ronda Slater
Oakland
E-mail: slaterronda@aol.com
Phone: 510-843-3530

COLORADO
Concerned United Birthparents (CUB)
Denver
E-mail: CUBDenver@comcast.net

DISTRICT OF COLUMBIA
Concerned United Birthparents
 (CUB) DC
Chevy Chase, MD

E-mail: DCMETROCUB@aol.com
Phone: 202-966-1640

ILLINOIS
Birthmother Support Group
Chicago
E-mail: jwilliams@f-r-c.org
Phone: 312-505-0473

MARYLAND
Concerned United Birthparents (CUB)
Chevy Chase
E-mail: DCMETROCUB@aol.com
Phone: 202-966-1640

MINNESOTA
Concerned United Birthparents (CUB)
Edina
E-mail: sayspazz@aol.com
Phone: 952-938-5866
Both adoptees and birth mothers

NEBRASKA
Concerned United Birthparents (CUB)
Omaha
E-mail: sandyrolls@cox.net
Phone: 402-397-6394

NEW YORK
Manhattan Birth Parents Support
Group
New York City
E-mail: judy.kelly@att.net
Phone: 212-252-8921
Contact: Joyce Bahr
E-mail:
unsealedinitiative@nyc.rr.com

SOUTH CAROLINA
Adoption Reunion Connection
and Sunflowers
E-mail: Jrobin474@aol.com
Phone: 864-415-3549

VERMONT
Concerned United Birthparents (CUB)
E-mail:
region1dir@cubirthparents.org

International Canadian Council
of Natural Mothers
Web site: www.ccnm-mothers.ca/

Adoptive Parent Groups

ALABAMA
Single Adoptive Parent Support Group
Birmingham
Phone: 205-733-0976

COLORADO
Colorado Coalition of Adoptive
Families
Louisville
Phone: 303-620-5150
Web site: www.cocaf.org

IDAHO
Wednesday's Child
Special Needs Adoptive Parent
Services
Boise
Phone: 208-345-6646
Web site: www.idahowednesdays
child.org/index.php

ILLINOIS
Stars of David
Norfolk
Phone: 1-800-782-7349
Web site: www.starsofdavid.org

MAINE
Adoptive & Foster Families of Maine
Old Town
E-mail: affm@aol.net
Phone: 1-800-833-9786
Phone: 207-827-2331

MARYLAND
Families Adopting Children
Everywhere (FACE)
Baltimore
Phone: 412-488-2656

MASSACHUSETTS
Adoption Community of New
England, Inc.
Westborough
E-mail: info@AdoptionCommunity
ofNE.org
Phone: 508-366-6812
Workshops on pre-post adoption
issues. Annual conferences for all
members of the triad.

MINNESOTA
Adoptive Families of America (AFA)
St. Paul
Phone: 612-535-4829

*North American Council on
    Adoptable Children (NACAC)*
St. Paul
E-mail: info@nacac.org
Phone: 651-644-3036
Web site: www.nacac.org
Annual conference

NEW YORK
Adoptive Parents Committee
New York City
Phone: 212-304-8479
Web site: www.adoptiveparents.org
Annual conference

*Latin American Parents Association
    (LAPA)*
Brooklyn
Phone: 718-236-8689

PENNSYLVANIA
National Adoption Center
Phone: 215-735-9988
Phone: 800-TO-ADOPT

WASHINGTON
Families Like Ours
Seattle
Phone: 877-230-3055
Web site: www.familieslikeours.org

Registries

*Adoptees' Liberty Movement Associa-
    tion (ALMA)*
Denville, NJ
Phone: 973-586-1358
Web site: almasociety.org

*American Association of Open Adop-
    tion Agencies*
Web site: www.openadoption.org

*International Soundex Reunion
    Registry (ISSR)*
Carson City, NV
Phone: 775-882-7755
Web site: ISRR.net
Highly recommended. No fee.

Metro Reunion Registry
Web site:
    www.metroreunionregistry.org

Adoption Therapists

As yet there is no comprehensive national list of adoption therapists. Here are a few that I recommend, mainly on the East Coast, but there are more across the country not included here. As professionals train in the psychology of the adoptive family, as well as the psychology of domestic and international adoptees, the list will continue to grow. Contact the Child Welfare Information Gateway at www.childwelfare.gov for therapists in your area.

CALIFORNIA
Anne Brodzinsky, Ph.D.
Oakland
E-mail: abrodzinsk@comcast.net
Child, adolescent, adult

David Brodzinsky, Ph.D.
Oakland
E-mail: dbrodzinsk@adoption
   institute.org
Child, adolescent, adult

Kinship Center
Contact: Sharon Roszia
Orange County
E-mail: SRoszia@Kinshipcenter.org
Pre-post adoption issues. Individual and family counseling.

Priscilla Margolin
Ventura
Phone: 805-644-1930

Marlou Russell
Santa Monica
Phone: 310-829-1438
All members of the triad

Nancy Verrier, Ph.D.
Lafayette
E-mail: nverrier@starwink.net
Web site: www.nancyverrier.com
All members of the triad

CONNECTICUT
Nancy Janus, Ph.D.
Southern Connecticut State University
New Haven
Phone: 203-397-4564

KANSAS
Kris Probusco, M.S.W.
Kansas City
E-mail: Krisprobusco@hotmail
Phone: 816-781-8550
Fertility, reproductive technology issues

LOUISIANA
Leslie Pate McKinnon
E-mail: clanmack@bellsouth

MARYLAND
*The Center for Adoption Support and
   Education*
Bethesda
Phone: 301-476-8525
Web site: www.adoptionsupport.
   org/couns/index.php

MASSACHUSETTS
Center for Family Connections
Contact:
   Joyce Maguire Pavao, E.D.
Cambridge
E-mail: cffc@kinnect.org
Phone: 617-547-0909
Web site: www.kinnect.org
All adoption-related mental health services. Phone consultations with attorneys and agencies. Training sessions and conferences.

Betty Jean Lifton, Ph.D.
Cambridge
E-mail: bjkappa@aol.com
Phone: 617-547-5672
Web site: bjlifton.com
All members of the triad. Phone counseling nationwide.

Steven Nickman, M.D.
Adoption and Custody Unit
Massachusetts General Hospital
Boston
Phone: 617-726-2724

MICHIGAN
Brenda Romanchik
Royal Oak
E-mail: brenr@openadoption
   insight.org
Phone: 248-543-0997
Birth mother specialist

Linda Yellin
Farmington Hills
Phone: 810-489-9570

MINNESOTA
Adoptive Family Counseling Center
Contact: Holly van Gulden
Minneapolis
Phone: 612-722-5362

Relate Counseling Center
Contact: Warren Watson
Minnetonka
Phone: 612-932-7277
Web site: www.relate.mn.org

Claude Riedel
St. Paul
Phone: 612-646-9656

C. Alan Steed, Ph.D.
Allina Medical Clinic
Eagen
Phone: 651-454-3970

NEW JERSEY
Behnaz Parkizegi, Ph.D.
51 Upper Montclair Plaza
Upper Montclair
Phone: 973-454-3676

Amira Paris Wallach, Ph.D.
10 Wilsey Sq.
Ridgewood
Phone: 201-652-6067

NEW YORK
Amanda L. Baden, Ph.D.
412 Sixth Ave.
Greenwich Village
New York City
Phone: 646-498-0452
Web site:
    www.transracialadoption.net
Chinese and transracial specialist

Therese Bimka, L.C.S.W.
40 Eighth Ave.
Brooklyn
Phone: 718-622-5220
Child, adolescent, and adult

Christopher Bonovitz, Ph.D.
228 West 22nd St.
New York City
Phone: 212-774-9464
Child and adolescent

Barbara D'Amato, M.A.
18 East 16th St.
New York City
Phone: 212-633-1297
6735 Ridge Blvd.
Brooklyn
Phone: 718-491-4104
All members of the triad

Christopher Deeg, Ph.D.
Dix Hills
Phone: 516-427-8403
All members of the triad

Andrea Gitter, M.A.
96 Fifth Ave.
New York City
Phone: 212-627-5024
Bell Harbor
Phone: 718-634-0253

Susan Glazer, L.C.S.W.
One Stone Place
Bronxville
Phone: 914-202-8570

Bernie Michael Glintz
12 Tennis Place
Forest Hills
Phone: 718-575-3328

Allison Gold
New York City
Phone: 212-535-2901
Families with Chinese children

Sean Grover
41 East 11th St.
New York City
Phone: 212-727-0488
Child and adolescent

Linda Gunsberg, Ph.D.
130 West 56th St.
New York City
Phone: 212-246-5506
Child and adult, forensic specialist

Judy Kelly
New York City
E-mail: judykelly@att.net
Phone: 212-252-8921
Birth mother counselor

David Kirschner, Ph.D.
44 Juneau Blvd.
Woodbury
E-mail: dk21544808@aol.com
Phone: 516-692-6060
Web site: www.adoptionuncharted
   waters.com
Child, forensic specialist

Betty Jean Lifton, Ph.D.
130 West 56th St.
New York City
E-mail: bjkappa@aol.com
Phone: 617-547-5672
Web site: bjlifton.com
All members of the triad. Phone
counseling nationwide.

Phyllis Lowinger, M.S.
168 West 86th St.
New York City
E-mail: Phyllow@aol.com
Phone: 212-666-3400
Infertility and adoption

Julie Marcus
441 West End Ave.
New York City
Phone: 212-724-7588
Child and adult

Linda Mayers, Ph.D.
127 West 96th St.
New York City
Phone: 212-865-4212
Child and family

Benjamin McCommon, M.D.
300 Central Park West
New York City
Phone: 212-874-2702
All members of the triad. Special-
ization in gay and lesbian issues.

Sally Moskowitz, Ph.D.
307 Seventh Ave.
New York City
E-mail: SallyMRose@aol.com
Phone: 212-255-1983
Child and adult

Leora Neal
Association of Black Social Workers
1969 Madison Ave.
New York City
Phone: 212-831-5181
Child counseling and referral
service

Corliss Parker, Ph.D.
41 West 83rd St.
New York City
Phone: 212-362-9440
E-mail: CParker1@NYC.rr.com
Child and adult

Cheryl Pearlman, L.C.S.W.
83 Louisa St.
Brooklyn
Phone: 718-972-5202
Individual, couple, and family
therapy

Sandy Rosegarten, C.S.W.
9 Pine Dr.
Port Washington
Phone: 516-883-0528

John Sobraske
Rochester
E-mail: Sobraske@rochester.rr.com
Phone: 585-746-7695

Susan Warshaw, Ph.D.
11 Riverside Dr.
New York City
Phone: 212-406-1161

OHIO
Janet Brinn, Ph.D.
Cincinnati
Phone: 513-929-0935
Adult, adolescent, child

OKLAHOMA
Family Tree Adoption Counseling
Contact: Linda Babb, Ph.D.
Norman
Phone: 405-360-8134

OREGON
Teamwork for Children
Contact: Jeanne Etter, Ph.D.
Eugene
Web site:
   www.teamworkforchildren.org

PENNSYLVANIA
Abby Ruder
Glenside
Phone: 215-233-1380

TEXAS
Randolph Severson, Ph.D.
Dallas
E-mail: Randolphseverson@
   sbcglobal.net
Adult and adolescent

Tapestry Birthmother Support Group
Contact: Carol L. Demuth
Irving
E-mail: Cdemuth@buckner.org
Web site: www.irvingbible.org/
   index.php?id=759/

WASHINGTON
*Adoption Search & Counseling
   Consultants (ASCC)*
Contact: Donna Portuesi, M.S.W.
Seattle
Phone: 206-284-8538
Web site: www.reunionagency.org
Pre-post reunion issues. Clinical
training sessions and retreats.

WISCONSIN
Brief Family Therapy Center
Contact: Ron Kral
Milwaukee
E-mail: BriefFTC@aol.com
Phone: 414-464-7775

Periodicals

Adoption Quarterly
Philadelphia, PA
E-mail: Haworthpress@taylorand
   frances.com
Phone: 800-354-1420
Scholarly multidisciplinary jour-
nal. Covers all aspects of adoption.

Adoption Today
Windsor, CO
Phone: 888-924-6736
Phone: 970-686-7412
Bimonthly. Domestic/interna-
tional articles.

Adoptive Families Magazine
New York City
E-mail: letters@adoptivefamilies.
   com
Phone: 646-366-0830
Award winning bimonthly. Personal stories, adoption information.

Tapestry Books
Ringoes, NJ
Phone: 877-266-5406
Web site: www.tapestrybooks.com
Valuable adoption book catalog

Recommended Reading

Albee, Edward. *The American Dream; and the Zoo Story: Two Plays.* Reprint, New York: Plume Dutton Signet, 1997.

Albee, Edward. *The Play about the Baby.* New York: Dramatists Play Service, 2002.

Albee, Edward. *Three Tall Women.* New York: Dutton, 1994.

Anderson, Robert. *Second Choice: Growing up Adopted.* Chesterfield, Mo.: Badger Hill Press, 1992.

Bailey, Julie J., and Lynn Giddens. *The Adoption Reunion Survival Guide: Preparing Yourself for the Search, Reunion, and Beyond.* Oakland, Calif.: New Harbinger Publications, 2001. Distributed in the United States by Publishers Group West.

Baran, Annette, and Reuben Pannor. *Lethal Secrets: The Psychology of Donor Insemination.* New York: Amisted Press, 1993.

Boswell, John. *The Kindness of Strangers: The Abandonment of Children in Western Europe from Late Antiquity to the Renaissance.* New York: Pantheon, 1988.

Brodkey, Harold. *This Wild Darkness: The Story of My Death.* New York: Metropolitan Books, 1996.

Brodzinsky, David M., and Marshall D. Schechter, eds. *The Psychology of Adoption.* New York: Oxford University Press, 1990.

Duprau, Jeanne. *Adoption: The Facts, Feelings, and Issues of a Double Heritage.* New York: Julian Messner, 1990. (Young adult book)

Dusky, Lorraine. *Birthmark.* New York: M. Evans, 1979.

Eldridge, Sherrie. *Twenty Life Transforming Choices Adoptees Need to Make.* Colorado Springs, Co.: Pinon Press, 2003.

Evans, Karin. *The Lost Daughters of China: Abandoned Girls, Their Journey to America, and the Search for a Missing Past.* New York: Putnam, 2000.

Foli, Karen J., and John R. Thompson. *The Post-Adoption Blues: Overcoming the Unforeseen Challenges of Adoption.* [New York?]: Rodale, 2004. Distributed by St. Martin's Press.

Gasco, Elyse. *Can You Wave Bye Bye, Baby? Stories.* New York: Picador, 1999.

Gediman, Judith S., and Linda P. Brown. *Birth Bond: Reunion between Birthparents and Adoptees—What Happens After.* Far Hills, N.J.: New Horizon Press, 1989.

Gravelle, Karen, and Susan Fischer. *Where Are My Birth Parents? A Guide for Teenage Adoptees.* New York: Walker, 1993.

Green, Tim. *A Man and His Mother: An Adopted Son's Search.* New York: Regan Books, 1997.

Gritter, James L., ed. *Adoption Without Fear.* San Antonio, Tex.: Corona, 1989.

Gussow, Mel. *Edward Albee, Singular Journey: A Biography.* New York: Simon & Schuster, 1999.

Homes, A. M. *In a Country of Mothers.* New York: Knopf, 1993.

Homes, A. M. *A Mistress's Daughter: A Memoir.* New York: Viking, 2007.

Hushion, Kathleen, Susan B. Sherman, and Diana Siskind. *Understanding Adoption.* Oxford: Rowman & Littlefield, 2006.

Imber-Black, Evan, ed. *Secrets in Families and Family Therapy.* New York: Norton, 1993.

Javier, Rafael A., Amanda Baden, Frank A. Biafora, and Alina Camacho-Gingerich, eds. *Handbook of Adoption: Implications for Researchers, Practitioners, and Families.* Thousand Oaks, Calif.: Sage Publications, 2007.

Kirk, H. David. *Shared Fate.* Glencoe, Ill.: The Free Press, 1964.

Kirschner, David. *Uncharted Waters, A Psychologist's Case Studies . . . Clinical and Forensic Issues.* Woodbury, N.Y.: Juneau Press, 2006.

Kirschner, David."Understanding Adoptees Who Kill: Dissociation, Patricide, and the Psychodynamics of Adoption." *International Journal of Offender Therapy and Comparative Criminology* 6:4 (1992): 323–33.

Kirschner, David, and Linda S. Nagel. "Antisocial Behavior in Adoptees: Patterns and Dynamics." *Child and Adolescent Social Work* 5:4 (1988): 300–314.

Krementz, Jill. *How It Feels to Be Adopted.* New York: Knopf, 1982. (Children's book)

Larkin, Alison. *The English American.* New York: Simon & Schuster, 2008.

Lifton, Betty Jean. *Journey of the Adopted Self: A Quest for Wholeness.* New York: Basic, 1994.

Lifton, Betty Jean. *Twice Born: Memoirs of an Adopted Daughter.* 1975. Reprint, New York: Other Press, 2006.

McColm, Michelle. *Adoption Reunions, A Book for Adoptees, Birth Parents and Adoptive Parents.* Toronto: Second Story Press, 1993.

McKinley, Catherine E. *The Book of Sarahs: A Memoir of Race and Identity.* Washington, D.C.: Counterpoint, 2002.

McPherson, Sandra. *The Year of Our Birth*. New York: Ecco Press, 1978.

Melina, Lois, and Sharon Kaplan Roszia. *The Open Adoption Experience*. New York: Harper Perennial, 1993.

Melosh, Barbara. *Strangers and Kin: The American Way of Adoption*. Cambridge: Harvard University Press, 2002.

Novy, Marianne. *Imagining Adoption: Essays on Literature and Culture*. Ann Arbor: University of Michigan Press, 2001.

Novy, Marianne. *Reading Adoption: Family and Difference in Fiction and Drama*. Ann Arbor: University of Michigan Press, 2005.

Pavao, Joyce M. *The Family of Adoption*. Boston: Beacon, 1998.

Paton, Jean [Ruthena Hill Kittson, pseud.]. *Orphan Voyage*. 1968. Reprint, Cedaredge, Colo.: Country, 1980.

Pertman, Adam. *Adoption Nation: How the Adoption Revolution Is Transforming America*. New York: Basic, 2000.

Plotz, David. *The Genius Factory: The Curious History of the Nobel Prize Sperm Bank*. New York: Random House, 2005.

Riben, Marsha. *Shedding Light on the Dark Side of Adoption*. Detroit: Harlo Press, 1988.

Riben, Mirah. *The Stork Market*. Dayton, N.J.: Advocate Publications, 2007.

Robinson, Katy. *A Single Square Picture: A Korean Adoptee's Search for Her Roots*. New York: Berkley Books, 2002.

Rosenberg, Elinor B. *The Adoption Life Cycle: The Children and Their Families Through the Years*. New York: The Free Press/Macmillan, 1992.

Russell, Marlou. *Adoption Wisdom: A Guide to the Issues and Feelings of Adoption*. Santa Monica, Calif.: Broken Branch Productions, 2000.

Saffian, Sarah. *Ithaka: A Daughter's Memoir of Being Found*. New York: Basic, 1998.

Schaefer, Carol. *The Other Mother: A Woman's Love for the Child She Gave up for Adoption*. New York: Soho Press, 1991.

Schein, Elyse, and Paula Bernstein. *Identical Strangers: A Memoir of Twins Separated and Reunited*. New York: Random House, 2007.

Schwartz-Salant, Nathan, and Murray Stein, eds. Special issue on abandonment. *Chiron (A Review of Jungian Analysis)*, 1985.

Silber, Kathleen, and Patricia Martinez Dorner. *Children of Open Adoption*. San Antonio, Tex.: Corona, 1990.

Solinger, Rickie. *Wake up Little Susie: Single Pregnancy and Race Before Roe v. Wade*. New York: Routledge, 1992. Second paperback edition with new foreword by Elaine Tyler May. New York: Routledge, 2000.

Sorosky, Arthur D., Annette Baran, and Reuben Pannor. *The Adoption Triangle*. San Antonio, Tex.: Corona, 1989.

Stiffler, LaVonne Harper. *Synchronicity and Reunion: The Genetic Connection of Adoptees and Birthparents*. Hobe Sound, Fla.: FEA Publishing, 1992.

Strauss, Jean. *Birthright: A Guide to Search and Reunion for Adoptees, Birthparents, and Adoptive Parents*. New York: Penguin, 1994.

Trenka, Jane J. *The Language of Blood: A Memoir.* St. Paul: Borealis Books, 2003.

Trenka, Jane J., Julia C. Oparah, and Sun Y. Shin. *Outsiders Within: Writing on Transracial Adoption.* Cambridge: South End Press, 2006.

Verny, Thomas, with J. Kelly. *The Secret Life of the Unborn Child.* New York: Delta, 1991.

Verrier, Nancy Newton. *The Primal Wound: Understanding the Adopted Child.* Baltimore: Gateway Press, 1993.

Verrier, Nancy Newton. *Coming Home to Self: The Adopted Child Grows Up.* Baltimore: Gateway Press, 2003.

Volkman, Toby A. *Cultures of Transnational Adoption.* Durham: Duke University Press, 2005.

Waldron, Jan L. *Giving away Simone: A Memoir.* New York: Random House, 1995.

Winston, Chris. *A Euro-American on a Korean Tour at a Thai Restaurant in China: Perspective of an Adoptive Parent of Korean Kids.* El Dorado Hills, Calif.: Korean American Adoptee Adoptive Family Network, 2006.

Acknowledgments from the Second Edition

In the process of my research for this book over the past few years many people have entered and enriched my life—Adoptees, adoptive parents, and birth parents—all generously sharing their story. They are too numerous to name, but each offered up his or her deeply personal feelings with the hope that it would somehow contribute knowledge to the much-neglected field of adoption. Their faith in me that I would transmute their history into a communication to the professional and lay world has been a responsibility that has been with me throughout this book.

Many of the insights that I had from my own adoption experience were further developed because of two incredible years of weekly rapping with a very special group of psychologically aware Adoptees, the majority of whom were professional people. Aphrodite Clamar, Linda Traum, and Julie Frankel became like sisters in the process. Others, each close in a special way, were Naomi Roepe, Carol Rettig, Doris Bertocci, Peter Gros, Alice Olick, Jeramie Hansen, and Leon Levy.

I am also indebted to Geoffrey Nusbaum, a fellow Adoptee who shared his own ideas with me during long walks in Central Park, as did Gordon Livingston, by long-distance phone and letters, and Michael Haag, through long taped conversations sent back and forth from one coast to the other.

In Philadelphia, which houses not only the Liberty Bell but also a group that is valiantly working for liberating Adoptees (Adoption Forum), my thanks to Penny Partridge and Debbie Steinberg. To Patricia Hirsekorn, and her husband, Jerry, who shared their personal lives and their professional skills as librarians, which meant digging out esoteric articles and out-of-print books, my eternal gratitude.

I have at last met Jean Paton, who almost thirty years ago was the first to call attention to the unfairness of the closed adoption system, through her writings. I refer many Adoptees who write me to her group, Orphan Voyage, in Cedaredge, Colorado, because I know she is sitting up there on her mountaintop personally answering their letters and guiding them to the proper sources.

Among birth mothers, Lee Campbell allowed me to share the birth pangs of CUB, as well as her own in giving up her son. Joanne MacDonald gave me baked muffins as well as her deepest secrets. Mary Ann Cohen gave me her poems, and her friendship, both of which I treasure. Charlene Justice and Allison Ward shared much that was meaningful over the years.

To Rene Baumel, for her skills as a professional researcher as well as her sensitivity as an adoptive parent, I am deeply grateful. Because of her taped interviews with her circle of adoptive parents in the Middle West, I was able to get much more in-depth material than if they had filled out my questionnaire individually. I am also grateful to Mary Ross, Sarah de Ris, and Jan McLean for their intimate communication with me about adoptive parenting.

Among enlightened social workers, I am grateful to Annette Baran, whose warmth, enthusiasm, and intelligence have given me great hope for the field, and to Reuben Pannor, her colleague; Phyllis Gurdin, who has been a dedicated pioneer on the East Coast with her adoption seminars; and Linda Burgess, who has always been ready to give friendship and assistance to those of us Adoptees who were not her babies. I also wish to thank Elizabeth Cole, Kathryn Donley, Kenneth Watson, and James Gritter for their fine work.

Among psychological professionals, I want to express my admiration for Erik Erikson, who very generously does not run away when he sees me coming toward him during summers on the Cape; David Kirschner, for his serious concern for troubled adopted adolescents and his warm friendship; Marshall Shecter, for his continuing involvement in the adoption field at the side of his wife, Anne, who is an Adoptee; Arthur Sorosky, whose invaluable research is bringing the adoption field out of the Dark Ages; William Reynolds, whose professional skills and human approach are throwing light into much-neglected areas; Norman Paul, for his deep concern with helping Adoptees achieve intergenerational continuity; and Ellen Kenniston for her very valuable insights as psychologist and friend, on the sands of Wellfleet over the years. My gratitude to Gertrud Mainzer for her tireless skills as a professional and as a friend; my thanks to Judith Bernstein and Eleanor Munro for listening, reading, and sharing; my gratitude to the late Muriel Rukeyser, a poet who kept her child, and who taught me the importance of scaling prison gates from within and without; to my cousin Carol Kirschner and friend Catherine Huntington, who have also died since the first edition of this book, in which I thanked them for being there always—and who I feel are still with me.

I would like to thank Ellyn Polshek, who edited the first edition of this book with warmth and care, and Janet Goldstein for her editorial guidance in the second edition; Joyce Johnson, who helped give birth to *Twice Born,* whose resonances could not help permeating this present undertaking; Berenice Hoffman, who was always there as agent and friend; Caroline Shookhoff, whose skill and intelligence with the final typing gave an aura of security to the bundle in her care; Karen Preissler, for her sustenance throughout.

Thanks also to Joyce Pavao and Seacia Pavao, for magic and love over the years of growing in all directions; David Zoffoli, for being the magical dancing and searching man; Judy Emig, for being a loyal friend to choked-up trees; Susan Miller-Havens and Susan Darke, for mothering the Boston brood; Charlotte Hood, for mothering the American Adoption Congress; Emma Villardi, for her tireless work on the Soundex Reunion Registry; Mary Jo Rillera for long lists and long talks; Donald Humphrey and Martin Brandfon, dedicated Adoptee lawyers, for helping others through the legal maze. Richard Cohen for being a significant other and helping the adoption movement in many significant ways. And to new Adoptee friends: William Gage, for generously helping update the list of adoption triad support groups, and Joe Soll, for being a founder of the Adoption Circle in New York City.

And I must add my husband, Robert Jay Lifton, who has somehow survived long years of marriage to a searching Adoptee, and in the process always gave his warm emotional support and his invaluable perceptions, along with a wonderful sense of humor that always manages to illuminate everything.

Finally I come back again to those hundreds of people whose names and stories fill my file and my heart, all of whom are helping to make the dignity of the adopted person possible.

*

Postscript, 2008: I especially want to thank LeAnn Fields, senior executive editor at the University of Michigan Press, for her enthusiasm and sensitive guidance in reissuing this book. Thanks also to Christina Milton, managing editor, and her colleagues.

Notes and Sources

PART ONE—LOST

1. On Being Adopted

1. Betty Jean Lifton, *Twice Born: Memoirs of an Adopted Daughter* (New York: McGraw-Hill, 1975 [Reprint, New York: Other Press, 2006]).

2. Messages from the Underground

1. There are no statistics on Adoptees who commit suicide. I believe that the percentage would be high. When I mentioned this at a seminar for adoptive parents, a prominent psychiatrist asked me if she could delete it from the tape. I felt then that I had to agree, but now I regret that decision. Suicide is not a subject that the adoption community feels comfortable with, but it is important for parents and mental health professionals to be aware of the risk. Corinne Chilstrom, an adoptive mother who lost her son to suicide, felt compelled to write *Andrew, You Died Too Soon: A Family Experience of Grieving and Living Again* (Minneapolis: Augsburg, 1993). There is still very little research on Adoptee suicide. A study by the Search Institute in Minneapolis, published in 1990, found that teenagers who were adopted as infants are more at risk for suicide than nonadopted youth. In August 2001, "Adoption as a Risk Factor for Attempted Suicide During Adolescence," an electronic article by Gail Slap, Elizabeth Goodman, and Bin Huang of the University of Cincinnati College of Medicine, appeared in *Pediatrics* (*Pediatrics* 108:2: e30). The authors postulated that depression, impulsivity, and aggression during adolescence have been associated with both adoption and suicidal behavior, although the mechanisms that explain the association remain unclear. In December 2005, a Swedish study by Annika von Borczyskowski, Anders Hjern, Frank Lindblad, and Bo Vinnerljung, "Suicidal Behaviour in National and International

Adoptees," appeared online in *Social Psychiatry and Psychiatric Epidemiology*. The researchers found that international Adoptees had clearly increased risks for suicide attempt and suicide death and that national Adoptees had lower risks than international Adoptees but increased risks compared to nonadoptees. They concluded that clinicians should be aware that the increased risk for suicide and suicide attempts in international Adoptees is a topic that is equally relevant to child and adult psychiatry.

3. The Adoption Game

1. For a thought-provoking survey of adoption history, see Mary Kathleen Benet, *The Politics of Adoption* (New York: The Free Press, 1976), pp. 22–118.

2. In re *Adoption of Bryant v. Kurtz*, 134 Ind. App. 480, 487, 189 N. E. 2nd 593, 597 (1963). Commenting on this statue in "Recognizing the Needs of Adopted Persons: A Proposal to Amend the Illinois Adoption Act," *Loyola University Law Journal* 6:49 (1975): 49–70, Stephen A. Gorman points out that having to consider his natural parents dead for "legal and practical purposes" is an unnecessary mockery of the child's very existence. "It is as though the state has decided that the child was never genealogically a part of anyone. It is biologically and historically impossible to graft one person onto the family tree of another."

3. C. L. Gaylord's article "The Adoptive Child's Right to Know," *Case & Comment* 81 (1976), has eloquence as well as clarity in discussing the psychological implications in the legal aspects of adoption. As he says, "The adopted child who seeks the door to its past will find it shut and if it tries to open it, will find it locked" (p. 38).

4. Gaylord, "Adoptive Child's Right," p. 38.

5. For a fascinating insight into the mentality of the social welfare field in the mid-nineteenth century, read the book of the man who originated the "orphan trains" to rid New York of delinquent street children who were a threat to the middle class. Charles Loring Brace, *The Dangerous Classes of New York and Twenty Years of Work Among Them* (New York: Wynkoop and Hallenbeck, 1880). Brace founded the Children's Aid Society, an adoption agency still in existence. Also see the novel based on the fate of the children shipped out on the trains: James Magnuson and Dorothea Petrie, *Orphan Train* (New York: The Dial Press, 1978).

6. There are many books on the history of social welfare, but I particularly liked Walter Trattner, *From Poor Law to Welfare State* (New York: The Free Press, 1974).

7. This idea was brought to my attention by an adoptive mother, Ann Putzel, in her unpublished paper "Adoption and the Sealed Record Statutes: An Historical Perspective" (1977).

8. Florence Clothier, M.D., "The Psychology of the Adopted Child," *Mental Hygiene* 27 (April 1943): 222–30.

9. Personal interview, 1977. Margaret Mead felt strongly that the Adoptee's need to connect with the past is culturally determined rather than influenced by a biological need, as I had suggested to her.

10. George Macdonald, "Baby," in *A Child's Book of Poetry*, selected by Arthur Malcolm (New York: J. H. Sears & Co., 1927), p. 29.

4. The Chosen Baby

1. I prefer the term *birth mother* over *natural mother* in this book because it is the one that is now commonly used. It also acknowledges that someone gave birth to the Adoptee. However, in recent years many women who surrendered their babies for adoption insist on being called *first mother*, while others want to be called simply *mother*. Adoptees are not involved in this semantic controversy and usually refer to their birth mothers by their first names.

2. John L. Brown, "Rootedness," a talk given to a meeting of Browndale regional directors and printed in *Involvement: The Family Resource Magazine* 6 (May–June 1974). Reprints can be obtained upon request from Box 19, Station P, Toronto, Ontario, Canada.

3. Valentina P. Wasson, *The Chosen Baby* (Philadelphia and New York: J. B. Lippincott, 1939). In 1977 this book was reissued and updated with splashy new illustrations rather than new ideas. Florence Rondell and Ruth Michaels, *The Family That Grew* (New York: Crown, 1951). This volume comes in a set with *The Adoptive Family: Book I—You and Your Child, A Guide for Adoptive Parents*. It is a compendium of misguided information, such as that the child has no real kinship with his biological parents since he has never known them, and that it is all right to tell a young child his parents are dead because "a well-loved child, secure in his parents' affection, is not easily damaged."

5. The Adoptee as Mythic Hero

1. Susan Farber, Ph.D., "Sex Differences in the Expression of Adoption Ideas: Observations of Adoptees from Birth Through Latency," *American Journal of Orthopsychiatry* 47 (October 1977): 639.

2. Lydia Jackson, "Unsuccessful Adoptions: A Study of 40 Cases Who Attended a Child Guidance Clinic," *British Journal of Medical Psychology* 41 (1968): 389–98. Jackson uses the term *unsuccessful* to mean cases where an adopted child was referred to the child guidance clinic or brought there by his parents on account of seriously disturbed interpersonal relationships.

6. The Adoptee as Double

1. For an unusual account of twins who were reunited with each other as adults, see Bard Lindeman, *The Twins Who Found Each Other* (New York:

William Morrow, 1969). Also see the more recent book by Elyse Schein and Paula Bernstein, *Identical Strangers: A Memoir of Twins Separated and Reunited* (New York: Random House, 2007).

8. Adolescent Baggage

1. Florence Clothier, M.D., "The Psychology of the Adopted Child," *Mental Hygiene* 27 (April 1943): 222.

2. Marshall Schecter, "Observations on Adopted Children," *A.M.A. Archives of General Psychiatry* 3 (July 1960): 21–32.

3. Talk at Adoption Forum, an Adoptee group in Philadelphia, 1978.

4. Marshal D. Schecter, M.D., et al., "Emotional Problems in the Adoptee," *Archives of General Psychiatry* 10 (February 1964): 109–18.

5. See James J. Lawton, Jr., M.D., and Seymour Z. Gross, M.A., "Review of Psychiatric Literature on Adopted Children," *Archives of General Psychiatry* 11 (December 1964): 635–44; D. R. Offord, M.D., J. F. Aponte, M.A., and L. A. Cross, "Presenting Symptomatology in Adopted Children," *Archives of General Psychiatry* 20 (January 1969): 110–16; N. M. Simon and A. G. Senturia, "Adoption and Psychiatric Illness," *American Journal of Psychiatry* 122 (Feburary 1966): 858–67.

6. Alexina M. McWhinnie, "The Adopted Child in Adolescence," in *Adolescence: Psychological Perspectives,* eds. Gerald Caplan and Serge Lebovici (New York: Basic Books, 1969). See also McWhinnie, *Adopted Children and How They Grow Up* (London: Routledge and Kegan Paul, 1967).

7. J. Triseliotis, *In Search of Origins: The Experiences of Adopted People* (London: Routledge and Kegan Paul, 1973).

8. Lynn Cunningham et al., "Studies of Adoptees from Psychiatrically Disturbed Biological Parents: Psychiatric Conditions in Childhood and Adolescence," *British Journal of Psychiatry* 126 (1975): 534–49. Also, Remi J. Cadoret et al., "Studies of Adoptees from Psychiatrically Disturbed Biologic Parents, II: Temperament, Hyperactive, Antisocial, and Developmental Variables," *The Journal of Pediatrics* 87 (August 1975): 301–6.

9. Raymond R. Crowe, M.D., "The Adopted Offspring of Women Criminal Offenders: A Study of Their Arrest Records," *Archives of General Psychiatry* 27 (November 1972): 600–603.

10. For a good summary of differing opinions on the mental health of adopted children, see Arthur D. Sorosky, Annette Baran, and Reuben Pannor, *The Adoption Triangle: The Effects of the Sealed Record on Adoptees, Birth Parents, and Adoptive Parents* (New York: Anchor Press/Doubleday, 1978), pp. 87–103. Also, the report by Marshall Schecter, "Psychoanalytic Theory as It Relates to Adoption," American Psychoanalytic Association, New York, Fall 1966.

11. See Povl W. Toussieng, M.D., "Thoughts Regarding the Etiology of Psychological Difficulties in Adopted Children," *Child Welfare* 41 (Febru-

ary 1962): 59–71; Marshall Schecter, "About Adoptive Parents," in *Parent-hood: Its Psychology and Psychopathology*, eds. E. J. Anthony and T. Benedek (Boston: Little Brown, 1970), pp. 353–71; Lydia Jackson, "Unsuccessful Adoptions: A Study of 40 Cases Who Attended a Child Guidance Clinic," *British Journal of Medical Psychology* 41 (1968): 389–98; L. W. Sontag, "Effect of Maternal Emotions on Fetal Development," in *Psychosomatic Obstetrics, Gynecology, and Endocrinology*, ed. W. S. Kroger (Springfield, Ill.: Charles C. Thomas, 1962).

12. Barney Greenspan and Elizabeth J. Fleming, "The Effect of Adoption on Adolescent Development" (Paper delivered at American Ortho-psychiatric Association, March 1975).

13. A. D. Sorosky, A. Baran, and R. Pannor, "Adoption and the Adolescent: An Overview," in *Adolescent Psychiatry*, eds. S. C. Feinstein and P. Giovacchini, vol. 5 (New York: J. Jason Aronson, 1977), pp. 54–72.

14. E. Wellisch, "Children Without Genealogy—A Problem of Adoption," *Mental Health* 13 (1952): 41–42. All subsequent Wellisch references in this section are to this letter.

15. H. J. Sants, "Genealogical Bewilderment in Children with Substitute Parents," *British Journal of Medical Psychology* 37 (1964): 133–41. All subsequent Sants references in this section are to this article.

16. Max Frisk, "Identity Problems and Confused Conceptions of the Genetic Ego in Adopted Children During Adolescence," *Acta Paedopsychiatrica* 31 (1964): 6–12.

17. Erik H. Erikson, *Toys and Reasons: Stages in the Ritualization of Experience* (New York: Norton, 1977), p. 76.

18. Personal communication, Summer 1977.

19. Norman Garbo, *To Love Again* (New York: McGraw-Hill, 1977), p. 31. Garbo has edited the tapes of an anonymous psychiatrist who poured out his feelings about adoption, among other subjects, as he was dying.

20. Talk at Adoption Forum, 1978.

21. See their book on this research, cited in note 13 of this chapter, above.

9. Good Adoptee—Bad Adoptee

1. See Margaret Lawrence, "Inside, Looking Out of Adoption" (Paper presented at the Eighty-fourth Annual Convention of the American Psychological Association, Washington, D.C., September 4, 1976). Lawrence makes the point that there is a "slave psychology" in the adopted child because he must submit to the will of his parents as a reflection of his gratitude for what they have done for him.

2. See Jules Glenn, "The Adoption Theme in Edward Albee's *Tiny Alice* and *The American Dream*," *The Psychoanalytic Study of the Child* 29 (1974): 424–28.

10. The Adoptee as Adult

1. Sigmund Freud, "Some Character-Types Met with in Psycho-Analytic Work, I: The 'Exceptions,'" *The Standard Edition of the Complete Psychological Works of Sigmund Freud,* ed. James Strachey, vol. 14 (London: Hogarth Press and the Institute of Psycho-Analysis, 1957), pp. 311–15.

2. William F. Reynolds, Cathy Levey, and Mark F. Eisnitz, "Adoptees' Personality Characteristics and Self-Ratings of Adoptive Family Life" (Paper presented at the annual meeting of the American Psychological Association, San Francisco, August 1977), pp. 10–11. For a more recent study, see David Cubito, "Psychological Adjustment in Adult Adoptees: Assessment of Distress, Depression, and Anger," *American Journal of Orthopsychiatry* 70:3 (July 2000): 408–13. The authors found that "adult adoptees tend to report higher levels of maladjustment than nonadoptees but they are by no means a pathological group." In 2008, the Evan B. Donaldson Adoption Institute published a study primarily, but not exclusively, of international adult Adoptees: *Beyond Culture Camp: Promoting Healthy Identity Formation in Adoption.* The chief researcher, Hollee McGinnis, is the policy and operations director of the institute.

3. Norman Paul, "On a Child's Need for a Sense of Intergenerational Continuity: The Need to Know One's Roots" (Paper prepared for the G. A. P. Committee on the Family, November 1973).

4. Erik H. Erikson, *Childhood and Society* (New York: Norton, 1963), pp. 266–68.

PART TWO—FOUND

11. Waking Up from the Great Sleep

1. Erik H. Erikson, *Toys and Reasons: Stages in the Ritualization of Experience* (New York: Norton, 1977), p. 54.

12. Who Searches?

1. William F. Reynolds et al., "Personality Factors Differentiating Searching and Nonsearching Adoptees" (Paper presented at the Eighty-fourth Annual Convention of the American Psychological Association, Washington, D.C., September 4, 1976).

2. Personal communication, 1976.

3. Margaret Lawrence, "Inside, Looking Out of Adoption" (Paper presented at the Eighty-fourth Annual Convention of the American Psychological Association, Washington, D.C., September 4, 1976).

4. E. J. LeShan, "Should Adoptees Search for Their 'Real' Parents?," *Woman's Day* (March 1977).

13. The Decision to Search

1. Ernest Becker, *The Denial of Death* (New York: The Free Press, 1973), p. 21.

2. A. D. Sorosky, Annette Baran, and Reuben Pannor, *The Adoption Triangle: The Effects of the Sealed Record on Adoptees, Birth Parents, and Adoptive Parents* (New York: Anchor Press/Doubleday, 1978), p. 156.

14. Stages of the Search

1. The newest means of finding one's genetic links is DNA, which is replacing word of mouth and overhearing what family members say. See Henry Louis Gates, Jr., *Finding Oprah's Roots: Finding Your Own* (New York: Crown, 2007). Director of the W. E. B. DuBois Institute for African and African American Research at Harvard, Professor Gates has questioned the ability of the current DNA tests to determine the country or the ethnic group of origin for African Americans and Native Americans. He suggests combining DNA with genealogical and other records to try to help people discover their roots.

2. A. D. Sorosky, Annette Baran, and Reuben Pannor, *The Adoption Triangle: The Effects of the Sealed Record on Adoptees, Birth Parents, and Adoptive Parents* (New York: Anchor Press/Doubleday, 1978), p. 220.

3. I am referring here facetiously to Mrs. Barker, the social worker in Albee's play *The American Dream* (New York: New American Library, Signet, 1959). See Chapter 9, "Good Adoptee—Bad Adoptee."

15. Varieties of Reunion Experience

1. E. Mansell Pattison, "The Fatal Myth of Death in the Family," *The American Journal of Psychiatry* 133 (June 1976): 674–78.

16. The Journey After Reunion

1. Ernest Becker, *The Denial of Death* (New York: The Free Press, 1973), p. 271.

2. Erik H. Erikson, *Toys and Reasons: Stages in the Ritualization of Experience* (New York: Norton, 1977), p. 50.

3. T. S. Eliot, *The Confidential Clerk* (New York: Harcourt, Brace & World, A Harvest Book, 1954), p. 145.

4. Personal communication, 1977.

17. Father—The Mini-Search

1. Elizabeth Herzog, "Some Notes About Unmarried Fathers," *Child Welfare* 45 (April 1966): 194–97; also see R. Pannor, F. Massarik, and B. W. Evans, *The Unmarried Father* (New York: Springer, 1971).

2. This is known as *Stanley v. Illinois,* 405 U.S. 645 (1972). In 1978 the United States Supreme Court ruled that, to maintain his rights, an unwed father must show interest in the child.

20. Aftermath: The Restless Pulse

1. Ernest Becker, *The Denial of Death* (New York: The Free Press, 1973), p. 266.

2. Lionel Tiger, *Optimism: The Biology of Hope* (New York: Simon & Schuster, 1980).

3. Edward Lear, "Calico Pie" from *The Complete Nonsense of Edward Lear* (London: Faber and Faber, 1952), pp. 78–80.

PART THREE—ROOTS AND WINGS

23. The Chosen Parents

1. Rael Jean Isaac, *Adopting a Child Today* (New York: Harper & Row, 1965), pp. 6–24.

2. Barbara Kohlsaat and Adelaide M. Johnson, "Some Suggestions for Practice in Infant Adoption," *Social Casework* (March 1954): 93.

3. John L. Brown, "Rootedness," *Involvement: The Family Resource Magazine* 6 (May–June 1974).

4. David Kirk, *Shared Fate* (New York: The Free Press, 1964), pp. 59–74.

24. Telling the Child

1. Robert Knight, "Some Problems Involved in Selecting and Rearing Adopted Children," *Bulletin, The Menninger Clinic,* vol. V (1941): pp. 65–74.

2. Herbert Weider, "On Being Told of Adoption," *The Psychoanalytic Quarterly* 46 (1977): 1–22.

3. Thomas A. Harris, *I'm Ok—You're OK* (New York: Avon, 1973), pp. 194–95.

4. Personal communication, 1977.

5. In the 1990s, the Korean government began organizing Homeland Tours to give Korean Adoptees the opportunity to return to their country of origin and learn its culture. Some adoptive parents accompanied their children on these tours and visited the orphanages where the children had lived before their adoption.

6. Personal communication, 1977.

7. See Carole Livingston, "*Why Was I Adopted?*" (Secaucus, N.J.: Lyle Stuart, 1978). The author is obviously aware of the difficulty of her task,

which she should be, but her tone is condescending and her spirits so alarmingly false that you wouldn't have to be adopted to know there was a snow job going on. Although touching on some of the important questions, this book coyly manages to evade rather than squarely confront the answers, leaving the child with little more than the old hackneyed message—only in this version instead of being "special," he is "lucky."

8. Personal communication, May 1978.

9. "Why Adoptees Search for Their Parents," *Seventeen* (October 1977). The Adoptee Pen Pal Club began in 1977 under the auspices of *Seventeen* magazine. The Pen Pal Club no longer exists. Its demise came when an adoptive mother called the magazine to complain that her daughter had been contacted by her birth mother, whose intermediary claimed to be connected to the Pen Pal Club. Although I explained that club's name had been used by strangers without my knowledge, the magazine, under threat of a lawsuit by the adoptive parents, terminated the club. This was very sad for me and for the hundreds of teenage members across the country, who depended on the club for a sense of community.

25. Birth Mothers—Are They Baby Machines?

1. Prudence Mors Rains, *Becoming an Unwed Mother* (Chicago and New York: Aldine, 1971), p. 4. See also Leontine Young, *Out of Wedlock* (New York: McGraw-Hill, 1954), pp. 1–18.

2. J. D. Pauker, "Girls Pregnant Out of Wedlock," in *Double Jeopardy, The Triple Crisis, Illegitimacy Today* (New York: National Council on Illegitimacy, 1969), pp. 47–67.

3. Concerned United Birthparents brochure.

4. Laura Chester, "Pavanne for the Passing of a Child," after the music of Ravel, in *50 Contemporary Poets*, ed. Alberta T. Turner (New York: David McKay, 1977), pp. 70–73.

26. Birth Mothers Who Search

1. In 1975, twenty-one-year-old Karen Ann Quinlan, adopted soon after birth, fell into an irreversible coma in New Jersey after ingesting prescription drugs and alcohol. She became the center of a national debate on the constitutional right to die with dignity. The question of whether adopted people like Karen Ann have a constitutional right to live with dignity—which means have a right to know their heritage—was not addressed. It is known that Karen Ann spoke of wanting to find her birth mother and that in the last months of her life she showed signs of identity confusion as she began running with a fast crowd, drinking, and popping pills. She died ten years after her family was given legal permission to have her taken off the respirator.

27. Adoptive Parents—Are They Baby-Sitters?

1. John Gregory Dunne, "Quintana," *Esquire* (June 1977): 8. After Dunne's fatal heart attack in December 2003, Joan Didion, his wife, wrote the best-selling *The Year of Magical Thinking* (New York: Knopf, 2005). Quintana Roo died a year and a half after Dunne, in August 2005. In Didion's book, we learn little about Quintana as a person, other than that she was interested in photography. Stricken by a mysterious ailment, she remained like a patient "etherized upon a table," to quote T. S. Eliot. Neither she nor her husband of two years, Gerry Michael, a musican, emerges as a real person in the memoir. I wondered if Quintana ever thought about searching or if she did search for that other "mommie." I also wondered what kind of parents name their adopted daughter Quintana Roo, after a Mexican state.

28. The Right to Know

1. Elizabeth J. Samuels, "The Idea of Adoption: An Inquiry into the History of Adult Adoptee Access to Birth Records," *Rutgers Law Review* 53:2 (Winter 2001): 367–437. See also Madelyn Freundlich, "A Legal History of Adoption and Ongoing Legal Challenges," in *Handbook of Adoption: Implications for Researchers, Practitioners, and Families*, eds. Rafael A. Javier, Amanda Baden, Frank A. Biafora, and Alina Camacho-Gingerich (Thousand Oaks, Calif.: Sage Publications, 2007), 44–58.

2. Personal communication, 1977.

3. See Betty Jean Lifton, "The Search," *New York Times Magazine*, January 25, 1976, 15–22.

4. In his letter of resignation, from the National Council for Adoption, December 15, 1999, president and CEO William Pierce reminisces on beginning twenty years previously "with one issue—getting the federal Model State Action Act revised or rejected." See also "1981—NCFA's First Full Year," in *National Adoption Reports* (1981). In the opening paragraph, Pierce reports: "Much of the first year, 1980, was spent in making sure that the proposed Model State Adoption Act did not become final—and it didn't."

5. The original draft of the Model State Adoption Act was published in the *Federal Register* on February 15, 1980.

6. Evan B. Donaldson Adoption Institute, *Safeguarding the Rights and Well-Being of Birthparents in the Adoption Process* (November 2006).

7. Oregon's records opened in 1998 because Helen Hill, an adopted woman, had the ingenious idea to put the issue of Adoptees' civil right to access to their original birth certificates on the ballot as Measure 58. Using money she inherited from her adoptive father, she managed, with volunteers and members of the adoption reform movement, such as Bastard Nation, to collect 86,422 signatures and to publicize the importance

of the cause. The National Council for Adoption and other conservative groups challenged the initiative in court but succeeded only in attaching a "contact preference" to the bill. Adoptees can get their original, unamended birth certificates, but birth mothers can notify the court if they don't want to be contacted.

8. Tobias Hubinette, a Korean Adoptee raised in Sweden, one of fifteen Western countries that took in the 160,000 children adopted since the Korean War, refers to the "trafficking in Korean children" that has taken place. He calls it an "absolutely unique forced child migration in modern history within the context of Western colonialism and Korean nationalism." See Tobias Hubinette, "Disembedded and Free-Floating Bodies out of Place and out of Control: Examining the Borderline Existence of Adopted Koreans," *Adoption and Culture: The Interdisciplinary Journal of the Alliance for the Study of Adoption and Culture* 1:1 (2007): 129–62.

Afterword

1. Evan B. Donaldson Adoption Institute, *Safeguarding the Rights and Well-Being of Birthparents in the Adoption Process* (November 2006).

2. See Evan B. Donaldson Adoption Institute, *Safeguarding the Rights and Well-Being of Birthparents*.

3. Kansas and Alaska never barred Adoptees from seeing their birth certificates. By 2008, six other states—Alabama, Delaware, Maine, New Hampshire, Oregon, and Tennessee—gave Adoptees access. Some of these states have attached "contact vetoes" to their bills, which give birth mothers a year to say they do not want to be contacted. There are penalties for Adoptees who make contact despite the birth mother's wish to remain anonymous. Bastard Nation does not consider any states with restrictions to be open.

4. D. W. Winnicott, "Ego Distortions in Terms of True and False Self," in *Maturational Processes and the Facilitating Environment: Studies in the Theory of Emotional Development* (New York: International Universities Press, 1965), 140–52; R. D. Laing, *The Divided Self: An Existential Study in Sanity and Madness* (London: Penguin Books, 1965), 73, 94–105.

5. See Reuben Pannor and Annette Baran, "Open Adoption as Standard Practice," *Child Welfare* 63:3 (May–June 1984): 245–50.

6. Ruth G. McRoy, Harold D. Grotevant, Susan Ayers-Lopez, and Susan M. Henney, "Open Adoptions: Longitudinal Outcomes for the Adoption Triad," in *Handbook of Adoption: Implications for Researchers, Practitioners, and Families*, eds. Rafael A. Javier, Amanda Baden, Frank A. Biafora, and Alina Camacho-Gingerich (Thousand Oaks, Calif.: Sage Publications, 2007), 175–89.

7. Deann Borshay included her adoptive parents in her film *First Person Plural*, in which she returns to Korea for a second time to deepen her

relationship with her birth family. In her book *A Single Square Picture: An Adoptee's Search for Her Roots* (New York: Berkeley Books, 2002), Katy Robinson writes about her search for the truth of why she was given up and her reunion with many in her birth family, except her deceased mother.

8. David Kirschner, "The Adopted Child Syndrome" (Paper delivered at the American Adoption Congress, Boston, May 1987). See also David Kirschner and L. S. Nagel, "Antisocial Behavior in Adoptees: Patterns and Dynamics," *Child and Adolescent Social Work* 5:4 (1988): 300–314; Steven L. Nickman, "Losses in Adoption: The Need for Dialogue," *Psychoanalytic Study of the Child* 40 (1985): 365–98, esp. 365, 366; David M. Brodzinsky, Marshall D. Schecter, and Robin Marantz Henig, *Being Adopted: The Lifelong Search for Self* (New York: Doubleday, 1992).

Index

Lost and Found has had a life-changing impact on members of the adoption triad for more than three decades, and particularly on adult adoptees, as evidenced by these excerpts from recent letters to the author.

"I never understood the drive I felt to find my birth parents. I never understood myself and what was causing all my pain and anger. Lost and Found *helped put words to my feelings and make sense out of pain and helped me deal with guilty feelings I had towards my adoptive parents."*

"Your work has changed my life . . . The ripples from your publications are still spreading outward, still affecting people even thirty years on. I'm so glad I'm one of them. You write beautifully. To express such profound ideas and make them at once accessible and literate is a great accomplishment."

"You can see how important Lost and Found *was to me. It articulated what I was feeling and going through and helped me realize that there were others like me in the universe. I'm not sure I would have had the courage to go on if I hadn't read it."*

"I sent my adoptive parents Lost and Found. *They became saints. They loved your book and wished they could have had it when I was born. They would have done things differently. They asked for a copy to give as a gift to their church."*

*"*Lost and Found *defined and focused my past, has centered me on my present goals, and helped me feel 'normal' in my abnormalities."*

"Your book told me I am not crazy."

"When others said not to rock the boat, you told us we indeed had the right to rock."